肿瘤放射治疗学实践指南丛书
Practical Guides in Radiation Oncology

总主编・南希・李(Nancy Y. Lee) 陆嘉德(Jiade J. Lu)

Target Volume Delineation and Field Setup
A Practical Guide for Conformal and Intensity-Modulated Radiation Therapy

原著第2版

肿瘤放射治疗靶区勾画与射野设置
适形及调强放射治疗实用指南

主编・[美]南希・李(Nancy Y. Lee)
Department of Radiation Oncology
Memorial Sloan Kettering Cancer Center
New York, NY, USA

[美]陆嘉德(Jiade J. Lu)
Comprehensive Cancer Center
Heyou International Health System
Foshan, Guangdong, China

[美]喻遥(Yao Yu)
Department of Radiation Oncology
Memorial Sloan Kettering Cancer Center
New York, NY, USA

主审・陆嘉德(Jiade J. Lu)

主译・孔 琳

上海科学技术出版社

图书在版编目（CIP）数据

肿瘤放射治疗靶区勾画与射野设置 : 适形及调强放射治疗实用指南 / （美）南希·李（Nancy Y. Lee），（美）陆嘉德（Jiade J. Lu），（美）喻遥（Yao Yu）主编 ; 孔琳主译. -- 上海 : 上海科学技术出版社, 2025. 7. -- ISBN 978-7-5478-7213-0

Ⅰ. R730.55

中国国家版本馆CIP数据核字第2025JD6021号

First published in English under the title
Target Volume Delineation and Field Setup: A Practical Guide for Conformal and Intensity-Modulated Radiation Therapy (2nd Ed.)
edited by Nancy Y. Lee, Jiade J. Lu and Yao Yu
Copyright © Springer Nature Switzerland AG, 2022
This edition has been translated and published under licence from Springer Nature Switzerland AG.

上海市版权局著作权合同登记号　图字：09-2023-0728号

肿瘤放射治疗靶区勾画与射野设置：适形及调强放射治疗实用指南

主编·[美]南希·李（Nancy Y. Lee）　[美]陆嘉德（Jiade J. Lu）
　　　[美]喻遥（Yao Yu）
主审·陆嘉德（Jiade J. Lu）
主译·孔　琳

上海世纪出版（集团）有限公司
上海科学技术出版社　　出版、发行
（上海市闵行区号景路159弄A座9F-10F）
邮政编码201101　www.sstp.cn
山东京沪印刷科技有限公司印刷
开本787×1092　1/16　印张23.25
字数：540千字
2025年7月第1版　2025年7月第1次印刷
ISBN 978-7-5478-7213-0/R·3299
定价：228.00元

本书如有缺页、错装或坏损等严重质量问题，请向工厂联系调换

内容提要

　　精准的靶区勾画与射野设置是肿瘤放射治疗的基石。本书结合大量高度凝练的表格和勾画的图片,介绍了鼻咽癌、肺癌、乳腺癌、食管癌、胃癌、肠癌等各部位肿瘤的靶区勾画和射野设置的方法。每种肿瘤分别从其播散规律,以及靶区勾画与设计的基本原则、相关定位和治疗摆位、剂量选择和分割方案等方面进行阐述。

　　本书作者权威、图文并茂,可为放射治疗科医生对常见肿瘤进行适形放疗和调强放疗时的靶区勾画及射野设置提供参考和指导。

译者名单

主审

陆嘉德

主译

孔 琳

译者

（按姓氏笔画排序）

王 征　上海市质子重离子医院
王 晨　北京协和医院放疗科
王孟潇　上海交通大学医学院附属瑞金医院放疗科
区晓敏　复旦大学附属肿瘤医院放疗科
孔 琳　复旦大学附属肿瘤医院放疗科
杨 军　佛山复星禅诚医院肿瘤中心
杨 晨　中山市人民医院胸部肿瘤放疗科
杨 婧　和祐国际医院肿瘤医学中心放疗科
杨希林　北京协和医院放疗科
李 洋　哈尔滨医科大学附属肿瘤医院放疗科
李桂超　复旦大学附属肿瘤医院放疗科
李蒙妍　中山大学附属第七医院放疗科
沈春英　复旦大学附属肿瘤医院放疗科
张文珏　中国医学科学院肿瘤医院深圳医院放疗科
张晶晶　中山市人民医院胸部肿瘤放疗科
张福泉　北京协和医院放疗科
陆嘉德　和祐国际医院肿瘤医学中心放疗科

陈　凯	和祐国际医院肿瘤医学中心放疗科
陈少阳	和祐国际医院肿瘤医学中心放疗科
欧　丹	复旦大学附属肿瘤医院放疗科
周晓云	中山市人民医院胸部肿瘤放疗科
胡芯茹	上海市质子重离子医院
胡微煦	上海市质子重离子医院
黄洋乐	和祐国际医院肿瘤医学中心放疗科
黄清廷	上海市质子重离子医院
章　青	上海市质子重离子医院
曾　蕊	中山市人民医院胸部肿瘤放疗科
蔡　钢	上海交通大学医学院附属瑞金医院放疗科
蔡佳佐	和祐国际医院肿瘤医学中心放疗科
薛宇杉	上海市质子重离子医院

中文版前言

肿瘤放射治疗在肿瘤综合治疗体系中扮演着极为重要的角色,而靶区勾画(target volume delineation)与射野设置(field setup)则构成肿瘤精确放射治疗过程中的核心技术环节。精准勾画靶区不仅直接影响肿瘤控制率及患者的长期生存,更在降低正常组织损伤、优化治疗安全性方面发挥着关键作用。随着三维适形放射治疗(3-dimensional conformal radiotherapy,3D-CRT)、调强放射治疗(intensity-modulated radiation therapy,IMRT)及立体定向放射治疗(stereotactic body radiation therapy,SBRT)等先进放疗技术的不断发展,靶区勾画的规范化、标准化与实践指导显得尤为重要。

《肿瘤放射治疗靶区勾画与射野设置:适形及调强放射治疗实用指南》正是在此背景下应运而生。本书英文原著第一版由多位长期活跃于临床一线的国际放射肿瘤学专家编写,聚焦日常临床实践中的实际问题,系统梳理了各类常见实体肿瘤的靶区勾画原则、淋巴引流解剖依据与射野设置策略。全书以实际治疗计划的 CT 图像为基础,逐层展示靶区与危及器官的勾画实例,并辅以简明扼要的治疗设计要点,为临床放疗医生提供了极具实用价值的参考。书中在强调 3D-CRT 与 IMRT 应用的同时,也兼顾部分尚未普遍采用 IMRT 的肿瘤类型,提供了传统放射治疗射野设置的规范指导。自出版以来,该书广受国际同行与临床学术机构的高度认可,第一版即被译为中文版并应用于国内临床与教学实践之中。

伴随着放射治疗技术与理念的持续进步,编者团队在第一版基础上完成了全新的修订与扩充,推出了本书第二版。新版在保留原有结构体系的同时,融入了更多不同临床分期与治疗场景下的靶区设计实例,系统补充了固定体位、模拟定位、靶区勾画与射野设置等各环节在三维适形放疗、调强放疗及立体定向放疗中的应用要点,内容更为全面、体系更为完善。全书继续由多位长期深耕临床一线的放射肿瘤学专家执笔,兼具循证医学依据与丰富的临床实践经验,力求为广大放疗医师在日常临床工作中提供切实可用的参考与指导。

自英文原著两版及第一版中文版面世以来,本书在全球范围内持续位列放射肿瘤学领域畅销书之列。本次第二版中文版的出版,汇聚了国内一线放射肿瘤学专家团队的翻译与审校心血,既忠实于原著,又充分考虑到国内临床实践特点与读者使用习惯,力求为中国放射肿瘤学界的专业同道提供一部兼具权威性、系统性与实用性的临床参考书。

谨以此书献给长期奋战在放射肿瘤学临床与教学一线的同行专家、青年医师与在校学生，愿本书在日益精准与复杂的放射治疗实践中，为提升肿瘤治疗水平与患者福祉贡献绵薄之力。

陆嘉德

2025 年 6 月

常用术语缩略词

3D-CRT	3-dimensional conformal radiotherapy	三维适形放疗
ART	adaptive radiotherapy	自适应放射治疗
CBCT	cone-beam CT	锥形束 CT
CT	computed tomography	计算机断层扫描
CTV	clinical target volume	临床靶区
CTV-HR	high-risk clinical target volume	高危临床靶区
CTV-SR	standard-risk clinical target volume	标准风险临床靶区
DFS	disease-free survival	无病生存（时间）
DIBH	deep inspiration breath hold	深吸气屏气
DRR	digitally reconstructured radiograph	数字重建放射影像
EBRT	external beam radiation therapy	外照射放射治疗
GTV	gross tumor volume	肿瘤靶区
HD	Hausdorff distance	豪斯多夫距离
HDR	high dose rate	高剂量率
HR	hazard ratio	风险比
IGRT	image-guided radiation therapy	图像引导放射治疗
IM	internal motion	内边界
IMPT	intensity-modulated proton therapy	调强质子放射治疗
IMRT	intensity-modulated radiation therapy	调强放射治疗
ISRT	involved-site radiation therapy	累及野放射治疗
ITV	internal target volume	内靶区
MIP	maximum intensity projection	最大强度投影
MLC	multi-leaf collimators	多叶准直器
MRI	magnetic resonance imaging	磁共振成像
NR	not reported	未报告统计学差异
NS	not statistically significant	无统计学差异
OAR	organs at risk	危及器官
OS	overall survival	总生存率（时间）
OTV	optimization target volume	优化靶区
PBT	proton beam radiotherapy	质子射线放射治疗
PET	positron emission tomography	正电子发射断层成像

PRV	planning organ at risk volumes	计划危及器官
PTV	planning target volume	计划靶区
RBE	relative biological effectiveness	相对生物学效应
SBRT	stereotactic body radiation therapy	立体定向放射治疗
SIB	simultaneous integrated boost	同步加量
SS	statistically significant	具统计学差异
US	uniform scanning	均匀扫描
VMAT	volumetric-modulated arc therapy	容积调强放疗技术

目 录

1 鼻咽癌 / 1
　Nasopharyngeal Carcinoma

2 口咽癌 / 12
　Oropharyngeal Carcinoma

3 头颈部肿瘤的立体定向放射治疗 / 21
　Stereotactic Body Radiotherapy for Cancers of the Head and Neck

4 喉癌 / 37
　Larynx Cancer

5 下咽癌 / 51
　Hypopharyngeal Carcinoma

6 口腔癌 / 63
　Oral Cavity Cancers

7 鼻腔副鼻窦癌 / 73
　Nasal Cavity and Paranasal Sinus Tumors

8 大涎腺 / 82
　Major Salivary Glands

9 甲状腺癌 / 90
　Thyroid Cancer

10 原发不明头颈部转移性鳞癌 / 101
　Squamous Cell Carcinoma of Unknown Primary in the Head and Neck

11 早期乳腺癌 / 108
　Early Breast Cancer

12 乳腺癌区域淋巴结照射 / 114
　Regional Lymph Node Irradiation for Breast Cancer

13 肺癌 / 122
　Lung Cancer

14 食管癌 / 137
　Esophageal Cancer

15 胃癌 / 146
    Gastric Cancer

16 胰腺癌 / 162
    Pancreatic Cancer

17 肝细胞癌 / 172
    Hepatocellular Carcinoma

18 直肠癌 / 179
    Rectal Cancer

19 肛管癌 / 194
    Anal Cancer

20 宫颈、阴道、子宫内膜癌术后辅助放疗 / 205
    Postoperative Therapy for Cervical, Vaginal, and Endometrial Cancer

21 宫颈、阴道、子宫内膜癌根治性放疗 / 215
    Definitive Therapy for Cervical, Vaginal, and Endometrial Cancer

22 图像引导下的近距离放射治疗 / 228
    Image-Guided Brachytherapy

23 外阴癌 / 241
    Vulvar Cancer

24 妇科肿瘤的先进治疗技术 / 250
    Advanced Technologies and Treatment Techniques for Gynecologic Malignancies

25 前列腺腺癌 / 257
    Prostate Adenocarcinoma

26 膀胱癌 / 266
    Bladder Cancer

27 精原细胞瘤 / 275
    Testicular Seminoma

28 脑转移 / 281
    Brain Metastases

29 中枢神经系统良性肿瘤 / 289
    Benign Tumors of the CNS

30 中枢神经系统恶性肿瘤 / 306
    Malignant Tumors of the CNS

31 霍奇金和非霍奇金淋巴瘤 / 318
    Hodgkin and Non-Hodgkin Lymphoma

32 软组织肉瘤 / 329
    Soft Tissue Sarcoma

33 儿童肉瘤 / 339
    Pediatric Sarcoma

34 儿童中枢系统肿瘤 / 350
    Pediatric Brain Tumors

1

鼻咽癌
Nasopharyngeal Carcinoma

Irene Karam, Nancy Y. Lee, Quynh-Thu Le, Brian O'Sullivan, Jiade J. Lu, Ian Poon

1.1 靶区设计与勾画的基本原则

- 原发肿瘤的准确勾画需结合体格检查和影像学检查的结果,还应对患者进行仔细的鼻内镜检查,重点关注鼻前庭、鼻咽和口咽,以便准确描述肿瘤累及的范围。
- 患者应接受鼻咽和颈部的增强磁共振成像(magnetic resonance imaging,MRI)检查,并与计划计算机断层扫描(computed tomography,CT)图像融合,除非其有 MRI 禁忌证(如心脏起搏器等)而无法接受该检查。在理想的情况下,MRI 应在使用放射治疗固定装置的情况下,采用治疗体位进行扫描。骨侵犯与否可在 T1 加权非增强序列上予以确定。MRI 对于勾画颅底和侵及周围神经侵犯的病灶至关重要。
- 在原发肿瘤的勾画过程中,PET/CT 应仅供参考。因为 PET/CT 可能无法精确评估肿瘤的外缘(即侵犯的范围),尤其当肿瘤侵犯颅底部位时。
- PET/CT 扫描在鉴别诊断小淋巴结转移病灶时极为有效。模拟定位时,摆位采用头颈部处于正中的仰卧位,使用五点热塑性面罩涵盖固定头颈/肩部。采用增强定位 CT 扫描(建议采用 2~3 mm 层厚),扫描范围从颅顶至胸锁关节下 2 cm。在使用分野治疗技术治疗下颈

I. Karam (✉) · I. Poon
Department of Radiation Oncology, Sunnybrook Odette Cancer Centre, University of Toronto, Toronto, ON, Canada
e-mail: irene.karam@sunnybrook.ca; ian.poon@sunnybrook.ca

N. Y. Lee
Department of Radiation Oncology, Memorial Sloan-Kettering Cancer Center, New York, NY, USA
e-mail: leen2@mskcc.org

Q.-T. Le
Department of Radiation Oncology, Stanford University, Stanford, CA, USA
e-mail: qle@stanford.edu

B. O'Sullivan
Department of Radiation Oncology, Princes Margaret Cancer Centre, University of Toronto, Toronto, ON, Canada
e-mail: brian.osullivan@rmp.uhn.ca

J. J. Lu
Department of Radiation Oncology, National University Cancer Institute, National University Health System, Singapore, Singapore

部 AP 或者 AP/PA 射野的放疗中心（用于 N0 患者），颈部扫描的层厚可以放宽。
- 应从活检组织中检测 EBER（EBV 编码的小 RNA）状态以帮助评估预后。若条件允许，建议在临床实验室改进修正法案（Clinical Laboratory Improvement Amendments，CLIA）或具类似认证的实验室中检测 EBV DNA 结果。
- 靶区包括大体肿瘤靶区（gross tumor volumes，GTV）和临床靶区（clinical target volumes，CTV）。考虑到肿瘤进展且容易沿神经通道和孔隙侵犯，准确选择和勾画原发肿瘤 CTV（如 CTV_{70}）和亚临床区域（$CTV_{54-59.4}$）对鼻咽癌的调强放射治疗至关重要。更多的剂量选择方法可参考 NRG HN001 临床试验（表 1.1 和表 1.2）。
- 图 1.1～图 1.6 展示了不同鼻咽癌病例的靶区勾画。

表 1.1 大体肿瘤靶区推荐

靶区	定义与描述
GTV_{70}^{a}	**原发部位**：包含所有影像学及体格检查发现的大体肿瘤。治疗前，影像学应重点评估颅底和神经侵犯 **颈部**：包含所有短径≥1 cm 伴有中心坏死的淋巴结；PET/CT 中 FDG 异常摄取的淋巴结；极为可疑的转移淋巴结也应视作 GTV
CTV_{70}^{a}	**原发部位**：$CTV_{70}p=GTV_{70}p+3\sim5$ mm 边界（需注意，当 $GTV_{70}p$ 完全确定时，$GTV_{70}p$ 可等同于 $CTV_{70}p$，无须外扩边界。该情况下，$GTV_{70}p=CTV_{70}p$） 若肿瘤邻近重要危及器官（如脑干、脊髓等），无须外扩 若肿瘤邻近同侧视神经，需详细告知患者潜在风险和获益。本中心在这种情况下倾向于对肿瘤行根治性剂量，因有可能牺牲同侧视神经，故须严格限制对侧视神经和视交叉的照射剂量 **颈部**：$CTV_{70}n=GTV_{70}n+3\sim5$ mm 边界 对于较小的转移性淋巴结（约 1 cm），可酌情考虑给予 63～66 Gy 的较低剂量 （需注意，当 $GTV_{70}n$ 完全确定时，则 $GTV_{70}n$ 可等同于 $CTV_{70}n$，无须外扩边界。该情况下，$GTV_{70}n=CTV_{70}n$）
PTV_{70}^{a}	**原发部位**：$PTV_{70}p=CTV_{70}p+3\sim5$ mm 边界，依据患者每日治疗摆位和影像学验证。若 PTV 与邻近重要危及器官（如脑干、脊髓、脑组织）重叠，则必须妥协 PTV 剂量涵盖 **颈部**：$PTV_{70}n=CTV_{70}n+3$ mm 边界 需注意，当 $GTV_{70}p$ 或 $GTV_{70}n$ 范围完全确定时，其范围等同于 $CTV_{70}p$ 或 $CTV_{70}n$。换言之，$GTV_{70}p=CTV_{70}p$（无外扩）和 $GTV_{70}n=CTV_{70}n$（无外扩） $PTV_{70}p=CTV_{70}p+5$ mm 外扩边界。但如上文所述，当靶区邻近重要危及器官时，如脑干、视交叉和脊髓等，PTV 外扩边界可为 0 mm。$PTV_{70}n=CTV_{70}n+3$ mm 外扩边界

注：[a] 大体肿瘤靶区推荐给予（69.96～70）Gy/（33～35）分次（分割剂量为 2～2.12 Gy）。

表 1.2 高危亚临床区域临床靶区推荐

靶区	定义与描述
$CTV_{56-59.4}^{a}$	**原发部位**：$CTV_{56-59.4}p=GTV_{70}p+10$ mm 外扩边界＋完整鼻咽腔。此外，确保完全涵盖软腭、鼻腔后壁、上颌窦后壁（包含 V2 神经穿行的翼腭窝）、筛窦后壁、颅底（卵圆孔、圆孔、破裂孔）、海绵窦至麦氏腔（若 T3～T4）、翼腭窝/咽旁间隙、蝶窦（T1～T2 可涵盖底部一半部分；T3～T4 须包含整个蝶窦腔）、斜坡（若未受侵，包含斜坡 1/3；若受侵，包含整个斜坡；若疑似受侵，应考虑包含斜坡）。在定位 CT 上勾画靶区时，需查看骨窗，以确保颅底孔的涵盖 **颈部**：$CTV_{54.12-56}n=$ 双侧咽后淋巴结、ⅠB、Ⅱ、Ⅲ、Ⅳ及Ⅴ区

靶区	定义与描述
$CTV_{56-59.4}$ [a]	N0 患者:可不照射 IB 区和下颈部 N+患者:在确保无可疑 IB 区淋巴结转移时,经治医生确定后可考虑不予照射 IB 区
$PTV_{56-59.4}$ [a]	原发部位:$PTV_{56-59.4}p = CTV_{56-59.4}p + 3 \sim 5\,mm$ 外扩边界,依据患者每日治疗摆位和影像学验证。当靶区邻近重要危及器官时,如脑干、视交叉和脊髓等,PTV 外扩边界可为 $0\,mm$ 颈部:$PTV_{54.12-56}n = CTV_{54.12-56}n + 3\,mm$ 外扩边界

注:[a] 高危亚临床区域剂量推荐:35 次照射的分割剂量为 $1.6 \sim 1.7\,Gy$;33 次照射的分割剂量为 $1.64 \sim 1.8\,Gy$。

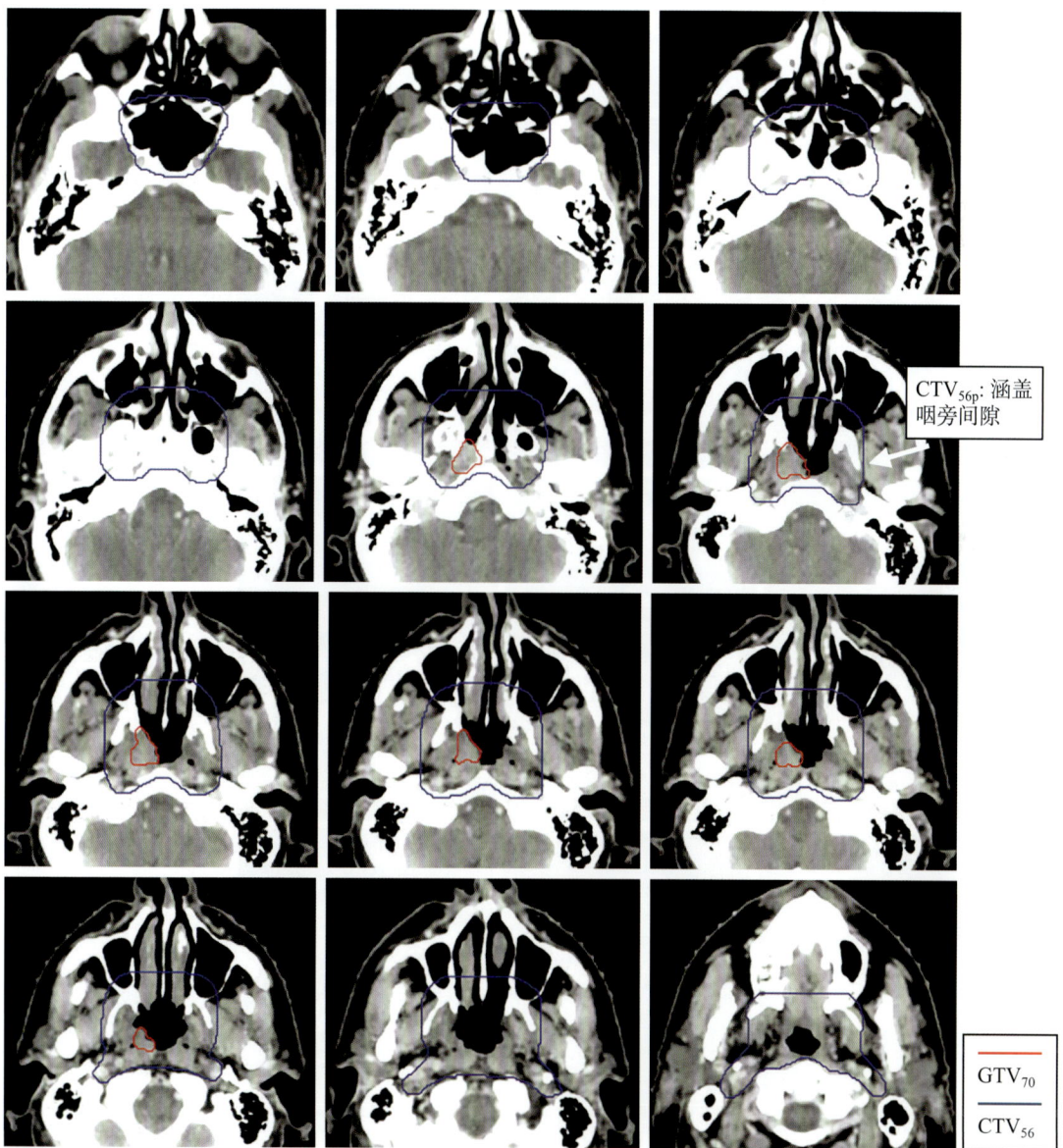

图 1.1 一位罹患 T1N1 且 EBV 阳性的鼻咽癌患者,伴右颈部 Ⅱ 区和 Ⅲ 区淋巴结转移。该患者在治疗体位进行了计划 MRI 扫描和 PET/CT 扫描。需注意,上图为具代表性层面。放射治疗处方剂量可参考各学术机构的共识或指南

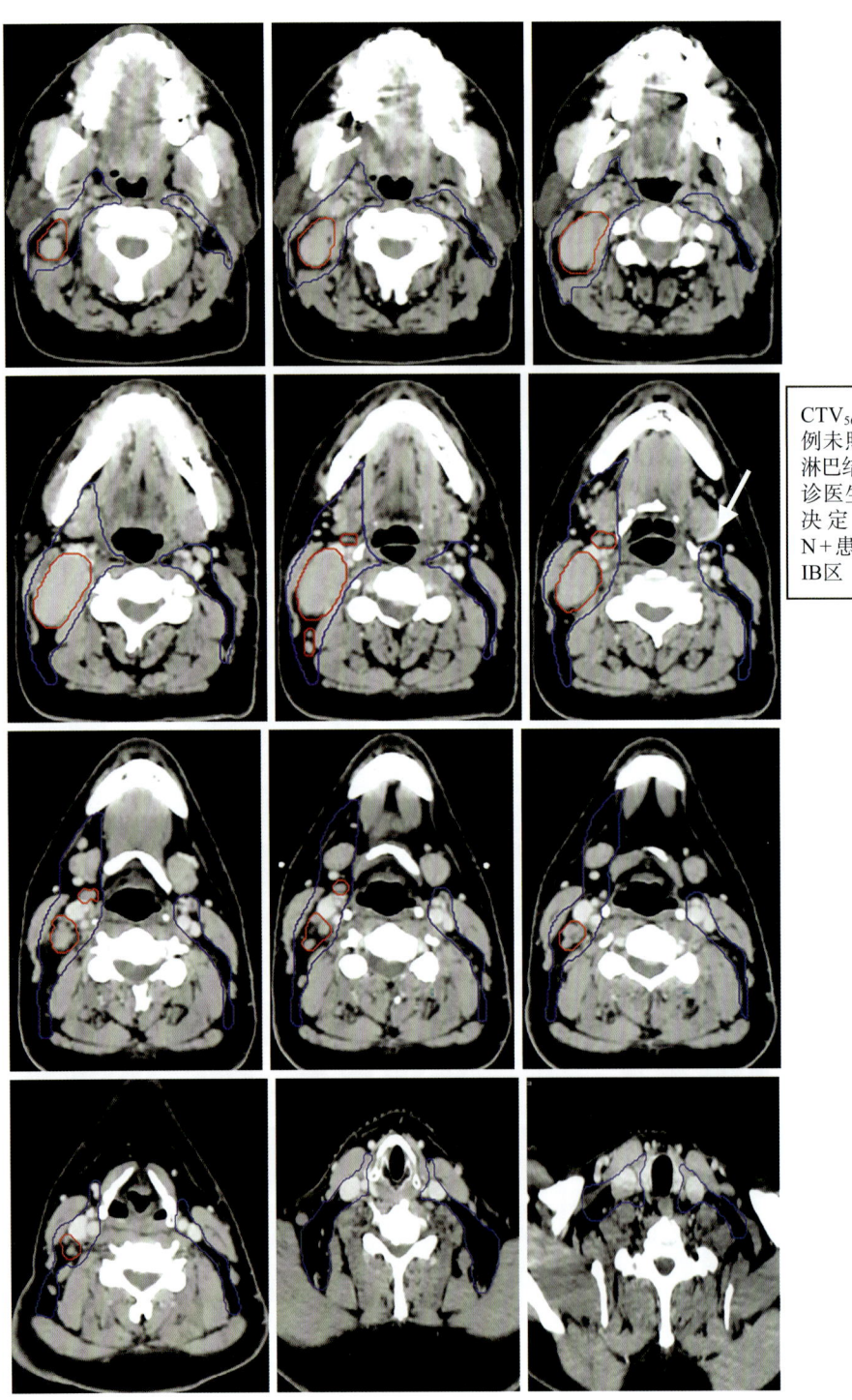

图 1.1（续）

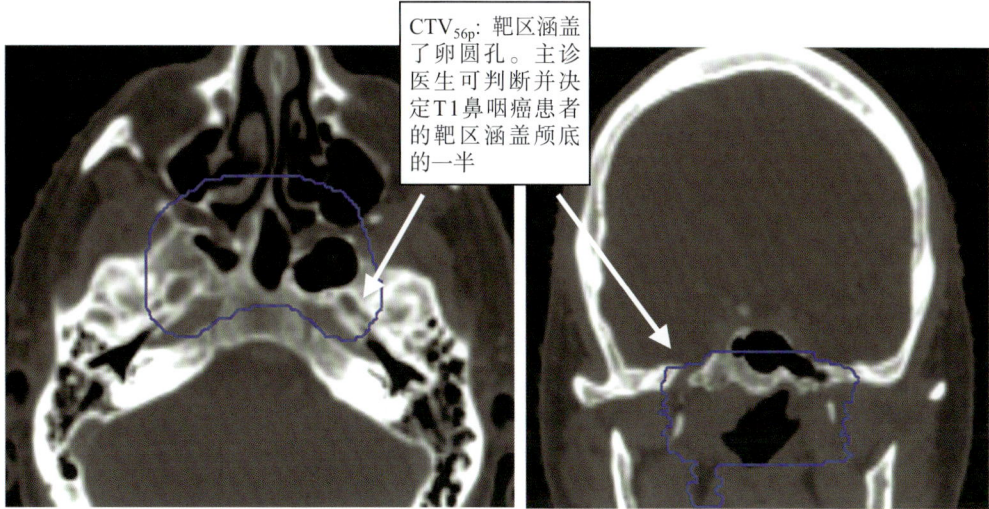

图1.1（续）

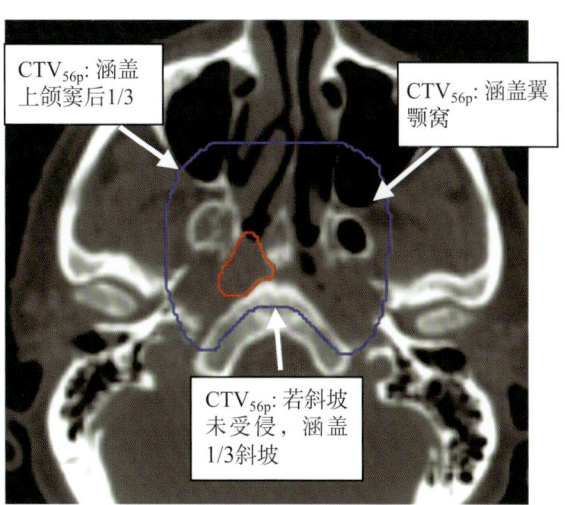

图1.2 骨窗下GTV和CTV靶区勾画图示例。可根据各学术机构的共识或指南进行处方剂量

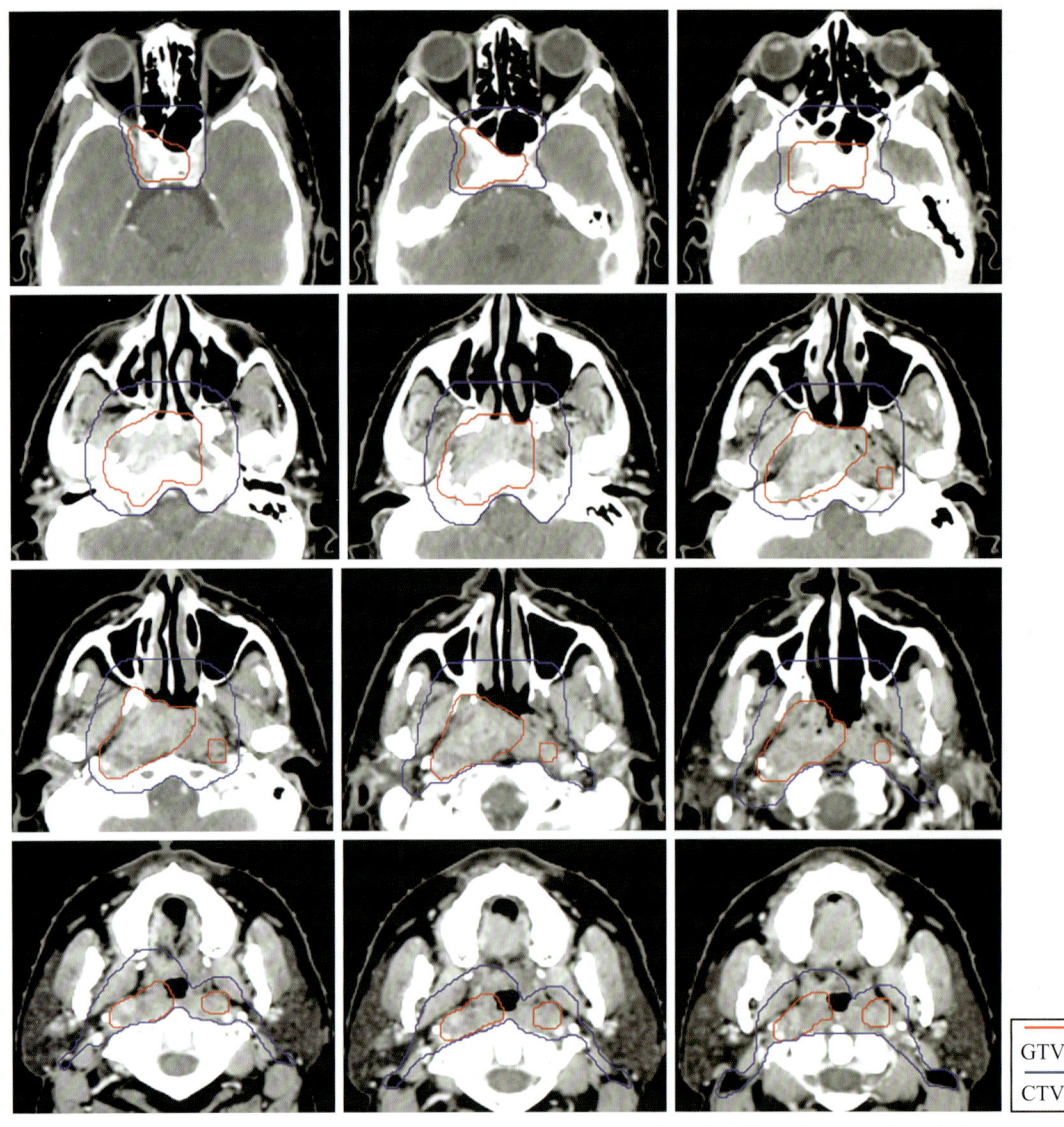

图1.3 一位罹患 T4N2 且 EBV 阳性的鼻咽癌患者。可根据各学术机构的共识或指南进行处方剂量

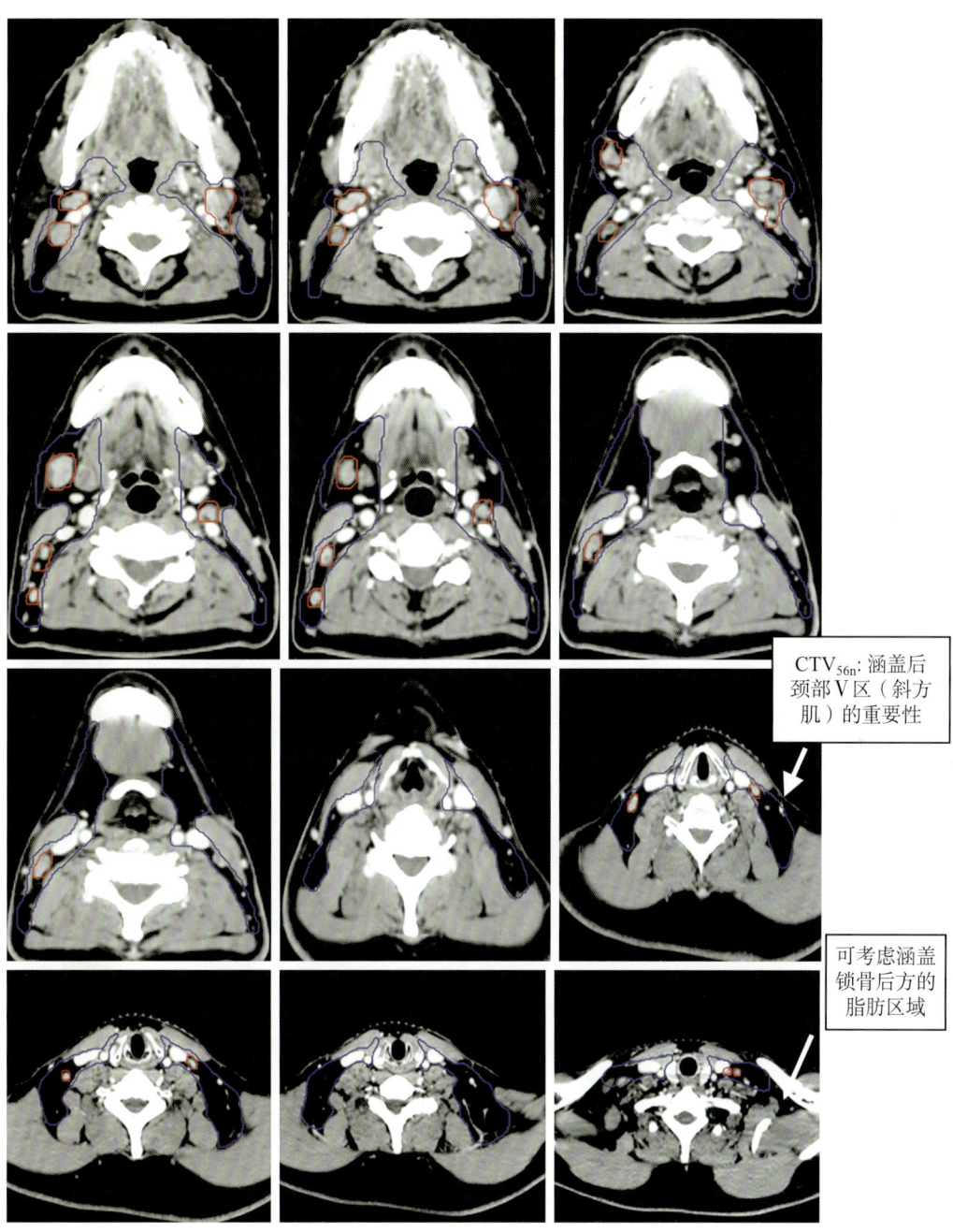

图 1.3（续）

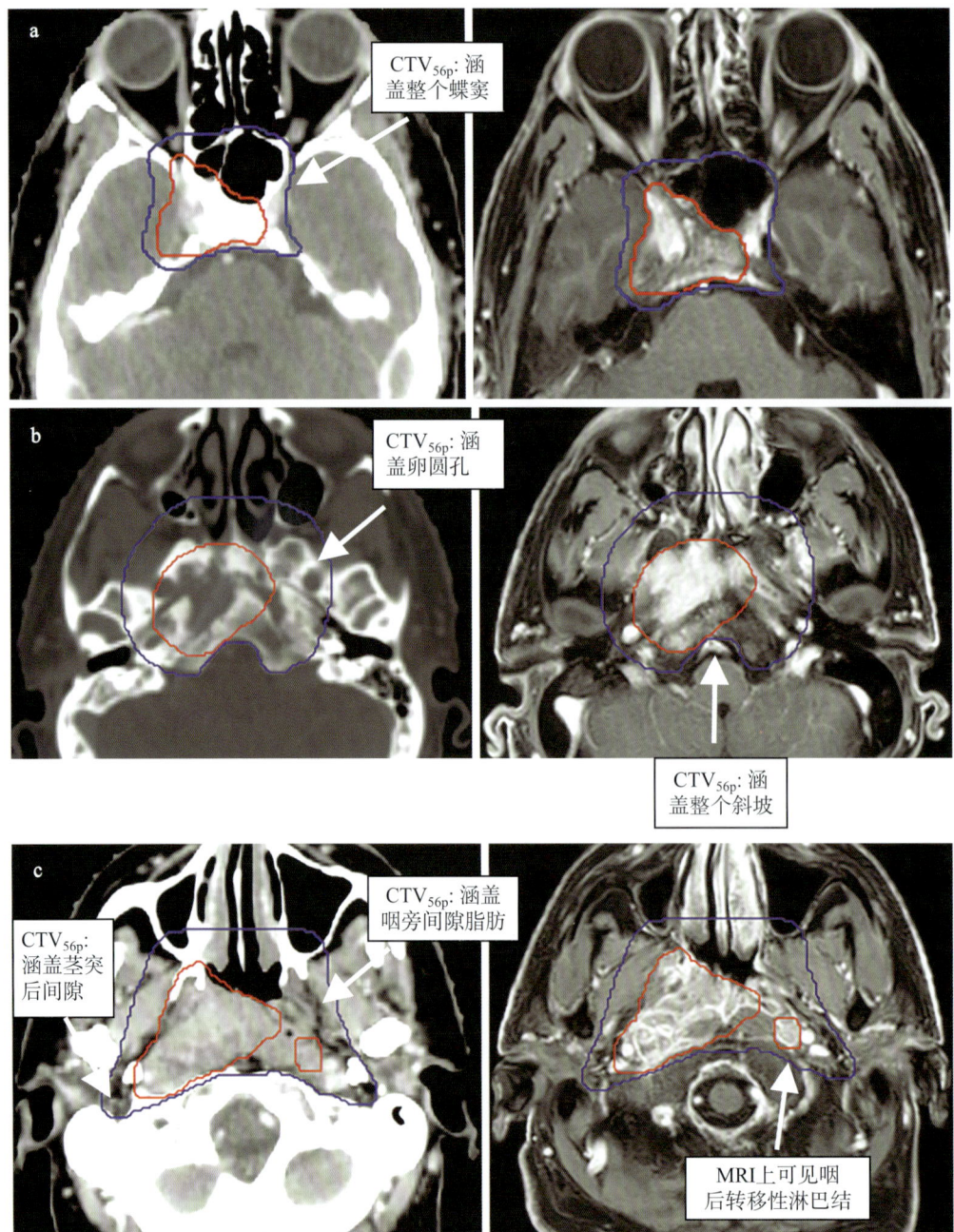

图1.4 在不同窗位下的 GTV 和 CTV 靶区勾画图:a.CT 软组织窗和 MRI T1 加权增强像。b.CT 骨窗和 MRI T1 加权增强像。c.CT 软组织窗和 MRI T1 加权增强像。医生可以根据各学术机构的共识或指南进行处方剂量

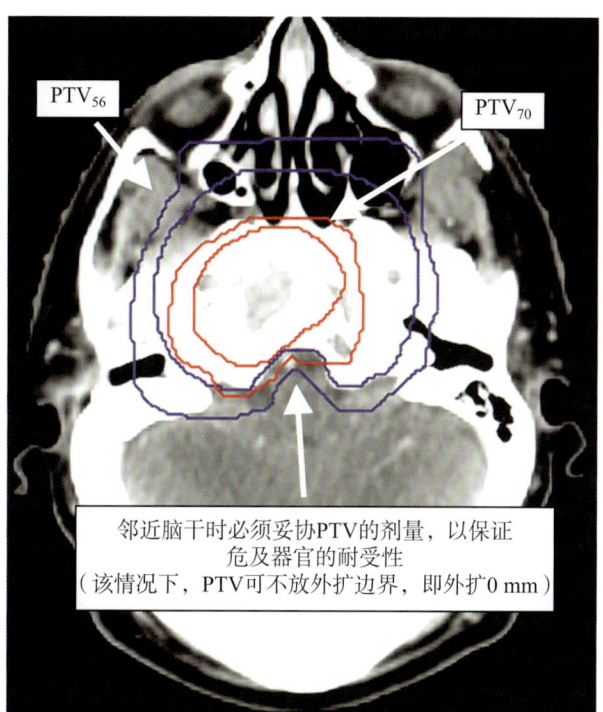

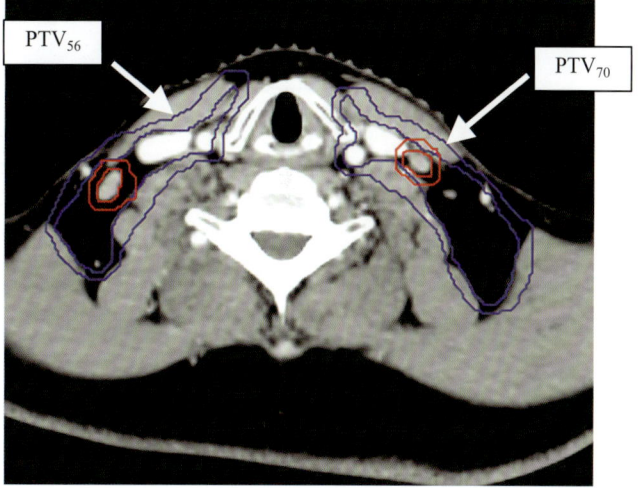

图1.5 PTV外扩3 mm边界的靶区图。可根据各学术机构的共识或指南进行处方剂量

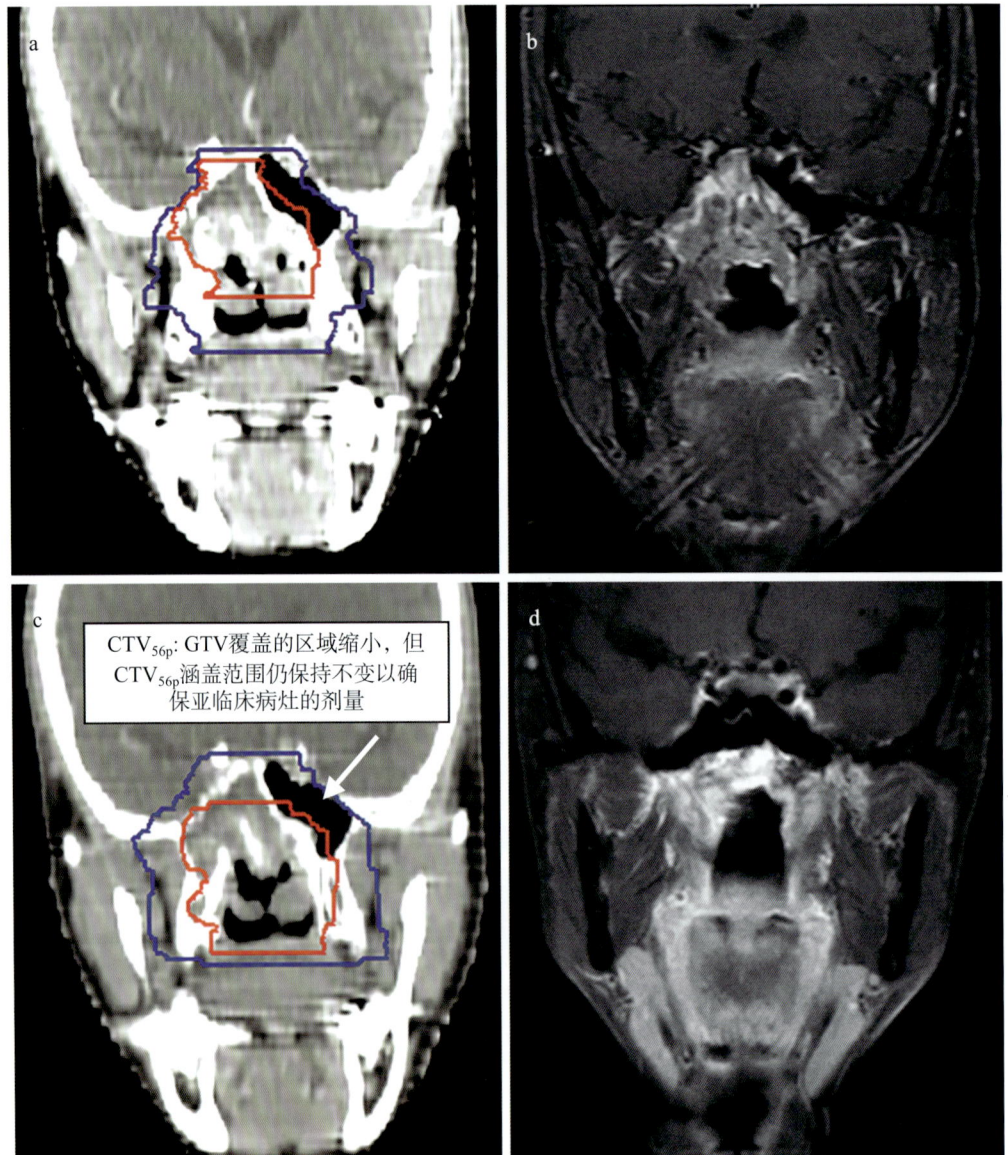

图 1.6 鼻咽癌自适应放射治疗计划示例。该 cT3N2 鼻咽癌患者在治疗过程中的 MRI 扫描显示病灶缩小后，重新制订计划的自适应放射治疗，使 GTV 远离视交叉，提高靶区剂量涵盖：a.第一阶段定位 CT 上 GTV（红色）和 CTV_{56p}（蓝色）。b.MRI T1 加权增强像。c.第二阶段定位 CT 上 GTV（红色）和 CTV_{56p}（蓝色）。d.MRI T1 加权增强像。可根据各学术机构的共识或指南进行处方剂量

- 有关其他剂量选择，可参考 NRG HN001 临床试验或国际共识指南。除同步加量（simultaneous integrated boost，SIB）技术外，鼻咽癌的调强放射治疗也可采用序贯照射的策略。亚临床区域靶区完成 50~54 Gy 照射后，对大体肿瘤靶区序贯加量 16~20 Gy，增加到总剂量 70 Gy。

（黄清廷 译，孔琳 审校）

推荐阅读

[1] Lee N, Harris J, Garden AS, et al. Intensity-modulated radiation therapy with or without chemotherapy for nasopharyngeal carcinoma: radiation therapy oncology group phase Ⅱ trial 0225. J Clin Oncol. 2009;27(22):3684-90.
[2] Lee AW, Ng WT, Pan JJ, et al. International guideline for the delineation of the clinical target volumes (CTV) for nasopharyngeal carcinoma. Radiother Oncol. 2018;126(1):25-36. https://doi.org/10.1016/j.radonc.2017.10.032.
[3] NRG HN001 Clinical Trial Protocol.

2

口咽癌
Oropharyngeal Carcinoma

Zain A. Husain, Jung Julie Kang, Nancy Y. Lee, Ian Poon

2.1 引言

　　口咽癌(oropharyngeal carcinoma)包括源自扁桃体、舌根、软腭、咽后壁的原发恶性肿瘤。口咽癌最常见的病理类型为鳞状细胞癌,且大多伴人乳头状瘤病毒(human papillomavirus,HPV)感染。非 HPV 相关的口咽癌通常与吸烟或饮酒相关。HPV 相关的口咽癌预后较好[1,2]。本书的第一版出版后,美国癌症联合委员会(American Joint Committee on Cancer,AJCC)重新修订了口咽癌的分期,将 HPV 阳性和 HPV 阴性的口咽癌区分为两个不同分期系统。鉴于 HPV 状态的重要性,所有口咽癌患者均应进行活检组织的病毒检测。然而,基于 HPV 状态的"降强度"(de-escalation)治疗仅应在临床试验中进行[3-5],本章将基于黏膜的肿瘤微浸润及淋巴引流途径概述口咽癌的放射治疗靶区。

2.2 解剖学和肿瘤播散规律

- 口咽部是一个立方形的空间,其前部与口腔相接,上部与鼻咽相连,下部与喉和下咽相连。
- 口咽由扁桃体、舌根、软腭和咽壁四个解剖部位组成,大多数肿瘤发生于扁桃体和舌根。
- 口咽部淋巴引流丰富,口咽部肿瘤易发生淋巴结转移。

Z. A. Husain (✉) · I. Poon
Department of Radiation Oncology, Odette Cancer Centre, Sunnybrook Health Sciences Centre, Toronto, ON, Canada
e-mail: zain.husain@sunnybrook.ca; Ian.Poon@sunnybrook.ca

J. J. Kang · N. Y. Lee
Department of Radiation Oncology, Memorial Sloan Kettering Cancer Center, New York, NY, USA
e-mail: kangj1@mskcc.org; leen2@mskcc.org

2.3 靶区勾画相关的诊断学检查

- 原发病灶大体肿瘤靶区的精确勾画需结合体格检查和影像学检查。
- 黏膜和浅表病变最佳的检测方法包括视诊、触诊和纤维内镜相结合的检查。临床检查或模拟定位时采集肿瘤病灶的照片,有助于记录病变范围,尤其当影像学检查难以发现病灶时(图 2.1)。

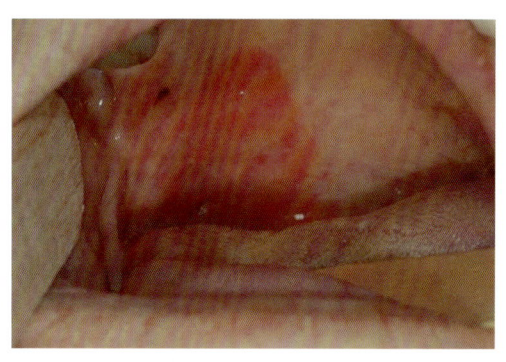

图 2.1 直接视诊有助于明确软腭是否受累,以及明确肿瘤是否跨越中线

- 增强 CT 扫描仍是主要的影像学诊断方式,但 MRI 和 PET/CT 也有确切的作用。
  - MRI T1 加权序列是评估脂肪层和骨髓信号的理想选择。
  - MRI T1 加权对比增强序列对于评估舌根肿瘤的侵犯范围和周围神经浸润至关重要。
  - T2 加权脂肪饱和序列有助于评估咽后淋巴结和咽旁与会厌前间隙的软组织的侵犯。
  - 氟脱氧葡萄糖-正电子发射断层成像(FDG-PET)可提供代谢信息,与 CT 和 MRI 检查结合,具有潜在筛查出 CT 或 MRI 遗漏的病灶的优势。
  - FDG-PET 的局限性包括空间分辨率差,以及对较小体积的转移性淋巴结的敏感性较低。

2.4 定位和治疗摆位

- 患者在模拟定位时,摆位采用头颈部处于正中的仰卧位,使用固定装置(热塑性面罩)覆盖固定头颈肩部,同时可放置口咬器。告知患者在定位扫描或治疗期间避免吞咽。
- 采用增强 CT 扫描,层厚≤3 mm,扫描范围包括从颅顶至隆突。
- 等位中心点通常位于杓状软骨。下颈三维适形 AP 射野可以和调强放射治疗(intensity-modulated radiation therapy,IMRT)射野衔接。
- MRI 和 PET 图像可以与定位 CT 扫描进行配准或融合。PET 扫描时采用定位面罩固定,可提高图像融合的准确性,但在 MRI 扫描时使用固定面罩可能无法采用头颈部专用扫描线圈。
- 在纪念斯隆-凯特琳癌症中心(Memorial Sloan-Kettering Cancer Center,MSKCC),每日通过直线加速器的 2D kV 成像和锥形束 CT 来实现图像引导。另外一种组合方式是每周使用一次锥形束 CT,并配合每日进行 kV 成像。其他图像引导方法还包括正交 kV 成像

("ExacTrac")或直线加速器机头部分的 MV CT 成像("TomoTherapy")。

2.5 靶区勾画与治疗计划

2.5.1 调强放射治疗剂量选择和分割方案

- 口咽癌的放射治疗可采用多种不同的方案。在 MSKCC,首选的放疗策略为序贯放疗。大体肿瘤靶区的照射总剂量为 70 Gy。针对 HPV 相关口咽癌,亚临床区域的建议剂量为 30 Gy(单次分割剂量为 2 Gy),然后缩野至大体肿瘤靶区并给予 40 Gy(单次分割剂量为 2 Gy)的加量照射。对亚临床区域进行严格检查,以确保 MRI、CT 和 PET/CT 扫描中无可见病灶。可参考 Tsai 等[6]出版的专著。针对非 HPV 相关的口咽癌,先给予大体肿瘤靶区剂量 60 Gy(单次分割剂量 2 Gy),同时亚临床区域接受 54 Gy(单次分割剂量 1.8 Gy)的照射。后续大体肿瘤靶区继以 10 Gy(单次分割剂量 2 Gy)的加量照射。若下颈部采用三位适形前后(AP)照射野和 IMRT 射野衔接,HPV 相关口咽癌下颈部给予 30 Gy,非 HPV 相关口咽癌下颈部给予 50 Gy(单次分割剂量均为 2 Gy)。亚临床区域的降剂量照射策略仅用于以铂类为同步化疗的基础药物时。
- 另外一种常用的放疗技术为 SIB。大体肿瘤区域剂量至 70 Gy(单次分割剂量为 2 Gy),高危亚临床区域剂量为 56 Gy(单次日分割剂量为 1.6 Gy),低危亚临床区域剂量为 50~52.5 Gy(单次日分割剂量为 1.43~1.5 Gy)。然而,临床上仅应在采用同期放化疗策略时考虑 SIB 技术。
- 可考虑其他剂量分割方案,不限于 RTOG 0022[7]、RTOG 1016[3]。

2.5.2 靶区推荐

- 大体肿瘤靶区(表 2.1)和亚临床区域靶区推荐(表 2.2)如下。

表 2.1 大体肿瘤靶区推荐

靶区	定义与描述
GTV_{70}	原发部位:包含所有影像学及体格检查发现的大体肿瘤 淋巴结:包含所有可疑淋巴结(短径>1 cm、坏死、强化或 FDG 异常摄取) 临界可疑淋巴结可给予低于 70 Gy 的剂量,如 60~66 Gy
CTV_{70}	在明确肿瘤侵犯范围时,$CTV_{70}=GTV_{70}$(可无须外扩边界) 在无法确保肿瘤侵犯范围时,$CTV_{70}=GTV_{70}+3$~5 mm 外扩边界
PTV_{70}	根据每日摆位准确性及图像引导下,$CTV_{70}+3$~5 mm 外扩边界

表 2.2 亚临床区域靶区推荐

靶区	定义与描述
基本原则	原发部位的 $CTV_{亚临床区域}$ 应包含 $GTV_{70}+1$ cm 外扩边界(应避开解剖学屏障,如空气、骨、皮肤)
扁桃体,$CTV_{亚临床区域}$	确保与原发肿瘤外扩足够的边界(约 1 cm)。晚期患者,推荐包含翼板(图 2.2)。如果怀疑肿瘤沿咽缩肌前外侧浸润,可考虑包括同侧磨牙后三角区

续 表

靶区	定义与描述
舌根，CTV亚临床区域	舌根部乳突、会厌谷、会厌前间隙(图2.3)。确保与原发肿瘤外扩足够的边界,至少外扩1cm;前缘可能外扩至口腔舌部。MRI有助于确认肿瘤的侵犯范围(图2.4和图2.5)
软腭，CTV亚临床区域	包含整个软腭、腭舌弓和扁桃体隐窝,以及邻近鼻咽和翼板。对于晚期患者,可考虑包含翼颚窝。若翼颚窝受累,需行MRI评估颅底情况。确保足够的前缘覆盖,可能需要包含部分硬腭
咽壁，CTV亚临床区域	给予上下界充分的外扩边界。晚期患者,上界考虑包含鼻咽,下界包含下咽
选择性淋巴结，CTV亚临床区域	根据高危区或低危区划分,淋巴引流区可给予以下剂量:54Gy(单次分割剂量1.8Gy)、54.12Gy(单次分割剂量1.64Gy)、56Gy(单次分割剂量1.6Gy)或59.4Gy(单次分割剂量1.8Gy) 淋巴结阴性患者,颈部引流区包含双侧Ⅱ～Ⅳ区和咽后淋巴结区。在MSKCC,常规不包含ⅠB区或Ⅴ区,除非该区域受累(图2.5和图2.6)。当口腔区域受累,应考虑包含ⅠB区(图2.2和图2.4) 淋巴结阳性患者,应包含咽后淋巴结区和茎突后淋巴结区至颅底层面(图2.4)。若下颈部淋巴结受累,应考虑包含锁骨上间隙(图2.5) 针对T1～T2,N0～N1扁桃体癌患者(距离中线至少间隔1cm),且未侵犯舌根或软腭,应包含同侧颈部淋巴结引流区(图2.6)。颈部淋巴结阴性患者,颈部引流区包含范围起始C1横突或二腹肌后腹开始跨过颈内静脉(图2.6)

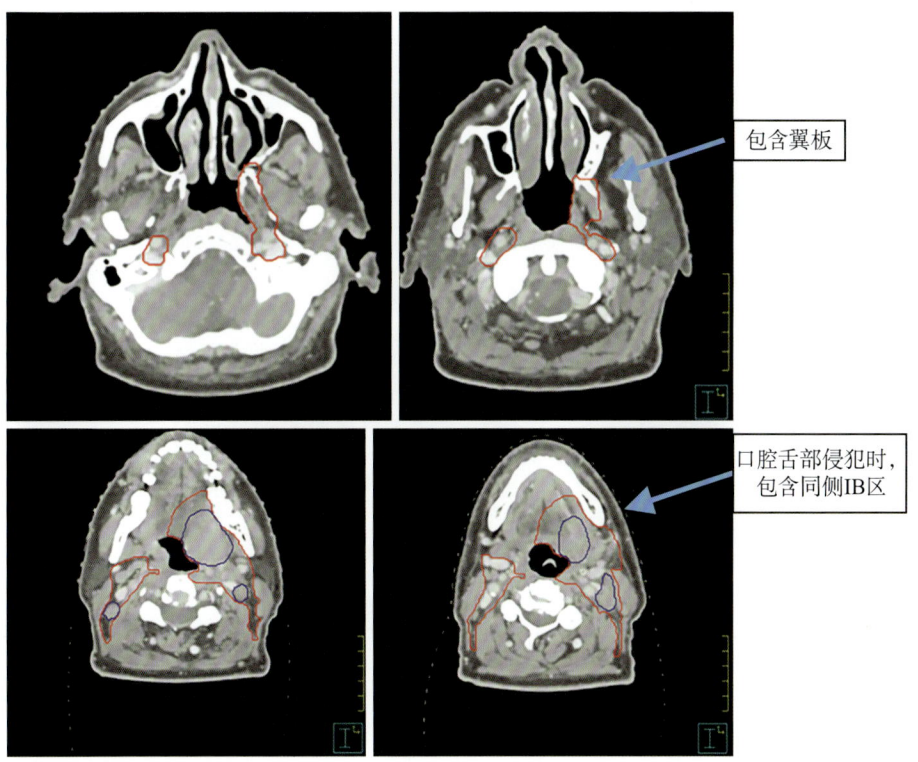

图2.2 一位罹患cT4N2 HPV阴性左侧扁桃体鳞癌患者的增强定位CT轴位图

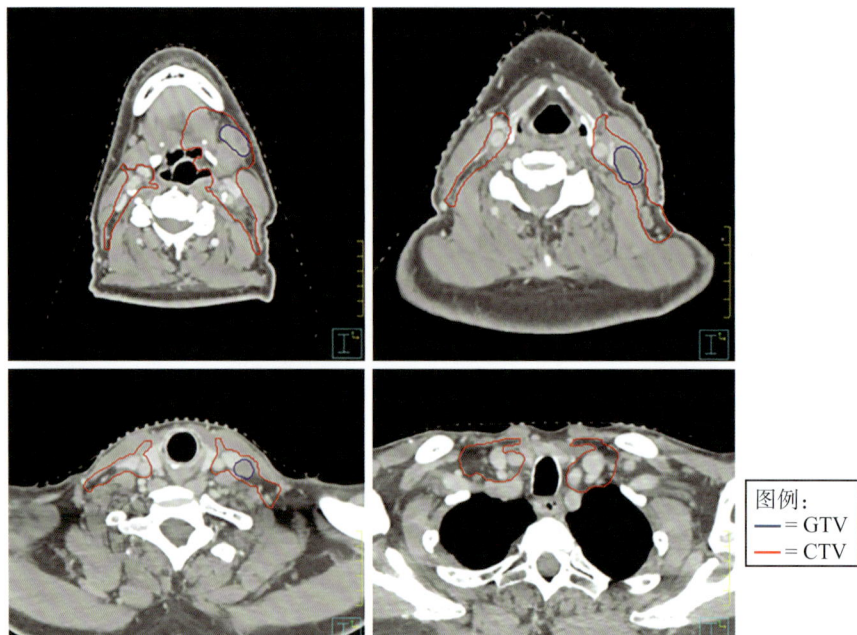

图 2.2(续)

图例:
—— = GTV
—— = CTV

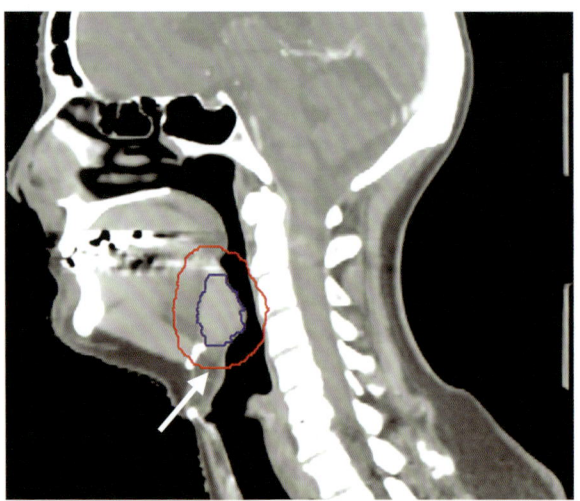

图 2.3 舌根癌患者的治疗靶区需覆盖会厌前间隙(GTV: 蓝色;CTV:红色)

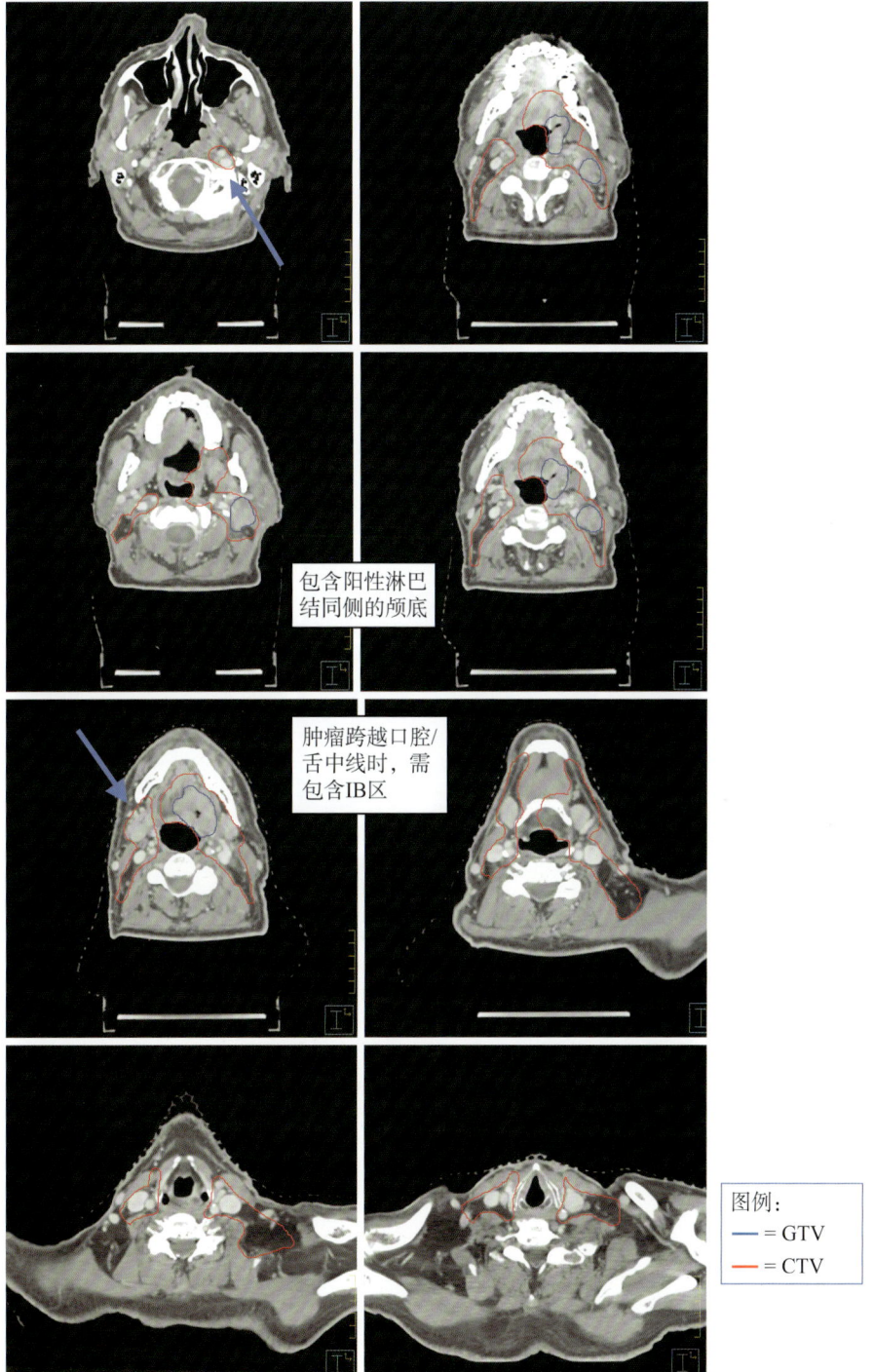

图 2.4 一位罹患 cT4N1 HPV 阳性左侧舌根鳞癌患者的增强定位 CT 轴位图

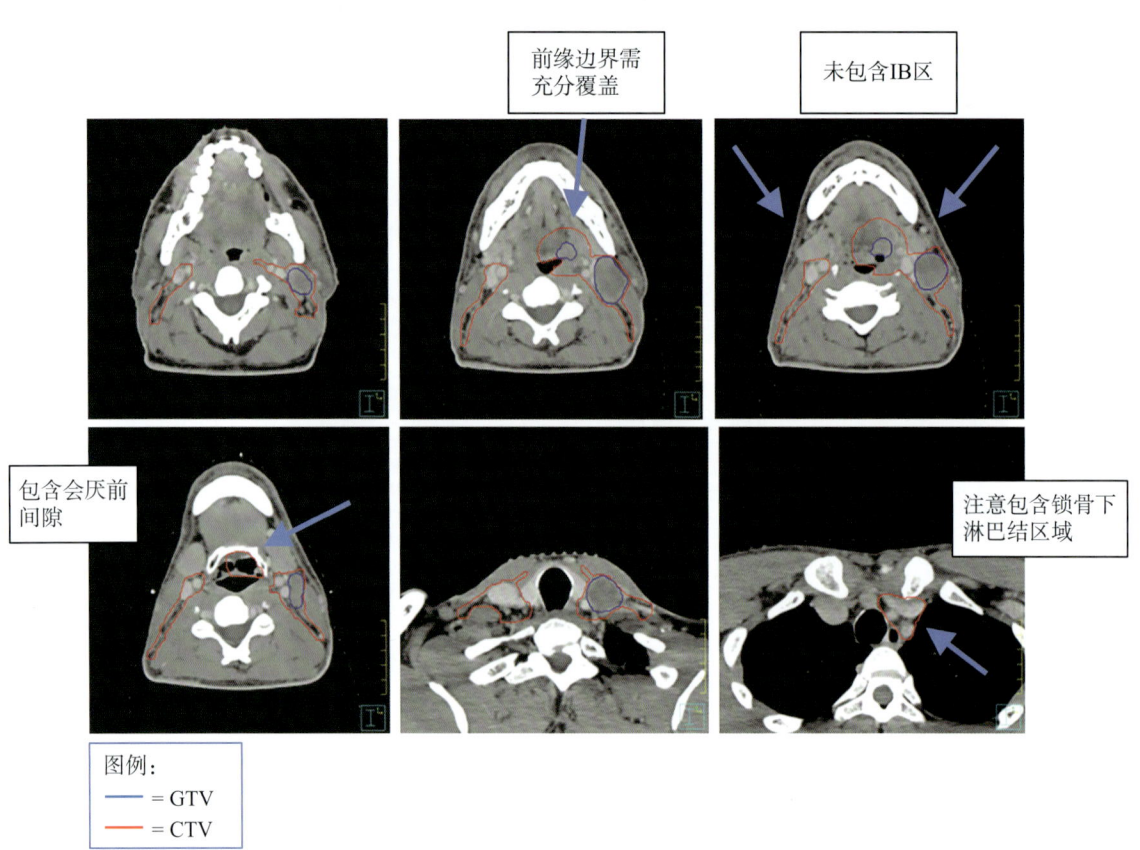

图 2.5 一位罹患 cT1N1 HPV 阳性左侧舌根鳞癌患者的增强定位 CT 轴位图

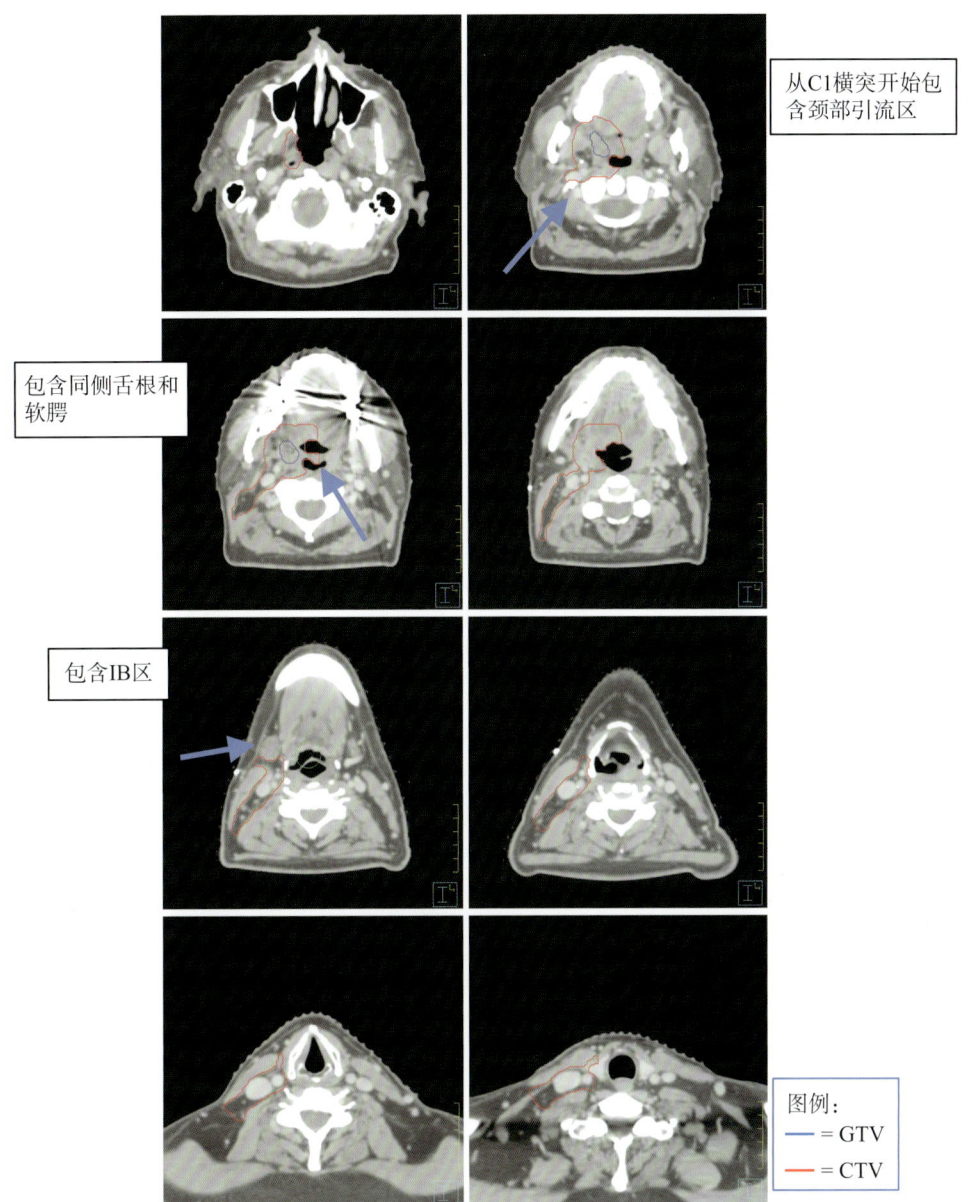

图 2.6 一位罹患 cT2N0 P16 阳性且 HPV 相关的右侧扁桃体鳞癌患者的增强定位 CT 轴位图。未见舌根或软腭浸润,故仅行单侧照射。在 MSKCC,针对扁桃体癌,无论分期,同侧的亚临床区域向前外扩包含到同侧翼板

(黄清廷 译,孔琳 审校)

参考文献

[1] Ang KK, Harris J, Wheeler R, et al. Human papillomavirus and survival of patients with oropharyngeal cancer. N Engl J Med. 2010;363:24-35.

[2] O'Sullivan B, Huang SH, Su J, et al. Development and validation of a staging system for HPV-related oropharyngeal

cancer by the International Collaboration on Oropharyngeal cancer Network for Staging (ICON-S): a multicentre cohort study. Lancet Oncol. 2016;17:440-51.

[3] Gillison ML, Trotti AM, Harris J, et al. Radiotherapy plus cetuximab or cisplatin in human papillomavirus-positive oropharyngeal cancer (NRG Oncology RTOG 1016): a randomised, multicentre, non-inferiority trial. Lancet. 2019; 393(10166):40-50.

[4] Mehanna H, Robinson M, Hartley A, et al. Radiotherapy plus cisplatin or cetuximab in low-risk human papillomavirus-positive oropharyngeal cancer (De-ESCALaTE HPV): an open-label randomised controlled phase 3 trial. Lancet. 2019; 393(10166):51-60.

[5] Yom SS, Torres-Saavedra P, Caudell JJ, et al. NRG-HN002: a randomized phase II trial for patients with p16-positive, non-smoking-associated, locoregionally advanced oropharyngeal cancer. Int J Radiat Oncol Biol Phys. 2019;105(3):684-5.

[6] Tsai CJ, McBride SM, Riaz N, Lee NY. Reducing the radiation therapy dose prescription for elective treatment areas in human papillomavrius-associated oropharyngeal carcinoma being treated with primary chemoradiotherapy at Memorial Sloan-Kettering Cancer Center. Pract Radiat Oncol. 2019;9:98-101.

[7] Eisbruch A, Harris J, Garden AS, et al. Multi-institutional trial of accelerated hypofractionated intensity-modulated radiation therapy for early-stage oropharyngeal cancer (RTOG 00-22). Int J Radiat Oncol Biol Phys. 2010;76(5):1333-8.

3

头颈部肿瘤的立体定向放射治疗
Stereotactic Body Radiotherapy for Cancers of the Head and Neck

Dana Keilty, Irene Karam, Nancy Y. Lee, Ian Poon

- 进展期头颈部肿瘤(head and neck cancer,HNC)是一种好发于老年患者的疾病,尽管可采用较为积极的多模式治疗,但通常预后不佳。即便如此,对于部分健康状况较好的老年患者,可考虑选择较为积极的高剂量放射治疗,以最大限度地控制肿瘤,但该策略经常以较大的毒副反应为代价。对于健康状况不佳的老年患者,选用疗程周期较长的放射治疗策略可能基于多个因素:患者偏好(图3.1)、肿瘤因素[肿瘤进展导致的严重病症 vs. 治疗导致的严重病症/死亡的发生率和治愈率(图3.2~图3.6)]、预期患者寿命[年龄与合并症的影响(图3.1,图3.3,图3.4,图3.6~图3.9)],以及基于患者[健康状态(图3.8)]和非患者因素(居住地距离医院的距离及是否具备社会/经济/心理支持性)对激进治疗的耐受性。

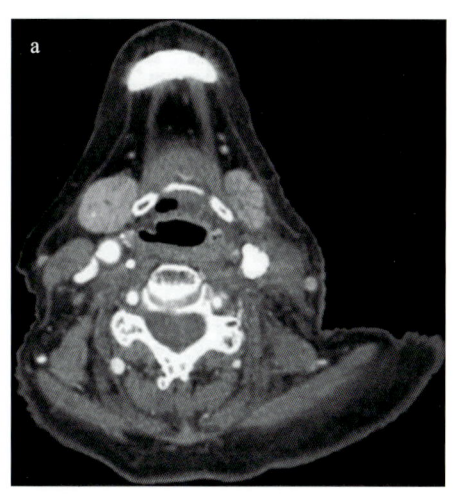

图3.1 无法手术切除的梨状窦肿瘤。一位罹患左侧梨状窦T1N3鳞状细胞癌的73岁女性患者,伴颈内静脉压迫。患者未选择长周期放疗。a.对GTVn(橙色线)开立了50Gy的5次分割疗法,每周2次,对GTVp(红色线)开立了40Gy的5次分割疗法,每周2次。在尝试保护颈动脉的情况下,靶区覆盖范围未受影响。b.2年后无疾病复发

D. Keilty · I. Karam · I. Poon (✉)
Department of Radiation Oncology, Sunnybrook Odette Cancer Centre, University of Toronto, Toronto, ON, Canada
e-mail: dana.keilty@mail.utoronto.ca; irene.karam@sunnybrook.ca;
ian.poon@sunnybrook.ca

N. Y. Lee
Department of Radiation Oncology, Memorial Sloan-Kettering Cancer Center, New York, NY, USA
e-mail: leen2@mskcc.org

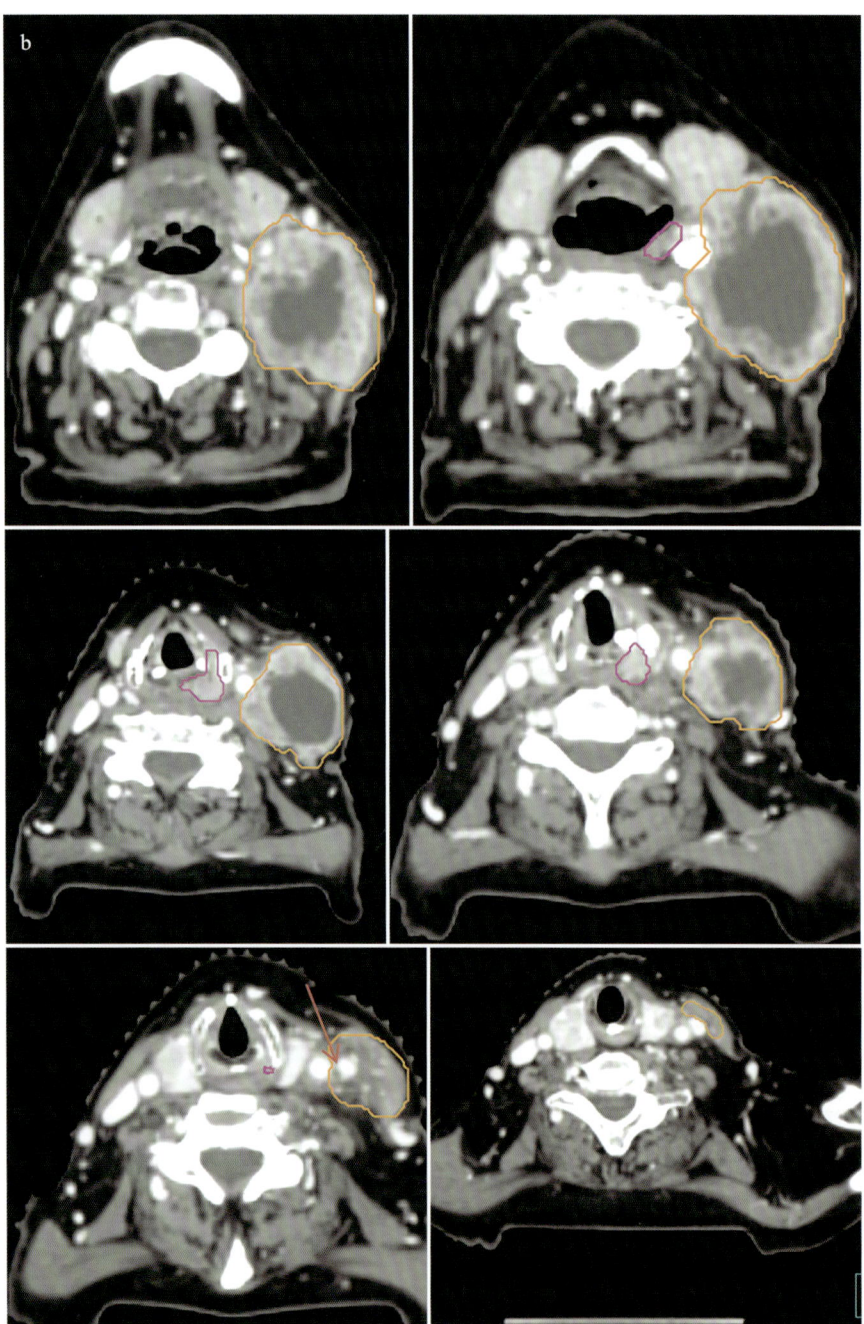

图 3.1（续）

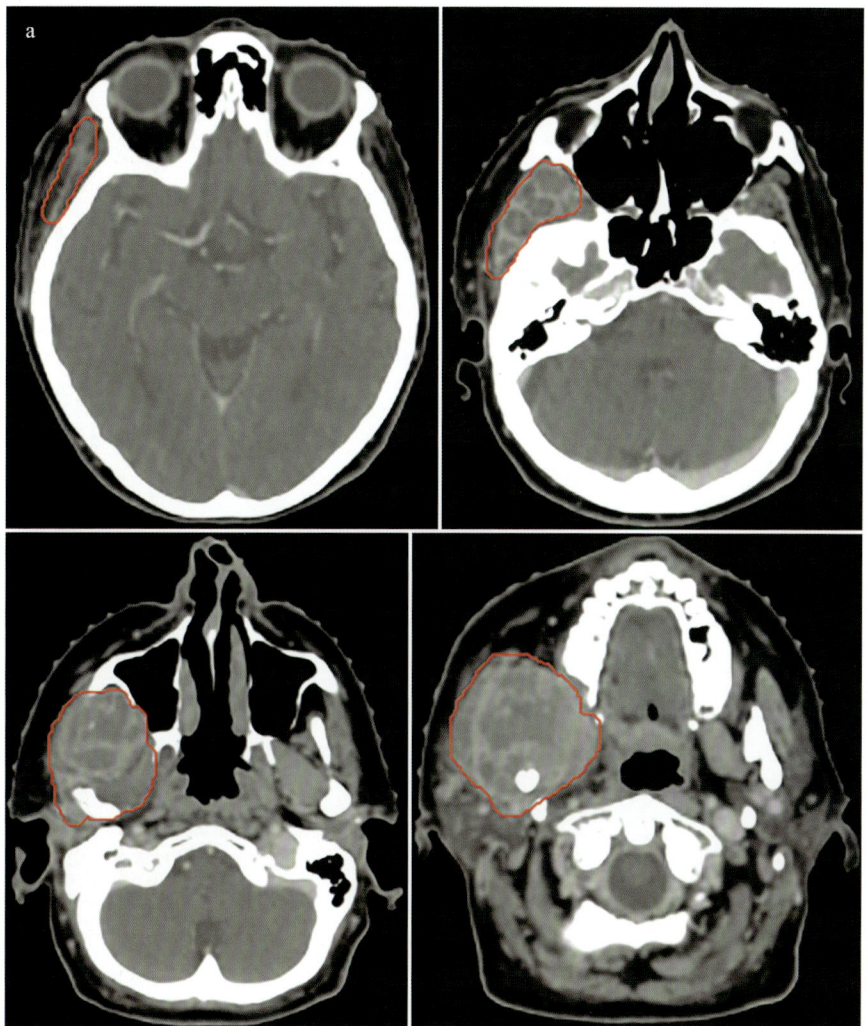

图 3.2 累及广泛的头颈部肿瘤。一位罹患口腔鳞状细胞癌的 65 岁女性患者（初始为疼痛），肿瘤大小为 6.9 cm×4.0 cm，自颅底沿下颞窝延伸至咀嚼肌间隙和右下颌骨，导致病理性骨折，张口仅 1.5 cm。患者接受了总剂量为 45 Gy 的放疗，每周 2 次，共 5 次。a. 红色线标记出 $GTVp_{45}$。b. 4 年后，患者张口可达 4 cm，且无复发

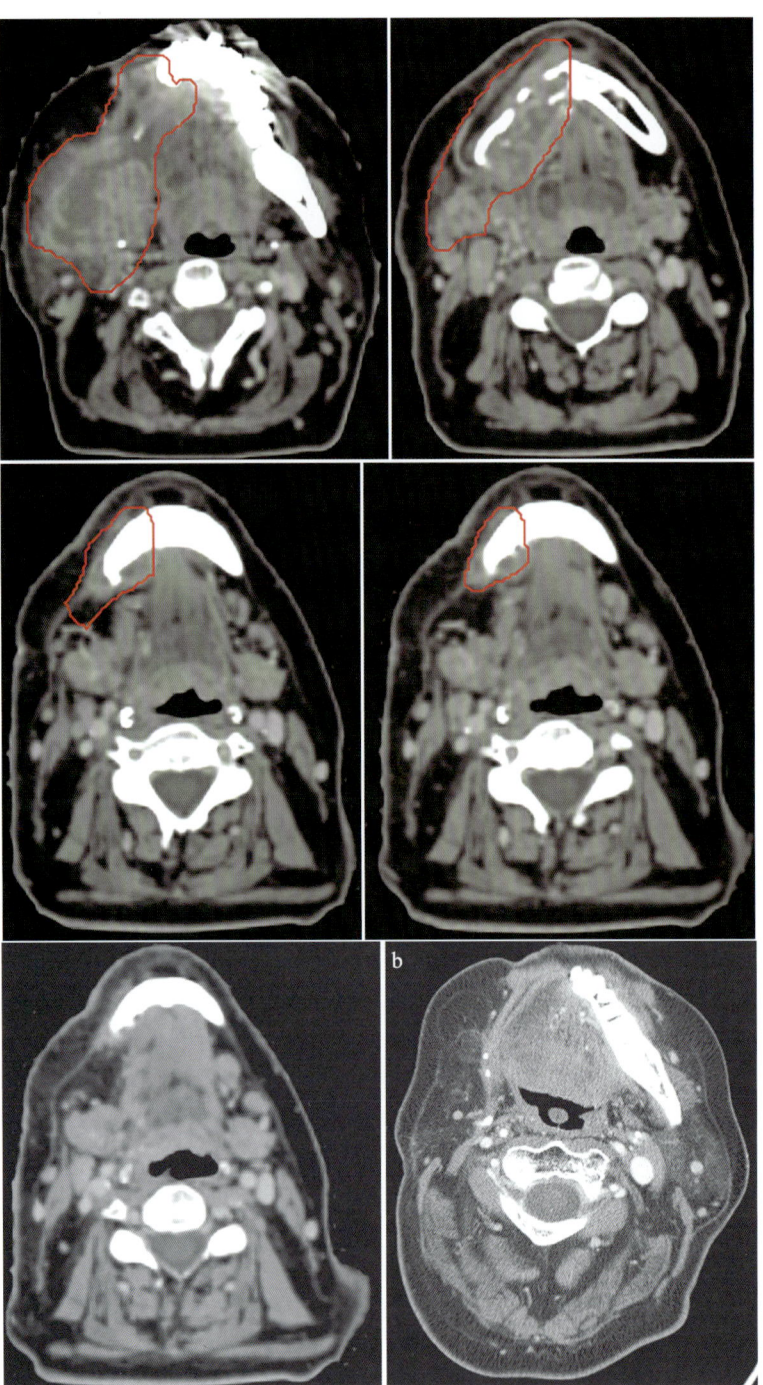

图 3.2（续）

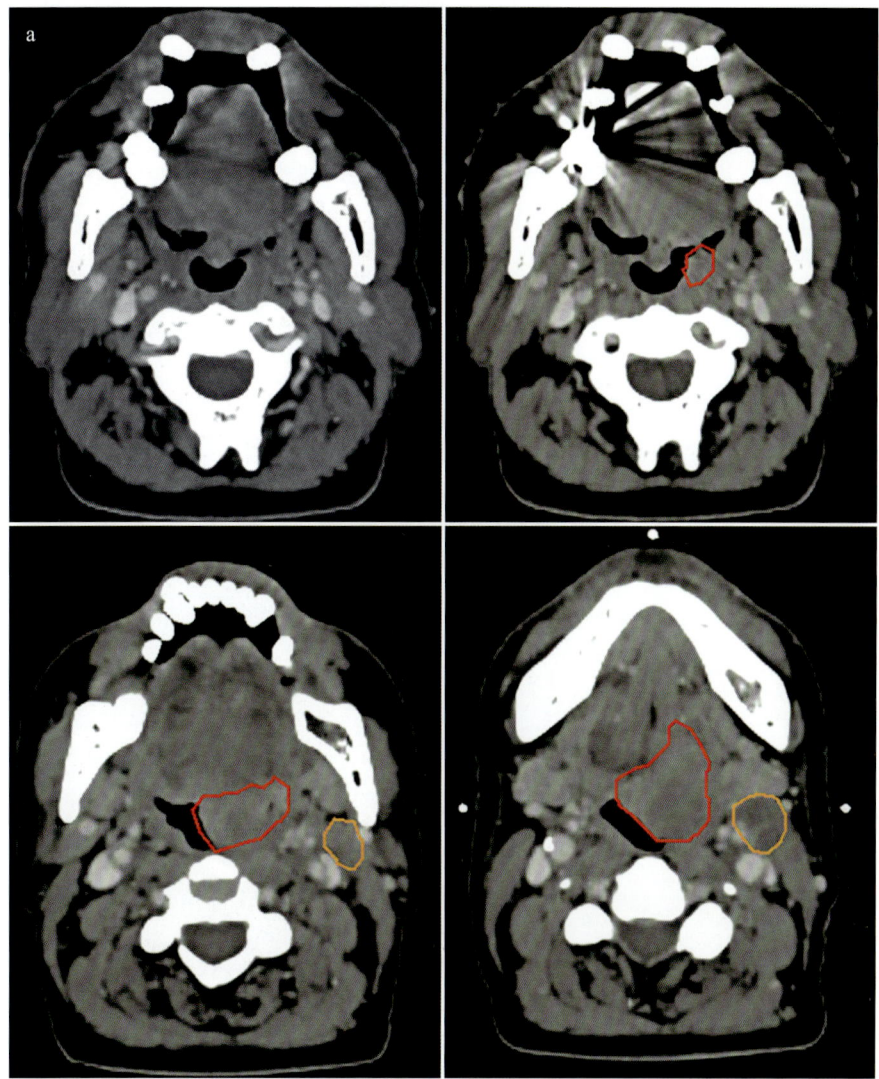

图 3.3 伴其他严重疾病的头颈部癌症。一位罹患非小细胞肺癌的 66 岁男性患者,因 10cm 肺部肿瘤导致上腔静脉阻塞接受了姑息性放射治疗和化疗,其后 18 个月病情稳定。患者因疼痛性吞咽困难再次就诊,影像学检查显示舌根左侧一个跨中线的 3cm 肿块及一个 3.3cm 的左侧Ⅱ区淋巴结。鼻咽镜检查显示肿块延伸至咽谷并导致会厌移位。该 T2N1 舌根肿瘤接受了 45 Gy 的治疗,分 5 次照射,每周 2 次,之后患者接受了二线肺癌的全身药物治疗。a.GTVp$_{45}$ 以红色线标示;GTVn$_{45}$ 以橙色线标示;GTVn$_{40}$ 以绿色线标示。b.18 个月后检查未见肿瘤病灶,且患者可正常吞咽各类质地的食物

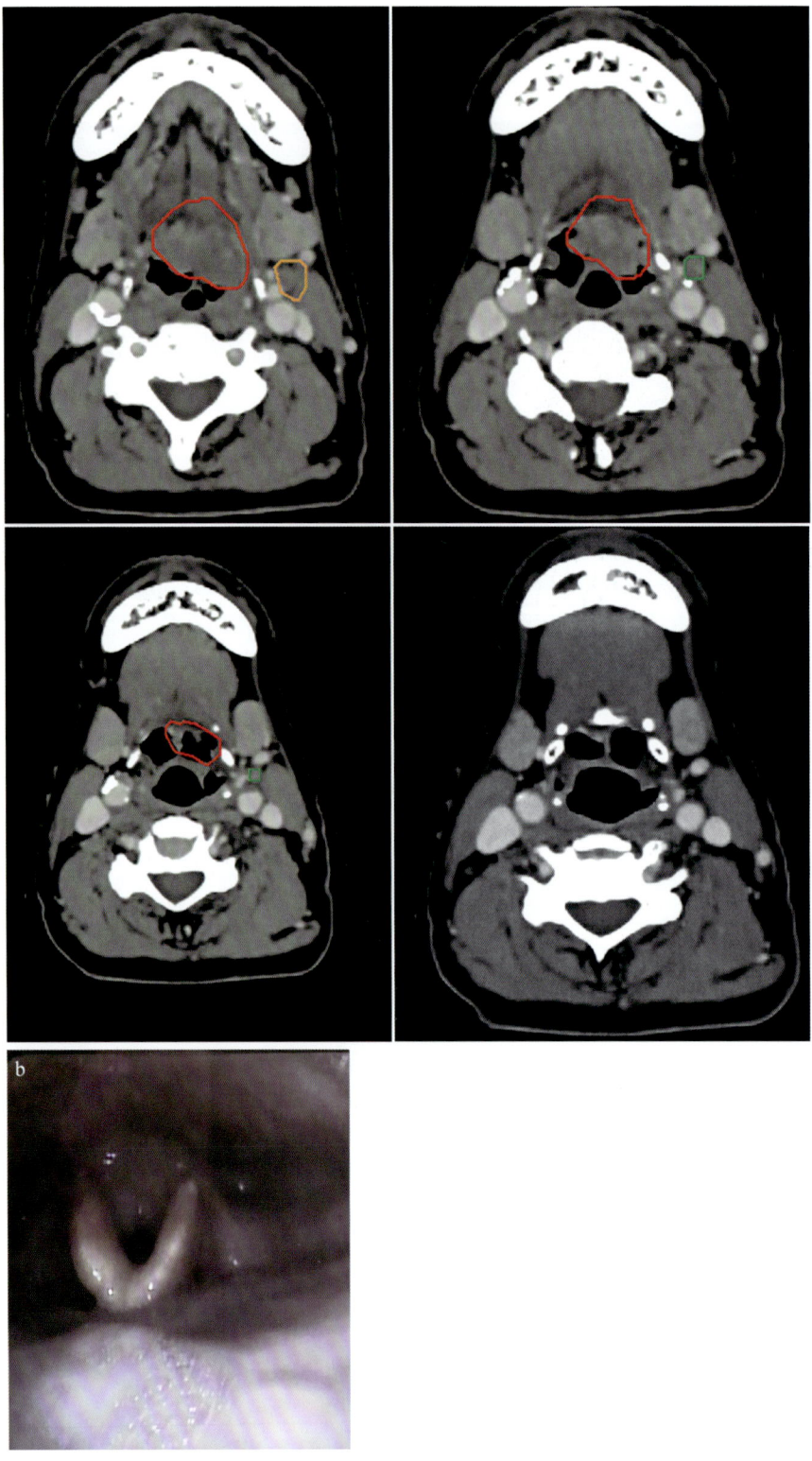

图 3.3(续)

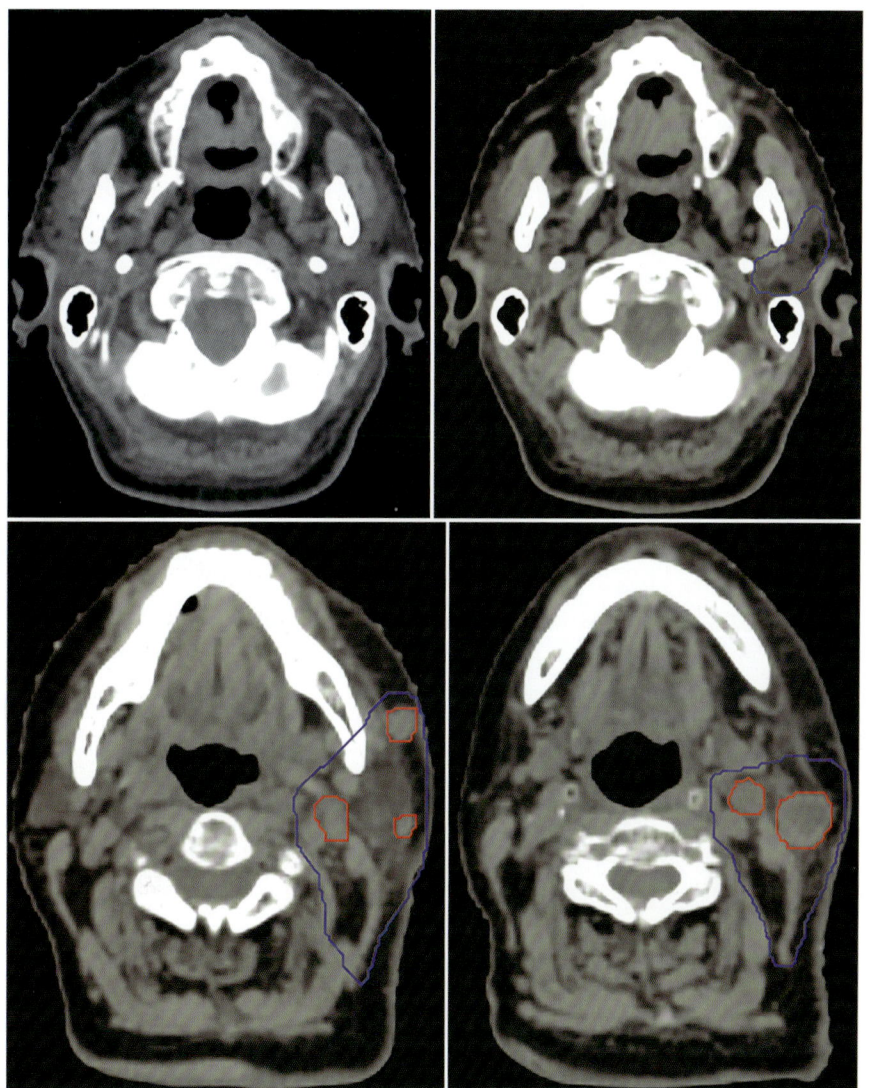

图 3.4 百岁长者的复发头颈部肿瘤。一位罹患皮肤鳞状细胞癌的 100 岁高龄女性患者,在腮腺和颈部淋巴结处出现复发。CTVn$_{25}$(蓝色线)包括高风险复发的淋巴结区域。GTV$_{45}$ 以红色线标记。她在治疗后的 6 个月内状态良好,但后续在治疗的低剂量区内、外均出现了复发

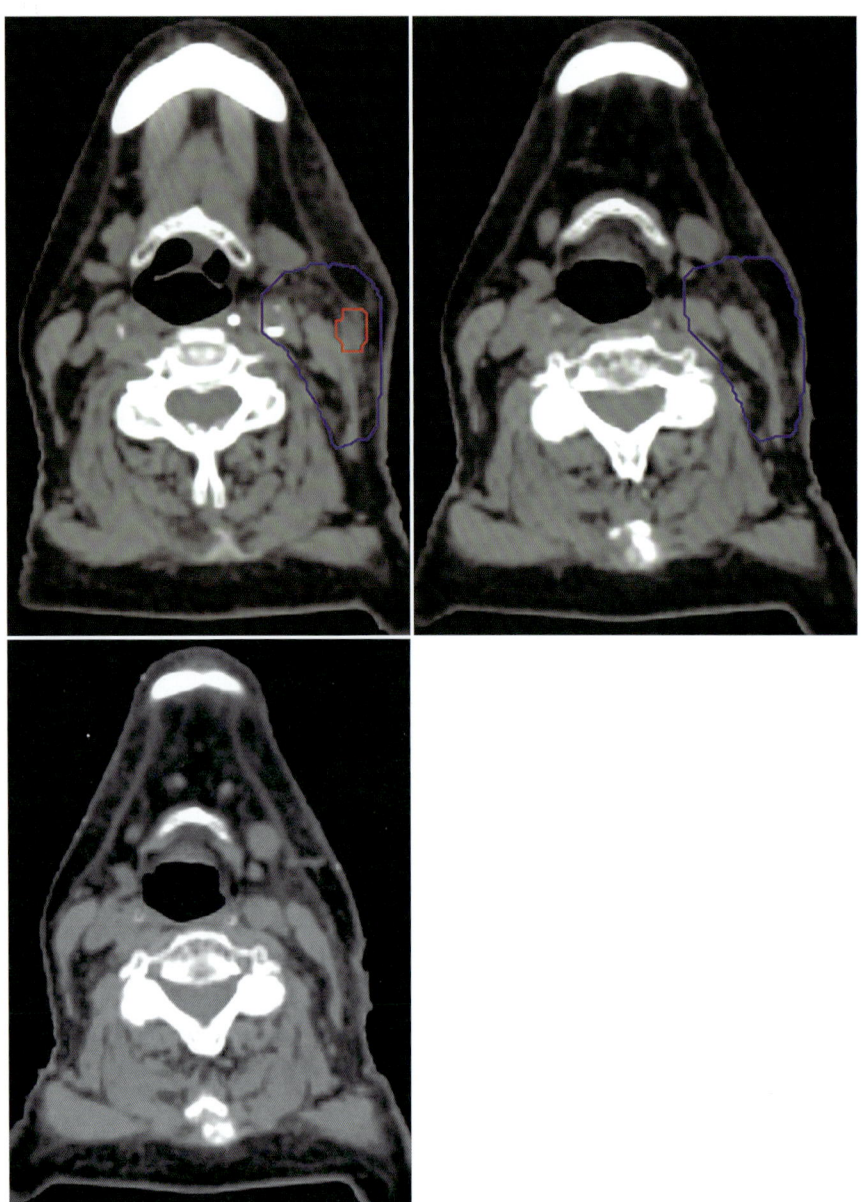

图 3.4(续)

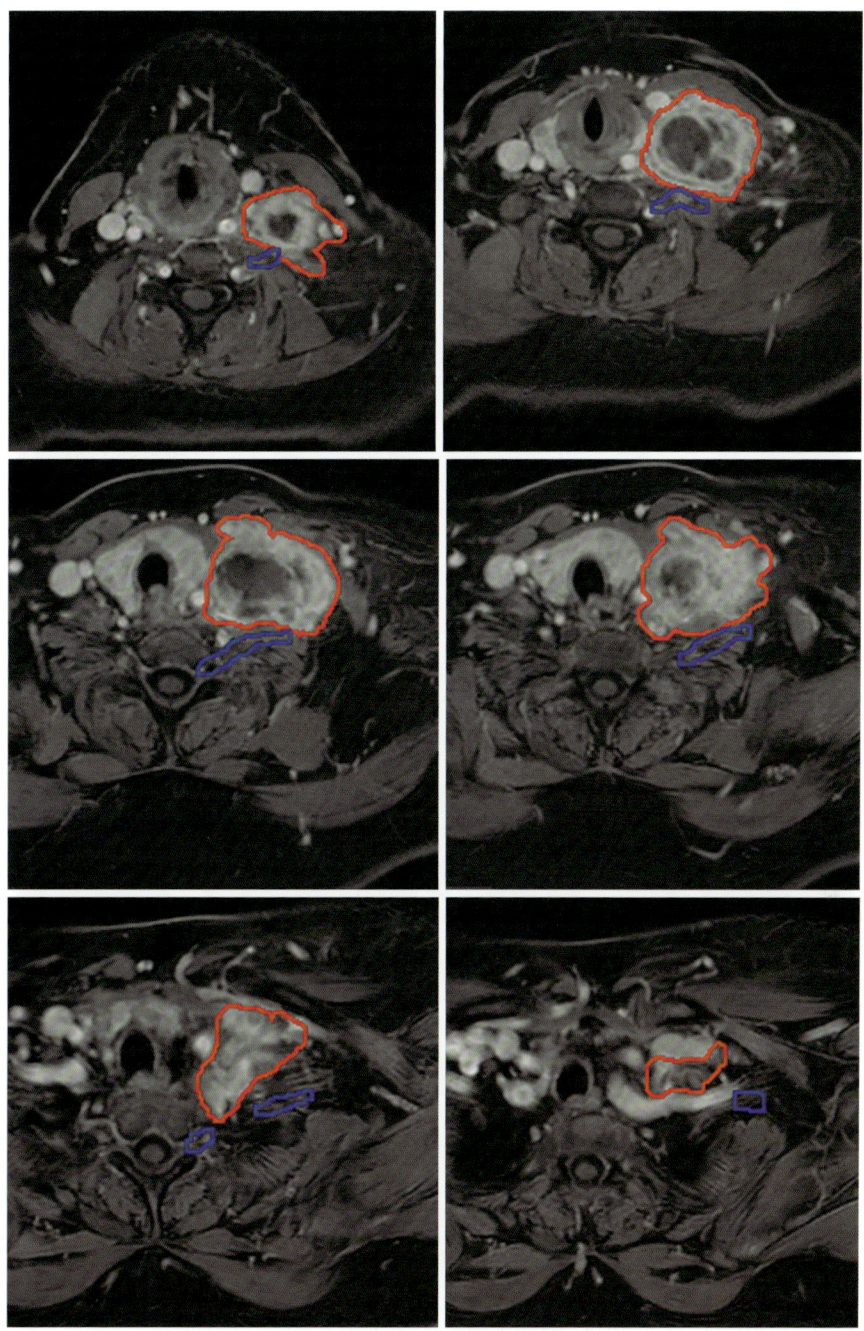

图 3.5 臂丛旁寡转移病灶。一位罹患结直肠癌伴锁骨上窝单发寡转移灶的 55 岁女性患者,因该直径 6cm 的淋巴结无法手术切除,故接受了 45Gy 的放疗,分 5 次照射,每周 2 次。放疗模拟计划采用 MRI 创建,以区分肿瘤靶区(红色线)和臂丛(蓝色线)。患者于 3 年后出现了左侧颈部复发

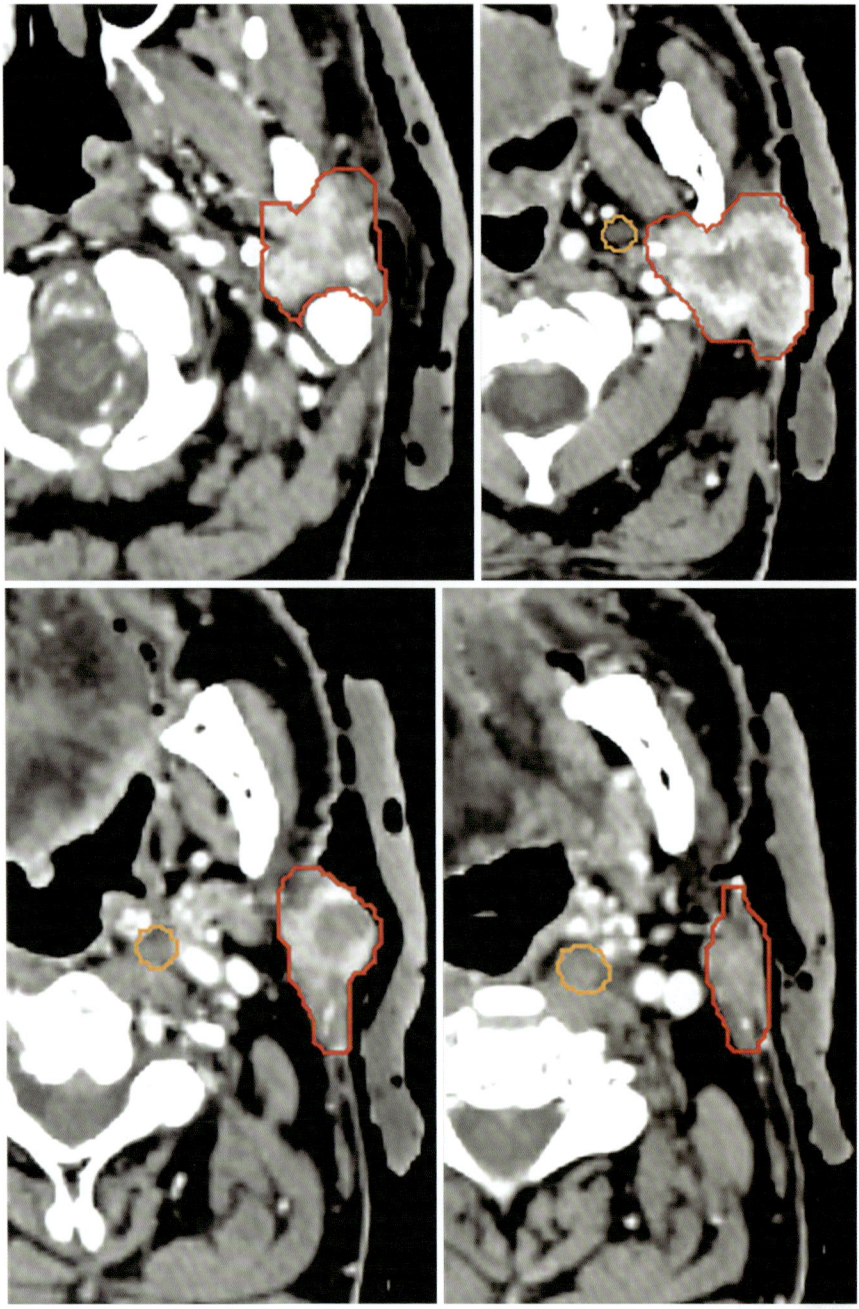

图 3.6 原发性腮腺肿瘤。一位 91 岁男性因罹患左侧腮腺（红色线）中的一种分化差的癌症导致面神经麻痹，并伴有两个咽后淋巴结（橙色线）浸润。患者接受了 50Gy 的放射治疗（每周 2 次，共 5 次照射）并获得完全的临床缓解，且面神经功能恢复。其伴有的轻微麻痹性眼球外翻将通过眼球切开术和眼球切除术进行治疗。患者于 6 个月后复查未有疾病复发征象

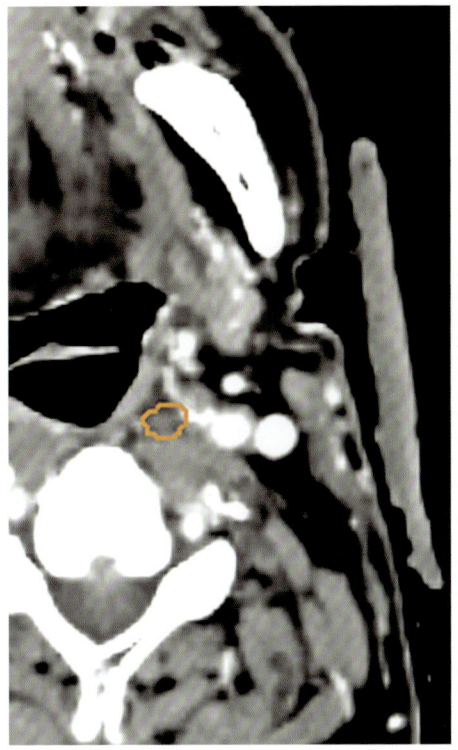

图 3.6（续）

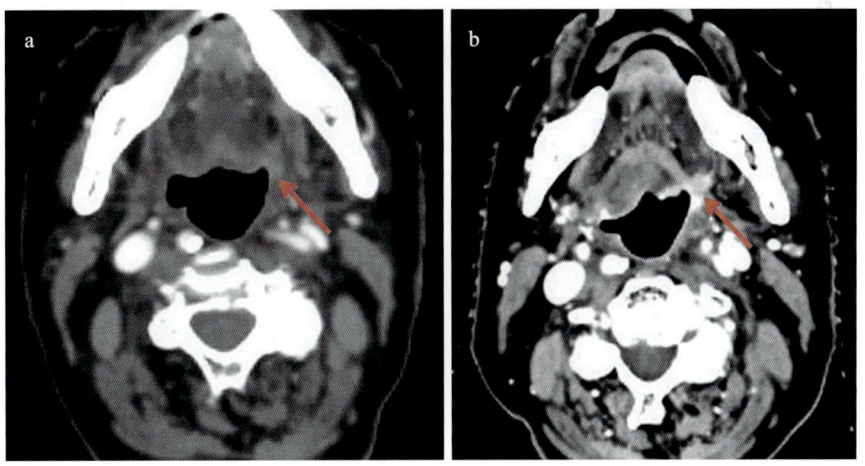

图 3.7　无法进行 MRI 时采用了双重对比模拟 CT。一位罹患舌根部 T1N1 鳞状细胞癌的 79 岁女性患者。a. 单对比（80 mL）CT 模拟无法充分显示 GTV（箭头）。b. 双对比（160 mL）CT 模拟可清晰显示 GTV（箭头）

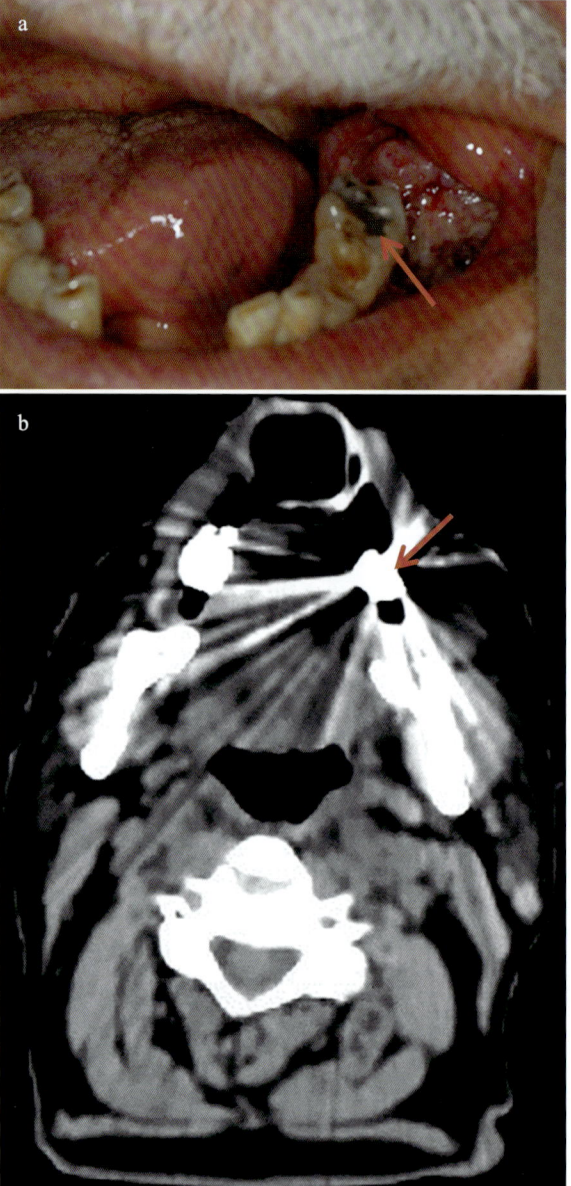

图 3.8 CT 影像伪影去除。一位 87 岁的虚弱男性患者，因携带心脏起搏器而无法接受 MRI。患者被确诊为左下颌颊黏膜沟癌（a）。由牙齿填充物引起的伪影（箭头）严重影响了靶区部位的显像（a、b）。患者拔牙后方可勾画 GTV（红色线）。此外，补牙的填充物可用非金属填充物替代（c）

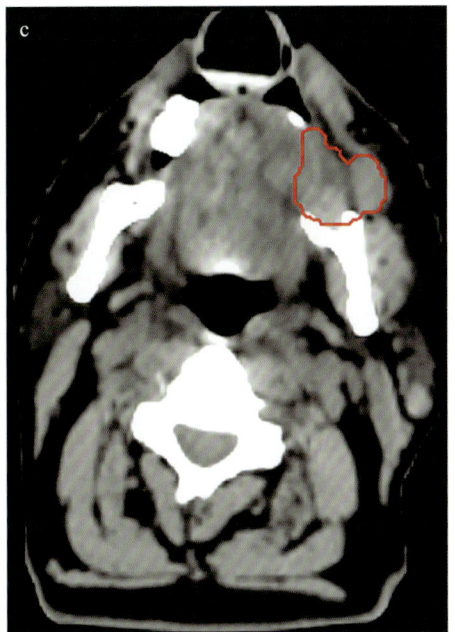

图 3.8（续）

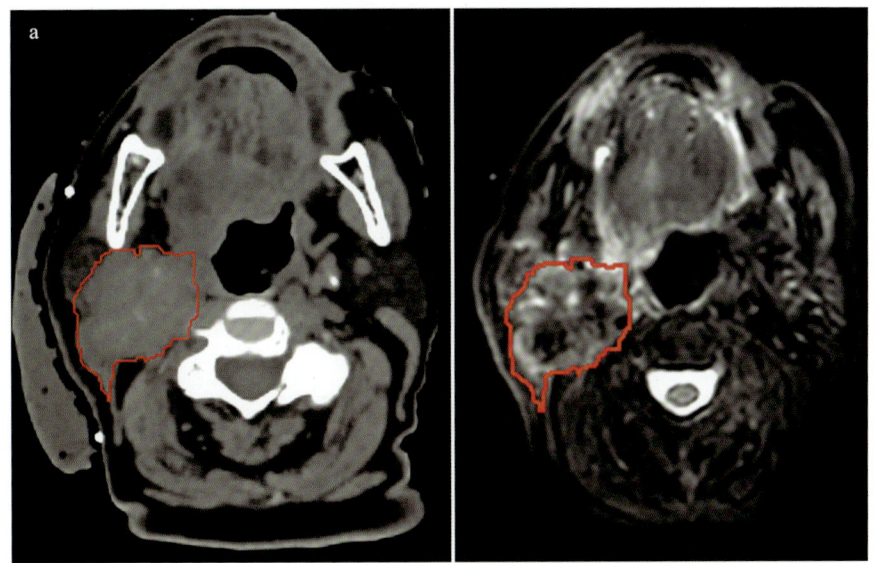

图 3.9 HNC 复发并伴有不一致的治疗后影像。一位 83 岁女性于 3 年前接受了右侧舌鳞状细胞癌的手术治疗，现新发的右侧腮腺淋巴结肿块，侵及腮腺、咽旁间隙和颈动脉鞘内，并导致剧痛。患者无法接受积极的高剂量化、放疗，故仅接受了 45 Gy 的治疗。放疗为 5 次照射（每周 2 次）。a.MRI 融合辅助下勾画的 GTV（红色线）（左侧为 CT，右侧为 MRI）。b.尽管患者的疼痛有所改善，治疗后 4 个月的 MRI 显示 T1（左侧）可能出现进展，但 T2（右侧）上显示肿瘤出现消退。c.9 个月后 MRI 检查显示疾病稳定，患者疼痛消失

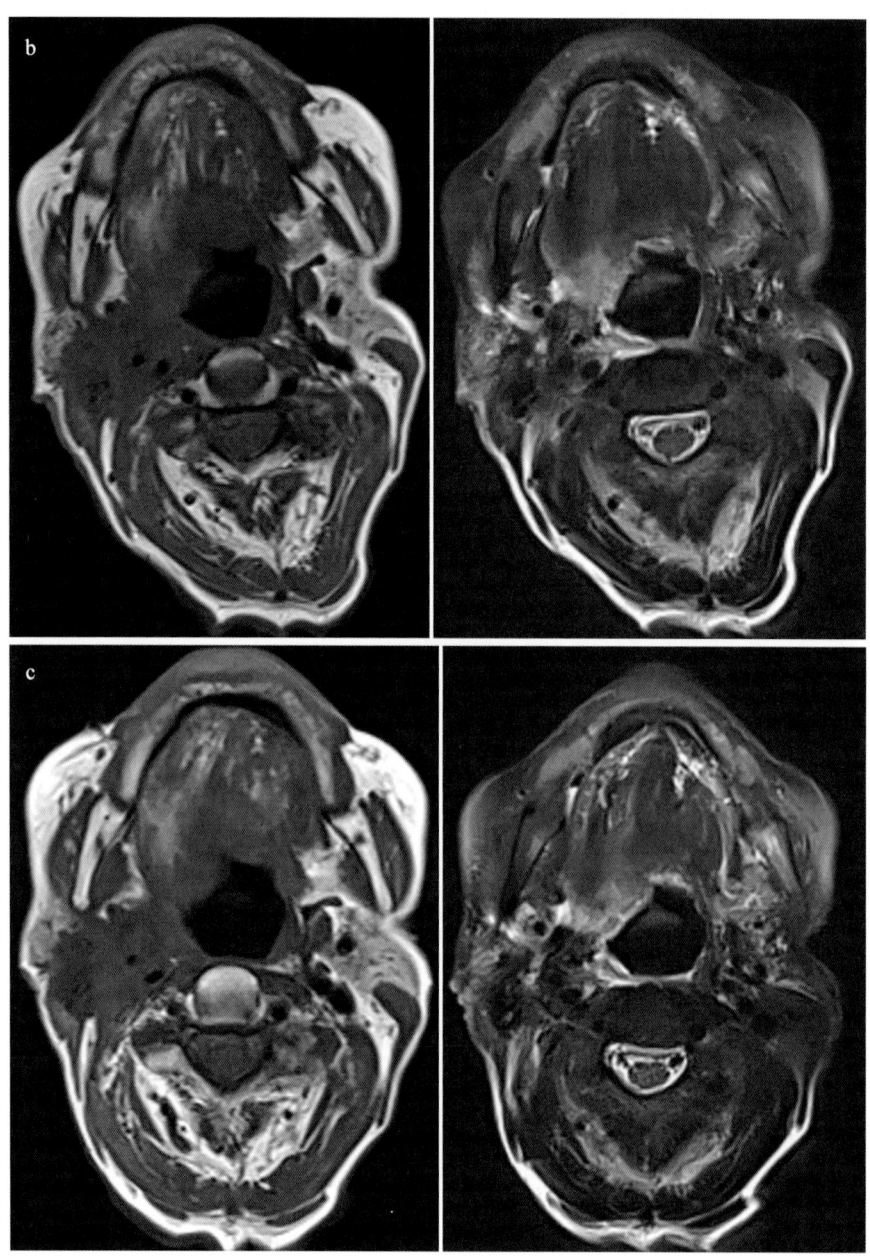

图 3.9(续)

- 在患者量较大的治疗中心，头颈部立体定向放射治疗（stereotactic body radiotherapy，SBRT）可被用于姑息治疗。对于不适合接受标准根治性治疗的患者，姑息性质的 SBRT 后的局部控制可能较标准剂量和分割的姑息放射治疗更为持久。以前，头颈部 SBRT 主要用于再次放疗，但对于某些无法接受疗程或康复时间较长的根治性放射治疗患者而言，首次即直接采用 SBRT 技术可能更为可行，更具价值。SBRT 可以在较短的治疗过程中实现持久的局部控制[1]，并具有缩短疗程和可耐受副作用等优势。
- 头颈部肿瘤的 SBRT 治疗需由经验丰富的多学科团队执行。团队成员需包括肿瘤放射治疗临床医生、临床物理学专家、剂量师和放射治疗师。
- 准确的 GTV 勾画是安全的头颈部肿瘤 SBRT 的关键。口腔内照片记录临床检查细节具有重要的临床价值。神经放射学检查可以明确肿瘤范围和定位放射敏感器官的风险。
- 增强 CT 模拟与 MRI（模拟）融合能够极大地改善肿瘤的可视化，对精确定义靶区具重要意义。若无法采用 MRI，可使用双对比 CT 模拟（图 3.7）。可能影响可视化的造影剂和牙填充物，应于 SBRT 照射前去除（图 3.8）。
- 五点热塑性面罩和每日锥形束 CT（cone-beam CT，CBCT）匹配可实现可重复固定，并有助于缩小 PTV 边缘至 3 mm。通过缩小亚临床照射靶区，还可以进一步减少放射治疗的相关毒性。
- 头颈部肿瘤 SBRT 中 GTV 的标准剂量范围为 40～50 Gy（每周 2 次），最常用的处方剂量为 45 Gy。文献中曾报道的头颈部肿瘤 SBRT 处方剂量范围为 35～50 Gy，分为 3～8 次[1-3,4]。不勾画基于 GTV 外扩的 CTV，不专门针对 GTV 附近的亚临床病灶部位照射。可为紧邻的潜在淋巴转移风险的引流区（亚临床病灶部位）创建 $CTVn_{25}$（表 3.1）。通过将 GTV/高剂量 CTV（若有）外扩 3 mm，创建减量的 PTV_{35-40}。

表 3.1 靶区

靶区	定义与描述
GTV_{40-50}	**原发部位**：体格检查和影像学检查显示的所有大体病灶，包括 T1-Ga、T1 脂肪饱和与 T2 MRI 序列，以及增强模拟 CT 与 MRI 的融合 若因患者因素无法接受 MRI 检查，可使用双重对比增强（图 3.8）以提高模拟 CT 上的 GTV 显像 **颈部淋巴结**：具有中心坏死病灶，或 PET/CT 显示的病灶
CTV_{40-50}	精确勾画大体肿瘤靶区（GTV）后，CTV_{40-50} 相当于 GTV_{40-50}
PTV_{35-40}	CTV_{40-50}（即 GTV_{40-50}）+3 mm，每日行 CBCT 扫描
CTV_{35-40}	可疑淋巴结（圆形，增强）
PTV_{30-35}	若该 PTV 靠近其他高剂量靶区并且预计有良好的 CBCT 匹配，则采用 CTV_{35-40}+3 mm。如果无法实现上述情况，则 PTV_{30-35} 基于 CTV_{35-40}+5 mm
CTV_{25}	包括紧邻治疗区域的高风险淋巴结引流区。这些区域若出现复发，再程放疗将会非常困难
PTV_{25}	CTV_{25}+3～5 mm

- 高剂量热点应位于大体肿瘤靶区内，且远离危及器官。GTV_{40-50} 和 PTV_{35-40} 的一致性指数

应达到 1.1。
- 当靶区邻近关键神经结构(如臂丛神经、视觉通路、大脑和脑干等)时,靶区覆盖势必受到影响。然而,除非是在再程放疗的情况下,靶区勾画范围通常不考虑颈动脉的照射剂量[5]。
- 头颈部肿瘤 SBRT 必须具备有效的质量控制(quality assurance,QA)措施。本中心采用改良的 Winston-Lutz 等中心对准测试,以确保误差在 2.5 mm 以内[6]。由于 CBCT 的采集次数极少,因此没有必要试图降低 CBCT 剂量,且不可因为担心 CBCT 的放射剂量而排除高质量的 CBCT 图像。
- 头颈部肿瘤经 SBRT 后的消退时间无法确定,通常需超过 3 个月随访后方能观察到最大的缓解。

(陈少阳 译,孔琳 审校)

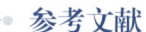

参考文献

[1] Baliga S, Kabarriti R, Ohri N, et al. Stereotactic body radiotherapy for recurrent head and neck cancer: a critical review. Head Neck. 2017;39(3):595-601.
[2] Grewal AS, Jones J, Lin A. Palliative radiation therapy for head and neck cancers. Int J Radiat Oncol Biol Phys. 2019;105(2):254-66.
[3] Al-Assaf H, Poon I, Lee JW, Karam I, Higgins K, Enepekides D. Stereotactic body radiotherapy (SBRT) for medically unfit head and neck cancer. Int J Radiat Oncol Biol Phys. 2017;99(2):E319.
[4] Voruganti IS, Poon I, Husain ZA, et al. Stereotactic body radiotherapy for head and neck skin cancer. Radiother Oncol. 2021;165:1-7.
[5] Karam I, Poon I, Lee J, et al. Stereotactic body radiotherapy for head and neck cancer: an addition to the armamentarium against head and neck cancer. Future Oncol. 2015;11(21):2937-47.
[6] Denton TR, Shields LB, Howe JN, Spalding AC. Quantifying isocenter measurements to establish clinically meaningful thresholds. J Appl Clin Med Phys. 2015;16(2):5183.

4

喉癌
Larynx Cancer

Dan Fan, Jung Julie Kang, Yao Yu, Oren Cahlon, Nadeem Riaz, Nancy Y. Lee

4.1 解剖学和肿瘤播散规律

- 喉分为三个亚区:声门上区、声门区和声门下区。
- 喉的声门上区包括喉室、假声带(false vocal cords,FVC)、杓状软骨、杓状会厌(aryepiglottic,AE)襞和会厌(舌骨上、舌骨下及喉面)。
  - 所有声门上区喉癌都需要进行双侧颈部淋巴结区照射。
- 喉的声门区包括真声带(true vocal cords,TVC)、前联合、后联合和声门下区(真声带游离缘下方 0.5 cm 处)。
  - 早期声门区喉癌(T1~T2 N0),不需要进行预防性颈部淋巴结区照射。
  - 局部晚期声门区喉癌(≥T3 或淋巴结阳性),需要进行双侧颈部淋巴结区照射,仅行喉部照射是不够的。
- 喉的声门下区为声门下缘至气管上缘的区域。
  - 由于该区域存在淋巴结播散倾向,因此需要对包括Ⅵ区在内的双侧颈部淋巴结区进行照射。
- 真声带的活动性必须通过喉镜检查评估(正常、活动减弱、固定)。
  - 中线位声带固定常为喉返神经损伤。
  - 单侧声带固定或活动减弱提示喉内肌损伤,常为喉癌。
- 声门旁间隙和会厌前间隙是相互连通的脂肪结缔组织,没有可阻挡肿瘤扩散的屏障。声门旁间隙的前方及外侧为甲状软骨，内侧为方形膜和弹性圆锥，后方为梨状隐窝的前面，前内侧借方形膜与会厌前间隙相邻，向后深入杓状会厌壁，并与梨状隐窝相邻。会厌前间隙位于会厌前方与甲状舌骨膜之间，由脂肪组织充填。上方正中为舌骨会厌韧带，前方为甲状舌骨膜，侧面为方形膜，后方为会厌前面。

- 对于临床分期为 T1～T2 的声门区喉癌，强烈建议进行 CT 和（或）MRI 检查，以排除声门旁间隙侵犯（声门旁间隙侵犯为 T3 分期）。
- 甲状软骨有内侧骨皮质和外侧骨皮质。仅侵犯内侧骨皮质为 T3 期疾病，而侵犯外侧骨皮质则为 T4 期疾病。侵犯的程度只能通过影像学[即 CT 和（或）MRI]进行评估，且必须仔细评估。
- 对于真正的 T4 期疾病，全喉切除术是首选治疗方法，仅在一些特定情况下可以考虑器官保留的治疗方式。

4.2 靶区勾画相关的诊断学检查

- 除喉镜外的检查如下。
  - 影像学检查包括高分辨率薄层（1～2 mm 层厚）的增强 CT 和（或）MRI。应仔细评估会厌前间隙或声门旁间隙的侵犯情况，以及甲状软骨的侵犯情况。
  - 增强 MRI 也有助于评估病灶的局部侵犯范围。需要注意的是，舌根侵犯超过 1 cm 是保喉治疗（RTOG 91-11）的排除标准。
  - PET/CT 有助于发现转移性淋巴结和远处转移。

4.3 定位和治疗摆位

- 模拟定位时患者应采用仰卧位，头部垫头枕，头部、颈部及肩部以五点式热塑膜固定。可使用肩部拉板将肩部下拉到束流路径之外。
- 如患者存在金属植入物，可以定制防护牙托帮助吸收电子散射，并减轻放疗相关黏膜炎。
- 模拟 CT 应使用层厚≤3 mm 的增强影像。
- CT 扫描范围应包括头顶部到隆突的整个区域。
- 病灶若尚未侵犯声门下区或下咽，等中心通常放置在杓状软骨上。若存在上述任一结构侵犯，则等中心位置下移 1 cm。
- 对于术后病例，可以在瘢痕上放置金属标记。
- 目前临床上有多种实现图像引导放射治疗（image-guided radiation therapy，IGRT）的手段。理想情况下，每次治疗前行锥形束 CT 验证。或者每次治疗前对骨骼的千伏级成像验证并每周行锥形束 CT 验证。
- 模拟定位扫描、IGRT 或治疗期间应嘱患者勿吞咽。
- 应放置足够大的组织等效补偿膜（bolus）（特别对于涉及前联合的病灶），以保证完全覆盖肿瘤区域。

4.4 靶区勾画与治疗计划

- GTV 的勾画应参考喉镜、CT、MRI、PET 等所有相关临床及影像学信息。
- 具有中央坏死、包膜外侵和(或)短径>1 cm 的淋巴结为阳性淋巴结。FDG 高摄取的临界大小淋巴结也应考虑为阳性淋巴结(表 4.1)。椭圆形、蚕豆形小淋巴结,或存在明显脂肪淋巴门结构的淋巴结常为良性。尽管喉癌中咽后淋巴结肿大的情况并不常见,但出现了增大的咽后淋巴结应考虑为阳性淋巴结。
- 推荐靶区范围见表 4.1、表 4.2 及表 4.3(图 4.1~图 4.7)。

表 4.1 局部晚期声门型、声门上型或声门下型喉癌的大体肿瘤靶区推荐

靶区	定义与描述
GTV_{70}	原发灶:所有体格检查及影像学检查提示的大体肿瘤病灶 颈部淋巴结:所有≥1 cm 的淋巴结,或 PET 检查提示的阳性淋巴结,为淋巴结 GTV。可疑的临界淋巴结也应包含在淋巴结 GTV 内,以免遗漏病灶
CTV_{70}	范围通常与 GTV_{70} 相同(除非对病灶范围存疑,否则不需要外扩)。可在 GTV_{70} 基础上外扩 0~0.5 cm 形成 CTV_{70}
PTV_{70}	CTV_{70}+3~5 mm,外扩范围取决于患者每日复位情况及 IGRT 的使用情况

表 4.2 声门上型、声门下型或局部晚期声门型喉癌的亚临床疾病靶区推荐

靶区	定义与描述
CTV_{54-60}[a]	CTV_{54-60} 应包括整个 GTV 范围 包括整个喉部,自舌骨下缘或甲状软骨切迹至环状软骨下缘,并在必要时向下延伸 高危淋巴结区应包含Ⅱ~Ⅳ区颈部淋巴结;当颈部存在阳性淋巴结时,需包括茎突后间隙 颈部存在阳性淋巴结时,应包括颅底至颈部淋巴结Ⅱ区。若存在声门下或气管侵犯,则还应包括颈部淋巴结Ⅵ区
PTV_{54-60}[a]	CTV_{54-60}+3~5 mm,外扩范围取决于体位固定情况、IGRT 等
CTV_{54}[b]	无颈部受累时包括颈部淋巴结Ⅱ~Ⅳ区 无阳性颈部淋巴结时,颈部淋巴结Ⅱ区上界为二腹肌后腹穿过颈内静脉处(或 C1 椎体横突外侧缘及后侧) 颈部淋巴结ⅠB 区及Ⅴ区不常规照射,除非病灶累及该区域 由于存在淋巴逆流的可能,医生可决定是否对大体积阳性淋巴结的同侧咽后淋巴结区进行照射 声门下或下咽受累时,建议给予颈部淋巴结Ⅶ区照射
PTV_{54}[b]	CTV_{54-60}+3~5 mm,外扩范围取决于体位固定、复位情况等

注:亚临床区域可勾画一个 CTV 或两个 CTV(高危区及低危区)。
[a] 高危亚临床区域:总剂量为 54~60 Gy,分次剂量为 1.8~2.0 Gy。
[b] 低危亚临床区域:总剂量为 54 Gy,分次剂量为 1.54~1.8 Gy。

表 4.3 喉癌术后的靶区推荐

靶区	定义与描述
CTV_{60} [a]	CTV_{60} 应包括整个手术床、瘢痕、造口和阳性颈部淋巴结区（淋巴结Ⅱ～Ⅳ区、茎突后间隙和受累淋巴结区）
CTV_{54} [a]	无阳性颈部淋巴结 若存在声门下侵犯或造口，则应包括颈部淋巴结Ⅵ区及Ⅶ区
CTV_{66} [b]	阳性切缘处，包膜外侵犯处，或造口处加量
PTV	CTV+3～5 mm，外扩范围取决于体位固定情况及 IGRT 的使用情况

注：亚临床区域可勾画一个 CTV 或两个 CTV（高危区及低危区）。
[a] 亚临床区域：总剂量为 54～60 Gy，分次剂量为 1.8～2.0 Gy。
[b] CTV_{66} 可使用缩野加量照射或剂量雕刻放疗。

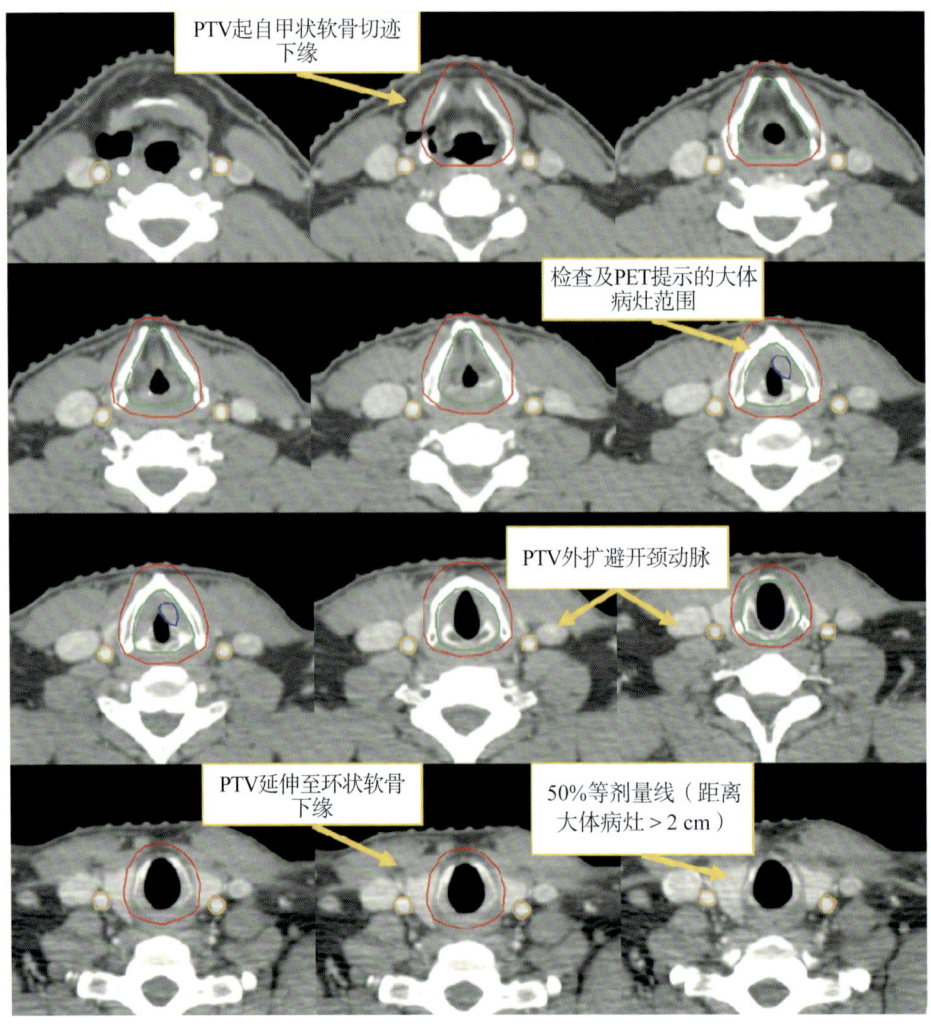

图 4.1 一位罹患 T1aN0 左侧声带鳞癌患者。注意图示为代表性层面，并非所有层面。蓝色线为 GTV，绿色线为 CTV，红色线为 PTV。GTV 仅通过喉镜检查结果勾画。对于 T1 期喉癌，CT 通常无法显示出异常。CTV 为全喉，包括真假声带、前后联合、杓状软骨和杓状会厌襞，以及声门下区域。PTV 自甲状软骨切迹延伸至环状软骨下缘。除后外侧方外扩 3 mm 以避开 ICA 外，余各方向均匀外扩 5 mm。橙色圆圈为颈动脉

- 早期喉癌（T1N0 或 T2N0）：
  - CTV 应包括全喉，包括前后联合及杓状软骨。T1 期肿瘤建议从甲状软骨切迹下缘至环状软骨，包括整个喉部（图 4.1 和图 4.2）。T2 期肿瘤建议向下延伸至第一气管环。因为大多数复发倾向于发生于下方，故关键需确保向下延伸区域足够。可以考虑单侧声带照射。

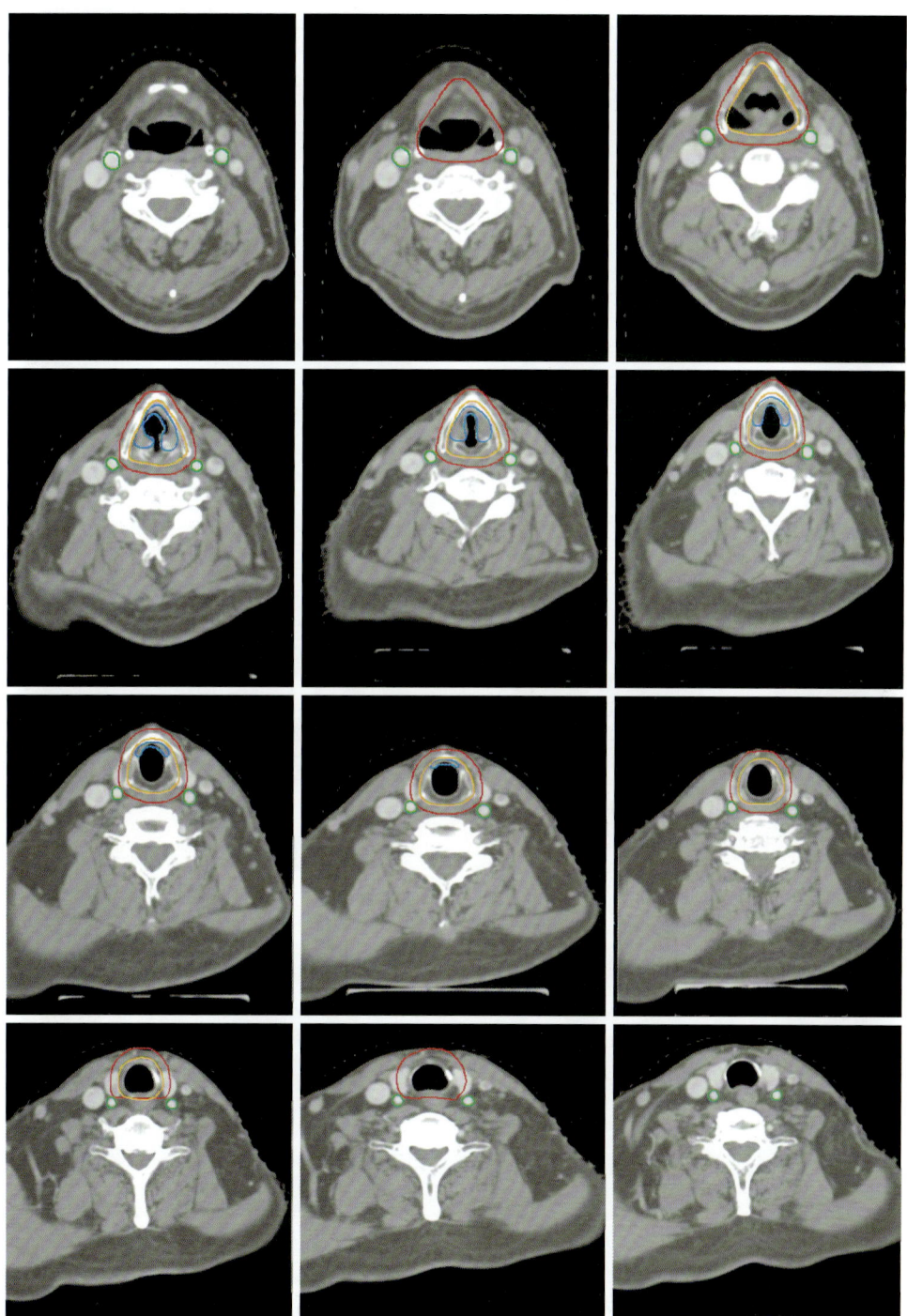

图 4.2　一位罹患 T1bN0M0 双侧声带鳞癌的患者。蓝色线为 GTV，橙色线为 CTV，红色线为 PTV

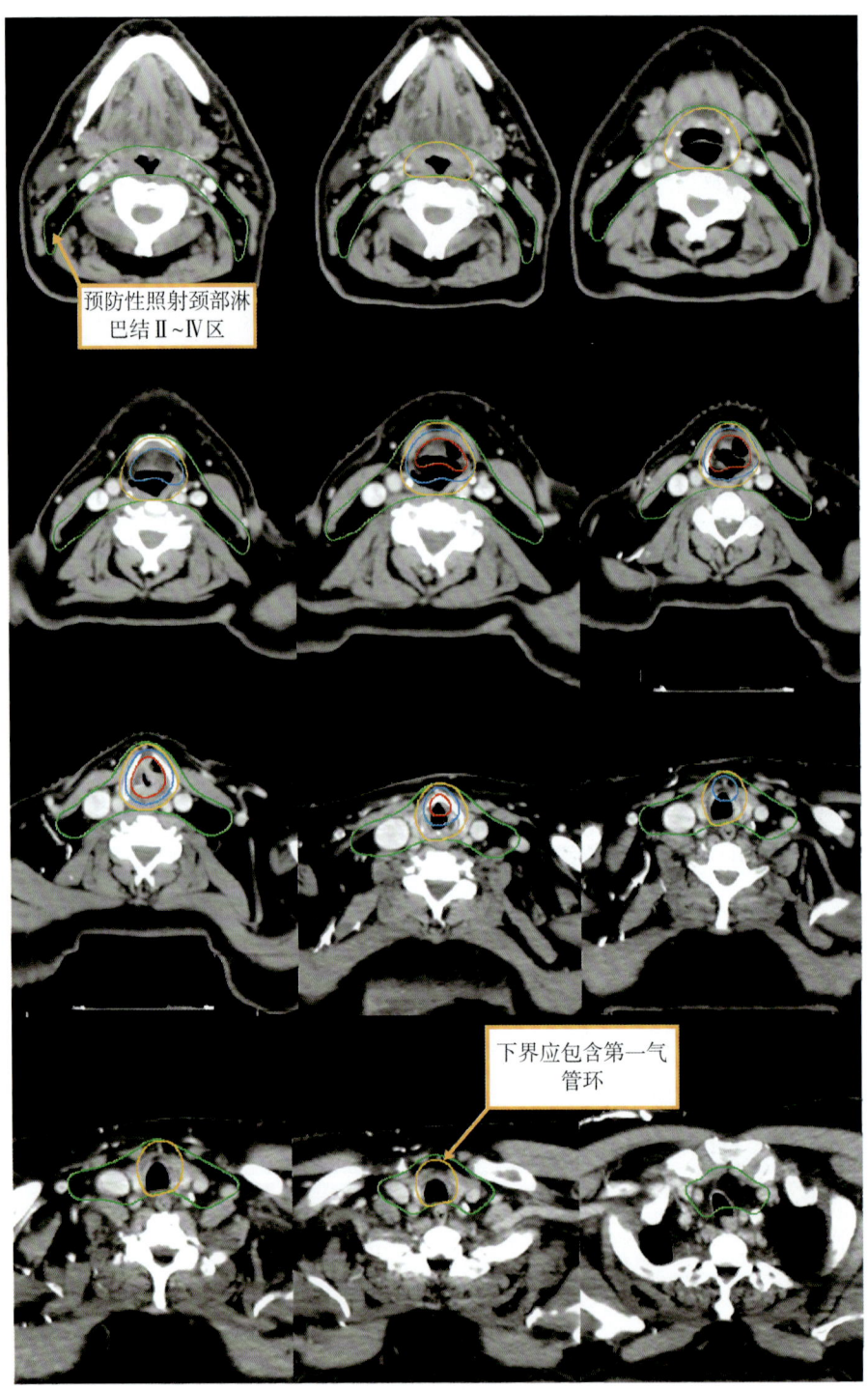

图 4.3 一位罹患 T2N0M0 左侧声门上鳞状细胞癌的患者,病灶累及左侧喉室、真声带、前联合及右侧声门上喉的前部。红色线为 GTV,绿色线为 CTV_{54},橙色线为 CTV_{60},蓝色线为 CTV_{70}。请注意,图示为代表性层面,并非所有层面

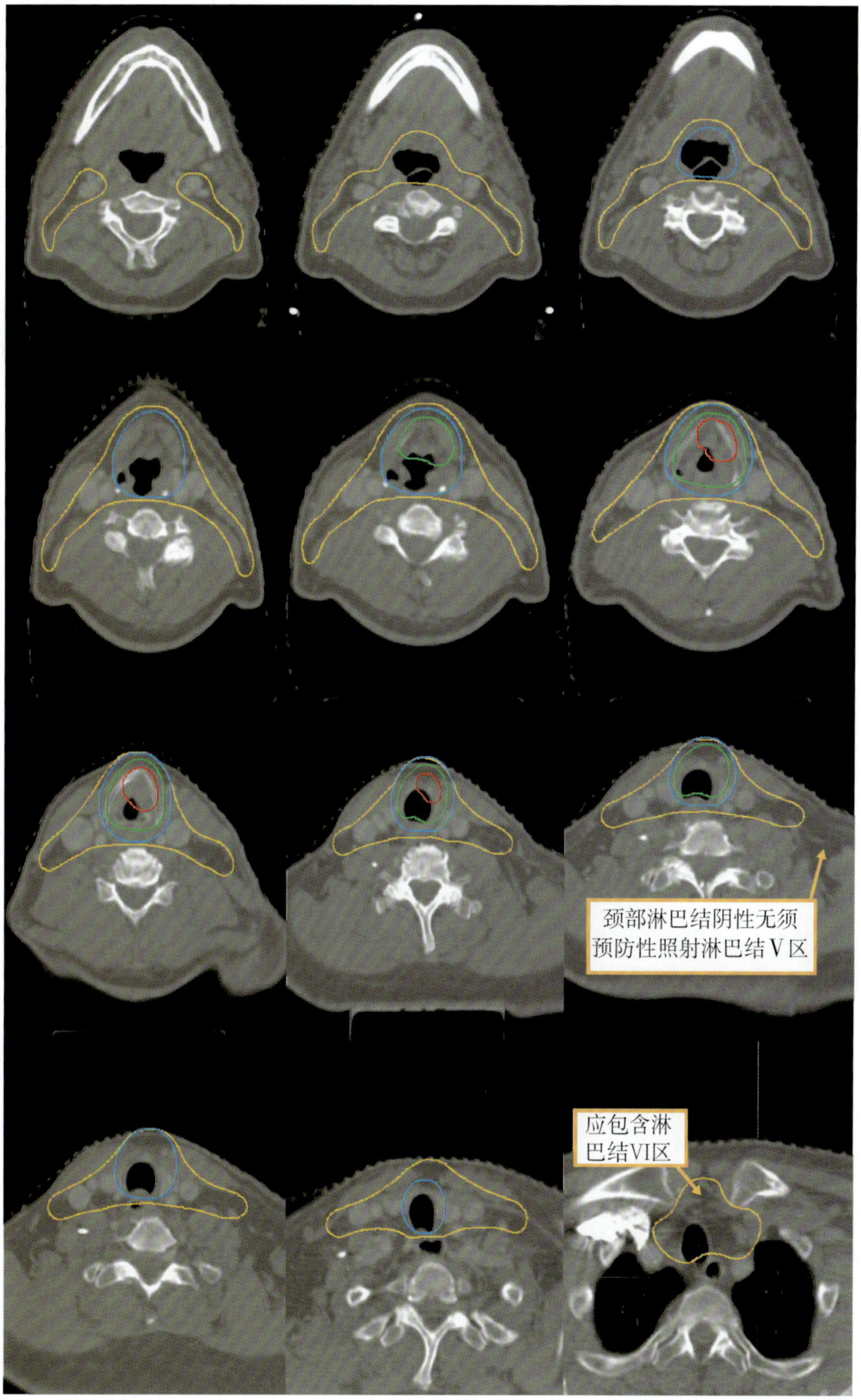

颈部淋巴结阴性无须
预防性照射淋巴结 V 区

应包含淋
巴结 VI 区

图 4.4 一位罹患 T3N0M0 左侧声带鳞状细胞癌的患者，病灶累及前联合及右侧声带，声门下区及甲状软骨内侧受累。红色线为 GTV，橙色线为 CTV_{54}，蓝色线为 CTV_{60}，绿色线为 CTV_{70}

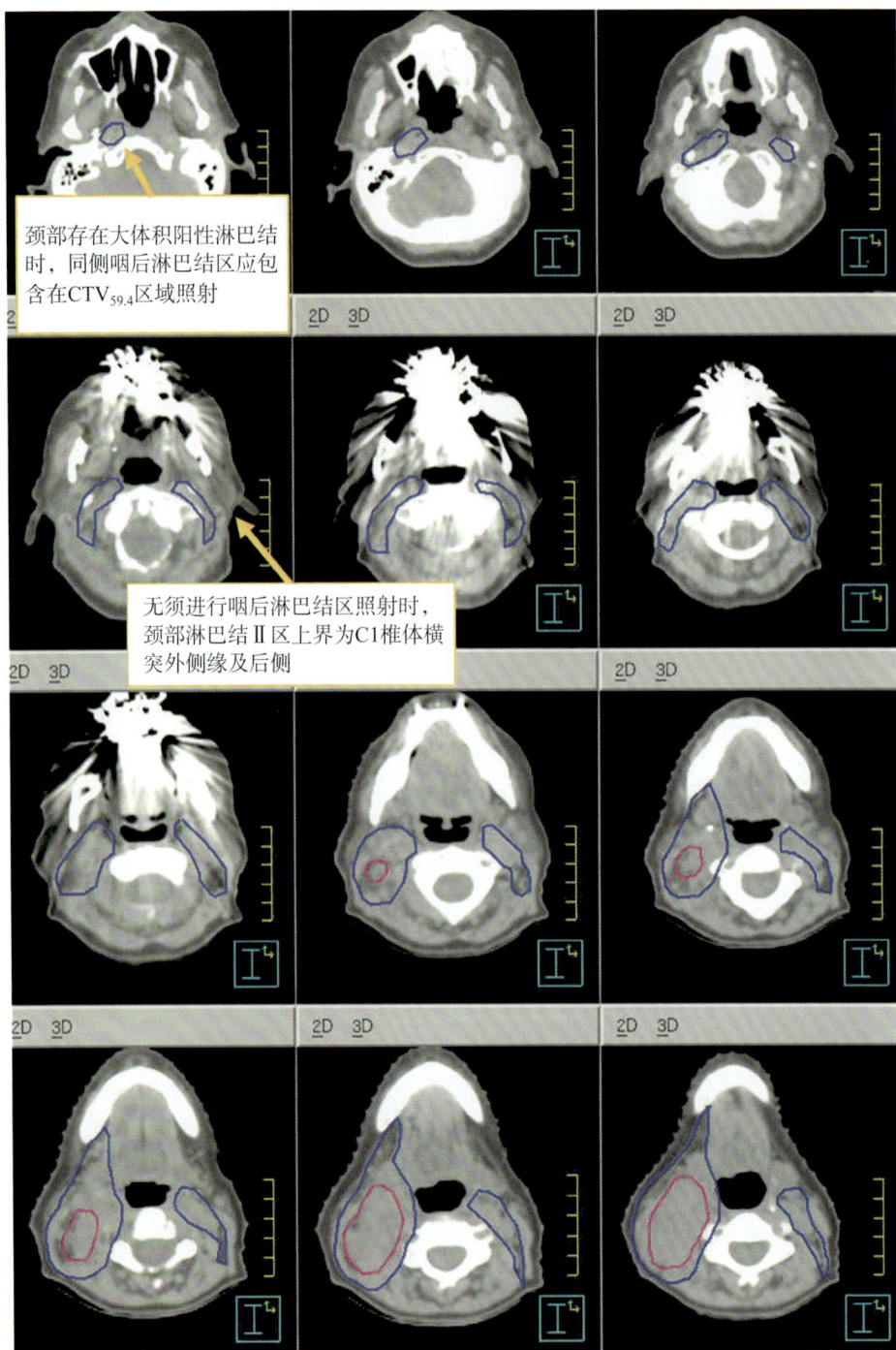

图 4.5 一位罹患 T2N2cM0 会厌鳞状细胞癌的患者,病灶累及右侧杓状会厌襞及双侧颈部淋巴结。请注意,图示为代表性层面,并非所有层面。品红色线为淋巴结 GTV(GTV LN),紫色线为原发灶 GTV,蓝色线为 CTV_{60},橙色线为 CTV_{54}。主诊医生选择对可不予照射的 IB 区进行了照射。此外,治疗医生未对气管上段进行照射。若具指征,该区域应进行照射

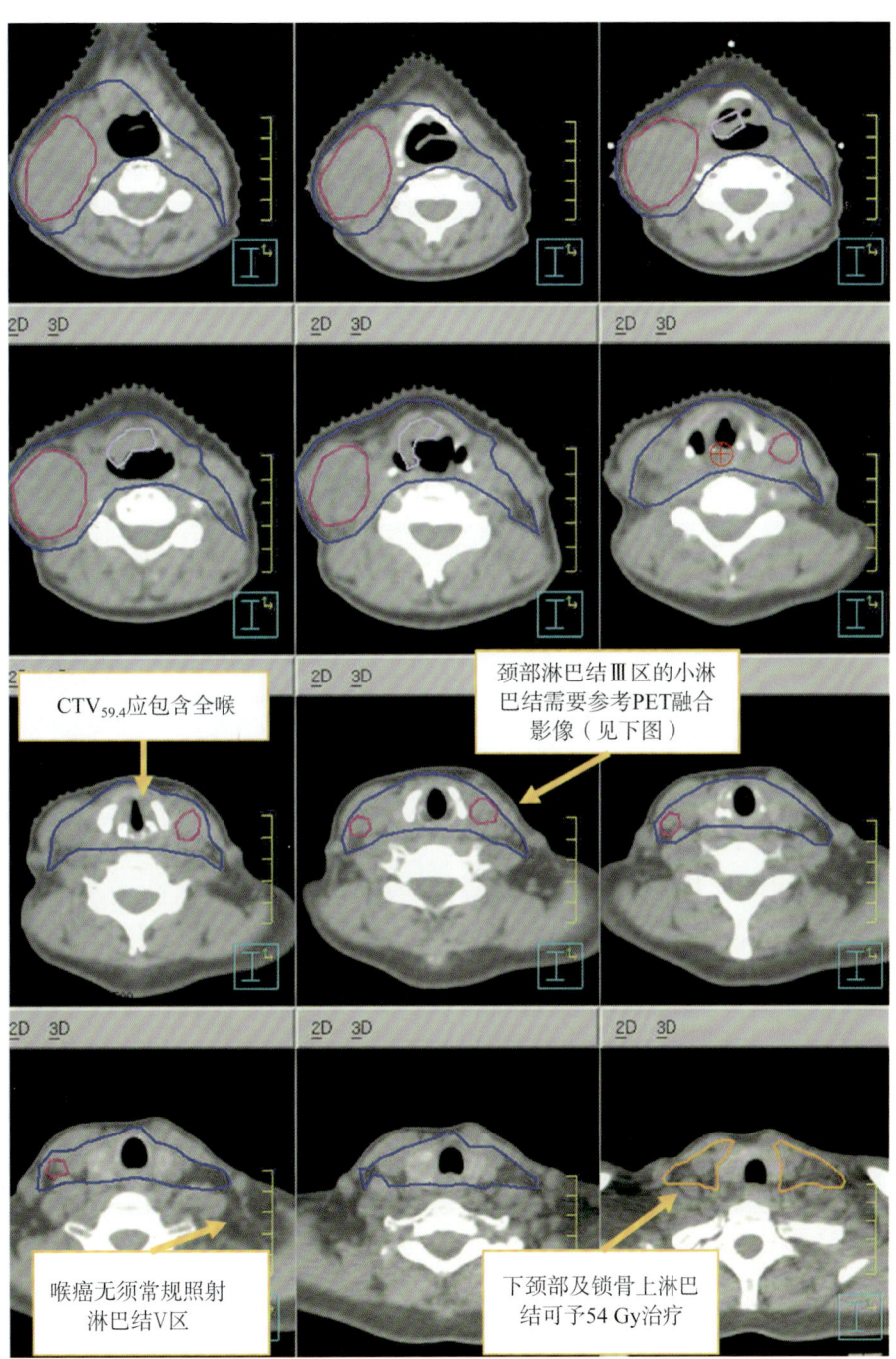

图 4.5（续）

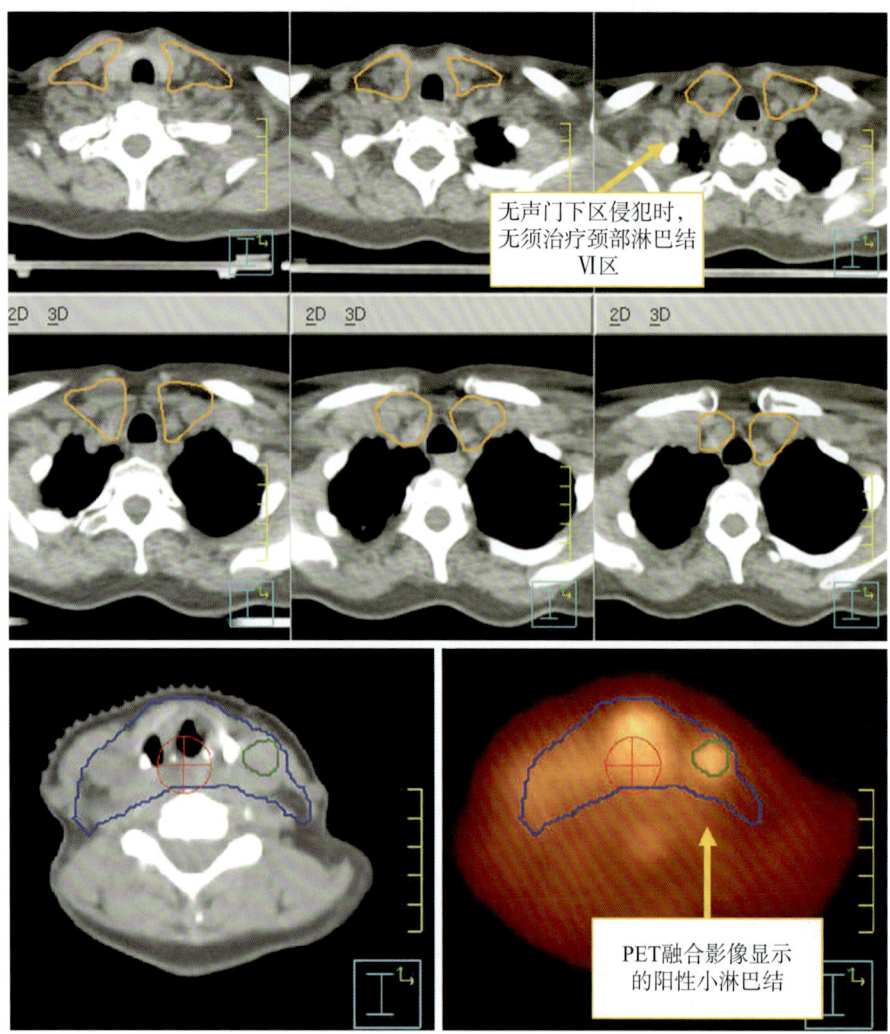

图 4.5（续）

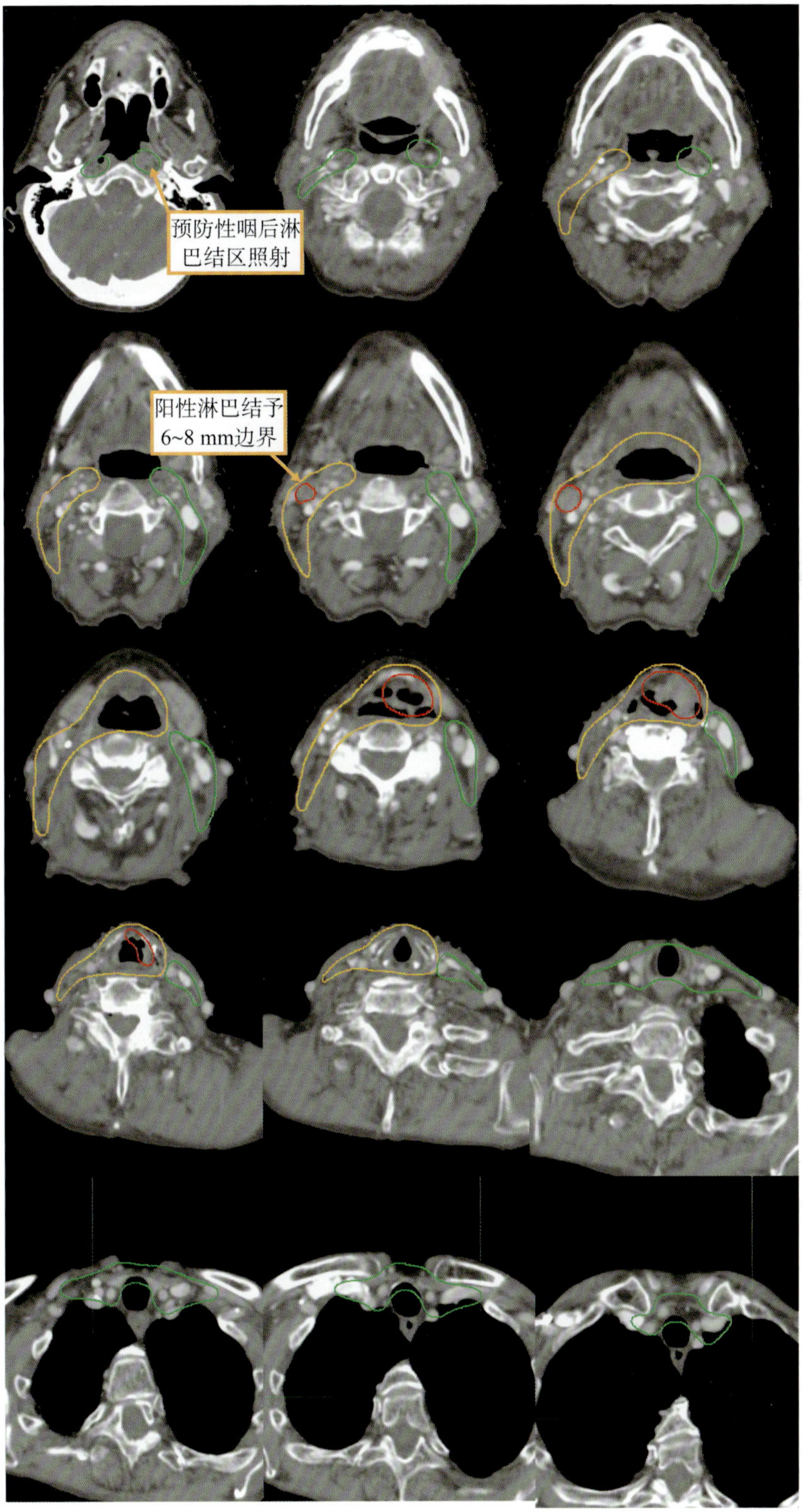

预防性咽后淋巴结区照射

阳性淋巴结予 6~8 mm 边界

图 4.6　一位罹患 T3N1M0 伴声门下受累的声门上鳞状细胞癌的患者。红色线为 GTV，橙色线为 CTV_{60}，绿色线为 CTV_{54}

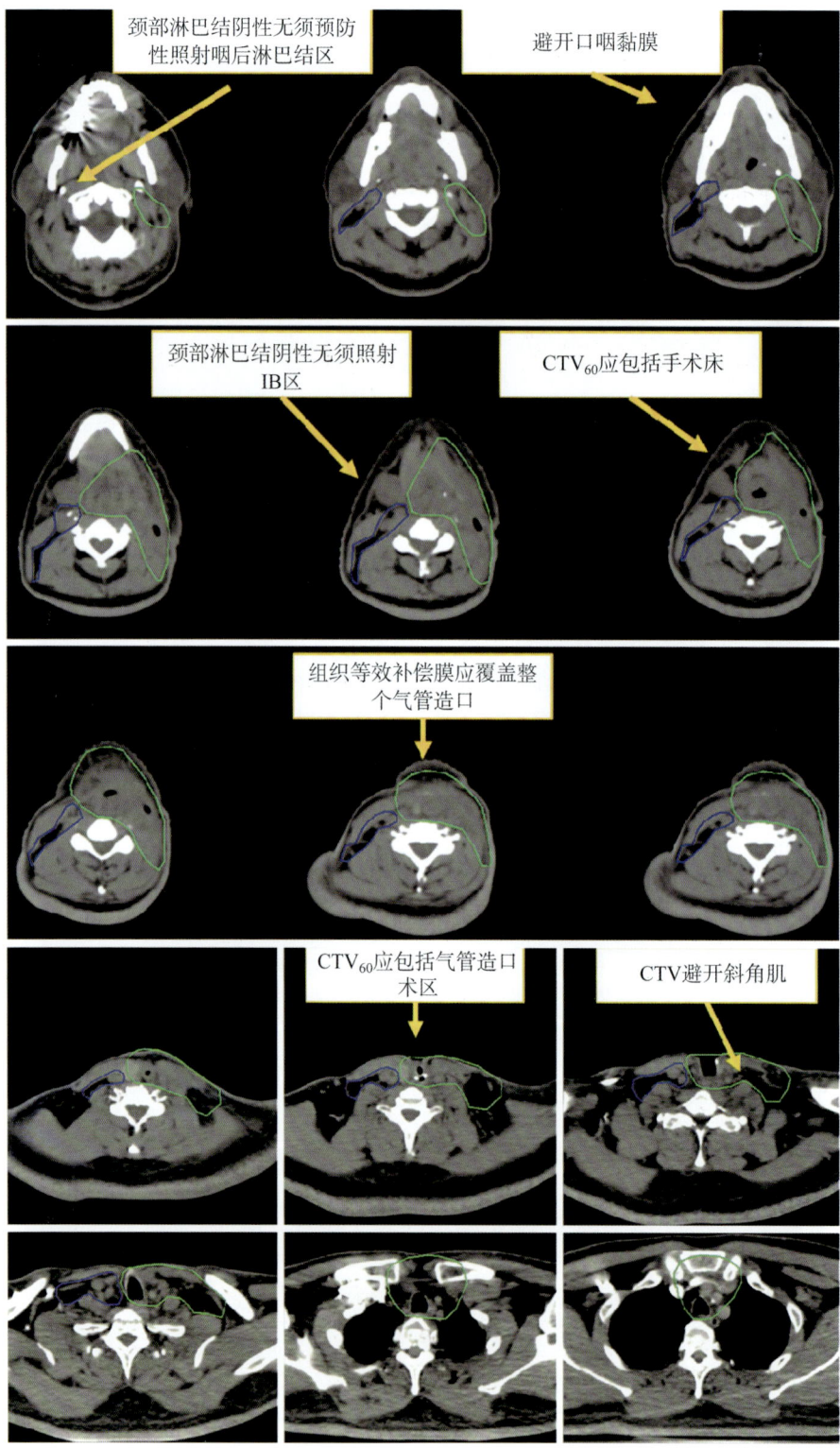

图 4.7 一位罹患 pT4N0M0 左侧声带鳞状细胞癌的患者,接受全喉切除术及左侧颈部淋巴结清扫。术后靶区的高危 CTV(整个手术床)给予总剂量 60 Gy,分次剂量 2 Gy 照射。低危 CTV 给予总剂量 54 Gy,分次剂量 1.8 Gy 照射。蓝色线为 CTV_{54},绿色线为 CTV_{60}

- 声门型喉癌。

  应考虑使用保护颈动脉的 IMRT[1-3]。

  基于 CT 的对穿野也是可以接受。上界应包括舌骨下缘或甲状软骨切迹上缘,下界为环状软骨下缘,后界为椎体前缘,需注意前方剂量外扩 1 cm,可能需要将束流向下倾斜 5°～10°以避开肩部。通常使用 15°～30°的楔形板使喉部的剂量均匀分布。

  T1N0 期声门型喉癌可予 63 Gy/28 分次的照射方式,分次剂量为 2.25 Gy。随机研究证实分次剂量 2.25 Gy 具有局部控制优势[4]。

  对于 T2N0 期声门型喉癌,有证据表明总剂量＞65 Gy,以及分次剂量≥2.25 Gy 具局部控制优势[5]。笔者所在医院使用 65.25 Gy/29 分次的照射方式,在一些患者中还可使用放化疗。

- 因声门上型和声门下型喉癌的隐匿性淋巴结转移发生率较高,故双侧颈部淋巴结Ⅱ～Ⅳ区需要接受照射,并且Ⅵ区也常需照射。颈部淋巴结Ⅱ区的上界在二腹肌后腹与颈内静脉的交叉处(图 4.3)。

- 局部晚期喉癌(≥T3 或存在阳性淋巴结):

  - 应行双侧颈部淋巴结区照射。

    笔者所在医院倾向于采用缩野治疗。第一程计划(30 分次)采用剂量绘画(dose-painting,DP)放疗,低危亚临床区域及高危亚临床区域分别给予总剂量 54 Gy(1.8 Gy/分次)及 60 Gy(2 Gy/分次)照射。随后第二程缩野计划(10 Gy/5 分次)仅照射 GTV,使其总剂量达 70 Gy/35 分次。

    使用单程剂量绘画 IMRT 的照射方式也是可以接受。例如:同期加量方式给予 GTV 70 Gy(2 Gy/分次),高危亚临床区域 63 Gy(1.8 Gy/分次),低危亚临床区域 54 Gy(1.854 Gy/分次)。

  - 扩展 IMRT 计划较低颈前野更具优势。因为在低剂量区接野处可能出现遗漏 GTV 或高危亚临床区域剂量不足。

  - 显微镜下可见病灶可以勾画一个亚临床区域或两个亚临床区域 CTV(高危亚临床区域、低危亚临床区域)(表 4.2)。

    原发灶所在的亚临床区域 CTV 应包括从甲状软骨切迹下缘至第一气管环的整个喉部(必要时还可适当延伸)。

    亚临床淋巴结区域 CTV 应至少包括颈部淋巴结Ⅱ～Ⅳ区,并且在许多情况下还需包括颈部Ⅵ区(图 4.4)。

    颈部淋巴结为阴性时,颈部淋巴结Ⅱ区上界在二腹肌后腹与颈内静脉交叉处(这是预防性颈部淋巴结清扫术的上界,对应 C1 椎体横突外侧及后侧)(图 4.5)。

    若颈部存在阳性淋巴结,颈部淋巴结Ⅱ区需向上延伸至颅底,并包括同侧茎突后间隙淋巴结。若存在声门下受累或气管受累,则还应照射淋巴结Ⅵ区(图 4.6)。

    对于颈部ⅠB、Ⅶ和咽后淋巴结照射的建议参见表 4.2。

- 术后放射治疗。根据 NCCN v.2020,需进行术后放疗的不良病理特征包括:阳性切缘、近切缘、包膜外侵犯、原发灶 pT4 期、淋巴结 pN2～pN3 期、神经周围侵犯、血管侵犯、淋巴管侵犯。对于包膜外侵犯或阳性切缘,应使用同步放化疗。

- 高危 CTV 应包括整个手术床、造口、瘢痕和阳性颈部淋巴结清扫区,予总剂量为 60 Gy 照射。阳性切缘区域或包膜外侵犯区域可增至 66 Gy(图 4.7)。
- 未行清扫术的淋巴结阴性的颈部区域可包含于低危 CTV 中,并予总剂量 54 Gy 照射(图 4.7)。
- 对于声门下侵犯或紧急气管造口术后,造口处可予 66 Gy 照射。就解剖学区分,造口复发为气管食管沟淋巴结复发。
- 诱导化疗后放射治疗。化疗后的靶区勾画,需要融合化疗前的影像作为参考。高危亚临床区域靶区应包括化疗前疾病的范围,并考虑邻近解剖部位也为镜下播散的高危区。化疗前的 CTV 应根据化疗后解剖差异进行修改,并将能够阻挡肿瘤播散的天然屏障处进行修回,如空气和骨骼。
- 治疗计划:
  - PTV 通常外扩 0.3~0.5 cm,具体外扩范围取决于体位固定及喉部运动情况。
  - 对于前联合受累的患者,应使用靶区外扩(flash)及组织等效补偿膜,以确保照射剂量充分覆盖大体病灶或亚临床病灶的浅表区域。
  - 在治疗喉部时,应注意将剂量的热点限制在处方剂量的 105% 以内。

(胡微煦 译,孔琳 审校)

参考文献

[1] Chera BS, Amdur RJ, Morris CG, Mendenhall WM. Carotid-sparing intensity-modulated radiotherapy for early-stage squamous cell carcinoma of the true vocal cord. Int J Radiat Oncol Biol Phys. 2010;77(5):1380-5.

[2] Gomez D, Cahlon O, Mechalakos J, Lee N. An investigation of intensity-modulated radiation therapy versus conventional two-dimensional and 3D-conformal radiation therapy for early stage larynx cancer. Radiat Oncol. 2010;5:74.

[3] Rosenthal DI, Fuller CD, Barker JL Jr, et al. Simple carotid-sparing intensity-modulated radiotherapy technique and preliminary experience for T1-2 glottic cancer. Int J Radiat Oncol Biol Phys. 2010;77(2):455-61.

[4] Yamazaki H, Nishiyama K, Tanaka E, et al. Radiotherapy for early glottic carcinoma(T1N0M0): results of prospective randomized study of radiation fraction size and overall treatment time. Int J Radiat Oncol Biol Phys. 2006;64:77-82.

[5] Le QT, Fu KK, Kroll S, et al. Influence of fraction size, total dose, and overall time on local control of T1-T2 glottic carcinoma. Int J Radiat Oncol Biol Phys. 1997;39(1):115-26.

5

下咽癌
Hypopharyngeal Carcinoma

Linda Chen, Yao Yu, Nancy Y. Lee

5.1 解剖学和肿瘤播散规律

- 下咽位于口咽与颈段食管之间,其上界位于舌骨上缘(约 C4 水平),下界为环状软骨下缘(约 C6 水平),其前方解剖结构是喉。因此,发生于下咽部位的肿瘤容易出现发音和吞咽功能的异常。
- 下咽包括三个解剖亚结构:成对的梨状窝、咽后壁和环后区。因邻近的解剖结构间屏障功能较为薄弱,肿瘤可通过黏膜下扩散累及下咽多个亚结构、喉和周围软组织[1]。不同亚结构的肿瘤播散规律详见表 5.1。

表 5.1 下咽亚结构和肿瘤播散规律

下咽亚结构	肿瘤播散规律
梨状窝	• 前侧方:杓状软骨、杓状会厌襞、喉内肌(可导致声带固定)、声门旁间隙 • 后方:咽缩肌、椎前组织 • 外侧方:声门旁间隙、甲状软骨、颈部 • 上方:口咽、会厌前间隙、甲状舌骨膜(指喉上神经分支发出的耳痛) • 下方:环后区 • 淋巴结:咽后淋巴结(RP)、Ⅱ区和Ⅲ区最为常见。其他伴转移风险的区域:Ⅳ区和Ⅵ区(肿瘤下界累及梨状窝尖部时)
咽后壁	• 上方:侵犯至口咽 • 下方:侵犯至颈段食管 • 后方:椎前筋膜,咽后间隙 • 淋巴结:RP、Ⅱ~Ⅳ区

续　表

下咽亚结构	肿瘤播散规律
环后区	• 前方：喉侵犯（表现为声带固定） • 上方：梨状窝 • 下方：环状软骨、颈段食管 • 淋巴结：Ⅱ～Ⅳ区、气管旁

- 因下咽部位黏膜下具丰富的淋巴网，故下咽癌也有很高的淋巴结转移率。双侧颈部淋巴结和咽后淋巴结为最常见的转移部位[2-6]。病发于环后区和梨状窝的肿瘤向下和累及尖部时，容易发生颈后三角Ⅴ区、Ⅵ区和上纵隔淋巴结的转移[2,5-9]。在临床淋巴结阴性的患者中，有30%～35%的患者伴病理确诊的转移淋巴结[7]。ⅠB区淋巴结很少出现转移，但在淋巴结阳性的同侧颈部出现转移的概率为5%～20%[2,6]。
- 梨状窝为一对位于喉侧后方的潜在间隙，为下咽癌最常见的发病部位（65%～85%）[10,11]。内镜下可显示梨状窝的上部和最宽部，位于喉部两侧，其内侧壁由杓状会厌襞形成。其间隙向下变窄，直至环杓关节最下方，形成倒锥状。
- 咽后壁（患癌概率约为下咽癌的10%）是口咽和颈段食管之间的咽侧壁和咽后壁的延续。咽后壁由黏膜组成，包绕咽缩肌的侧后方。
- 环后区由从杓状软骨到环状软骨之间的喉后壁黏膜组成，是下咽癌最不常见的发生部位（患癌概率不及下咽癌的5%）。环后区癌可能出现跳跃转移至颈段食管。

5.2　靶区勾画相关的诊断学检查

- 绝大多数下咽癌病理类型为鳞状细胞癌。少见的病理类型为疣状癌、基底细胞鳞状癌、梭形细胞癌及小唾液腺来源的癌。
- 临床病史应关注患者烟酒史、临床症状如耳痛（第Ⅹ对颅神经受累）、呼吸功能、语音语调及吞咽功能。局部晚期肿瘤患者尤其需考虑器官功能的保留。
- 临床检查还应包括舌根触诊（评估会厌前病变）、喉活动度评估（喉侵犯）、甲状腺触诊时吞咽活动是否具卡顿（click）（若累及下咽后部肿瘤导致喉部向前位移，则该现象可能缺失）。同时需检查有无合并头颈淋巴结病变。
- 须通过喉内镜检查以确定是否伴相邻黏膜病变的蔓延及声带固定，该检查对明确 TNM 分期和治疗决策至关重要（表5.2）。内镜检查时需让患者发音和做瓦氏动作（也称 valsalva 试验）以全面观察下咽部位。

表 5.2　下咽癌 AJCC TNM 分期（第8版）

T1	- 病灶局限于下咽单一部位 - 病灶最大直径≤2 cm
T2	- 病灶侵犯一个以上下咽亚结构或邻近部位 - 病灶最大直径2～4 cm - 无半喉固定

续　表

T3	- 病灶最大直径>4 cm - 或伴有半喉固定 - 或侵及食管黏膜
T4a	- 病灶侵犯甲状/环状软骨、舌骨、甲状腺、食管肌层或侵及中央区软组织（喉前带状肌和皮下脂肪）
T4b	- 肿瘤侵犯椎前筋膜，包裹颈动脉，或累及纵隔结构
N0	- 无区域淋巴结转移
N1	- 同侧单个淋巴结转移 - ≤3 cm 且 ENE(－)
N2a	- 同侧单个淋巴结转移，3～6 cm 且 ENE(－)
N2b	- 同侧多个淋巴结转移，最大径≤6 cm 且 ENE(－)
N2c	双侧或对侧淋巴结转移，最大径≤6 cm 且 ENE(－)
N3a	转移淋巴结最大径>6 cm 且 ENE(－)
N3b	转移淋巴结且 ENE(＋)

- 须行增强 CT 或 MRI 检查以评估肿瘤的侵犯范围，尤其需注意会厌前或喉旁间隙的浸润、喉结构、软骨、局部软组织、食管受累情况及淋巴结有无包膜外侵犯[12-15]。
- 全身 PET/CT 是一种灵敏的影像学检查手段。因可很好地显示原发肿瘤的侵犯范围（比如病灶向下侵犯的边缘可能不明显），并确定高代谢摄取的转移淋巴结[16-18]，故 PET/CT 有助于确定靶区勾画的边界。

5.3　定位和治疗摆位

- 固定体位：患者应采用仰卧位，垫头枕颈部应向后过伸，或可使用特定装置将肩部放低使其处于射野路径之外。使用热塑膜固定。在下咽癌术后放射治疗患者中，所有手术瘢痕均应做标记。
- 影像学：采用 3 mm 薄层 CT 扫描，范围自颅顶至 T5 水平。除非伴有医学禁忌，否则均应使用静脉注射造影剂增强。等中心点通常置于杓状软骨水平处。
- 治疗摆位：理想情况下，放射治疗期间每日行喉部锥形束 CT 扫描。也可使用每日千伏 X 线骨性标志显像（即每日一次验证片）和每周一次锥形束 CT 扫描。

5.4　靶区勾画与治疗计划

- 推荐采用 IMRT 计划。采用剂量雕刻技术，初始计划（30 分次）针对低危区和高危区分别给予 54 Gy/1.8 Gy 和 60 Gy/2 Gy 的剂量。后继以缩野计划，仅针对可见大体肿瘤靶区给予 10 Gy 加量，使总剂量达到 70 Gy/35 分次。或者设计单一放射治疗计划，在 33～35 分次中给予 70 Gy（图 5.1）。
- 推荐采用一体化 IMRT 计划对整个靶区予以照射，而不推荐使用 IMRT 联合下颈前切线野的放射治疗技术。后者很有可能使临床高危区或大体肿瘤病灶落于接野处的低剂量区域内。

- 下咽癌仅少数病例确诊时为早期[包括 T1N0 或 T2N0（AJCC 第 8 版分期）]。早期下咽癌采用根治性放射治疗，通常能取得较好的局部控制、喉保留、语言和吞咽功能的保存。因隐匿淋巴结转移的概率很高，且下咽属于中线结构，因此双侧颈部淋巴结区域都应包括在靶区内（图 5.1 和图 5.2）。
- 局部晚期下咽癌包括≥T3 或淋巴结阳性患者（图 5.3～图 5.5）。治疗方案包括根治性放化疗、喉切除术后辅助治疗，以及诱导化疗后局部治疗（手术＋辅助治疗，根据适应证选择放射治疗或放化疗）。对于局部侵犯范围明显的 T4 病变、基线语言吞咽功能差和（或）手术后较无可能恢复正常基线功能的患者，喉保留治疗并非最佳方案，但可在高度选择的患者中使用。根治性放射治疗患者的靶区应包括大体肿瘤靶区、高危亚临床区域和双侧颈部淋巴结引流区（表 5.3～表 5.5）。

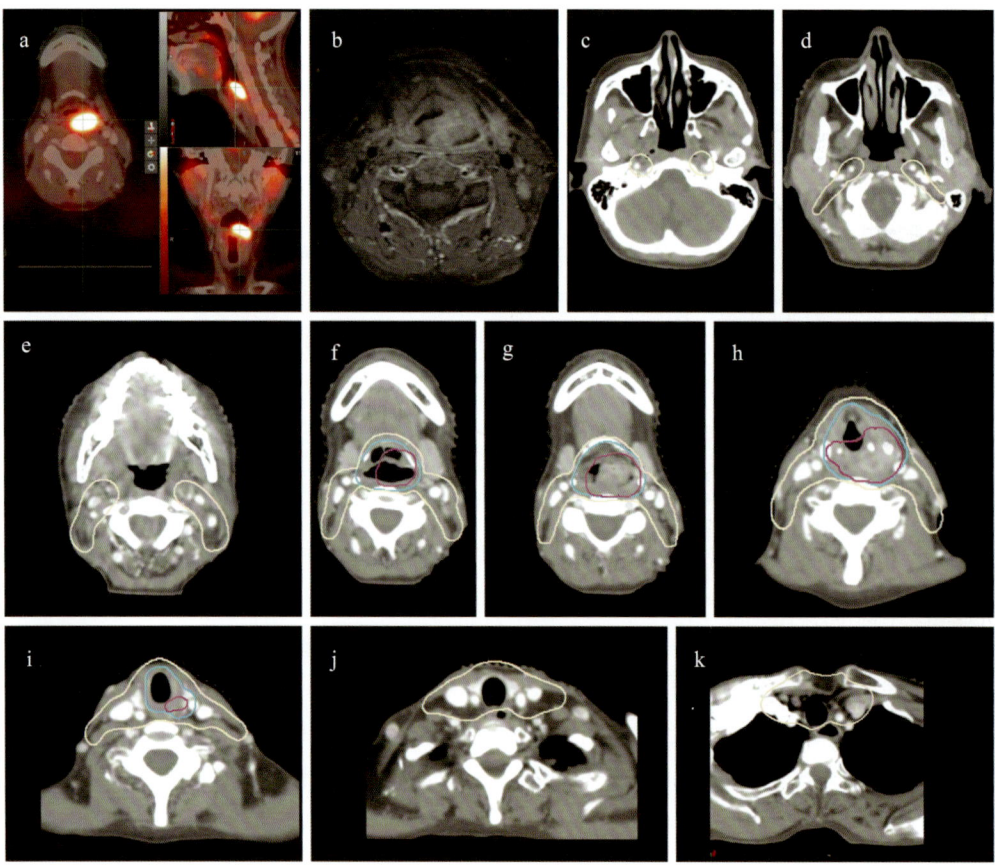

图 5.1 一位罹患 T2N0 左侧梨状窝癌患者的根治性放疗（共 33 分次）。治疗采用同期加量放射治疗计划，PTV$_{6996}$（品红色线）、PTV$_{5940}$（湖绿色线）和 PTV$_{5610}$（杏仁色线）共接受了 33 分次的 SIB 照射。a.PET/CT 显示左侧梨状窝 FDG 明显高代谢病灶，至中线部位，下缘接近环后区。b.T1 加权钆增强 MRI 显像。肿块推压左侧构状会厌襞，但没有明确侵犯到声门上区。c、d.PTV$_{5610}$ 包括茎突后和咽后淋巴结区域。e.双侧Ⅱ区淋巴结引流区也包括在 PTV$_{5610}$ 内。f～i.PTV$_{5940}$ 高危区包括舌骨上缘至环状软骨下缘之间喉结构、咽后壁和咽外侧壁。双侧Ⅲ区淋巴结引流区包括在 PTV$_{5610}$ 内。j、k.PTV$_{5610}$ 低危区包括环状软骨下缘以下 2 cm 的气道，以及由于梨状窦肿瘤存在向下侵犯，颈部Ⅳ区和Ⅵ区也包括在内。其他可选择的剂量分割方案为 70 Gy/63 Gy/56 Gy/35 分次或采用序贯放射治疗技术

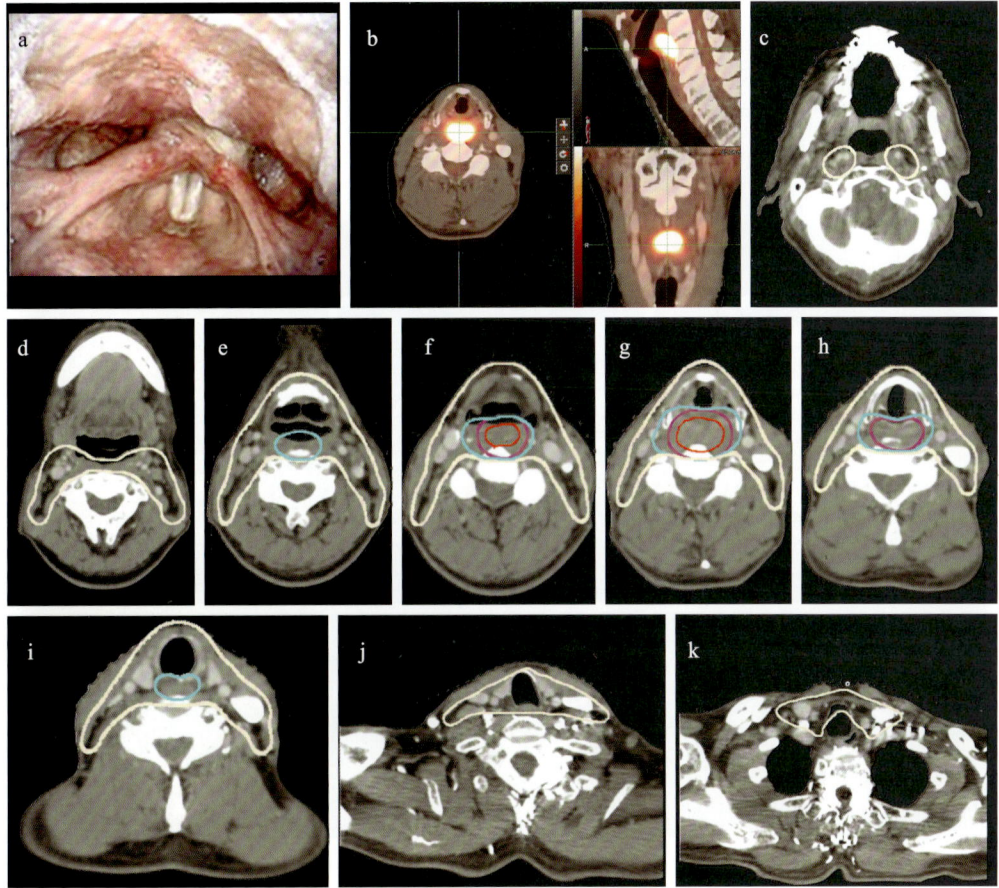

图 5.2 一位罹患 T1N0 咽后壁癌患者,其病灶向下沿黏膜侵犯至环后区,采用了 33 分次的放射治疗计划:PTV$_{6996}$(品红色线)、PTV$_{5940}$(湖绿色线)和 PTV$_{5610}$(杏仁色线)。a. 纤维鼻咽喉软管镜下显示外生的咽后壁肿块向上侵犯。在手术直视下,没有发现病灶累及梨状窝或环后区黏膜。b. PET/CT 上明显 FDG 高摄取的肿块沿咽后壁浸润至环状软骨后方。c、d. PTV$_{5610}$ 包括了双侧咽后和Ⅱ区淋巴结引流区。e~h. PTV$_{6996}$ 包括 PET 上高摄取的咽后壁病灶,加外扩 5 mm 边界。PTV$_{5940}$ 高危亚临床靶区包括大体肿瘤,左、右外扩 1 cm,上、下外扩 2 cm 边界。PTV$_{5940}$ 也包括整个咽后壁、咽外壁,以及舌骨和环状软骨之间的椎前筋膜。PTV$_{5610}$ 包括整个喉和双侧Ⅲ区淋巴结引流区。i~k. PTV$_{5610}$ 包括双侧Ⅳ区淋巴结引流区。其他可选择的剂量分割方案为 70 Gy/63 Gy/56 Gy/35 分次或采用序贯放射治疗技术

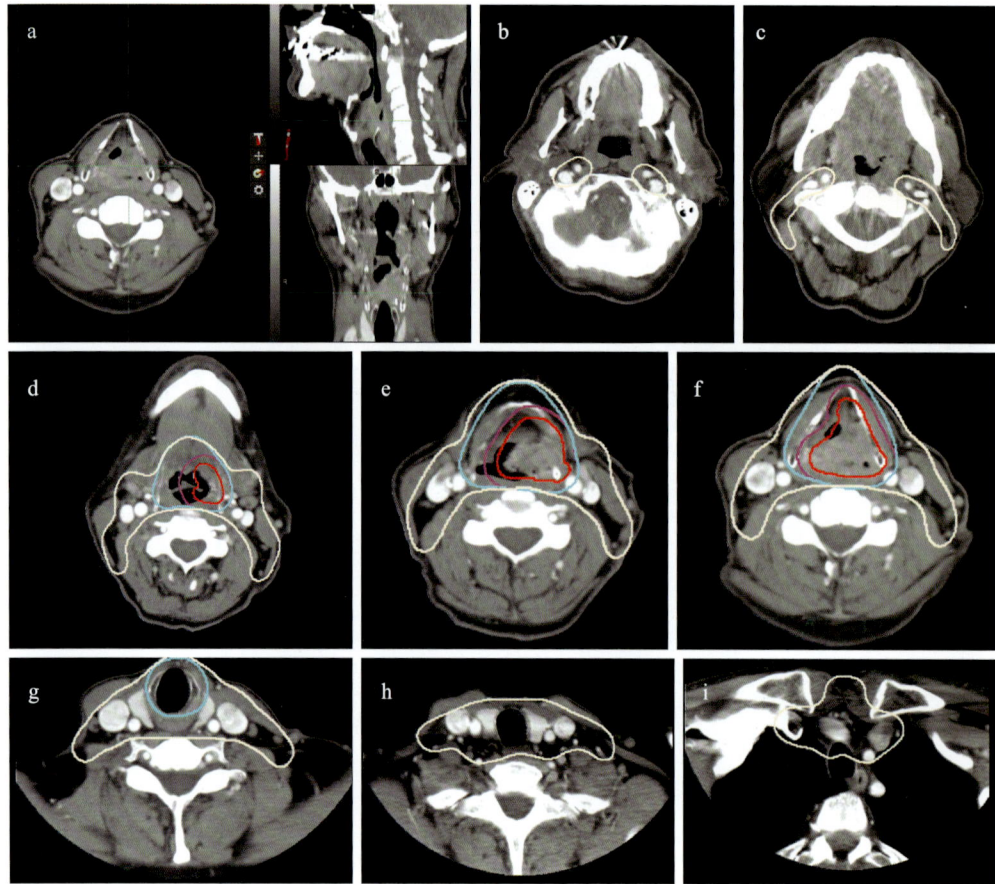

图 5.3 一位罹患 T3N0 梨状窝癌患者行根治性放化疗。治疗采用了序贯和后期缩野技术，总放射治疗次数为 35 分次。第一阶段为 54 Gy，分割剂量 1.8 Gy/分次，同期给予 60 Gy，2 Gy/分次，30 分次完成；后续给予大体肿瘤靶区局部加量 10 Gy，2 Gy/分次：PTV$_{70}$（品红色线）、PTV$_{60}$（湖绿色线）和 PTV$_{54}$（杏仁色线）。a. 梨状窝病灶在 CT 上侵及喉旁间隙。b、c. 靶区包括双侧咽后淋巴结外侧组和颈部 Ⅱ 区淋巴引流区。d～g. PTV$_{60}$ 高危亚临床靶区包括 FDG 高摄取的原发病灶，左、右外扩 1 cm 边界，以及舌骨上缘至环状软骨下缘的喉、咽后壁、咽外壁。双侧 Ⅲ 区淋巴结引流区给予 54 Gy 剂量放射治疗。h、i. 双侧 Ⅳ 区和 Ⅵ 区淋巴结引流区为 54 Gy 剂量放射治疗

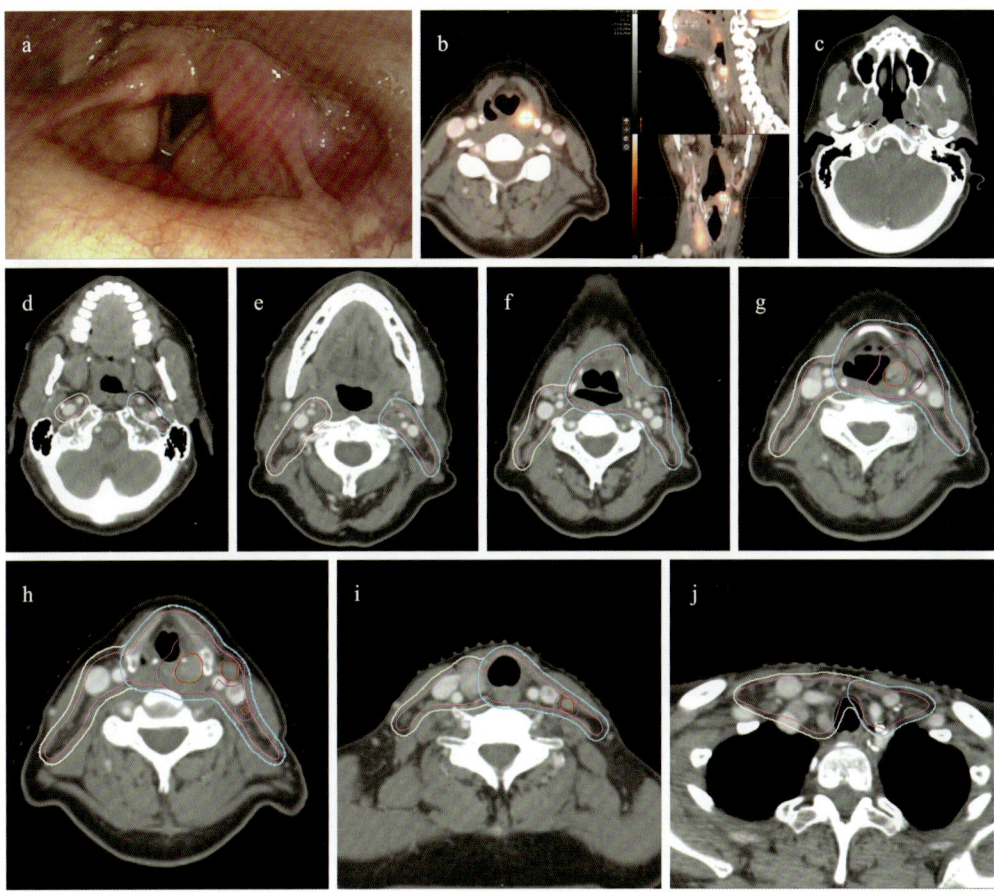

图 5.4 一位罹患 T2N2b 梨状窝癌患者行根治性放化疗。治疗采用了序贯和后期缩野技术,总放射治疗次数为 35 分次。第一阶段为 54 Gy,分割剂量 1.8 Gy/分次,同期给予 60 Gy,2 Gy/分次,30 分次完成;后续给予大体肿瘤靶区局部加量 10 Gy,2 Gy/分次:PTV$_{70}$(品红色线)、PTV$_{60}$(湖绿色线)和 PTV$_{54}$(杏仁色线)。a.纤维鼻咽喉软管镜下显示梨状窝和左侧杓状会厌襞处肿块。b.PET/CT 上显示左侧梨状窝和左侧Ⅲ~Ⅳ区淋巴结 FDG 高摄取。c、d.靶区包括从颅底层面开始的咽后淋巴结和茎突后淋巴结。对类似这样明显偏一侧的原发病灶患者,同侧淋巴结阳性的颈部给予 60 Gy 的预防剂量,淋巴结阴性的颈部则给予 54 Gy 的预防剂量。e.靶区包括双侧Ⅱ区淋巴结引流区。f、g.PTV$_{60}$ 包括大体原发肿瘤,以及外扩 1 cm 边界、杓状肌、喉旁间隙、舌骨至环状软骨之间的喉结构及同侧淋巴结阳性的颈部。h~j.PTV$_{70}$ 包括 FDG 高摄取的阳性淋巴结和外扩 5 mm 边界。双侧Ⅲ区、Ⅳ区淋巴结引流区,环状软骨以下 2 cm 的气管,Ⅳ区淋巴结引流区均包括在 PTV$_{60}$ 内。其他可选择的剂量分割方案是采用同期加量技术,在一个计划内完成治疗

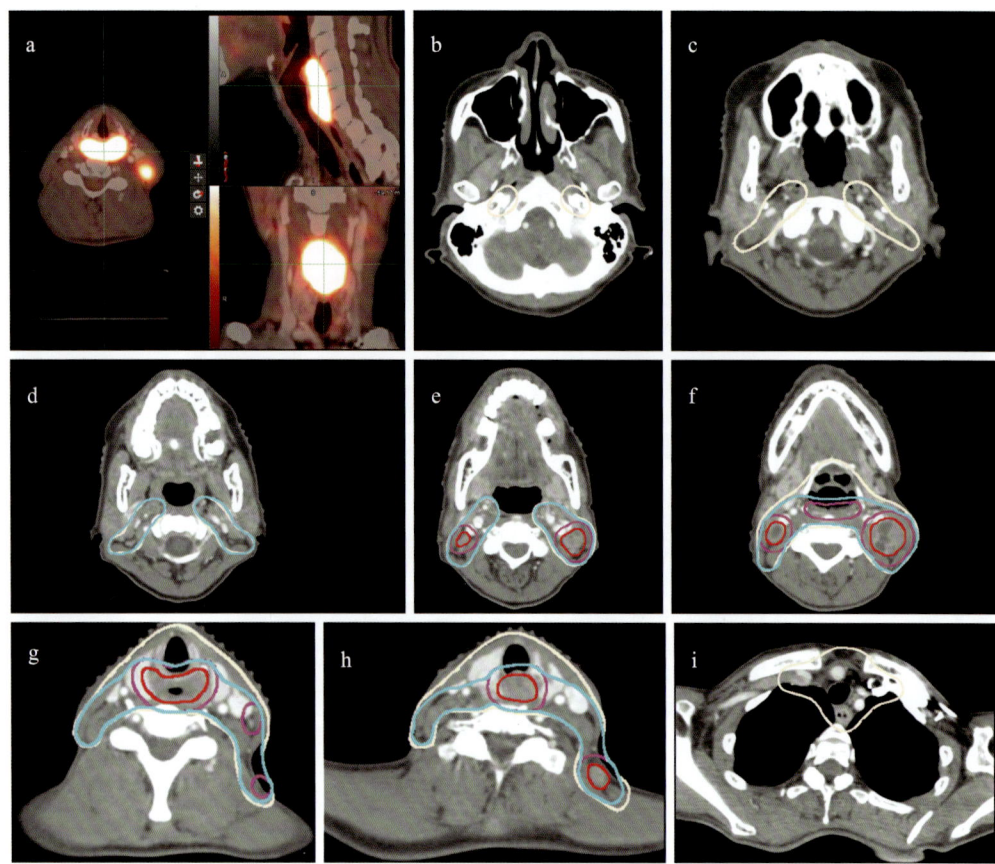

图 5.5 一位罹患 T3N2c 咽后壁癌患者行根治性放化疗。治疗采用了序贯和后期缩野技术,总放射治疗次数为 35 分次。第一阶段为 54 Gy,分割剂量 1.8 Gy/分次,同期给予 60 Gy,2 Gy/分次,30 分次完成;后续给予大体肿瘤靶区局部加量 10 Gy,2 Gy/分次:PTV$_{70}$(品红色线)、PTV$_{60}$(湖绿色线)和 PTV$_{54}$(杏仁色线)。a.PET/CT 上显示咽后壁 4.3 cm 肿块,向下累及颈段食管和双侧 FDG 高摄取的淋巴结。b~d.靶区包括从颅底层面开始的双侧咽后和颈部Ⅱ区淋巴结引流区。e~i.原发肿瘤和 FDG 高摄取的淋巴结给予 70 Gy 放射治疗剂量。原发病灶亚临床高危区(包括原发肿瘤下缘下 2 cm)及双侧颈部淋巴结,因为左侧Ⅴ区有明显淋巴结转移,所以这个淋巴结引流区包括在 PTV$_{60}$ 内。喉部、Ⅵ区淋巴结引流区和上纵隔淋巴结引流区给予 54 Gy 的预防剂量。其他可选择的剂量分割方案是采用同期加量技术,使用一个计划完成治疗

表 5.3 大体肿瘤区域靶区勾画范围推荐[a]

靶区	定义与描述
GTV$_{70}$	原发部位:CT、MRI 或 PET 显示的大体可见肿瘤 淋巴结:≥1 cm;或可疑的 FDG 高摄取的淋巴结
CTV$_{70}$	在 MSKCC,GTV$_{70}$ 并不常规需要外扩一定边界到 CTV$_{70}$。但是,对肿瘤侵犯范围不确定时,需要外扩一定的安全边界: 原发部位:GTV$_{70}$+5 mm 淋巴结:GTV$_{70}$+3 mm(注意:通常情况下,在 CTV 不需要外扩边界时,GTV$_{70}$=CTV$_{70}$)
PTV$_{70}$	原发部位:CTV$_{70}$+3~5 mm(取决于日常验证影像和摆位误差) 淋巴结:CTV$_{70}$+3~5 mm

注:[a] 建议放射治疗剂量为 70 Gy,每分次 2 Gy。如果针对大体肿瘤、高危和低危亚临床区域分别给予 70 Gy/60 Gy/54 Gy 剂量,可以采用同期加量的整体放射治疗计划,60 Gy/2 Gy 和 54 Gy/1.8 Gy,后续缩野给予加量 10 Gy 至 PTV$_{70}$。

- **术后放射治疗**。根据 NCCN（2019 版）建议，需要进行术后放射治疗的不良病理特征包括：阳性切缘或近切缘、淋巴结包膜外侵犯、原发病灶分期为 pT3～T4、颈部淋巴结分期为 pN2～pN3、神经周围浸润、血管浸润和淋巴管浸润。辅助放射治疗一般应于手术后 6 周内开始。高危亚临床区域应纳入整个手术床和清扫出阳性淋巴结的颈部（表 5.4 和图 5.6）。术后淋巴结阴性的颈部可纳入低危亚临床区域（表 5.5）。
- **诱导化疗后放射治疗**。除了化疗后的肿瘤病灶，化疗前的影像学检查也应进行融合，以更好地勾画肿瘤靶区。高危亚临床区域应包括化疗前大体可见病灶，并将有可能扩散的周围邻近解剖部位包括在内。根据化疗前影像学检查确定的 CTV 范围应根据化疗后解剖结构的变化进行修正，并排除空气和骨。

表 5.4　高危亚临床区域靶区勾画范围推荐[a]

靶区	定义与描述
CTV_{60}	• 原发部位：GTV_{70} 外加 1 cm 边界＋整个下咽亚结构＋喉（从舌骨到环状软骨）。邻近黏膜或黏膜下潜在的浸润病灶均应考虑包括在内： 　－ 梨状窝：侧方浸润需包括杓状软骨、喉旁间隙和甲状腺软骨，向后方浸润需包括咽缩肌或椎前肌，向上浸润包括会厌前间隙或口咽结构，向下浸润需包括环后区 　－ 咽后壁：向上浸润需包括椎前筋膜和咽后间隙，邻近口咽结构也要考虑包括在内，向下浸润需包括近端颈段食管 　－ 环后区：向上浸润需考虑包括梨状窝，如果累及环状软骨则包括在靶区内，如果向下浸润，则需包括近端颈段食管 • 淋巴结： 　－ 应包括 CTV_{70} 内的任何淋巴结 　－ 同侧或淋巴结阳性的颈部：需包括的淋巴结区域有：咽后外侧组淋巴结（从颈动脉管入口处颅底开始），Ⅱ～Ⅳ区淋巴结引流区（包括茎突后间隙，为Ⅱ区的上缘） 　－ 对于发生于低位的下咽肿瘤，梨状窝肿瘤累及尖端和局部 T 晚期，需包括Ⅵ区淋巴结引流区 　－ 对于环后区和咽后壁肿瘤发生在靠近中线位置的，累及淋巴结区域需包括双侧咽后外侧组，Ⅱ～Ⅳ区和Ⅵ区淋巴结引流区。对于这些部位发生的低位肿瘤，需包括上纵隔的气管旁淋巴结 　－ 若颈部淋巴结为阳性，需包括咽后淋巴结 　－ 若Ⅱ区淋巴结阳性，需包括同侧 IB 区。若Ⅱ～Ⅳ区靠后方淋巴结阳性，需包括Ⅴ区淋巴结引流区 **术后病例**：包括整个手术床和双侧清扫的颈部，以及术中所置的标记夹子和瘢痕区域。需同外科医生沟通，对可能存在阳性切缘或包膜外侵犯风险的区域，可给予治疗剂量 66 Gy
PTV_{60}	CTV_{60} ＋3～5 mm，取决于日常放射治疗固定和摆位误差

注：[a] 建议放射治疗剂量为 60 Gy，每次 2 Gy。如果针对大体肿瘤，高危和低危亚临床区域分别给予 70 Gy/60 Gy/54 Gy 剂量，可以采用同期加量的整体放射治疗计划，60 Gy/2 Gy 和 54 Gy/1.8 Gy，后续缩野给予加量 10 Gy 至 PTV_{70}。

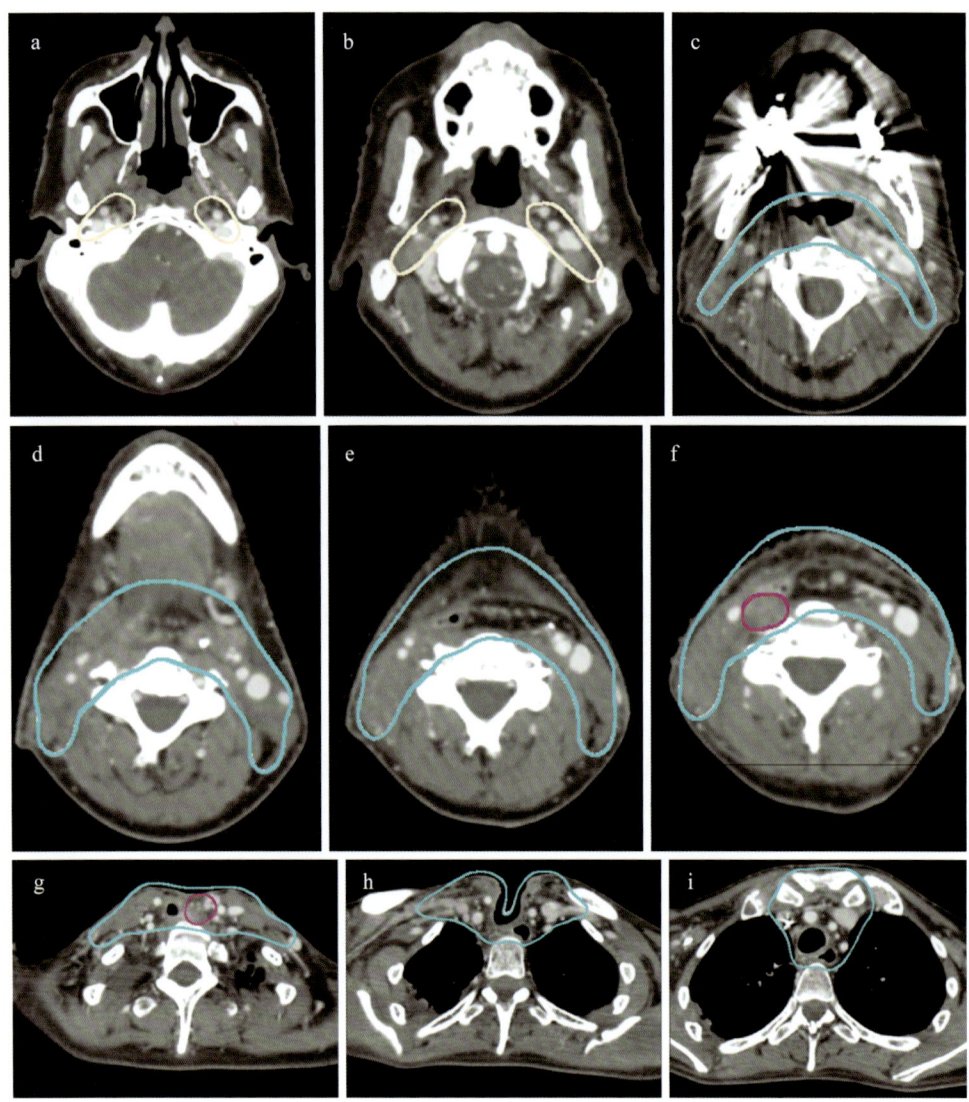

图 5.6 一位罹患 cT3N2c 下咽癌患者行咽-喉切除术后,颈段食管切除行空肠重建。肿瘤切缘阳性,淋巴结伴包膜外侵犯,双侧颈部 9/52 淋巴结阳性。a、b.靶区包括从颅底开始的双侧咽后和茎突后区域。c~i.双侧颈部Ⅱ~Ⅳ区,因为存在广泛的淋巴结转移,所以将Ⅳ区也包括在了 60Gy 靶区内。整个手术床需包括在 PTV_{60} 内,与外科医生沟通后,对阳性切缘和包膜外侵犯的区域进行勾画,该区域则给予治疗剂量至 66 Gy

表 5.5 低危亚临床区域靶区勾画范围推荐[a]

靶区	定义与描述
CTV_{54}	- **对侧或 N0 颈部**:应包括的淋巴结引流区如下:咽后淋巴结外侧组(从 C1 椎体层面开始),Ⅱ~Ⅳ区(Ⅱ区可从二腹肌后腹与颈内静脉相交处开始)。例外情况:发生在中线部位的下咽癌,双侧咽后淋巴结都应包括在靶区内 - **例外情况**:发生在中线部位的下咽癌,且存在淋巴结转移,对侧颈部也应包括在高危区域内
PTV_{54}	CTV_{54} + 3~5 mm,取决于日常放射治疗固定和摆位误差

注:[a] 建议放射治疗剂量为 60 Gy,每次 2 Gy。如果针对大体肿瘤,高危和低危亚临床区域分别给予 70 Gy/60 Gy/54 Gy 剂量,可以采用同期加量的整体放射治疗计划,60 Gy/2 Gy 和 54 Gy/1.8 Gy,后续缩野给予加量 10 Gy 至 PTV_{70}。

5.5 推荐阅读

- Biau、Gregoire 等(2019):IMRT/VMAT 治疗头颈部恶性肿瘤淋巴结靶区勾画的最新共识指南[19]。
- Gupta 等(2009):下咽癌患者($n=501$)采用非手术治疗的大样本结果分析[20]。
- EORTC 24891:EORTC 24891 研究比较了下咽癌手术后行放射治疗与诱导化疗后行放射治疗的 10 年随访结果。采用保留喉功能的诱导化疗后行放射治疗方案,显示并不降低肿瘤控制率或生存率,而且在超过 50% 的存活患者中保留了器官功能[21]。
- Lee 等(2007):MSKCC 在局晚期喉癌和下咽癌患者中采用同期化疗联合 IMRT 的治疗经验[22]。
- Prades 等(2010):一项Ⅲ期随机临床试验对比了诱导化疗后放射治疗与同步放化疗在梨状窝癌中的治疗疗效,结果显示同步放化疗可提高患者的生存率[23]。

(沈春英 译,陆嘉德 审校)

参考文献

[1] Ho CM, Lam KH, Wei WI, Yuen PW, Lam LK. Squamous cell carcinoma of the hypopharynx — analysis of treatment results. Head Neck J Sci Spec. 1993;15(5):405-12. https://doi.org/10.1002/hed.2880150507.

[2] Candela FC, Shah J, Jaques DP, Shah JP. Patterns of cervical node metastases from squamous carcinoma of the larynx. Arch Otolaryngol Head Neck Surg. 1990;116(4):432-5. https://doi.org/10.1001/archotol.1990.01870040054013.

[3] Lindberg R. Distribution of cervical lymph node metastases from squamous cell carcinoma of the upper respiratory and digestive tracts. Cancer. 1972;29(6):1446-9. https://doi.org/10.1002/1097-0142(197206)29:6⟨1446::aid-cncr2820290604⟩3.0.co;2-c.

[4] Allen AM, Haddad RI, Tishler RB. Retropharyngeal nodes in hypopharynx cancer on positron emission tomography. J Clin Oncol. 2007;25(5):599-601. https://doi.org/10.1200/JCO.2006.09.1488.

[5] Yoshimoto S, Kawabata K. Retropharyngeal node dissection during total pharyngolaryngectomy for hypopharyngeal cancer. Auris Nasus Larynx. 2005;32(2):163-7. https://doi.org/10.1016/j.anl.2004.11.003.

[6] McLaughlin MP, Mendenhall WM, Mancuso AA, et al. Retropharyngeal adenopathy as a predictor of outcome in squamous cell carcinoma of the head and neck. Head Neck J Sci Spec. 1995;17(3):190-8. https://doi.org/10.1002/hed.2880170304.

[7] Byers RM, Wolf PF, Ballantyne AJ. Rationale for elective modified neck dissection. Head Neck Surg. 1988;10(3):160-7. https://doi.org/10.1002/hed.2890100304.

[8] Shah JP. Patterns of cervical lymph node metastasis from squamous carcinomas of the upper aerodigestive tract. Am J Surg. 1990;160(4):405-9. https://doi.org/10.1016/s0002-9610(05)80554-9.

[9] Amatsu M, Mohri M, Kinishi M. Significance of retropharyngeal node dissection at radical surgery for carcinoma of the hypopharynx and cervical esophagus. Laryngoscope. 2001;111(6):1099-103. https://doi.org/10.1097/00005537-200106000-00031.

[10] Curado MP, Hashibe M. Recent changes in the epidemiology of head and neck cancer. Curr Opin Oncol. 2009;21(3):194-200. https://doi.org/10.1097/CCO.0b013e32832a68ca.

[11] Mourad M, Jetmore T, Jategaonkar AA, Moubayed S, Moshier E, Urken ML. Epidemiological trends of head and neck cancer in the United States: a SEER population study. J Oral Maxillofac Surg. 2017;75(12):2562-72. https://doi.org/10.1016/j.joms.2017.05.008.

[12] Castelijns JA, Gerritsen GJ, Kaiser MC, et al. Invasion of laryngeal cartilage by cancer: comparison of CT and MR imaging. Radiology. 1988;167(1):199-206. https://doi.org/10.1148/radiology.167.1.3347723.

[13] Roychowdhury S, Loevner LA, Yousem DM, Chalian A, Montone KT. MR imaging for predicting neoplastic invasion of

[14] Rumboldt Z, Day TA, Michel M. Imaging of oral cavity cancer. Oral Oncol. 2006;42(9):854–65. https://doi.org/10.1016/j.oraloncology.2006.01.010.

[15] Wenig BL, Ziffra KL, Mafee MF, Schild JA. MR imaging of squamous cell carcinoma of the larynx and hypopharynx. Otolaryngol Clin North Am. 1995;28(3):609–19.

[16] Di Martino E, Nowak B, Hassan HA, et al. Diagnosis and staging of head and neck cancer: a comparison of modern imaging modalities (positron emission tomography, computed tomography, color-coded duplex sonography) with panendoscopic and histopathologic findings. Arch Otolaryngol Head Neck Surg. 2000;126(12):1457–61. https://doi.org/10.1001/archotol.126.12.1457.

[17] Adams S, Baum RP, Stuckensen T, Bitter K, Hör G. Prospective comparison of 18F-FDG PET with conventional imaging modalities (CT, MRI, US) in lymph node staging of head and neck cancer. Eur J Nucl Med. 1998;25(9):1255–60. https://doi.org/10.1007/s002590050293.

[18] Schwartz DL, Ford E, Rajendran J, et al. FDG-PET/CT imaging for preradiotherapy staging of head-and-neck squamous cell carcinoma. Int J Radiat Oncol Biol Phys. 2005;61(1):129–36. https://doi.org/10.1016/j.ijrobp.2004.03.040.

[19] Biau J, Lapeyre M, Troussier I, et al. Selection of lymph node target volumes for definitive head and neck radiation therapy: a 2019 update. Radiother Oncol. 2019;134:1–9. https://doi.org/10.1016/j.radonc.2019.01.018.

[20] Gupta T, Chopra S, Agarwal JP, et al. Squamous cell carcinoma of the hypopharynx: single-institution outcome analysis of a large cohort of patients treated with primary non-surgical approaches. Acta Oncol. 2009;48(4):541–8. https://doi.org/10.1080/02841860802488839.

[21] Lefebvre J-L, Andry G, Chevalier D, et al. Laryngeal preservation with induction chemotherapy for hypopharyngeal squamous cell carcinoma: 10-year results of EORTC trial 24891. Ann Oncol. 2012;23(10):2708–14. https://doi.org/10.1093/annonc/mds065.

[22] Lee NY, O'Meara W, Chan K, et al. Concurrent chemotherapy and intensity-modulated radiotherapy for locoregionally advanced laryngeal and hypopharyngeal cancers. Int J Radiat Oncol Biol Phys. 2007;69(2):459–68. https://doi.org/10.1016/j.ijrobp.2007.03.013.

[23] Prades J-M, Lallemant B, Garrel R, et al. Randomized phase III trial comparing induction chemotherapy followed by radiotherapy to concomitant chemoradiotherapy for laryngeal preservation in T3M0 pyriform sinus carcinoma. Acta Otolaryngol. 2010;130(1):150–5. https://doi.org/10.3109/00016480902914080.

6

口腔癌
Oral Cavity Cancers

Keith Unger, Matthew Forsthoefel, Nadeem Riaz, Allen Chen, Nancy Y. Lee

6.1 靶区设计与勾画的基本原则

- 患者需接受全面的口腔检查、组织活检和影像学检查,以确定肿瘤分期并帮助治疗计划的制订。CT 通常用于评估原发肿瘤的局部侵犯范围和颈部区域淋巴结的转移。CT 扫描对肿瘤侵犯下颌骨、上颌骨和翼腭窝具特别的价值。MRI 在显示肿瘤软组织和神经周围侵犯时明显优于 CT 扫描。PET 对发现区域淋巴结肿大及远处转移有很大的作用。
- 应进行增强定位 CT 扫描。在定位 CT 扫描时和整个放射治疗过程中使用口腔孔,其目的是将舌体下压,使下唇突出,同时使硬腭抬高。若存在淋巴结包膜外侵犯或者手术瘢痕有肿瘤累及可能,需使用皮肤组织等效填充物。在所有的手术瘢痕和引流部位放置金属线。使患者仰卧位,颈部轻微过伸。采用热塑面罩固定。
- 根治性放射治疗病例的临床靶区指 CTV_{70},包括所有已知的大体肿瘤病灶,通常与 GTV_{70} 相同;高危 CTV($CTV_{59.4-66}$),包括原发大体肿瘤病灶,以及外扩一定边界和高危淋巴结引流区域;低危 CTV(CTV_{54}),包括低风险的淋巴结引流区,详见表 6.1。
- 术后放射治疗病例的临床靶区指高危 CTV(CTV_{66}),如存在阳性切缘或淋巴结包膜外侵犯;中危 CTV(CTV_{60}),包括手术床和高风险的淋巴结引流区;低危 CTV(CTV_{54}),包括低风险的淋巴结引流区,详见表 6.2。

K. Unger (✉) · M. Forsthoefel
Department of Radiation Medicine, Georgetown University Hospital, Washington, DC, USA
e-mail: kxu2@gunet.georgetown.edu; Matthew.Forsthoefel@gunet.georgetown.edu

N. Riaz · N. Y. Lee
Department of Radiation Oncology, Memorial Sloan-Kettering Cancer Center,
New York, NY, USA
e-mail: riazn@mskcc.org; leen2@mskcc.org

A. Chen
Department of Radiation Oncology, UC Davis Comprehensive Cancer Center,
Sacramento, CA, USA
e-mail: allen.chen@uci.edu

- 口腔癌中特定部位的肿瘤靶区勾画范围推荐详见表6.3(图6.1～图6.6)。

表6.1 口腔癌根治性放射治疗患者肿瘤靶区勾画范围和剂量推荐

靶区[a]	定义与描述
GTV_{70}	原发部位:临床体检和影像学检查发现的可见肿瘤
	颈部淋巴结:临床体检和影像学检查发现的可见肿瘤
CTV_{70}	通常与GTV_{70}相同,在肿瘤侵犯范围不确定的情况下,可以在GTV_{70}的基础上外扩5 mm,但需避开邻近骨组织
$CTV_{59.4}$	原发部位:包括整个CTV_{70}及全部口腔亚结构,例如,在舌癌中,整个舌体需要包括在亚临床靶区范围内;假如是颊黏膜癌,则需包括整个颊黏膜,以此类推
	颈部淋巴结:包括明确转移的淋巴引流区和邻近同侧或对侧处于高危亚临床转移的区域(特定部位肿瘤靶区推荐勾画范围参见表6.3)
CTV_{54}	同侧和(或)对侧处于低风险的亚临床淋巴结引流区(特定部位肿瘤靶区推荐勾画范围参见表6.3)

注:[a] 下标数字表示推荐的处方剂量。PTV_{70}指总剂量69.96 Gy,分次剂量2.12 Gy/分次;$PTV_{59.4}$指总剂量59.4 Gy,分次剂量1.8 Gy/分次;PTV_{54}指总剂量为54 Gy,分次剂量1.64 Gy/分次;可选择的其他放射治疗方案为总剂量70 Gy,分次剂量2 Gy/分次,采用序贯或同期加量的技术。

表6.2 口腔癌术后放射治疗患者肿瘤靶区勾画范围和剂量推荐

靶区[a,b]	定义与描述
CTV_{66}	原发部位:软组织/骨侵犯区域或镜下阳性切缘
	颈部淋巴结:包膜外侵犯区域
CTV_{60}	原发部位:术前可见肿瘤和整个肿瘤床区域,以及相关的解剖亚结构
	颈部淋巴结:术前可见肿瘤;整个手术区域及同侧或对侧处于高危亚临床转移的区域(特定部位肿瘤靶区推荐勾画范围参见表6.3)
CTV_{54}	同侧和(或)对侧处于低风险的亚临床淋巴结引流区(特定部位肿瘤靶区推荐勾画范围参见表6.3)

注:[a] 下标数字表示推荐的处方剂量。PTV_{66}指总剂量66 Gy,分次剂量2.2～2.0 Gy/分次;PTV_{60}指总剂量60 Gy;分次剂量2 Gy/分次,以及PTV_{54}指总剂量为54 Gy,分次剂量1.8 Gy/分次。
[b] 若术后存在大体肿瘤残留,则需勾画GTV。

表6.3 特定部位的口腔癌临床靶区勾画指南

肿瘤部位	分期	高危临床靶区范围 ($CTV_{59.4}$ 或 CTV_{60})[a]	低危临床靶区范围 (CTV_{54})
舌、口底	T1～T4N0	肿瘤床,整个舌,舌根和双侧Ⅰ～Ⅳ区,由临床医生决定哪些淋巴结引流区是属于高危区还是低危区[b]	双侧Ⅰ～Ⅳ区,由临床医生决定哪些淋巴结引流区是属于高危还是低危区。[b] 有指征情况下,需包括Ⅵ区
	T1～T4N1～3	范围同上,但需包括Ⅵ区	范围同上,但需包括Ⅵ区

续 表

肿瘤部位	分期	高危临床靶区范围 （CTV$_{59.4}$ 或 CTV$_{60}$）[a]	低危临床靶区范围 （CTV$_{54}$）
颊黏膜、白后三角、硬腭、牙龈	T1～T2N0	肿瘤床和临床医生决定的同侧Ⅰ～Ⅳ区[b]	临床医生决定的同侧Ⅰ～Ⅳ区
	T3～T4N0	肿瘤床和同侧Ⅰ～Ⅳ区	对侧Ⅱ～Ⅳ区[c]
	T1～T4N1～3	肿瘤床和同侧Ⅰ～Ⅴ区，或如对侧阳性淋巴结，则包括双侧Ⅰ～Ⅴ区[c]	如对侧淋巴结阴性，则包括对侧Ⅱ～Ⅳ区[c]

注：[a] 镜下切缘阳性或包膜外侵犯的放射治疗剂量为 66 Gy；若伴肉眼可见残留病灶，放射治疗剂量为 70 Gy。
[b] 决定颈部淋巴结引流高危区或低危区范围时，需根据肿瘤的其他特性和临床医生的判断。Ⅵ区为舌癌的淋巴结引流区，常见于淋巴结阳性的患者。强烈建议将其包含于靶区内。
[c] 对局限于一侧的颊黏膜、白后三角、硬腭和牙龈癌，根据临床医生判断，可不进行对侧颈部的放射治疗。硬腭癌通常是小唾液腺来源的恶性肿瘤（如腺样囊性癌），靶区需包括三叉神经的走行通路。因这些类型的癌肿发生淋巴结转移的概率低，故可不进行颈部预防性放射治疗。

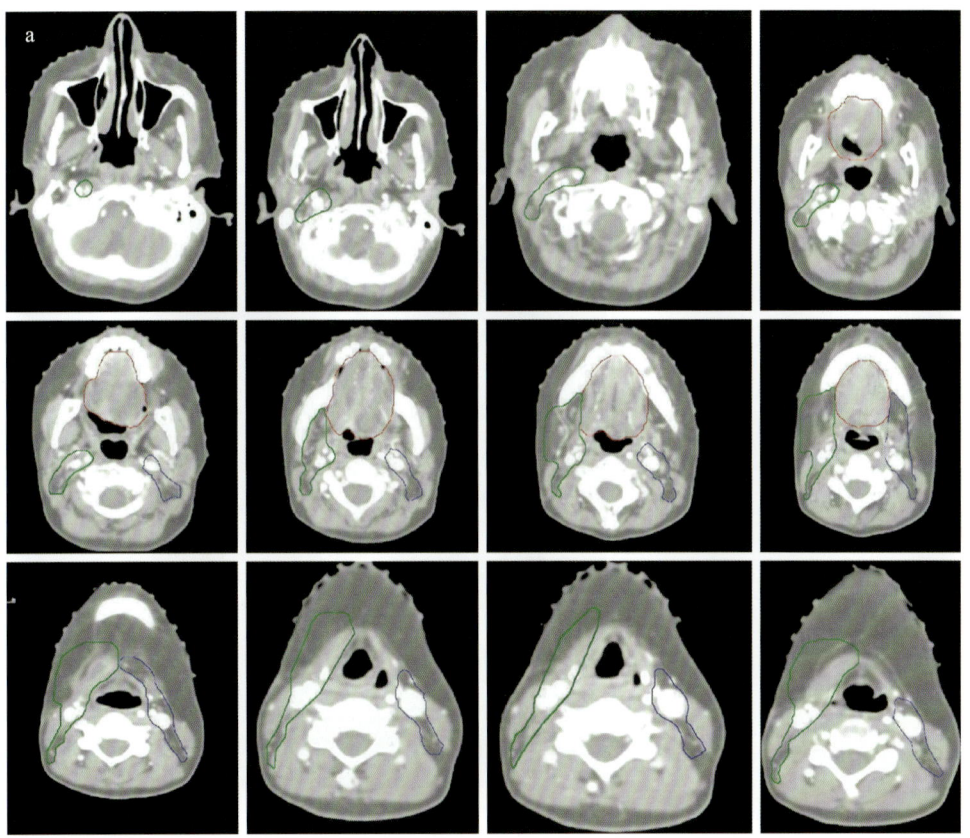

图 6.1 一位罹患舌鳞状细胞癌患者行部分舌切除术后，病理分期 T3N2b，镜下切缘呈阳性。a. 高危 CTV（CTV$_{66}$）以红色线表示，包括阳性切缘。中危 CTV（CTV$_{60}$）以绿色线表示，低危 CTV（CTV$_{54}$）以蓝色线表示。同侧颈部Ⅰ～Ⅴ区，对侧没有淋巴结转移的Ⅰ～Ⅳ区包括在靶区内。推荐对原发舌癌患者靶区需包括Ⅴ区，特别是颈部进行了手术且有同侧淋巴结转移的。b. 对舌癌患者，ⅠA区需包括在靶区内。当颈部软组织有可能受侵时，建议使用组织等效补偿物来确保局部受到足量照射。c. 同侧茎突后间隙是淋巴结转移的危险区域，尤其是Ⅱ区有转移淋巴结时。咽后淋巴结转移的概率很低，故无需包括在内。虽然本病例未显示包括颈部Ⅵ区，但强烈建议在淋巴结转移患者需要将其勾画在靶区内

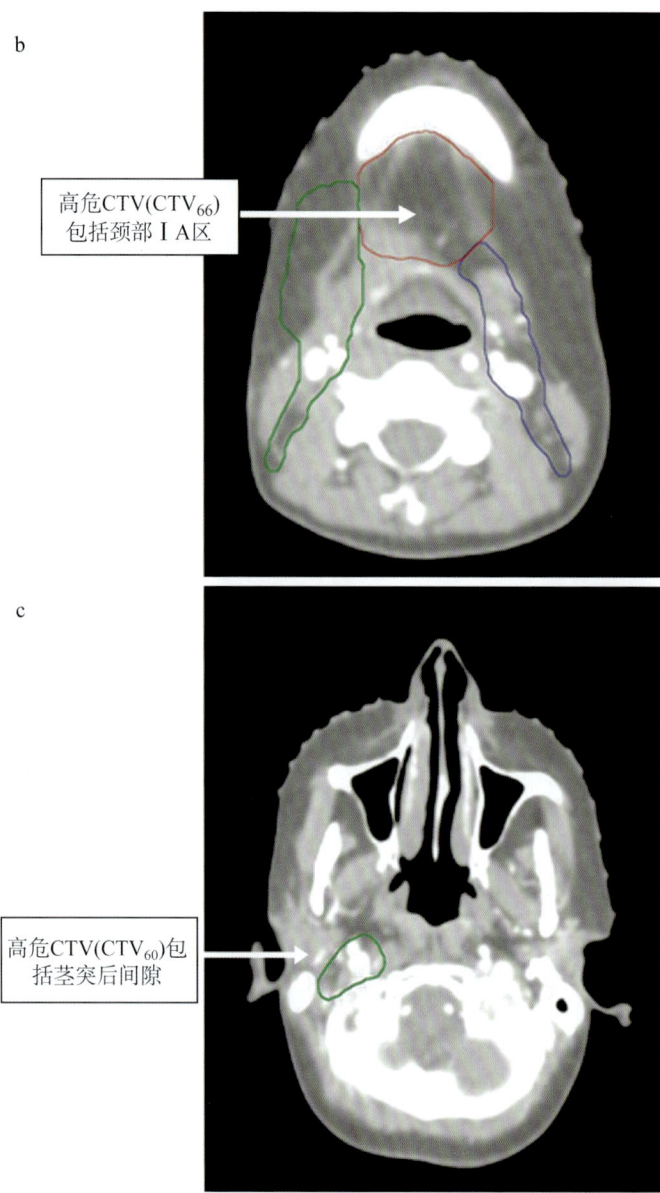

图 6.1（续）

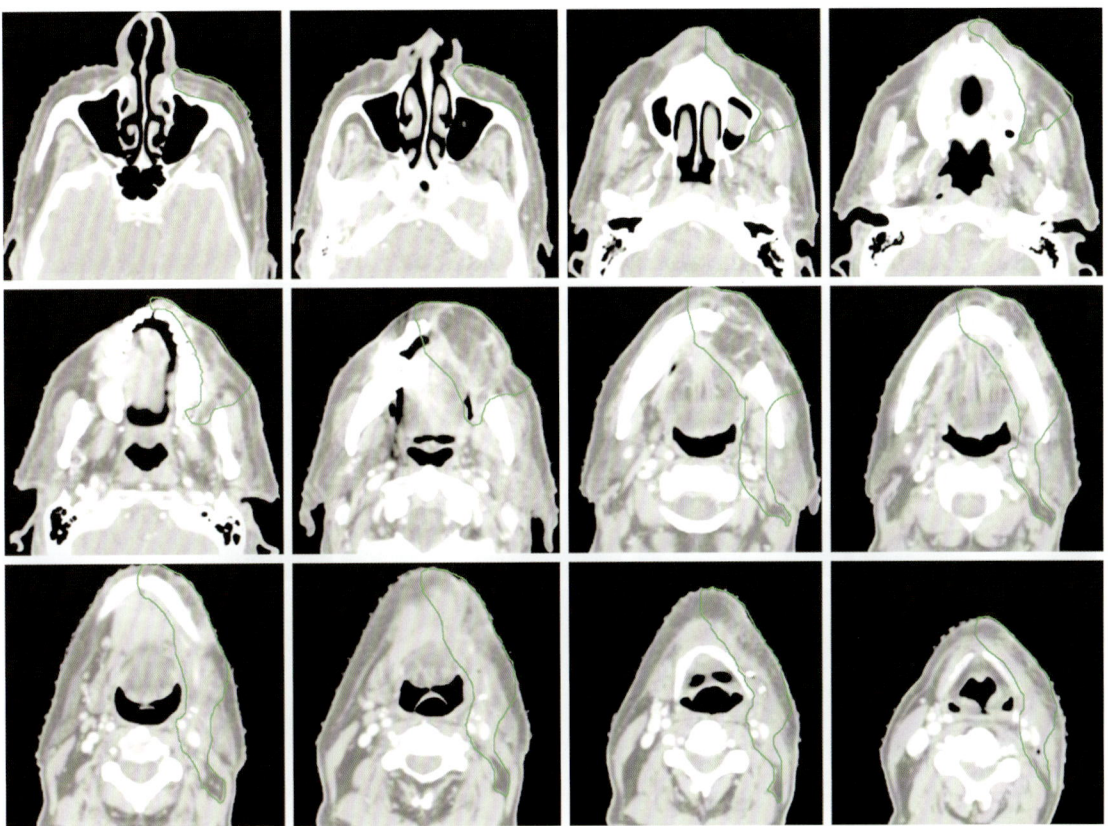

图 6.2 一位罹患颊黏膜鳞状细胞癌患者行下颌骨部分截除术联合左颈清扫术后,病理分期 T4aN0,骨皮质小区受累。术后切缘均阴性。高危 CTV(CTV₆₀)以绿色线表示。靶区包括同侧颈部Ⅰ~Ⅳ区。CTV 的上缘至上方颊龈沟和颞下窝,下缘至下方颊龈沟和颌下腺,前缘至少至唇系带处,后缘至臼后三角区。需使用组织等效填充物,以保证高危 CTV 受到足量照射。若临床上怀疑同侧腮腺可能受累,可将其包括于靶区内

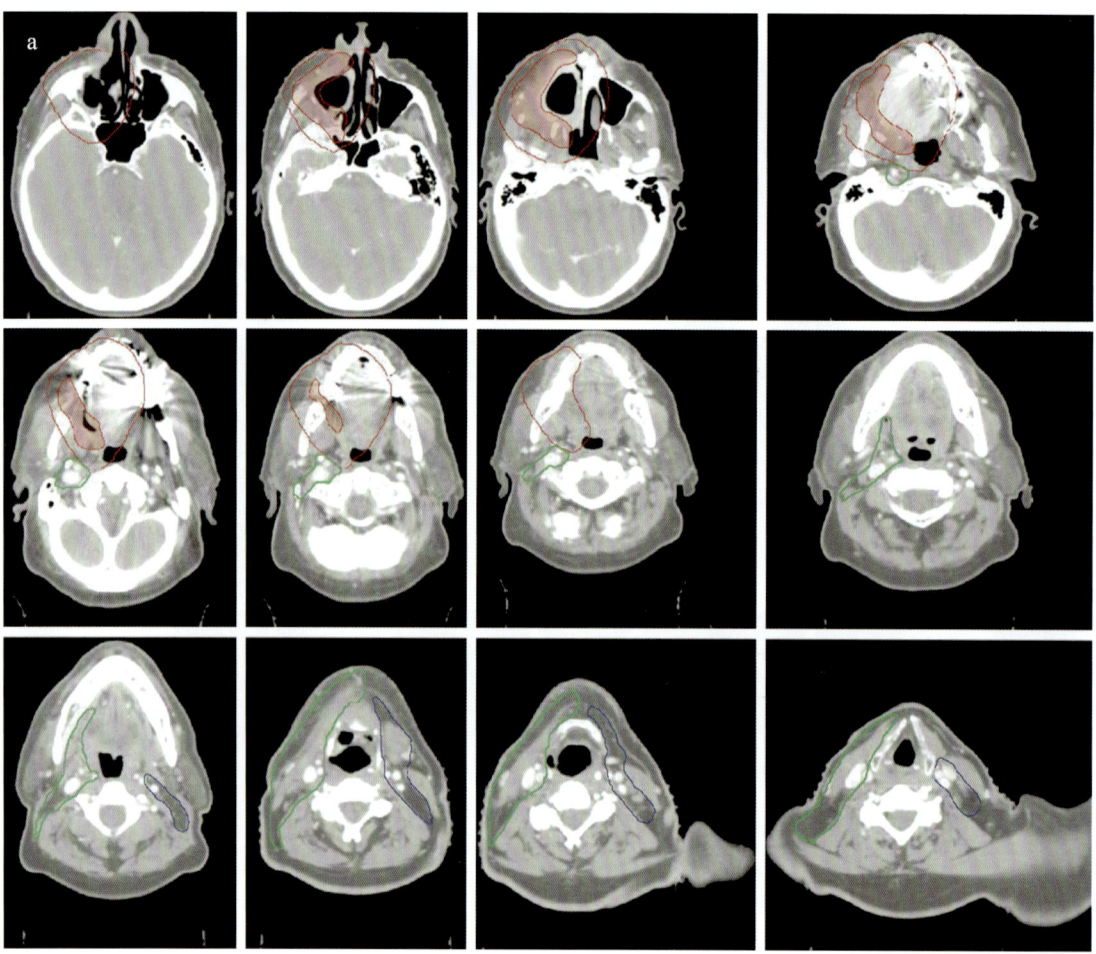

图 6.3 一位罹患白后三角区鳞状细胞癌患者行原发灶切除术联合右颈淋清扫术后,病理分期 T4aN2b,累及翼肌,术后原发灶肉眼残留。a.肉眼肿瘤残留病灶 CTV(CTV$_{70}$)以红色阴影表示,根据术中所见、术前和术后影像来勾画此范围。高危 CTV(CTV$_{59.4}$)原发肿瘤床区域以红色线表示,同侧颈部区域以绿色线表示。低危 CTV(CTV$_{54}$)以蓝色线表示,包括对侧颈部 IB~ IV区。b.翼腭窝是肿瘤向中颅窝侵犯的通道,必须包括在靶区内,尤其是翼状肌已经受累时。c.术后肿瘤靶区应包括整个手术区域,可参考定位 CT 上显示的组织炎症和水肿范围

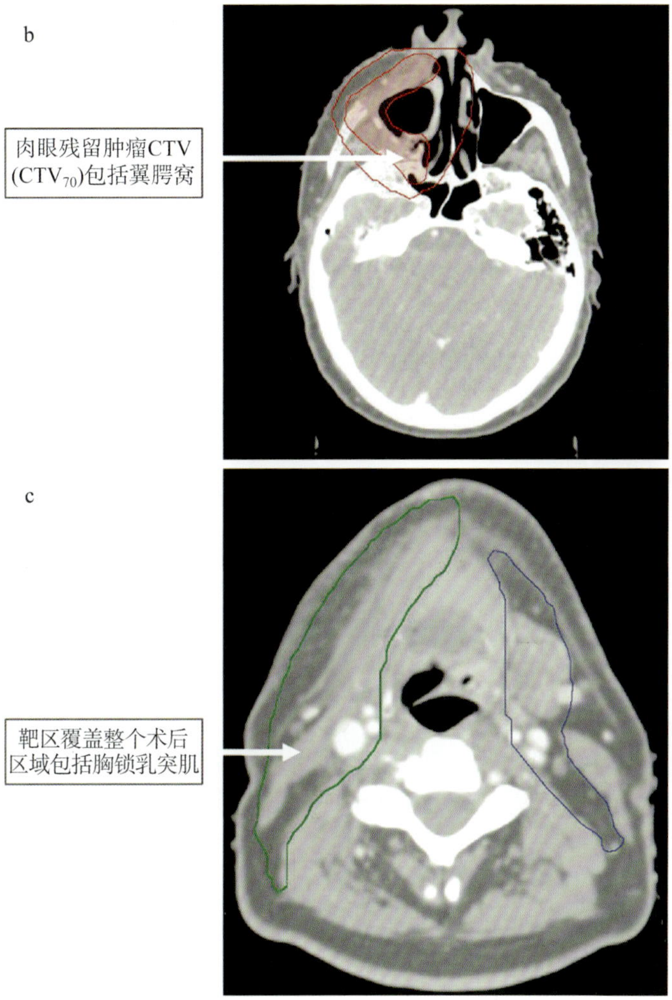

b

肉眼残留肿瘤CTV
(CTV$_{70}$)包括翼腭窝

c

靶区覆盖整个术后
区域包括胸锁乳突肌

图 6.3（续）

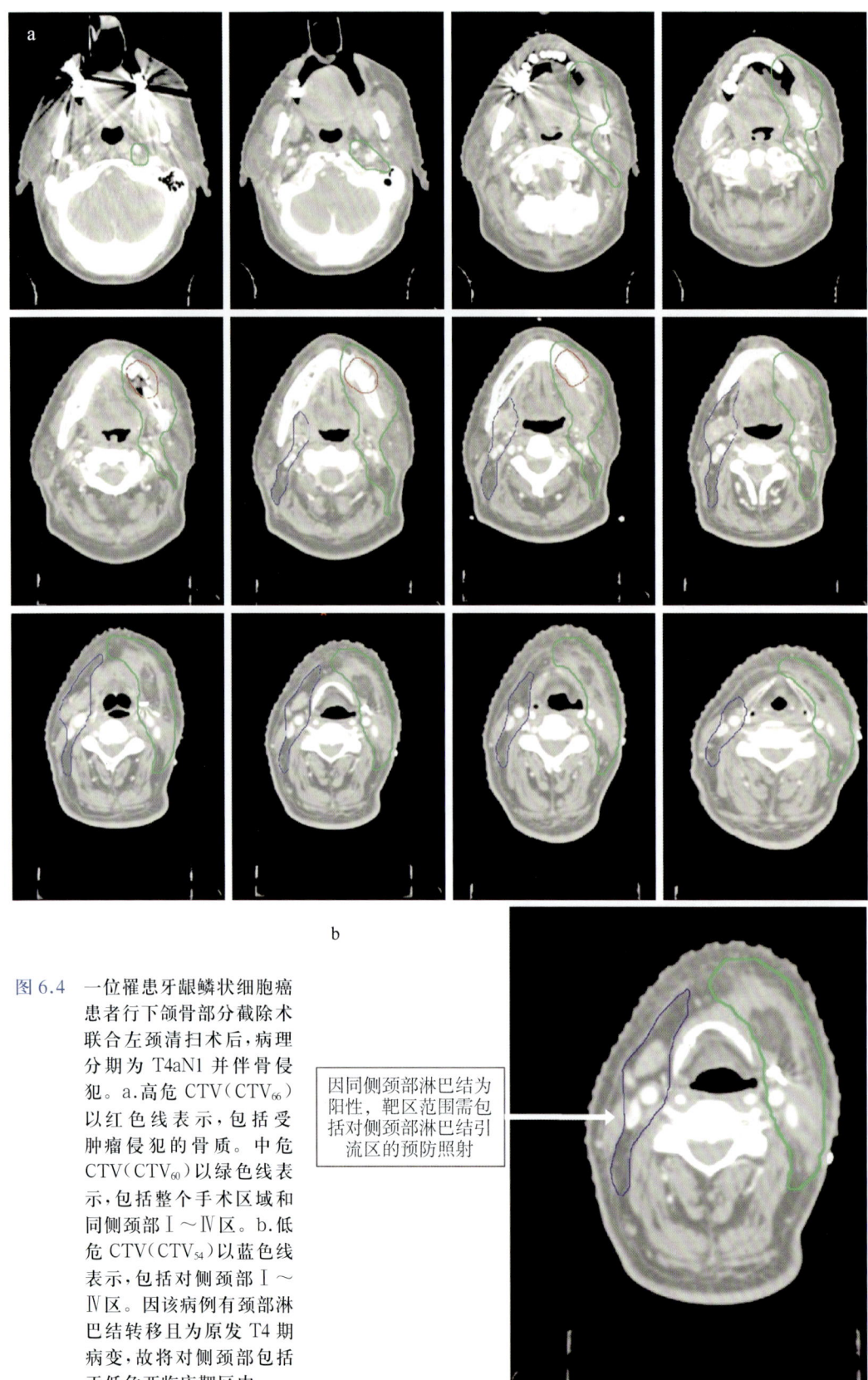

图 6.4 一位罹患牙龈鳞状细胞癌患者行下颌骨部分截除术联合左颈清扫术后,病理分期为 T4aN1 并伴骨侵犯。a.高危 CTV(CTV_{66})以红色线表示,包括受肿瘤侵犯的骨质。中危 CTV(CTV_{60})以绿色线表示,包括整个手术区域和同侧颈部 I～Ⅳ 区。b.低危 CTV(CTV_{54})以蓝色线表示,包括对侧颈部 I～Ⅳ 区。因该病例有颈部淋巴结转移且为原发 T4 期病变,故将对侧颈部包括于低危亚临床靶区内

因同侧颈部淋巴结为阳性,靶区范围需包括对侧颈部淋巴结引流区的预防照射

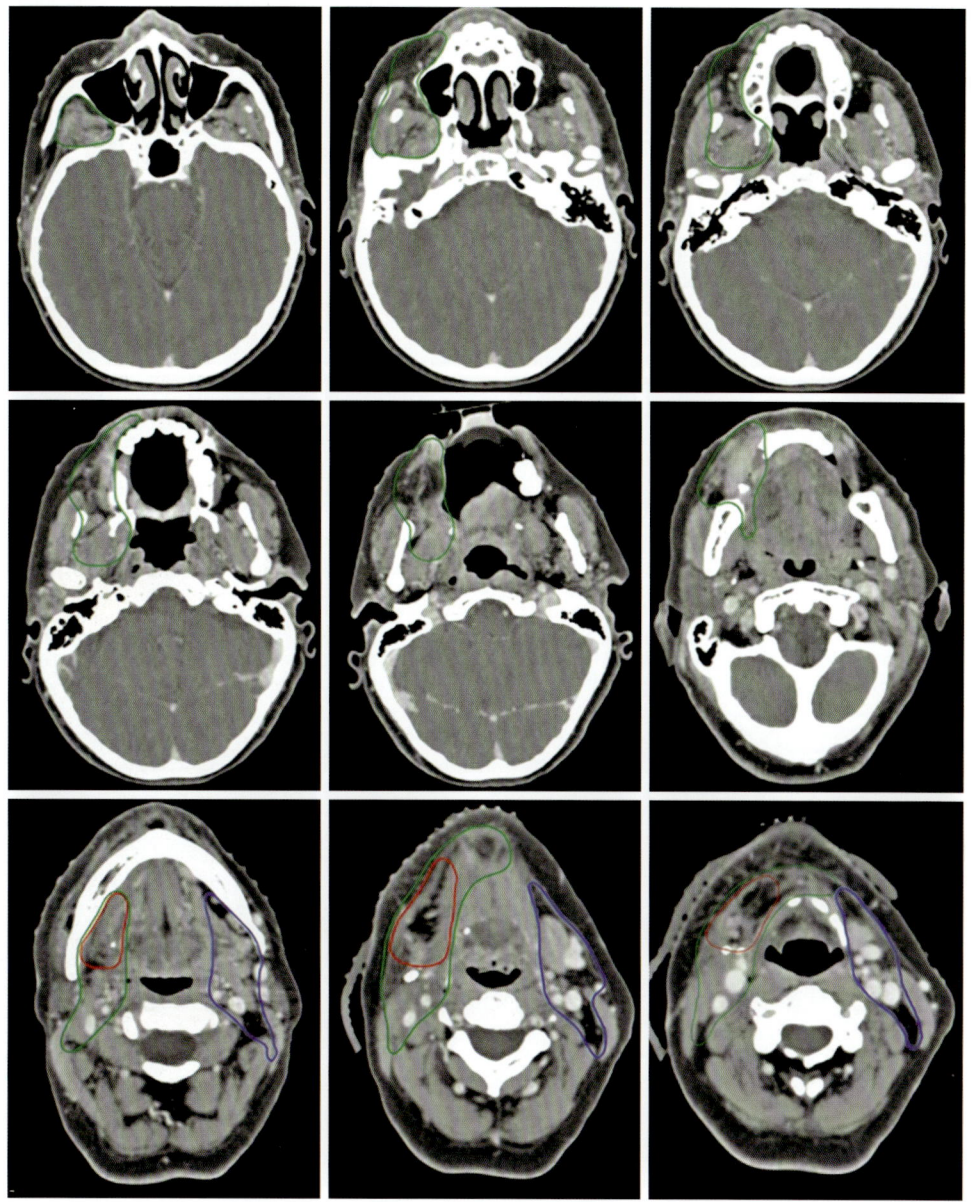

图6.5 一位罹患颊黏膜鳞状细胞癌患者行原发肿瘤切除术联合右颈清扫术后,病理分期 T2N3b,ⅠB区淋巴结有包膜外侵犯。手术切缘阴性,但靠肿瘤深部一侧为近切缘。高危 CTV(CTV_{66})以红色表示,包括包膜外侵犯的淋巴结区域。中危 CTV(CTV_{60})包括手术 区域和整个口腔颊黏膜,同侧颈部Ⅰ~Ⅳ区。CTV 上缘至上方颊龈沟和眶下缘处的颞 下窝,向下至下方颊龈沟和颌下腺,前缘至少至唇系带处,向后至臼后三角区。即使是 较小的原发病灶,外扩的边界也需要比较大。需使用组织等效填充物,以保证高危和中 危 CTV 受到足量照射。因同侧颈部存在淋巴结转移,故低危 CTV(CTV_{54})需包括对侧 颈部Ⅰ~Ⅲ区

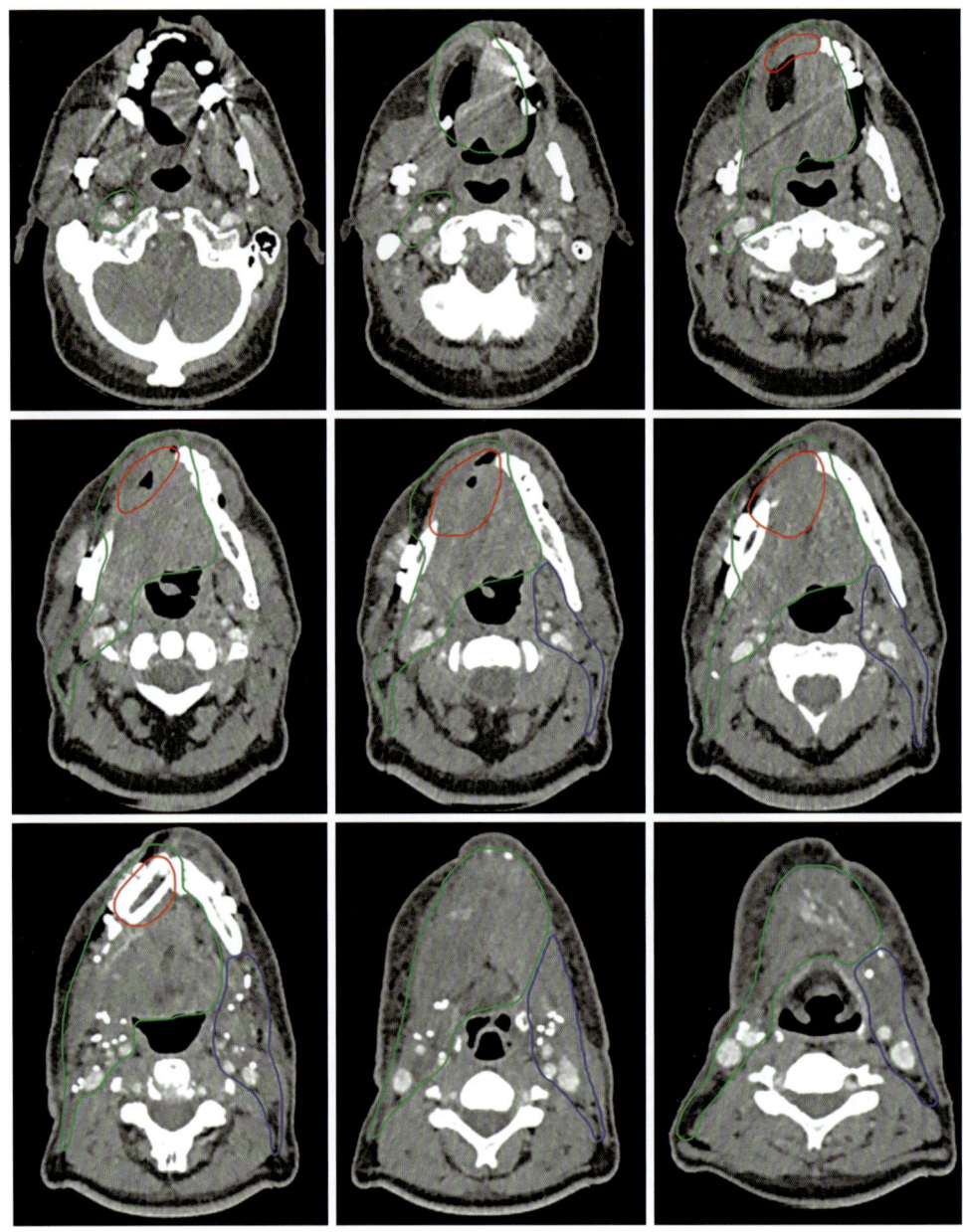

图 6.6 一位罹患口底鳞状细胞癌患者行右半下颌骨切除术联合双侧颈清扫术后,颌骨浸润,病理分期为 T4aN2b。高危 CTV(CTV$_{66}$)以红色线表示,包括骨侵犯的区域。中危 CTV(CTV$_{60}$)以绿色线表示,包括整个手术区域和同侧颈部Ⅰ~Ⅴ区。同侧茎突后间隙也是淋巴结转移的高危区域,应包括在 CTV$_{60}$ 内,特别是颈部Ⅱ区有淋巴结转移时。CTV$_{60}$ 也需包括整个口底区域。低风险 CTV(CTV$_{54}$)以蓝色线表示,包括对侧颈部Ⅰ~Ⅳ区

(沈春英 译,陆嘉德 审校)

7

鼻腔副鼻窦癌

Nasal Cavity and Paranasal Sinus Tumors

Ming Fan, Yao Yu, Jung Julie Kang, Nancy Y. Lee

7.1 解剖学和肿瘤播散规律

- 鼻窦肿瘤组织学类型多样，生物学行为各异，包括鳞状细胞癌（squamous cell carcinoma，SCC）、小唾液腺腺癌、腺样囊性癌、神经母细胞瘤（esthesioneuroblastoma，ENB）、鼻窦未分化癌（sinonasal undifferentiated carcinoma，SNUC）、小细胞神经内分泌癌（small cell neuroendocrine carcinoma，SNEC）、黑色素瘤、NUT 中线癌等。
- 副鼻窦和鼻腔通过多个开口相互连接，仅由很薄的鼻中隔隔开，容易通过局部侵犯扩散到邻近的窦腔内。
  - ENB、SNUC 和 SNEC 起源于鼻腔上部，容易通过筛板侵入颅前窝。这些区域应包含在靶区内。
  - 上颌窦癌可以侵犯到鼻腔（经多孔的内侧壁）、上牙龈（经上颌窦侧壁）、颞下窝或翼腭窝（经后扩散）、眼眶（直接向上侵犯或经过筛窦）。
- 对于有神经旁侵犯的肿瘤靶区，需包括神经的颅内和颅外段。因颅神经在镜下跳跃式转移较常见，且一旦复发难以采用有效手段进行挽救治疗，因此应给予有侵犯的颅神经足够的安全切缘。
  - 若存在颅神经受累，靶区需沿神经通路覆盖到颅底。
  - 强烈建议在腺样囊性癌病例中将颅神经包括在靶区内，即使病理未显示有神经旁侵犯。
- 在一些特殊的病例中应考虑做选择性淋巴结区域的放射治疗。
  - 对于 ENB 和局部晚期的鳞状细胞癌患者（尤其是肿瘤起源于上颌窦或侵犯到淋巴结引流丰富的局部结构如鼻咽、黏膜、皮肤、脸颊、鼻前庭、上颌牙龈或牙槽嵴），应考虑做选择性颈部淋巴结引流区放射治疗。
- 表 7.1 和表 7.2 详细阐述了大体肿瘤和高危、低危靶区的勾画范围和处方剂量推荐。
- 图 7.1～图 7.5 展示了不同临床病例靶区勾画实例。

表 7.1 大体肿瘤靶区勾画范围和处方剂量推荐

靶区	定义与描述
GTV_{70}^{a}	原发部位：临床体检和影像学检查（CT 和 MRI）显示的大体可见肿瘤。PET 有助于进一步明确肿瘤的侵犯范围。MRI 有利于更好地显示 PET 无法发现的隐匿神经旁侵犯
CTV_{70}^{a}	通常情况下，范围与 GTV_{70} 一致。在对原发肿瘤侵犯范围不能完全确定的情况下，可以外扩 3～5 mm 边界。若靶区邻近重要组织结构时，边界不要外扩。换言之，$GTV_{70}=CTV_{70}$
PTV_{70}^{a}	CTV_{70} + 3～5 mm，外扩边界取决于日常摆位误差。在邻近重要正常组织结构如脑干和视交叉时，这个外扩范围可以缩小至 1 mm

注：[a] GTV 的处方剂量为 1.8～2 Gy/分次，总剂量为 70 Gy。

表 7.2 高危和低危亚临床区域靶区勾画范围和处方剂量推荐[a]

靶区	定义与描述
CTV_{60-66}^{a}	CTV_{60} 包括处于高危区的镜下浸润病灶 - 在术后放射治疗病例中，靶区范围需要包括手术床、淋巴结转移的区域，以及所有术前肿瘤病灶范围。需要包括整个手术范围和皮瓣区 - 在根治性放射治疗病例中，靶区范围需要包括原发病灶加外扩 5～10 mm，以及相关的解剖亚结构，特别是解剖结构交界处 CTV_{66} 需要包括阳性切缘或淋巴结包膜外侵犯的区域。可以采用序贯加量 6 Gy/3 分次
CTV_{50-54}	CTV_{50-54} 指低危亚临床区域，包括没有淋巴结转移的颈部或颅神经通路的预防照射
PTV_{60-66}	CTV_{60-66} + 3～5 mm，外扩边界取决于日常摆位误差和是否采用影像引导放射治疗技术。在邻近重要正常组织结构时，PTV 外扩范围可以缩小到 1 mm
PTV_{50-54}	CTV_{50-54} + 3～5 mm，外扩边界取决于日常摆位误差和是否采用影像引导放射治疗技术

注：[a] 对术后放射治疗病例，根据肿瘤的原发部位和侵犯范围，勾画的临床靶区是术前和术后 GTV（如适用）加上一定范围的外扩。

7.2 靶区勾画相关的诊断学检查

- 靶区范围的确定，需详细地了解术前病史/症状、神经学检查（重点是颅神经检查）、术前和术后影像、手术记录和病理报告。
- 除了纤维内镜检查，高质量的影像学检查对肿瘤定位至关重要：
  - 鼻腔鼻窦的薄层（层厚 1～2 mm）高分辨率增强 CT 是显示早期骨皮质侵犯的最佳技术。
  - 增强 MRI 的抑脂序列是显示软组织浸润、颅内侵犯、神经旁侵犯、颅神经孔和颅神经管受累的最佳技术。
  - PET/CT 有助于发现淋巴结和远处脏器的转移灶。

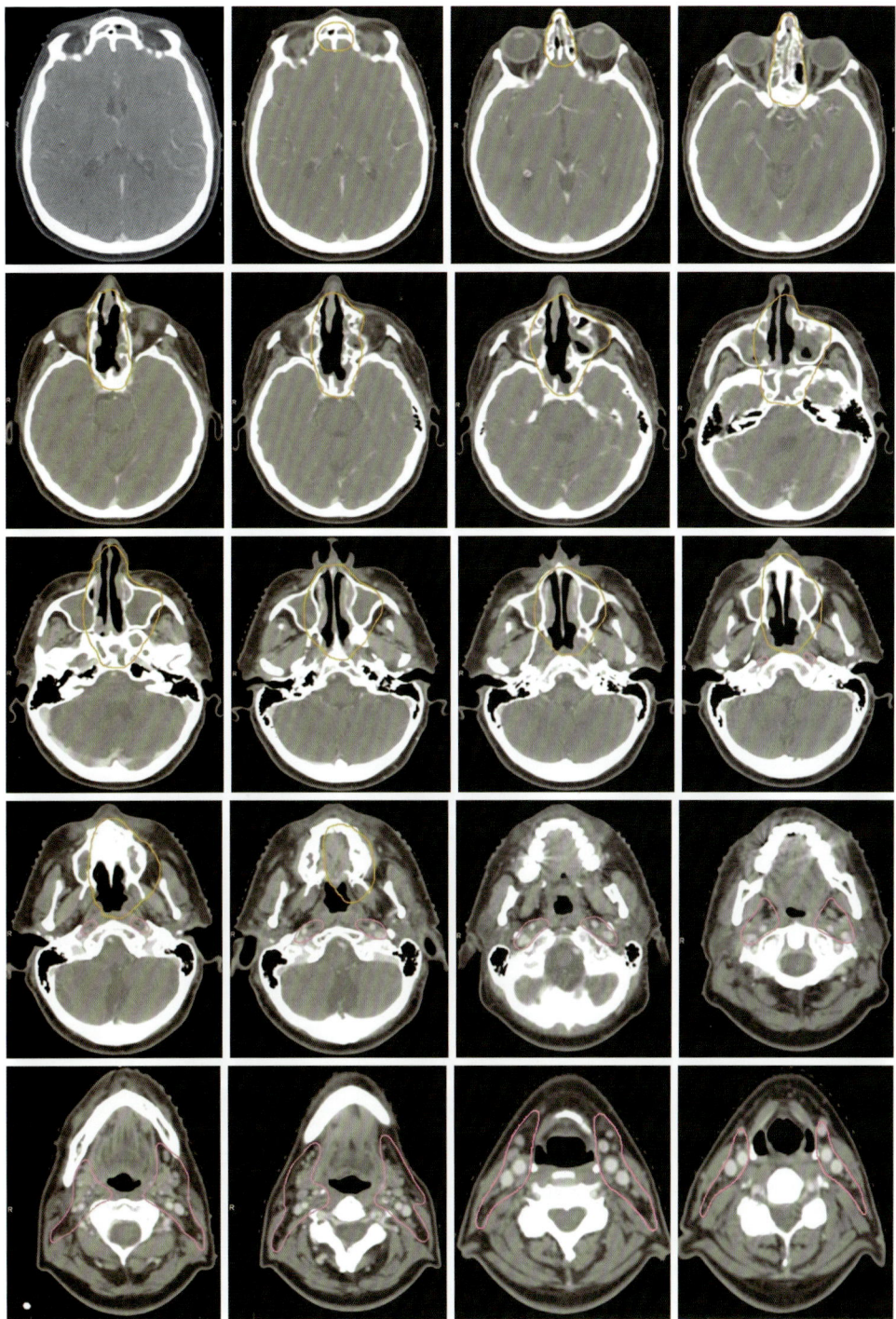

图 7.1 一位罹患 T4aN0M0 鼻腔 SNUC 的 61 岁女性患者，完成 3 周期的诱导化疗后，接受了内镜下肿瘤切除术。手术切缘呈阴性。术后行辅助放化疗，放射治疗期间联合每周 1 次的顺铂化疗。原发肿瘤床放射治疗剂量至 60 Gy（CTV_{60}，橙色线），高危 CTV 包括筛板、筛窦、蝶窦和硬腭。双侧选择性颈部淋巴结引流区包括 RP 淋巴结和 IB～IV 区（CTV_{54}，粉色线）给予预防放射治疗

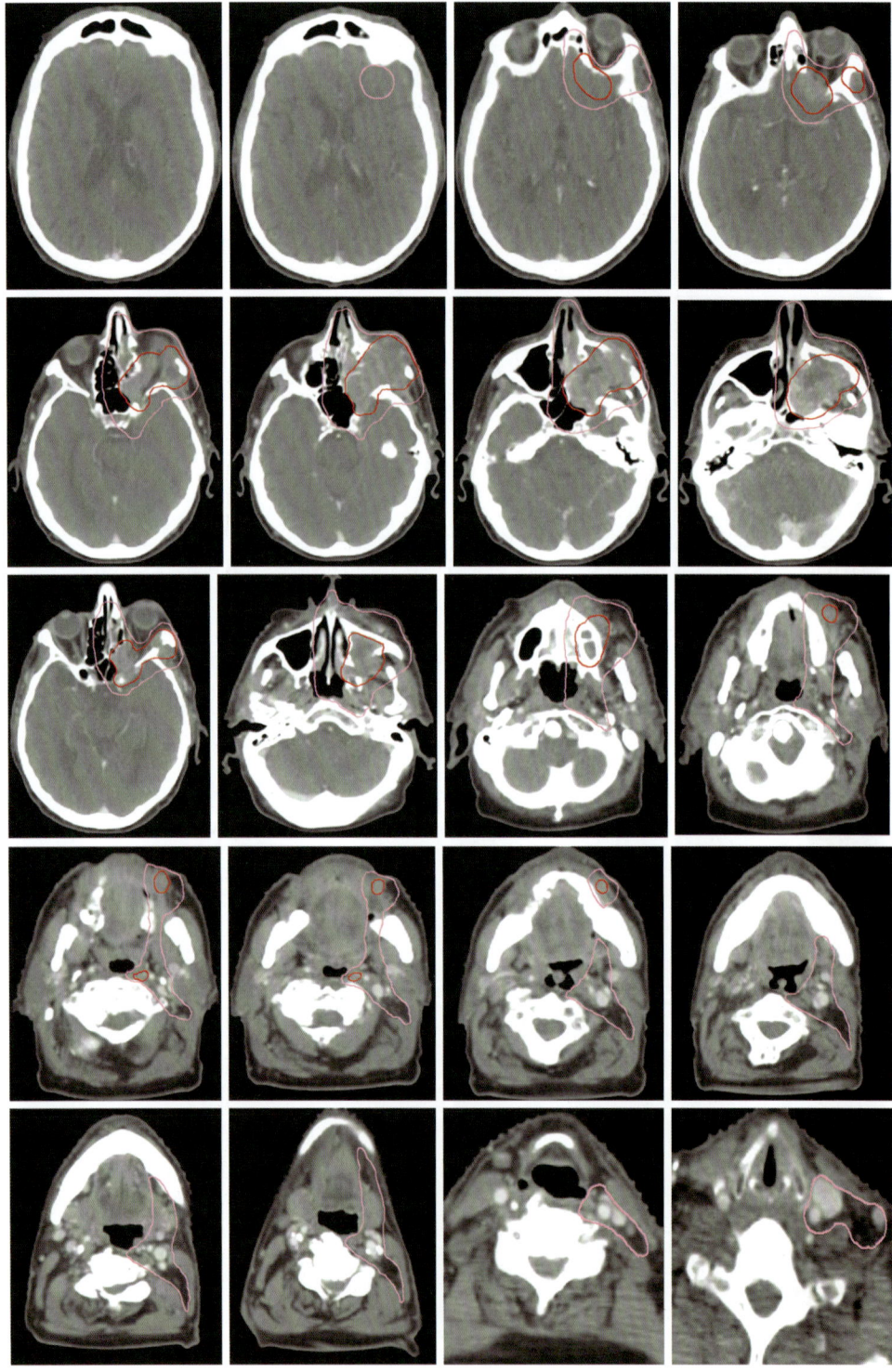

图 7.2 一位罹患 T4bN1M0 左侧上颌窦低分化鳞癌的 74 岁男性患者,病灶侵犯颅前窝,累及颅神经,无法接受手术切除。患者接受了根治性同步放化疗。大体原发肿瘤及转移的淋巴结给予 70Gy 放射治疗剂量(GTV_{70}),以红色线表示。亚临床靶区 CTV_{50} 以粉色线表示,包括眶底、眶下裂、圆孔、翼腭窝、颞下窝和咀嚼肌间隙。根据肿瘤分期和病理分级,CTV_{50} 仅包括同侧颈部(淋巴结阳性一侧:包括咽后与 IB~IV 区)

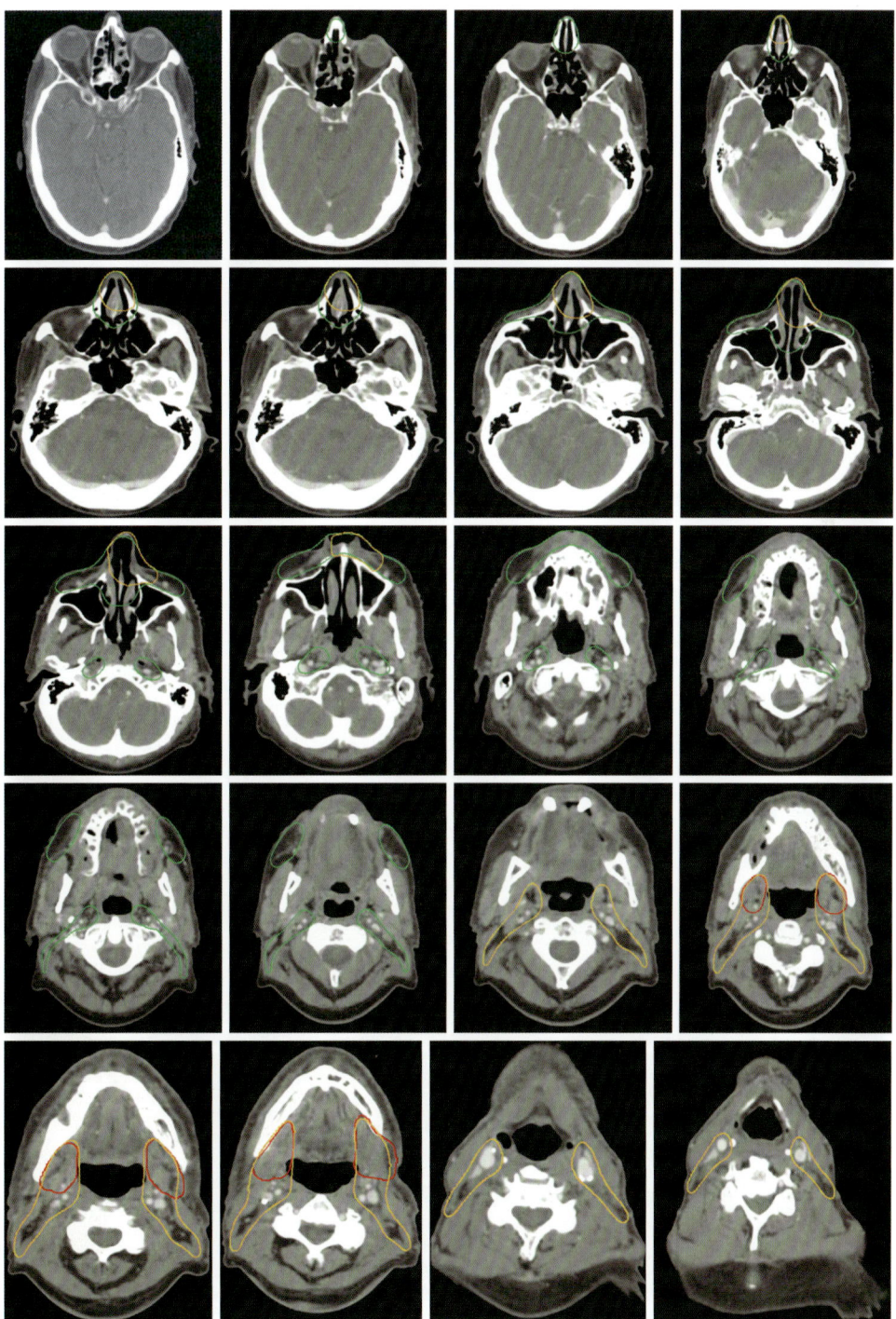

图 7.3 一位罹患前鼻腔中分化鳞癌的 66 岁女性患者,接受了内镜下原发肿瘤切除术和双侧改良根治性颈部清扫术(Ⅰ~Ⅳ区)。术后病理报告显示近切缘,双侧 Ⅰ 区淋巴结转移,并伴有包膜外侵犯。术后行辅助同步放化疗。低危 CTV_{54}(绿色线)包括鼻腔、RP 淋巴结和面部淋巴结。高危 CTV_{60} 以橙色线表示,包括手术区域、术前肿瘤侵犯范围、ⅠB~Ⅳ区淋巴结引流区。CTV_{66} 以红色线表示,包括淋巴结包膜外侵犯的区域

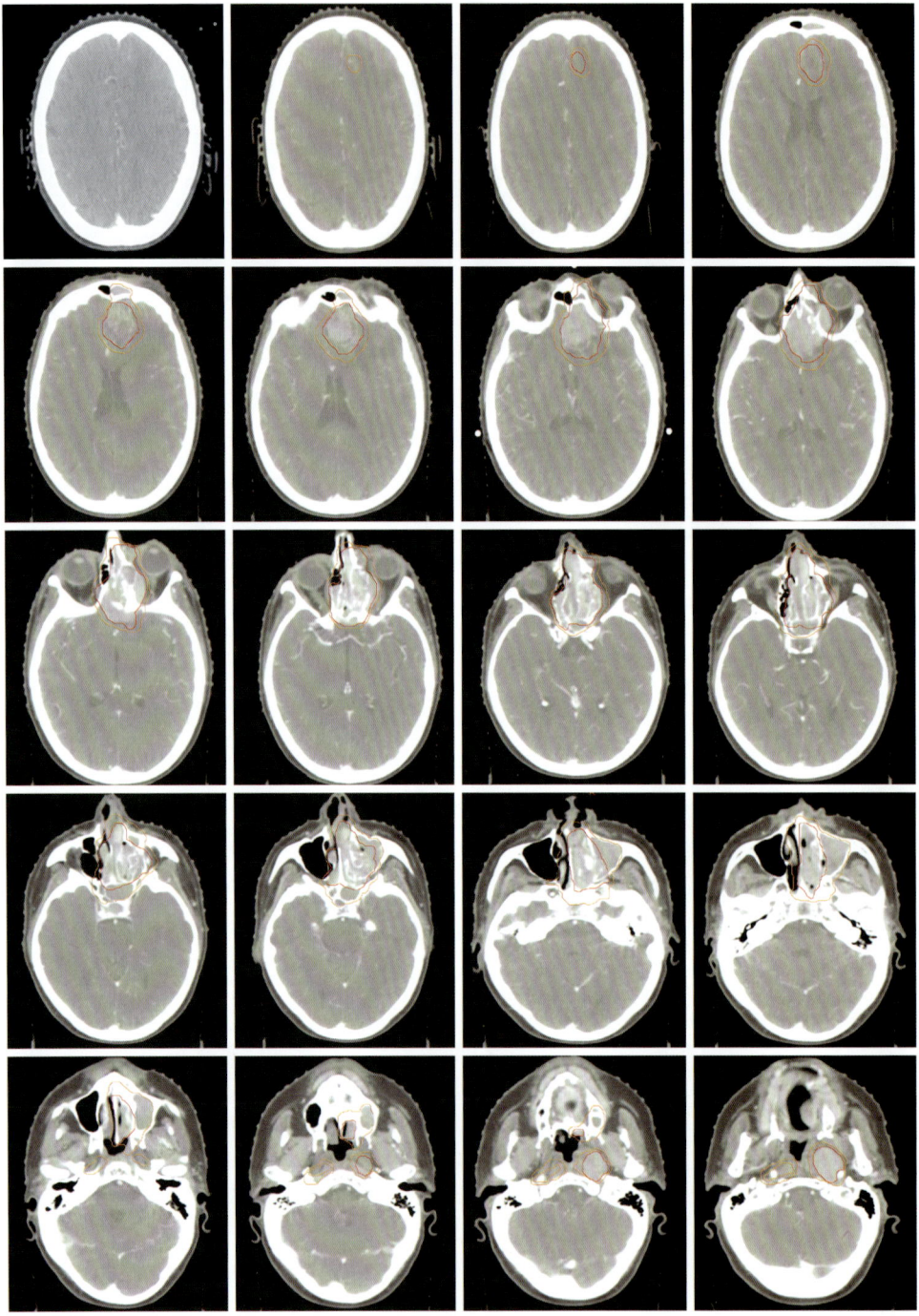

图7.4 一位罹患Kadish C 筛窦神经母细胞瘤的 59 岁女性患者,其原发肿瘤体积较大且侵犯至额叶。完成了 3 周期的诱导化疗后,评估仍然无法进行手术切除,后续行根治性放化疗。GTV$_{70}$ 以红色线表示,包括原发肿瘤和转移的淋巴结。CTV$_{60}$ 以橙色线表示,包括所有高危区域(筛板、硬脑膜、上颌窦内侧、筛窦、蝶窦、鼻腔、翼腭窝、圆孔),以及双侧上颈引流区(咽后和ⅠB~Ⅱ区)。CTV$_{54}$ 以绿色线表示,包括双侧选择性Ⅲ~Ⅳ区的低危淋巴结引流区

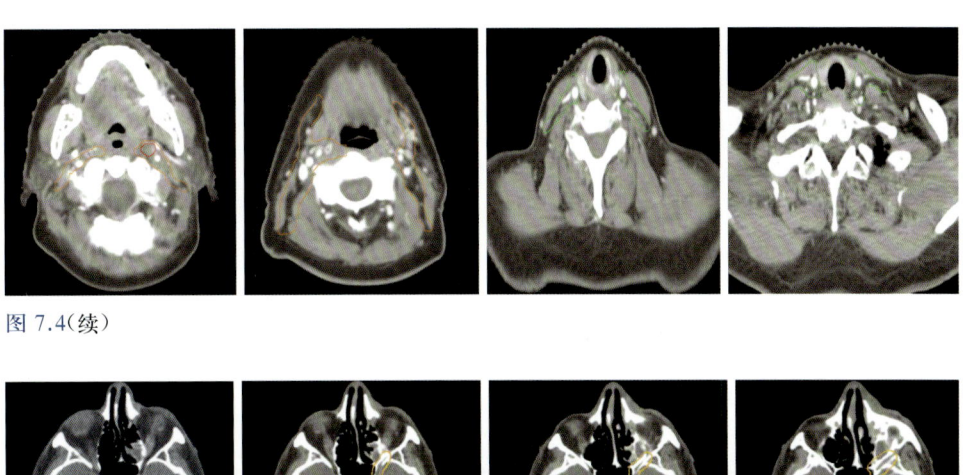

图 7.4（续）

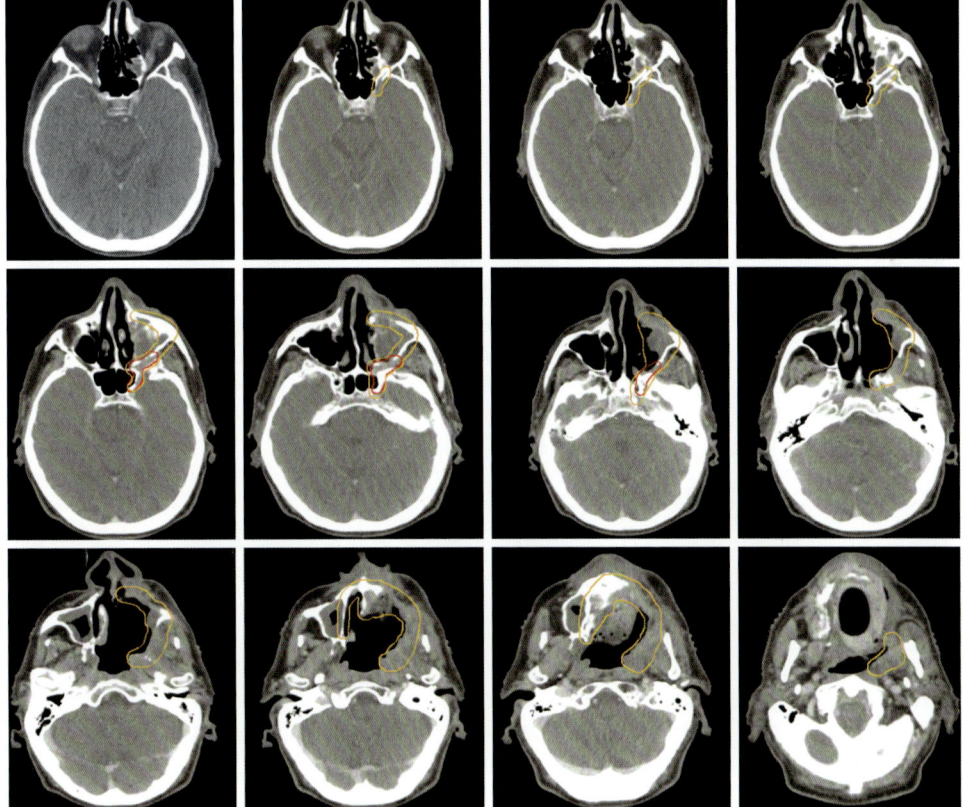

图 7.5　一位罹患 T3N0M0 上颌窦腺样囊性癌的 77 岁男性患者，接受了上颌切除术，病理报告显示切缘阳性。术后影像显示上颌窦后壁片状残留肿瘤。GTV_{70} 以红色线表示，包括大体残余肿瘤。高危 CTV_{60} 以橙色线表示，包括神经通路（眶上裂、眶下裂、圆孔、翼腭窝、翼管）。根据该患者术后病理类型的特点，未行选择性颈部淋巴结引流区的预防放射治疗

7.3　定位和治疗摆位

- 患者取仰卧位，颈部应向后过伸，使用热塑膜固定头颈肩部。可使用特定装置将肩部放低使其置于射线路径外。
- 使用口咬器将舌下压，使其远离高剂量区。对于使用多个金属义齿的患者，定制护齿可以帮助吸收电子散射线并减轻治疗相关的黏膜炎。

- 定位模拟 CT 层厚应≤3 mm，并采用静脉增强造影剂。
- CT 扫描范围自颅顶至气管隆突。
- 等中心点通常置于杓状软骨处。
- 对于术后病例，应在扫描时于瘢痕上放置不透射线标记。
- 临床上目前有多种 IGRT 放射治疗技术可供考虑。理想的日常验证影像包括每日锥形束 CT 扫描，并根据骨性结构调整摆位误差。也可选择每日千伏 X 线成像，根据骨性结构调整误差和每周锥形束 CT 扫描。

7.4 靶区勾画与治疗计划

- GTV 的勾画和确定需综合所有临床相关检查，如内镜、CT、MRI 和 PET（表 7.1～表 7.3）。

表 7.3 不同原发部位 CTV_{60}～CTV_{66} 和 CTV_{70} 靶区勾画的解剖范围

上颌窦 SCC

上界：眶底/颅底。冠状位 MRI 有助于判断眶底受累情况。对于侵犯颅内的病例，需包括硬脑膜 5 mm 边界
下界：硬腭，包括原发大体肿瘤周围至少 10 mm 的范围
内侧界：对病灶位于上颌窦内侧的病例，需包括鼻中隔。对病灶内侧侵犯超过鼻中隔的，需包括整个鼻腔
外侧界：颞下窝，包括咀嚼肌间隙。如果病变向外侧方侵犯，需沿颞肌包括邻近结构
后界：翼腭窝和颅底，注意包括眶下裂。硬腭后侧受第 V 对颅神经第二分支 2(CN V2)神经支配。所以在硬腭后侧受累时，需包括 CN V2/V3 到 Meckel 腔的通路
神经：涉及三叉神经第二分支(CN V2)、眶下神经和腭大神经

鼻腔 SCC、ENB、SNUC、SNEC、恶性黑色素瘤

上界：筛状板，如果完整的话；否则需包括硬脑膜处移植物。当筛状板受累或有明显颅内侵犯时，包括沿硬脑膜 5 mm 边界
下界：硬腭
内侧界：包括整个鼻腔
外侧界：原发病变局限者包括同侧上颌窦的内侧界
后界：翼板、翼腭窝、筛窦和蝶窦
神经：涉及嗅神经分支(CN Ⅰ)，以及三叉神经的第一和第二分支(CN V1/V2)的鼻睫神经和鼻腭神经
SNEC：参考鼻腔鳞癌靶区。该病理类型容易发生远处转移。可以选择常规分割方案或超分割方案，2 分次/天，总剂量至 45 Gy/30 分次。可以不做选择性颈部预防放射治疗
鼻腔恶性黑色素瘤：参考鼻腔鳞癌靶区。该病理类型容易发生远处转移。对肿瘤负荷大的，选择常规分割方案。对小病灶者，仅包括原发病灶区域放射治疗，采用大分割放射治疗，6 Gy/分次，2 分次/周

筛窦

上界：同鼻腔癌
下界：初始原发肿瘤病灶加外扩 10 mm 边界。对于早期病变，到下鼻甲已足够。但对于局部晚期的病变，需要包括硬腭
内侧界/外侧界：鼻腔、筛窦和同侧上颌窦。在纸板侵犯的病例中，需要包括内直肌。更晚期的病变侵犯到眼眶的，需要包括附加的邻近组织结构
后界：颅底。包括蝶窦。如果病灶侵犯鼻咽部或为 N1 期的，咽后淋巴结要包括在靶区内
颈部淋巴结转移不常见。对于侵犯范围广的原发肿瘤(T4)或高度恶性病理类型者(SCC 或腺癌)，需进行选择性颈部淋巴结引流区放射治疗
神经：涉及三叉神经第一和第二分支(CN V1/V2)。副交感神经由翼管神经支配

- 高危 CTV 应包括初诊时所有的病变范围和潜在的亚临床肿瘤扩散区域。
  - 对所有术前影像学扫描（CT 和 MRI）应进行评估，以确保初始的肿瘤靶区均包括在高危 CTV 靶区内。
  - 必须详细了解手术记录和病理报告，以确保合适的 CTV 勾画。
  - 除非医学上伴禁忌证，否则 MRI 检查需应用于所有病例的放射治疗计划，以帮助肿瘤靶区的勾画。
  - 腺样囊性癌具有嗜神经生长的特性，故靶区应包括颅底处神经的颅内和颅外段。
  - ENB 起源于鼻腔上部，早期病变即可侵犯筛状板和颅前窝，因此这些区域应包含于高危 CTV。
- 临床上目前有多种手术方式（面部正中脱手套式、鼻侧切开术、颅面切除术或内镜下切除术），采用哪种手术方式由外科专家视具体情况而定。
  - 若已采用颅面切除术，额骨移植物应包括在靶区内。手术标志物可以帮助确定勾画肿瘤床。
- 根据原发肿瘤部位和疾病扩散范围，主诊医生应酌情考虑是否需要行选择性颈部放射治疗。
  - 根据区域淋巴结引流规律，包括咽后淋巴结和颈部 IB～IV 区。
  - 鼻咽部受累的病例，应包括颈部 V 区。
  - 原发鼻腔肿瘤的病例，应考虑包括面部淋巴结。
  - 因大多数原发灶为中线结构，故通常需包括双侧颈部淋巴结引流区放射治疗。
  - 上颌窦癌患者可考虑单侧颈部淋巴结引流区的放射治疗。
- 推荐的靶区勾画范围详见表 7.1～表 7.3（图 7.1～图 7.5）。
- 治疗计划。
  - 建议采用序贯缩野放射治疗方案。初始计划（30 分次）并采用剂量雕刻技术，低危和高危亚临床靶区分别给予 54 Gy（1.8 Gy/分次）和 60 Gy（2 Gy/分次）。后续缩野计划（5 分次），仅针对大体可见肿瘤病灶追加剂量 10 Gy，使其总剂量达到 70 Gy/35 分次。

（沈春英 译，陆嘉德 审校）

推荐阅读

[1] Bristol IJ, Ahamad A, Garden AS, et al. Postoperative radiotherapy for maxillary sinus cancer: long-term outcomes and toxicities of treatment. Int J Radiat Oncol Biol Phys. 2007;68:719-30.
[2] Chen AM, Daly ME, Bucci MK, et al. Carcinomas of the paranasal sinuses and nasal cavity treated with radiotherapy at a single institution over five decades: are we making improvement? Int J Radiat Oncol Biol Phys. 2007;69:141-7.
[3] Fan M, Kang JJ, Lee A, et al. Outcomes and toxicities of definitive radiotherapy and reirradiation using 3-dimensional conformal or intensity-modulated (pencil beam) proton therapy for patients with nasal cavity and paranasal sinus malignancies. Cancer. 2020;126(9):1905-16.
[4] Hoppe BS, Stegman LD, Zelefsky MJ, et al. Treatment of nasal cavity and paranasal sinus cancer with modern radiotherapy techniques in the postoperative setting — the MSKCC experience. Int J Radiat Oncol Biol Phys. 2007;67(3):691-702.
[5] Le QT, Fu KK, Kaplan MJ, et al. Lymph node metastasis in maxillary sinus carcinoma. Int J Radiat Oncol Biol Phys. 2000;46:541-9.

8

大涎腺
Major Salivary Glands

Michelle S. F. Tseng, Ivan W. K. Tham, Nancy Y. Lee

8.1 靶区设计与勾画的基本原则

- 涎腺肿瘤患者应行头颈部增强 CT 或 MRI,扫描范围自颅底至锁骨。
- 由于 MRI 对软组织显示的优越性,其在显示肿瘤和靶区勾画上更具优势。在 T1 加权像上可对肿瘤边界、侵犯深度及浸润模式做准确评估,结合抑脂技术,T1 加权增强图像能更好地显示神经周围扩散、骨质侵犯及脑膜浸润情况。
- 建议行增强 CT 模拟指导原发病灶 GTV 勾画,并推荐与诊断 MRI 图像融合后行靶区勾画。
- 大体肿瘤与高危区域的靶区推荐详见表 8.1 和表 8.2(图 8.1~图 8.9)。

表 8.1 大体肿瘤区域靶区推荐

靶区	定义与描述
GTV_{70}[a](下标 70 表示照射剂量)	腮腺或颌下腺原发部位:所有临床体检及影像学检查可及或可见的肿瘤病灶 颈部淋巴结:所有短轴径≥1 cm 或伴中心坏死的淋巴结
CTV_{70}	GTV_{70} 外扩 5 mm;GTV_{70} + 5 mm = CTV_{70} 当主诊医生对目标病灶非常确定时,CTV_{70} 可等同于 GTV_{70} 对于可疑小淋巴结(如<1 cm),考虑给予 63~66 Gy 的较低剂量
PTV_{70}	对应于治疗中心的外扩边界,若采用影像引导技术可适当缩小外扩 通常 CTV_{70} + 3~5 mm = PTV_{70}

注:[a] 大体肿瘤照射剂量推荐 2 Gy/分次至 70 Gy。

M. S. F. Tseng (✉)
Department of Radiation Oncology, National University Cancer Institute, National University Health System, Singapore, Singapore
e-mail: michelle_tseng@nuhs.edu.sg

I. W. K. Tham
Radiation Oncology Centre, Mount Elizabeth Novena Hospital, Singapore, Singapore
e-mail: ivan.tham@parkwaypantai.com

N. Y. Lee
Department of Radiation Oncology, Memorial Sloan-Kettering Cancer Center, New York, NY, USA
e-mail: leen2@mskcc.org

表 8.2　高危亚临床区域靶区推荐

靶区	定义与描述
CTV_{60}	腮腺或颌下腺 CTV_{60} 应包括完整 GTV 或术后患者的术床
	腮腺术床边界
	前界:咬肌
	外侧界:颈部软组织
	内侧界:茎突深部,可能需要根据腮腺范围延伸至咽旁脂肪
	后界:乳突
	颌下腺术床边界 以对侧颌下腺为参考对照,包括完整术床及所有术后改变
	术后肿瘤残留或切缘阳性者,强烈推荐加量 6~10 Gy。鼓励外科医生术中使用钛夹标记以协助放射治疗定位
	对于神经侵犯病例[1]
	腮腺肿瘤:包括面神经、舌咽神经和三叉神经第三支;可能需延伸至麦氏(Meckel)腔
	颌下腺和舌下腺肿瘤:包括舌下神经和舌神经;可能需延伸至麦氏腔,尤其是腺样囊性癌;可能也需包括面神经
CTV_{50}	临床颈部淋巴结阳性肿瘤
	选择性同侧颈部淋巴结引流区照射(IB~V区)50 Gy,可考虑不包括V区
	临床颈部淋巴结阴性肿瘤
	同侧颈部:高级别或大肿瘤(T3~T4)者至少包括 IB~III/IV区。由于腺样囊性癌或腺泡细胞癌淋巴结转移风险低,故一般不需要选择性颈部淋巴结引流区照射
	对侧颈部
	腮腺肿瘤:当临床伴高危因素时考虑予以放射治疗
	颌下腺肿瘤:当临床伴高危因素时考虑予以放射治疗
PTV_{60}	对应于治疗中心的外扩边界,若采用影像引导技术,可适当缩小外扩
	通常 $CTV_{60}+3\sim5$ mm$=PTV_{60}$

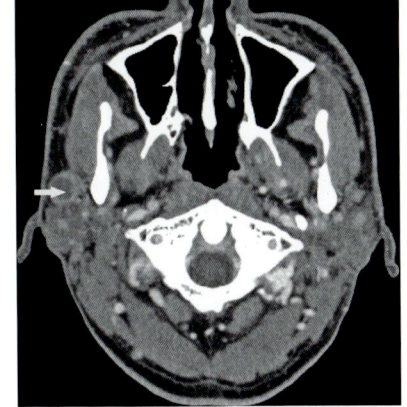

图 8.1　一位伴既往右侧颞部皮肤 SCC 手术史患者的增强 CT 横断位图像。当前呈现同侧腮腺肿块(箭头),穿刺细胞学证实为转移性 SCC

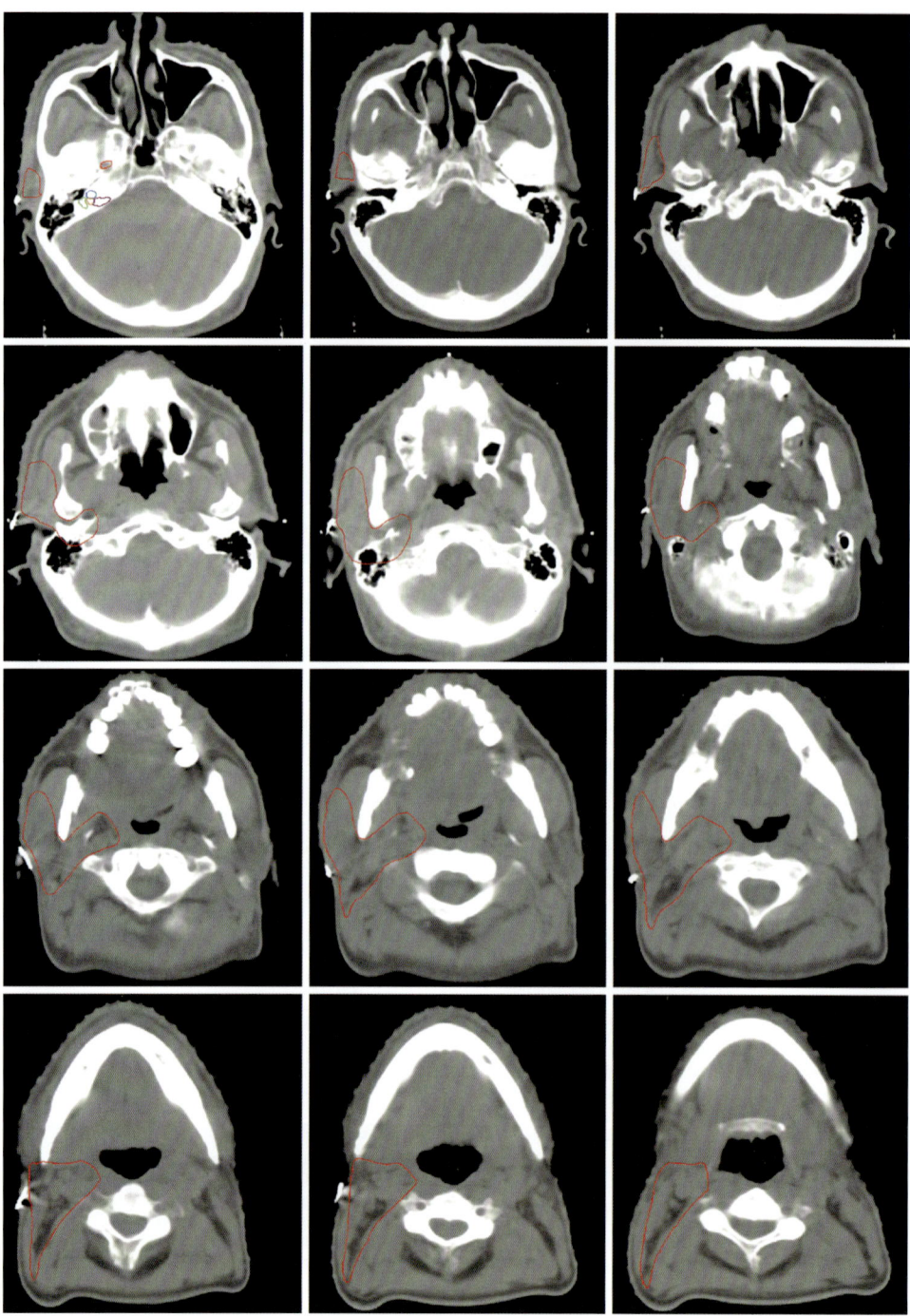

图 8.2 同一位患者行腮腺浅叶切除术后(切缘阴性)的 CT 模拟图像,面罩固定,扫描层厚为 3mm。图示仅选取了代表性层面。需注意,颞部皮肤癌原发病灶区域也应行照射,可选择 IMRT 或 3D-CRT 联合电子线照射,或行整体计划 IMRT/3D-CRT 照射,尤其当原发病灶治疗在 1 年内时。第一张图中的颅底结构如图 8.3 标示。橙色线为 CTV_{60}

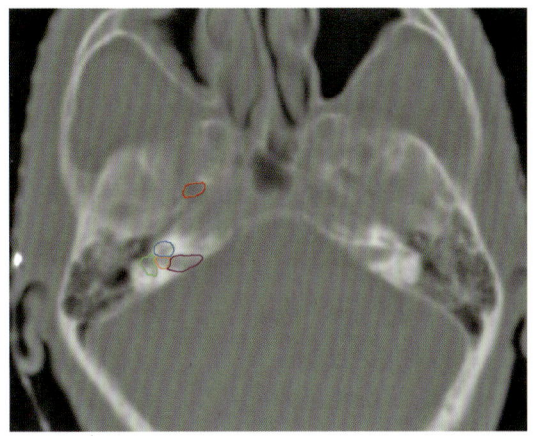

图 8.3 颅底。勾画颅底结构时应使用骨窗。结构标示如下：红色线为卵圆孔，蓝色线为耳蜗，橙色线为前庭，紫色线为内耳道，绿色线为半规管

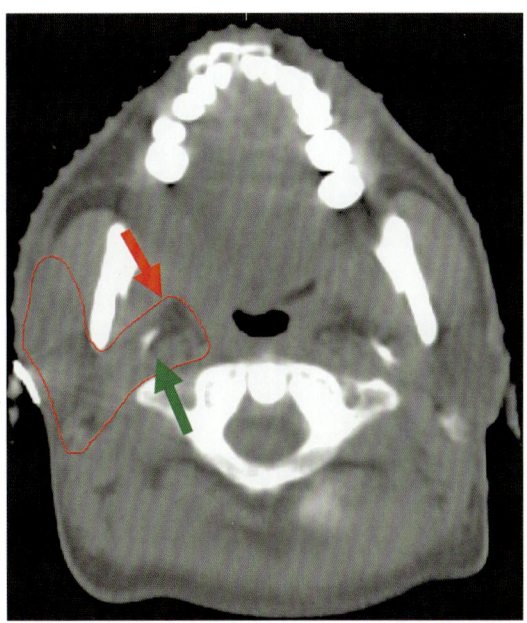

图 8.4 咽旁间隙（红色箭头）为一个自颅底延伸至舌骨水平的深在脂肪间隙，较大或较深的腮腺肿瘤放射治疗时应将咽旁间隙包括在靶区内。茎突后间隙（绿色箭头）位于茎突的后外侧，颈部淋巴结可转移至此，故 CTV_{60} 应包括此间隙

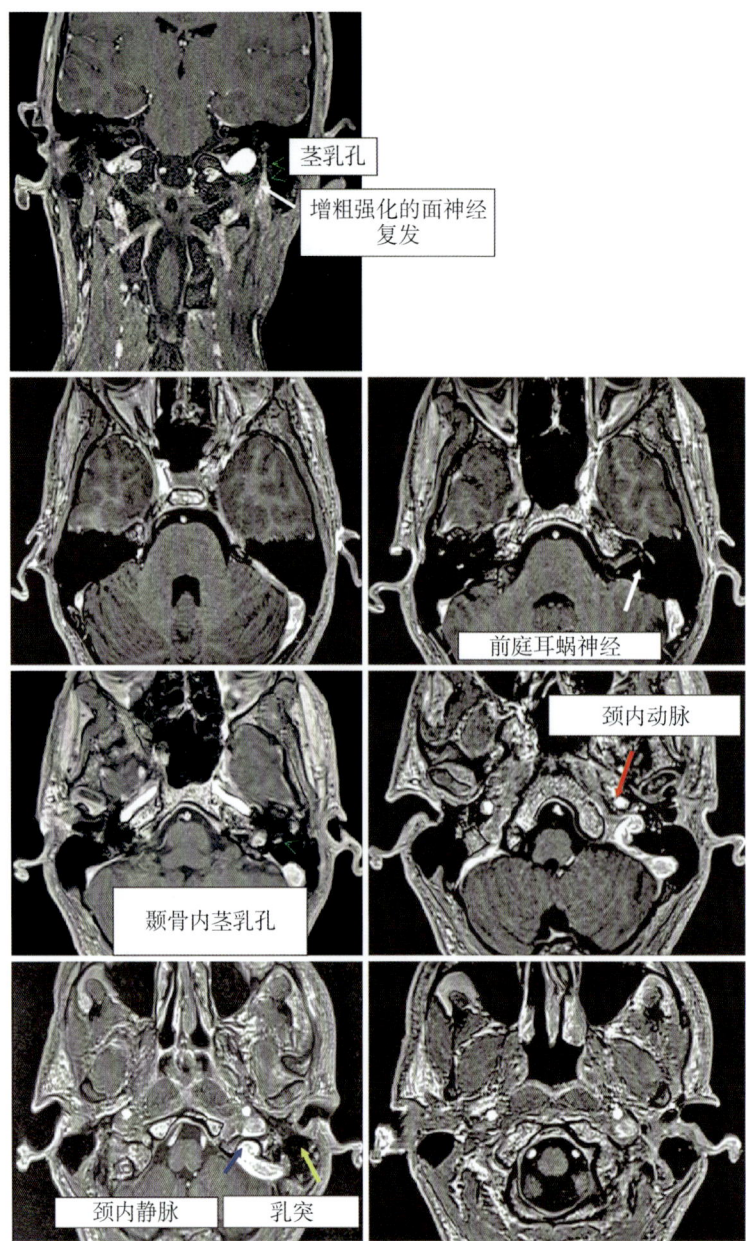

图 8.5 茎乳孔。注意图中 T1 加权 MRI 增强图像显示的神经周围复发模式：左侧腮腺黏液表皮样癌复发，经由茎乳孔（绿色箭头）侵犯左侧面神经。当腮腺肿瘤累及面神经或组织学为腺样囊性癌时，靶区需包括面神经。需注意包括面神经的颞骨内走行部分，从内耳道经由面神经管延伸至茎乳孔

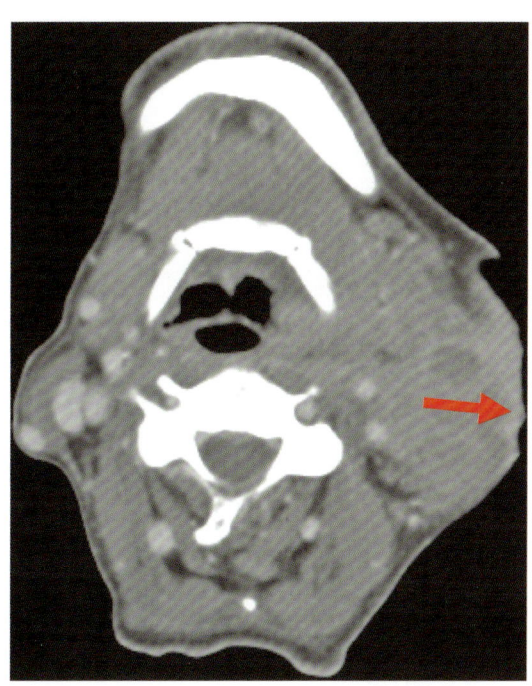

图8.6 皮肤。若临床体检或影像学检查(红色箭头)提示皮肤浸润,需加用组织补偿使靶区包括受累皮肤。手术期间肿瘤包膜破裂者,其靶区应包括手术瘢痕

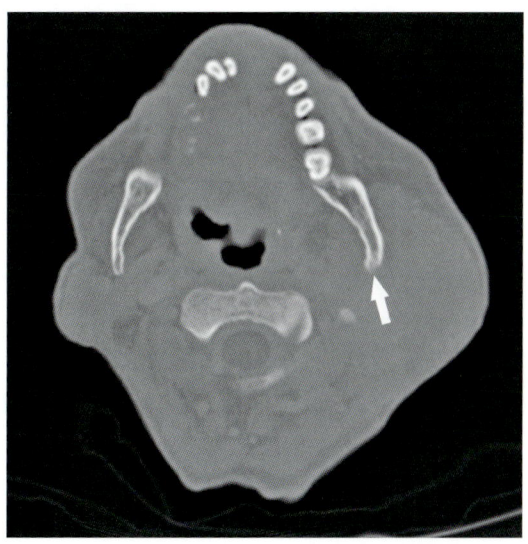

图8.7 骨。在CT骨窗上评估骨质受累情况,若必要则包括于CTV内。白色箭头显示左下颌支后方骨膜反应,提示肿瘤累及此处骨质

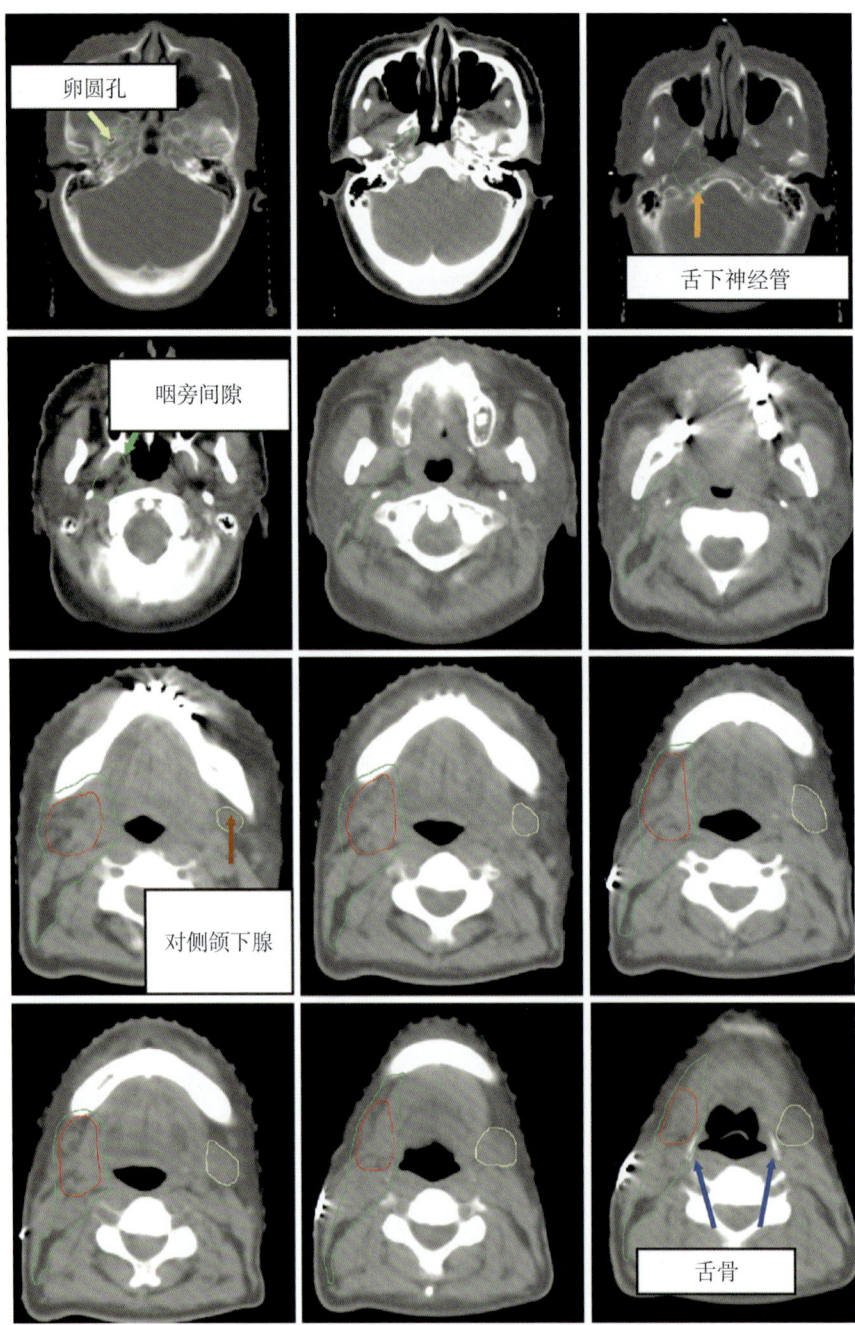

图 8.8 颌下腺。一位罹患 cT1N1M0 右侧颌下腺高级别黏液表皮样癌患者行完整切除术后(手术切缘阴性)的部分 CT 模拟图像,图示选取具代表性层面。结构如下:红色线 CTV_{60-66} 为术床,绿色线 CTV_{50-54} 为同侧淋巴结引流区和咽旁间隙直到颅底。舌神经或舌下神经(尤其该神经受累者)至颅底区域应当包括在靶区内。舌神经起于三叉神经下颌支(V3)卵圆孔处,走行于翼外肌深面,经由翼内肌与下颌支之间至颌下腺内侧面,最后终止于舌

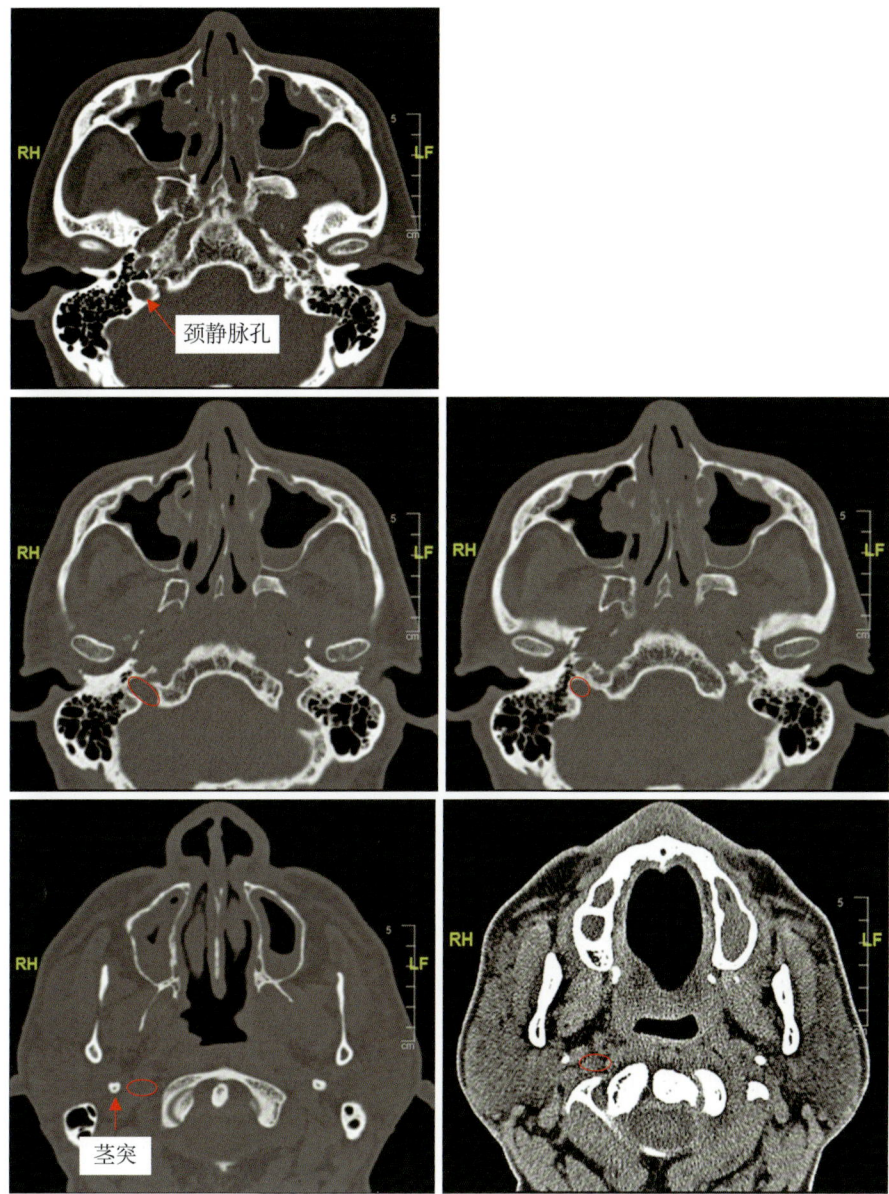

图 8.9 舌咽神经经颈静脉孔出颅,下行至颈部,位于颈内动脉前外侧、茎突内侧。其分支终止于咽。红色椭圆显示不同 CT 层面舌咽神经走行路径。最后一张图通过软组织窗显示舌咽神经位置

(欧丹 译,孔琳 审校)

参考文献

[1] Armstrong K, Ward J, Hughes NM, Mihai A, Blayney A, Mascott C, et al. Guidelines for clinical target volume definition for perineural spread of major salivary gland cancers. Clin Oncol (R Coll Radiol). 2018;30(12):773-9.

9

甲状腺癌
Thyroid Cancer

KavehZakeri, Shyam S. D. Rao, Nadeem Riaz, Nancy Y. Lee, Robert L. Foote

9.1 靶区设计与勾画的基本原则

- 除详细体格检查外，还须行必要的影像学检查用以诊断、分期及制订放射治疗计划。因增强 CT 使用的碘造影剂对碘摄取的影响最长可持续 6 个月，故随后需行放射性[131]I 治疗者应避免碘造影剂 CT 增强检查。MRI 和 B 超对显示淋巴结病变或甲状腺外侵犯具有一定价值。与大多数分化好的甲状腺癌不同，甲状腺未分化癌可能对 FDG 高摄取。
- 须行 CT 模拟以指导 GTV 尤其是颈部淋巴结的勾画。如上所述，应慎用碘增强造影剂。
- 体位摆放时，头部应稍仰伸以降低口腔剂量。定位时采用头颈肩固定热塑面罩优于仅固定头颈的面罩。
- 大体肿瘤或手术切缘阳性的瘤床的照射剂量应达 66～70 Gy；高危区域照射剂量建议为 54～63 Gy。可采用全程一体化的剂量雕刻 IMRT 计划，采用 30～35 分次照射，或初始 IMRT 后再行缩野后加量。推荐临床靶区（CTV）采用常规放射治疗分割剂量，即 1.8～2 Gy。
- GTV 及 CTV 靶区应在 CT 模拟图像的每一层予以勾画。大体肿瘤（如 CTV_{66-70}）及高危亚临床区域（CTV_{54-63}）CTV 的精准选择和勾画对甲状腺癌的 IMRT 治疗至关重要。

K. Zakeri (✉) · N. Riaz · N. Y. Lee
Department of Radiation Oncology, Memorial Sloan-Kettering Cancer Center,
New York, NY, USA
e-mail: zakerik@mskcc.org; riazn@mskcc.org; leen2@mskcc.org

S. S. D. Rao
Department of Radiation Oncology, UC Davis Cancer Center, Sacramento, CA, USA
e-mail: sdrao@ucdavis.edu

R. L. Foote
Department of Radiation Oncology, Mayo Clinic College of Medicine, Rochester, MN, USA
e-mail: foote.robert@mayo.edu

大体肿瘤与高危区域靶区推荐详见表9.1和表9.2(图9.1~图9.5)。

表9.1 大体肿瘤靶区推荐

靶区	定义与描述
GTV_{66-70} [a]（下标66-70表示照射剂量）	**原发部位**：所有临床体检及影像学检查可及病灶
	颈部淋巴结：所有≥1 cm 或伴中心坏死的淋巴结
CTV_{66-70} [a]	CTV_{66-70} 通常与 GTV_{66-70} 相同。若大体肿瘤具不确定性，则外扩边界3~5 mm；GTV_{66-70} + 3~5 mm = CTV_{66-70}
	若 GTV 靠近脊髓，为保护脊髓，则可接受 1 mm 的外扩边界
	对于可疑小淋巴结(如<1 cm)，可考虑予较低剂量 66 Gy(CTV_{66})
PTV_{66-70} [a]	根据患者日常摆位误差，CTV_{66-70} + 3~5 mm。若 CTV 靠近脊髓，则可接受 1 mm 的外扩边界

注：[a] 大体肿瘤靶区推荐照射剂量为 70 Gy。需保护臂丛、喉、脊髓、肺或食管时，剂量可考虑降低至 66 Gy。大体肿瘤切除后但切缘阳性或高度怀疑手术残留者，瘤床或可疑残留区域应予以照射 66 Gy。

表9.2 高危亚临床区域靶区推荐

靶区	定义与描述
CTV_{54-63} [a]	原发部位：应包括气管食管沟及 CTV_{66-70} 外扩>5 mm 边界区域
	术后病例应包括患侧瘤床及气管食管沟。行气管切开术者还应包括气切口至皮肤表面间区域
	若上喉部(声带/杓状软骨及以上区域)和食管后部非邻近肿瘤/瘤床，则靶区应尽量避开这些区域
	(若切缘阳性，参见表9.1)
	颈部：包括双侧Ⅱ~Ⅶ区淋巴结引流区。但当治疗中央区及上纵隔至隆突水平时，上述双侧颈部引流区可省略。除非有高危因素，Ⅰ区及咽后淋巴结区域通常可省略
PTV_{54-63} [a]	根据患者日常摆位误差，CTV_{54-63} + 3~5 mm。若 CTV 靠近脊髓，则可接受 1 mm 的外扩边界

注：[a] 高危亚临床区域推荐照射剂量为 60~63 Gy。未受累淋巴结引流区可认为是低危亚临床区域，可根据主诊医生自行选择是否予以照射 54 Gy。

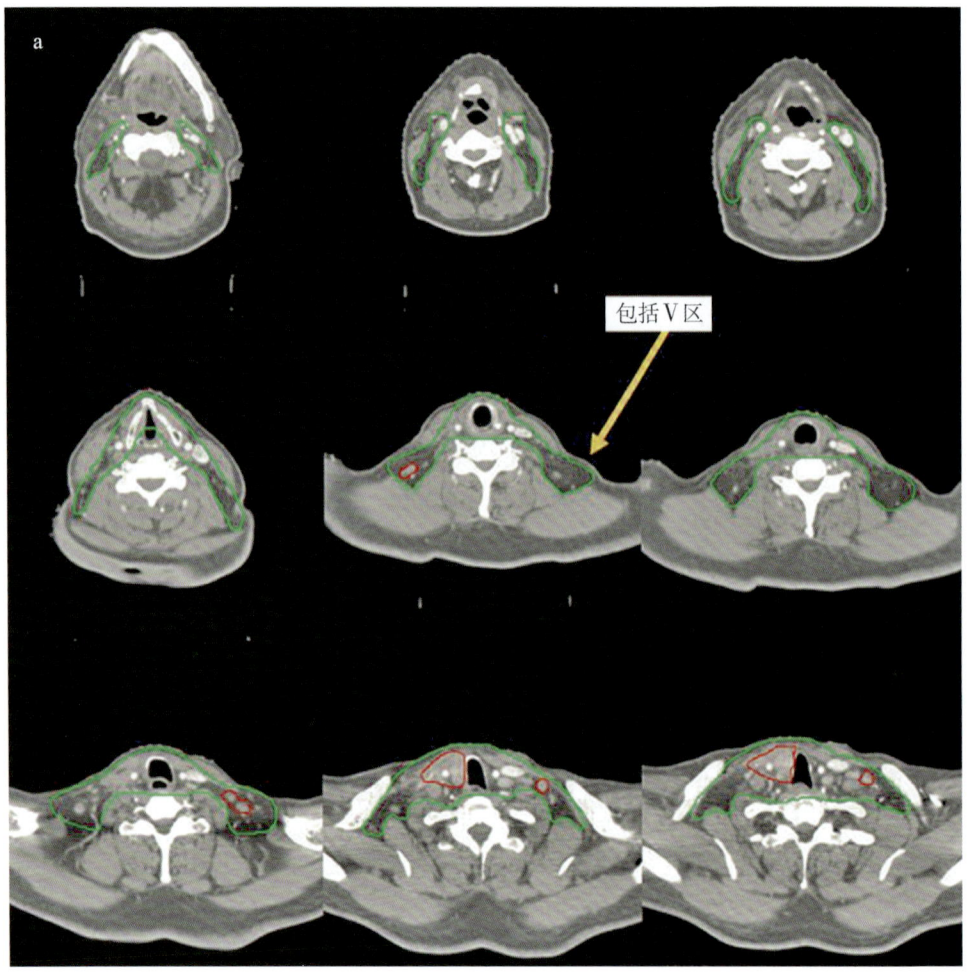

图9.1 一位罹患转移性甲状腺乳头状癌并多次切除术后的58岁男性患者,当前的局部复发病灶无法切除,并伴多发纵隔淋巴结转移,故予以根治性放化疗以控制局部病灶。红色线为 CTV_{70},绿色线为 CTV_{60}。图示仅选取了代表性层面

图 9.1(续)

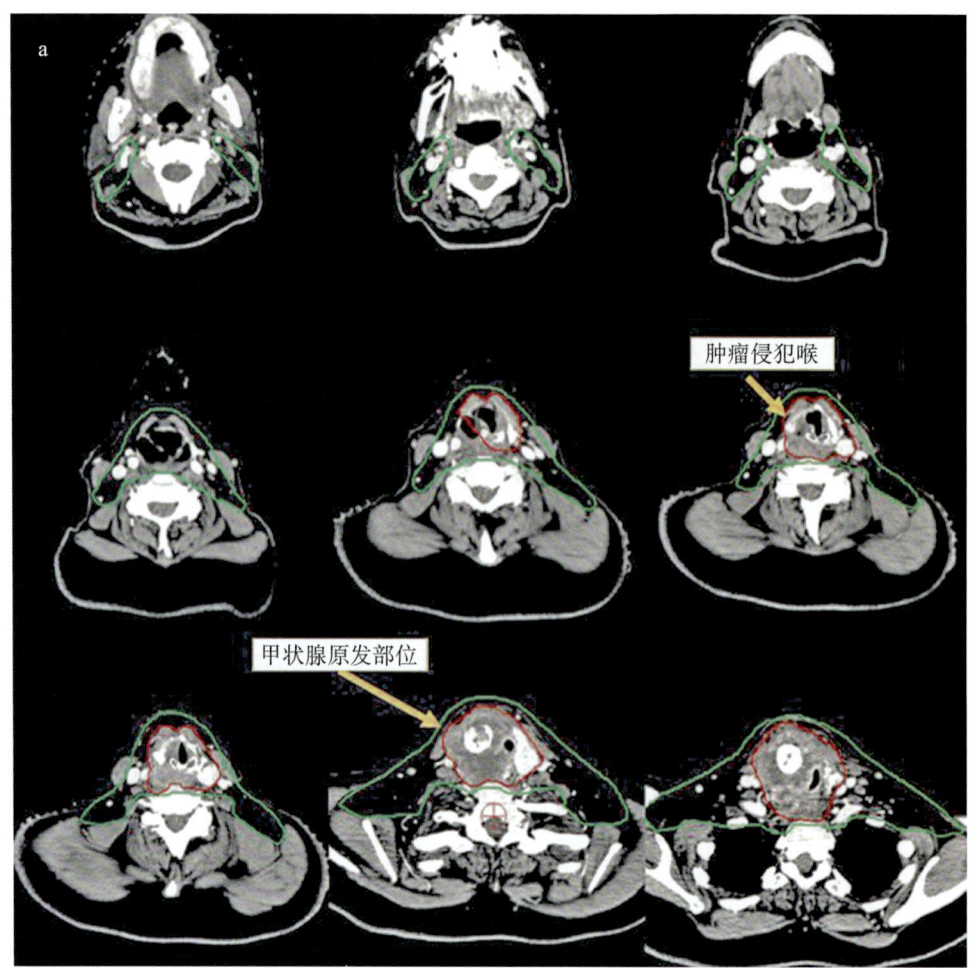

图9.2 一位罹患无法切除的甲状腺未分化癌的73岁女性患者,其肿瘤侵犯喉、气管和食管。接受根治性放射治疗同期联合多柔比星化疗控制局部病灶。红色线为CTV_{70},绿色线为CTV_{60}。高危区域靶区通常不包括胸骨柄,但考虑该患者颈前肿块具高度侵袭性,故靶区包括胸骨柄。图示仅选取了代表性层面

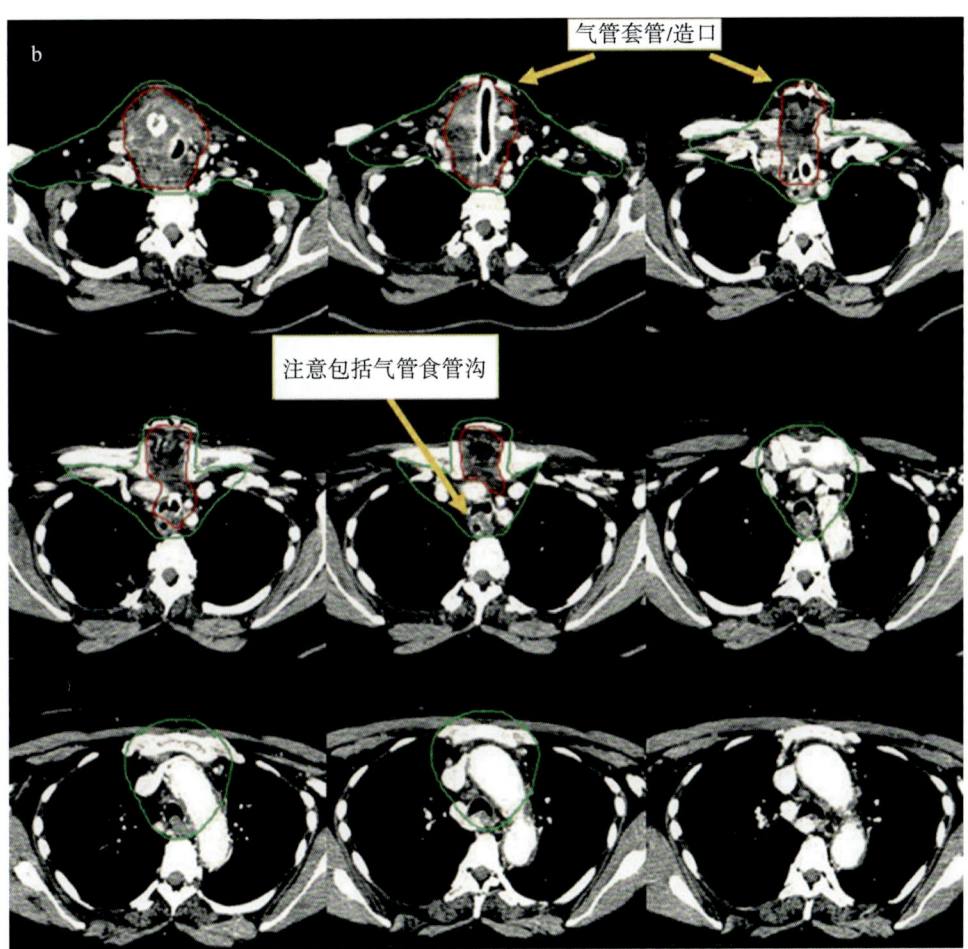

图 9.2（续）

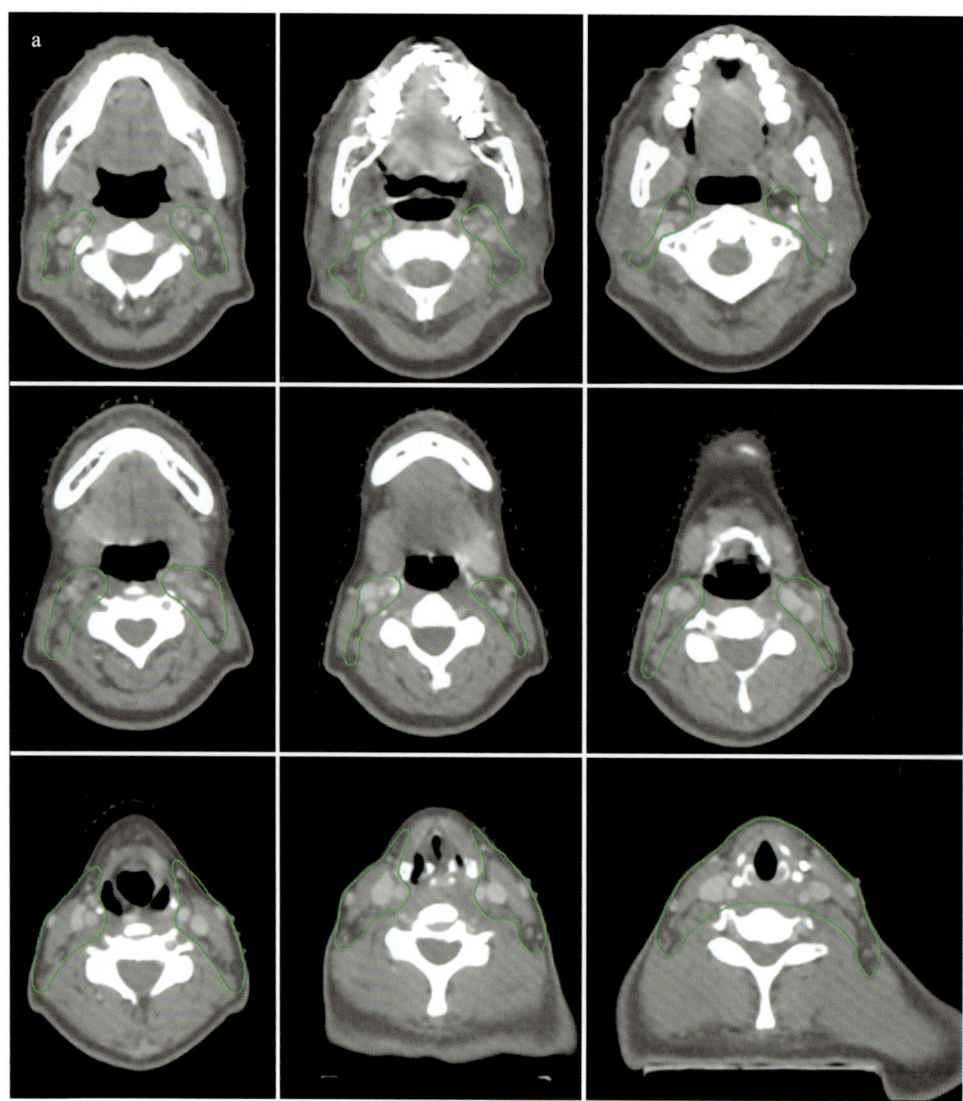

图9.3 一位罹患未分化甲状腺癌并行切除术后的50岁女性患者,其甲状腺包膜外侵犯、切缘阳性,但无淋巴结转移。接受术后放化疗。红色线为CTV_{70},绿色线为CTV_{60}。CTV_{70}包括瘤床及手术钛夹区域。图示仅选取了代表性层面

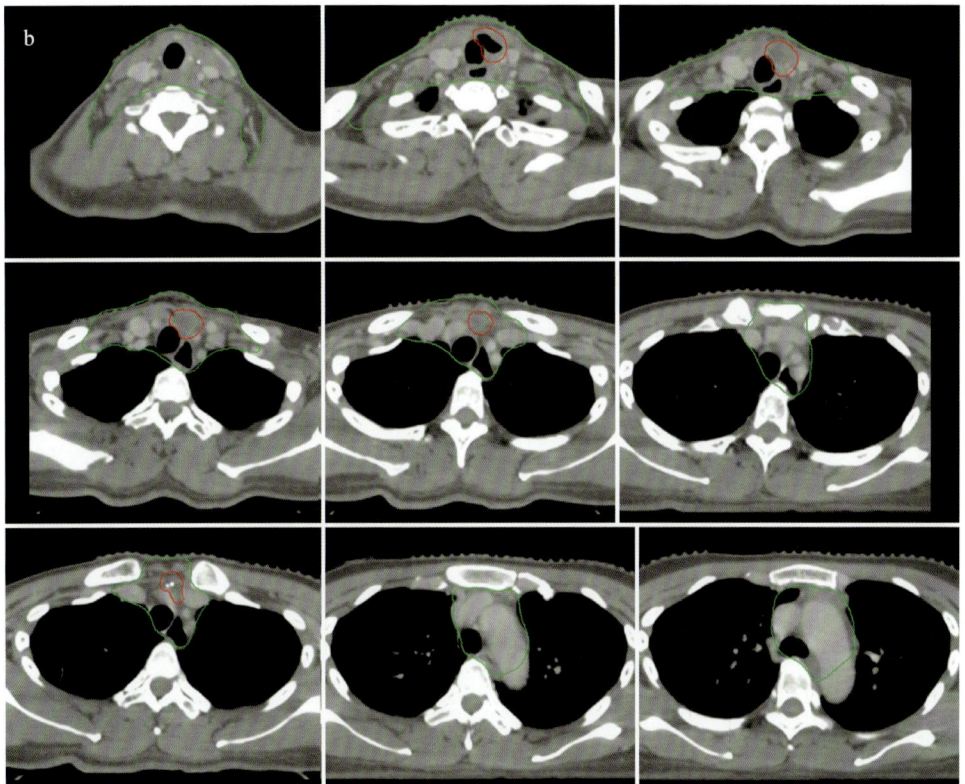

图 9.3（续）

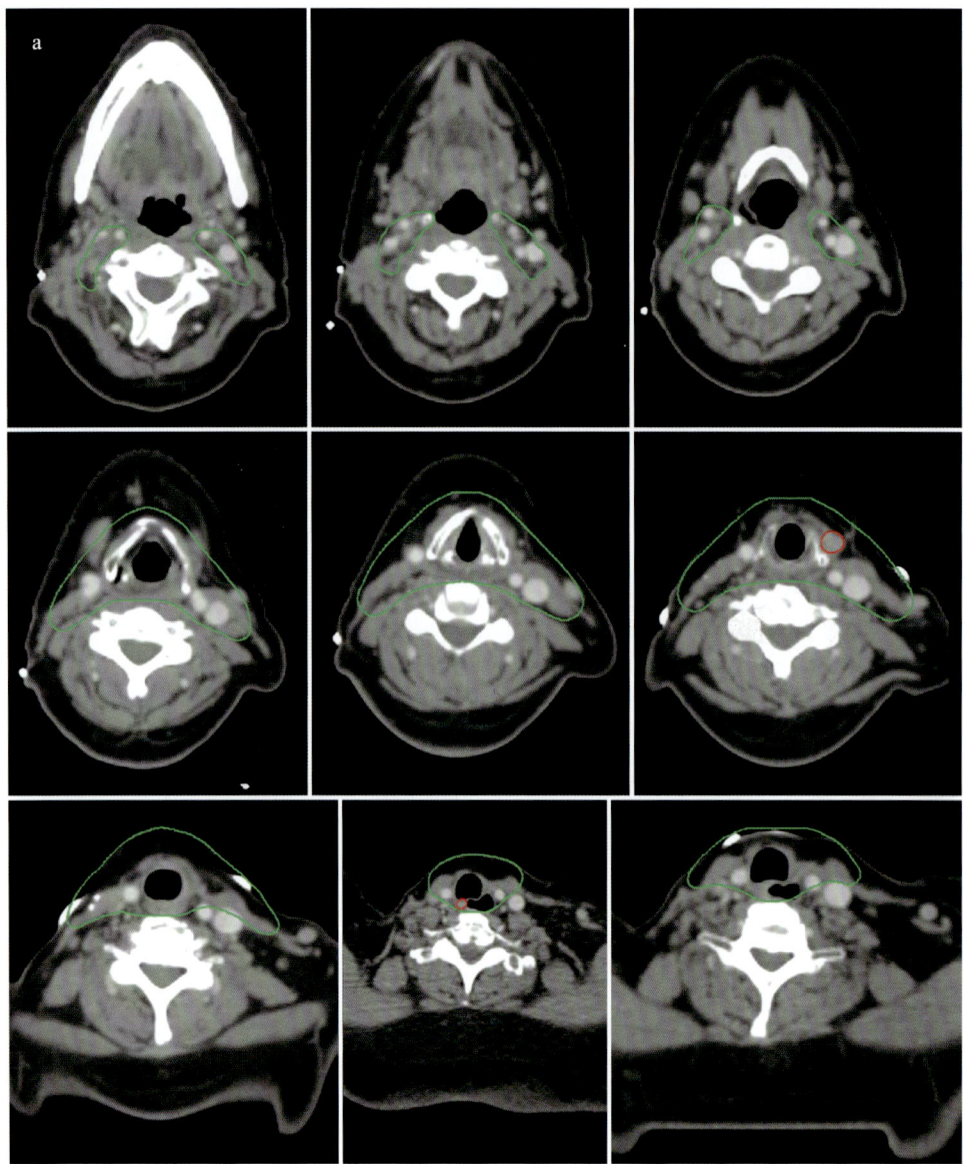

图 9.4 一位罹患多发性复发转移高细胞变异型甲状腺乳头状癌并 3 次术后的 61 岁女性患者,出现多灶性复发。予以根治性放化疗。红色线为 GTV_{70},绿色线为 CTV_{60}。图示仅选取了代表性层面

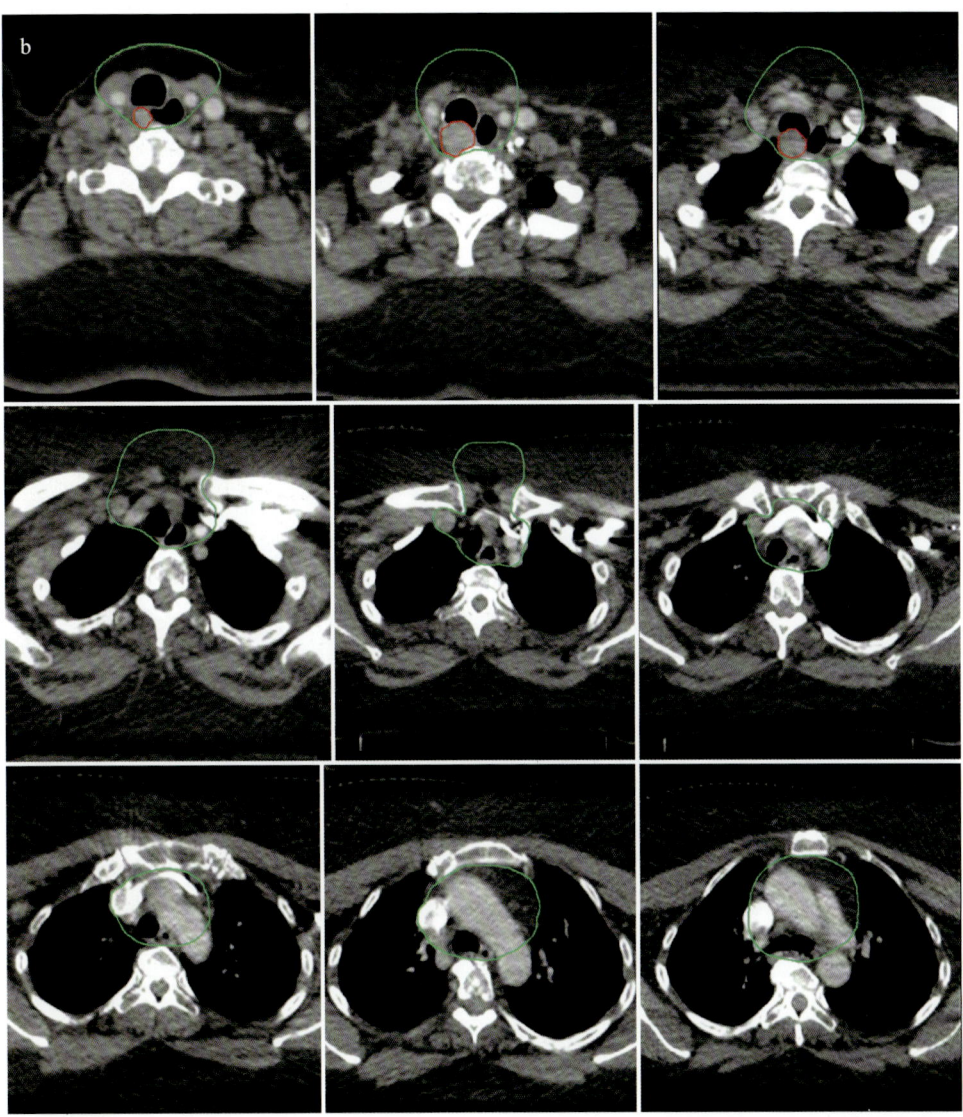

图 9.4(续)

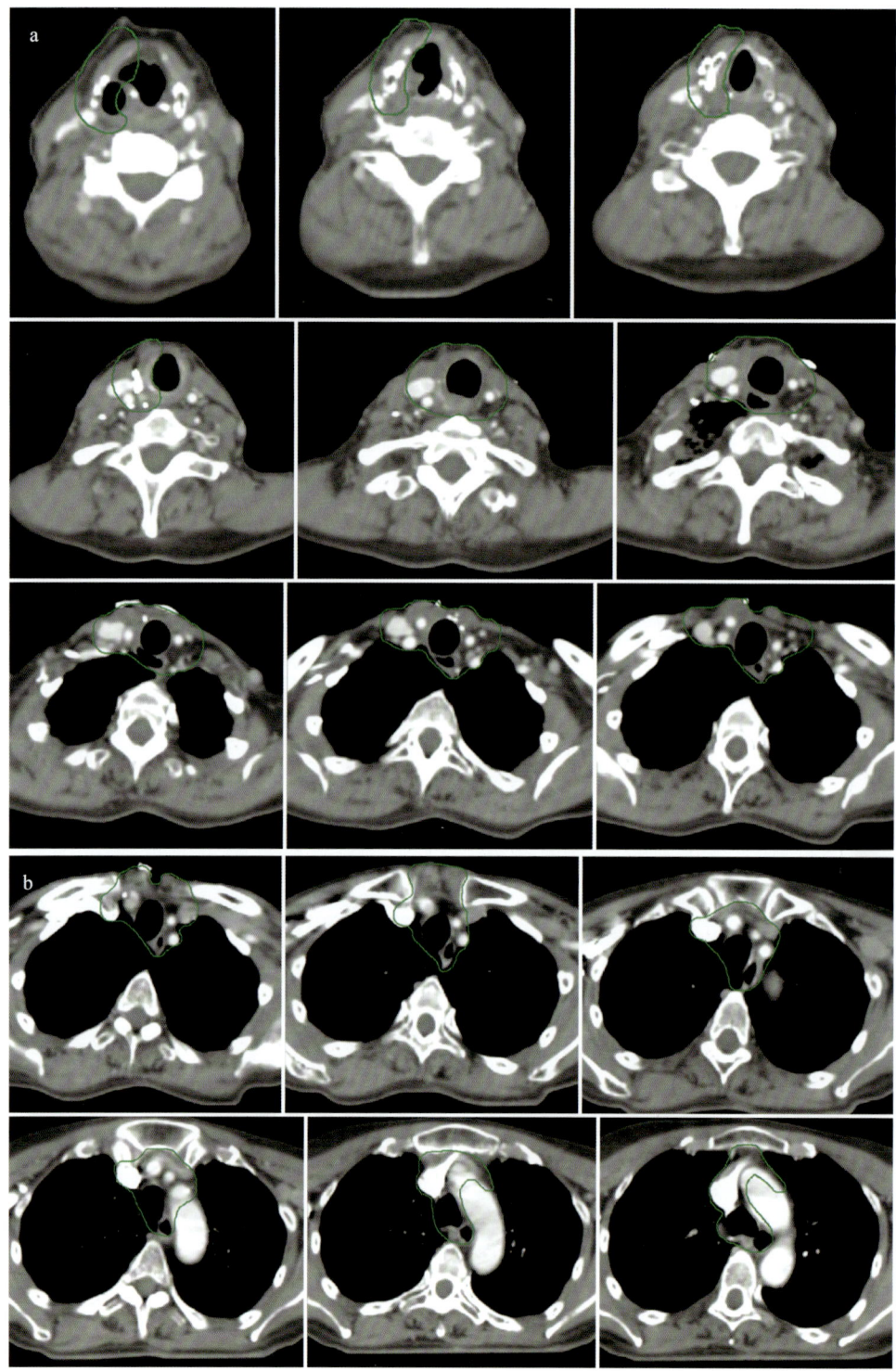

图 9.5 一位具甲状腺低分化滤泡型癌病史的 69 岁女性患者,肿瘤粘连气管及食管,手术及放射性碘治疗后于右气管旁复发,肿瘤侵犯气管,行肿瘤切除术及颈淋巴清扫术后,予以辅助放化疗。绿色线为 CTV_{60}。因考虑中央区为复发的高危区域,故侧颈部未予预防性照射。图示仅选取了代表性层面

(欧丹 译,孔琳 审校)

10

原发不明头颈部转移性鳞癌

Squamous Cell Carcinoma of Unknown Primary in the Head and Neck

Daniel Ma, Nadeem Riaz, Allen Chen, Nancy Y. Lee

10.1 靶区设计与勾画的基本原则

- 原发不明转移性癌确诊前,须对患者进行彻底检查以寻找可能的原发病灶。应至少包括以下检查:仔细的体格检查(包括颅神经检查)、纤维内镜(检查鼻咽、口咽、喉与下咽)、详细的皮肤及头皮检查,以及至少为高分辨率增强 CT 扫描的横断面成像。
- 详细的病史询问对于发现肿瘤高危因素及排除锁骨下来源的原发病灶(如胸部、妇科及胃肠道肿瘤)至关重要。PET/CT 可提高其他检查难以发现的原发病灶检出率,但需注意应尽量在活检前完成该检查以降低假阳性率。全上消化道内镜检查可能也有帮助。
- HPV 和 EBV 检测可能提示潜在的原发病灶部位有所提示,故应予以考虑。AJCC 第 8 版分期指南将 HPV 和 EBV 相关淋巴结分别被归类为 T0 口咽癌或鼻咽癌。
- 须对咽轴上的所有可疑部位进行定向活检。既往推荐对临床检查正常的黏膜进行盲检,但此举仅偶尔有助于发现原发病灶。
- 经口舌根黏膜切除术(如舌扁桃体切除术)和至少同侧腭扁桃体切除术,可检测出约 80% 的未知原发病例,尤其在 HPV 相关病例中。一些医疗中心采用双侧腭扁桃体切除术,但可能不行舌扁桃体切除术。
- 对于单侧单个淋巴结,最大直径≤3 cm 且无结外侵犯的患者,考虑选择手术或放射治疗的

D. Ma (✉)
Department of Radiation Oncology, Mayo Clinic, Rochester, MN, USA
e-mail: ma.daniel@mayo.edu

N. Riaz · N. Y. Lee
Department of Radiation Oncology, Memorial Sloan-Kettering Cancer Center,
New York, NY, USA
e-mail: RiazN@mskcc.org; leen2@mskcc.org

A. Chen
Department of Radiation Oncology, UC Davis Comprehensive Cancer Center,
Sacramento, CA, USA
e-mail: allenmc2@uci.edu

单一治疗模式。
- 应行增强模拟 CT 以指导勾画受累淋巴结。
- 若采用大野 IMRT,体位固定时推荐采用热塑头颈肩面罩。头颈肩面罩优于仅固定头颈的面罩。
- 通常建议对双侧颈部和可能包含原发病灶的咽部进行治疗。一些中心仅治疗同侧颈部,但颈部复发率和远处转移率似乎高于接受双侧颈部治疗者。
- 传统治疗放疗野包括全咽。IMRT 技术允许针对原发病灶最有可能在的咽部进行放射治疗以更好地保护正常组织,并最大限度降低不良反应。
- 咽部放射治疗的最佳范围仍有待进一步研究探讨,但须遵循个体化原则。例如,HPV 阳性患者可仅照射口咽,而 EBV 阳性患者尤其是亚裔人群,可能只需照射鼻咽。淋巴结转移模式可进一步指导确定咽部放射治疗范围。一些专家主张无下颈淋巴结转移患者的照射范围不包括喉部。但当对原发病灶部位存疑时,仍应当照射全咽。
- 近期有研究结果表明,对于已进行完整经口机器人手术治疗(transoral robotic surgery,TORS)评估的患者,可安全地避开咽轴的照射,但此举仍有待进一步前瞻性研究结果的证实。
- 淋巴结阳性者放射治疗范围应包括颈部(ⅠB~Ⅴ区)和咽后淋巴结。对侧颈部Ⅱ~Ⅳ区和咽后淋巴结应予以预防剂量。
- 术后病理证实有 ECE 者应考虑予以同期放化疗。对于根治性病例,淋巴结转移且为局部/区域晚期者应考虑给予同期放化疗。
- 大体肿瘤与咽部高危区域靶区推荐详见表 10.1(图 10.1~图 10.3)。

表 10.1 靶区推荐

靶区	定义与描述
GTV_{70}[a](下标 70 表示照射剂量)	所有短径≥1 cm 颈部淋巴结,尤其是 FDG 高摄取或活检阳性者。所有可疑淋巴结应包括在 GTV 内;$GTV_{70} = CTV_{70}$
PTV_{70}[a]	$GTV_{70}+3~5$ mm,外扩边界取决于日常摆位误差
$CTV_{鼻咽}$[b]	上界:颅底 下界:软腭 前界:后鼻孔 后界:咽后壁 双侧界需充分包括咽隐窝
$CTV_{口咽}$[b]	上界:软腭表面 下界:会厌溪底部(或舌骨) 前界:需包括舌根,但无须外扩包括舌体 侧界:需充分包括扁桃体 后界:应包括完整咽后壁
$CTV_{喉和下咽}$[b]	上界:舌骨 下界:环状软骨下缘
$PTV_{黏膜}$[b]	黏膜表面 CTV 外扩 3~5 mm,取决于日常摆位误差

注:术后患者颈部予以总照射剂量 60~66 Gy,2 Gy/分次。
[a]大体肿瘤推荐照射剂量 70 Gy/(33~35)分次。
[b]对存在原发病灶病变风险的黏膜表面推荐照射剂量为 54~60 Gy。

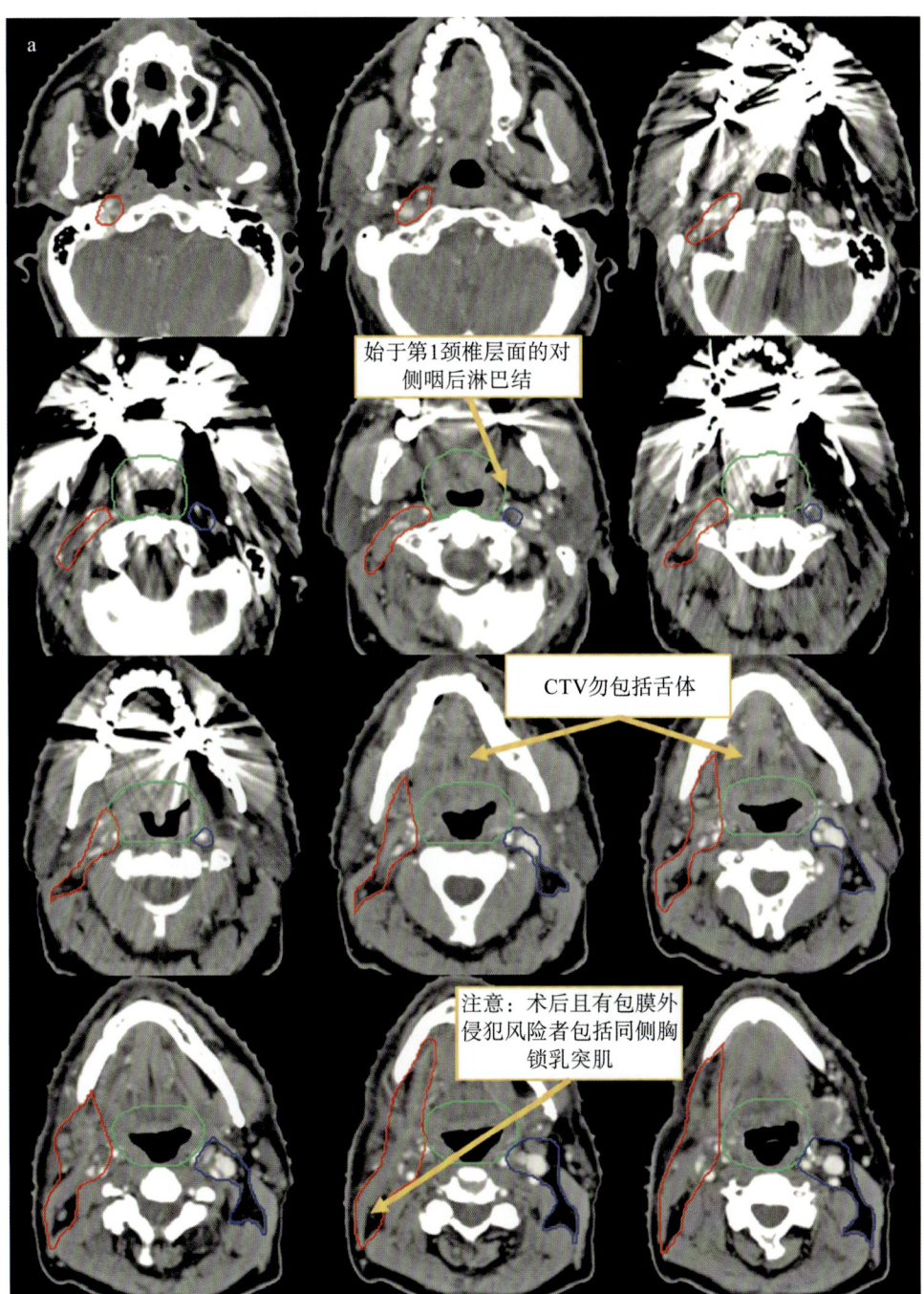

图 10.1 一位罹患 TxN2a 原发不明头颈部转移性癌的 62 岁男性患者，拟接受术后放射治疗。患者已行双侧扁桃体切除及右侧颈清扫术，手术发现 Ⅱ 区单个 4.6 cm 大小的淋巴结。注意患侧与对侧颈部靶区勾画的区别。红色线为 CTV_{66}，绿色线为 CTV_{54-60}，蓝色线为 CTV_{54}。图示仅选取了代表性层面

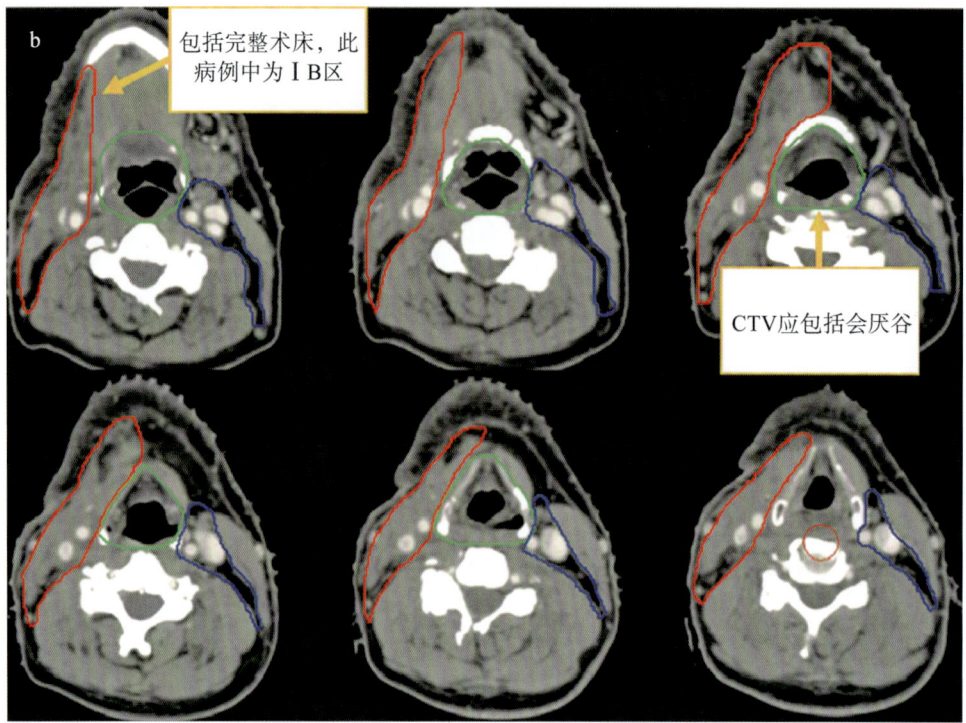

图 10.1（续）

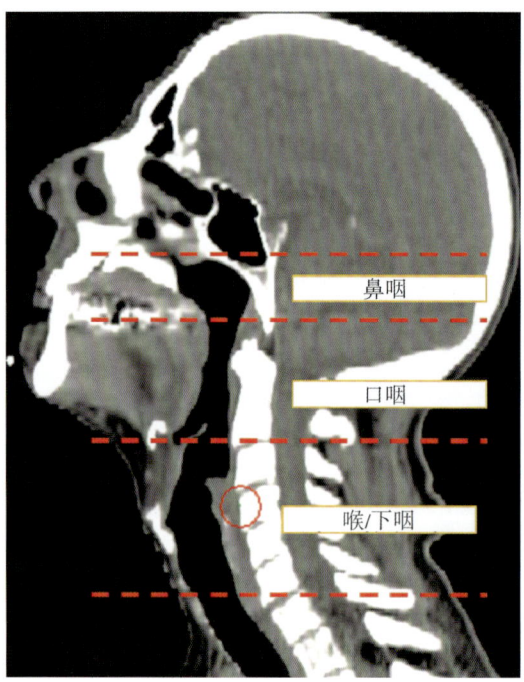

图 10.2 正中矢状位图像显示鼻咽、口咽及喉/下咽分界。在矢状位上观察有助于确定勾画的靶区是否正确包括目标区域。红色圈为放射影像等中心

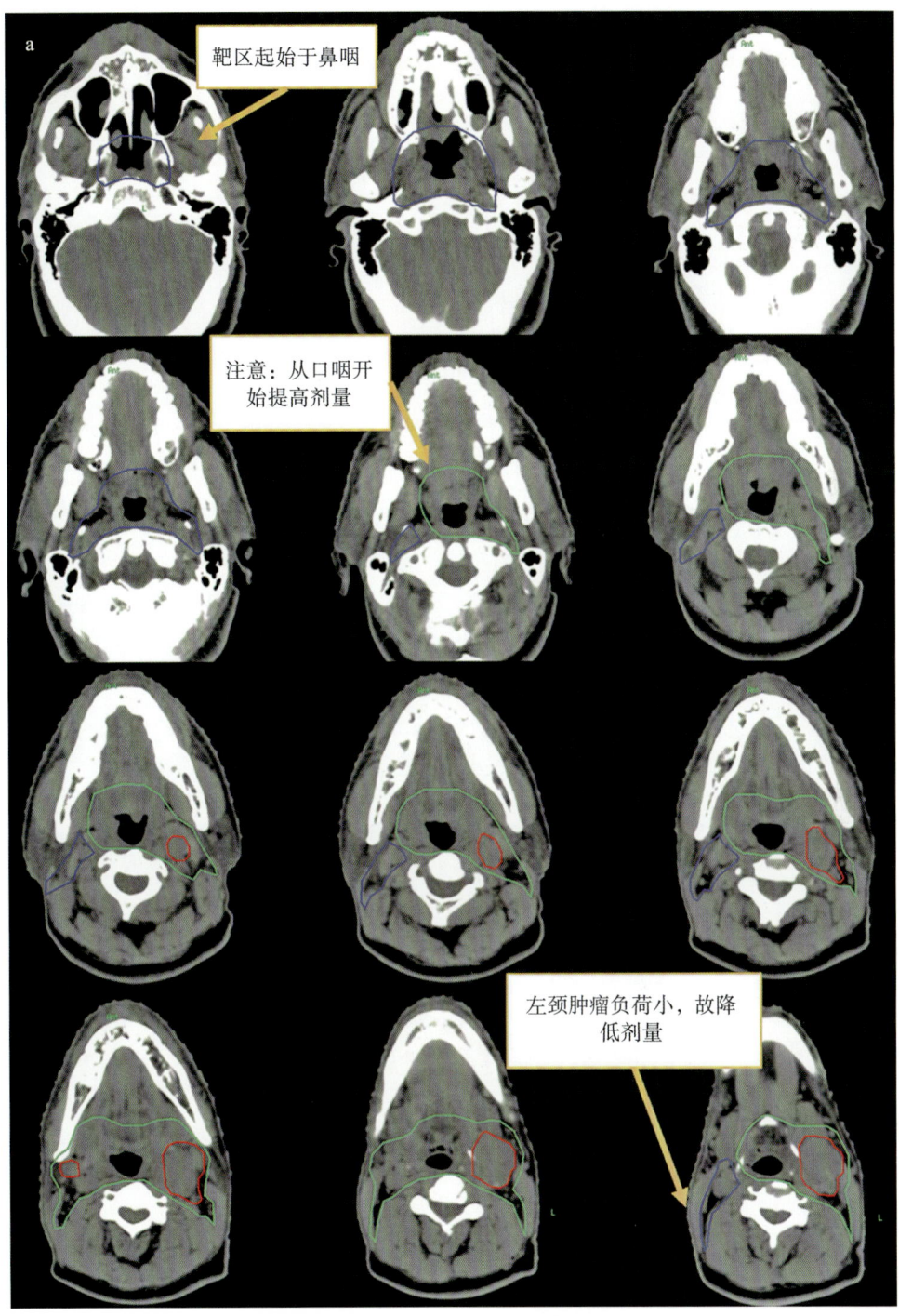

图 10.3 一位罹患 TxN2c 鳞癌的 50 岁男性患者，拟接受根治性治疗。左颈淋巴结开放性活检证实包膜外侵犯。HPV 原位杂交及 p16 检测为阴性。患者接受了根治性同期放化疗。红色线为 CTV_{70}，绿色线为 CTV_{60}，蓝色线为 CTV_{54}。图示仅选取了代表性层面

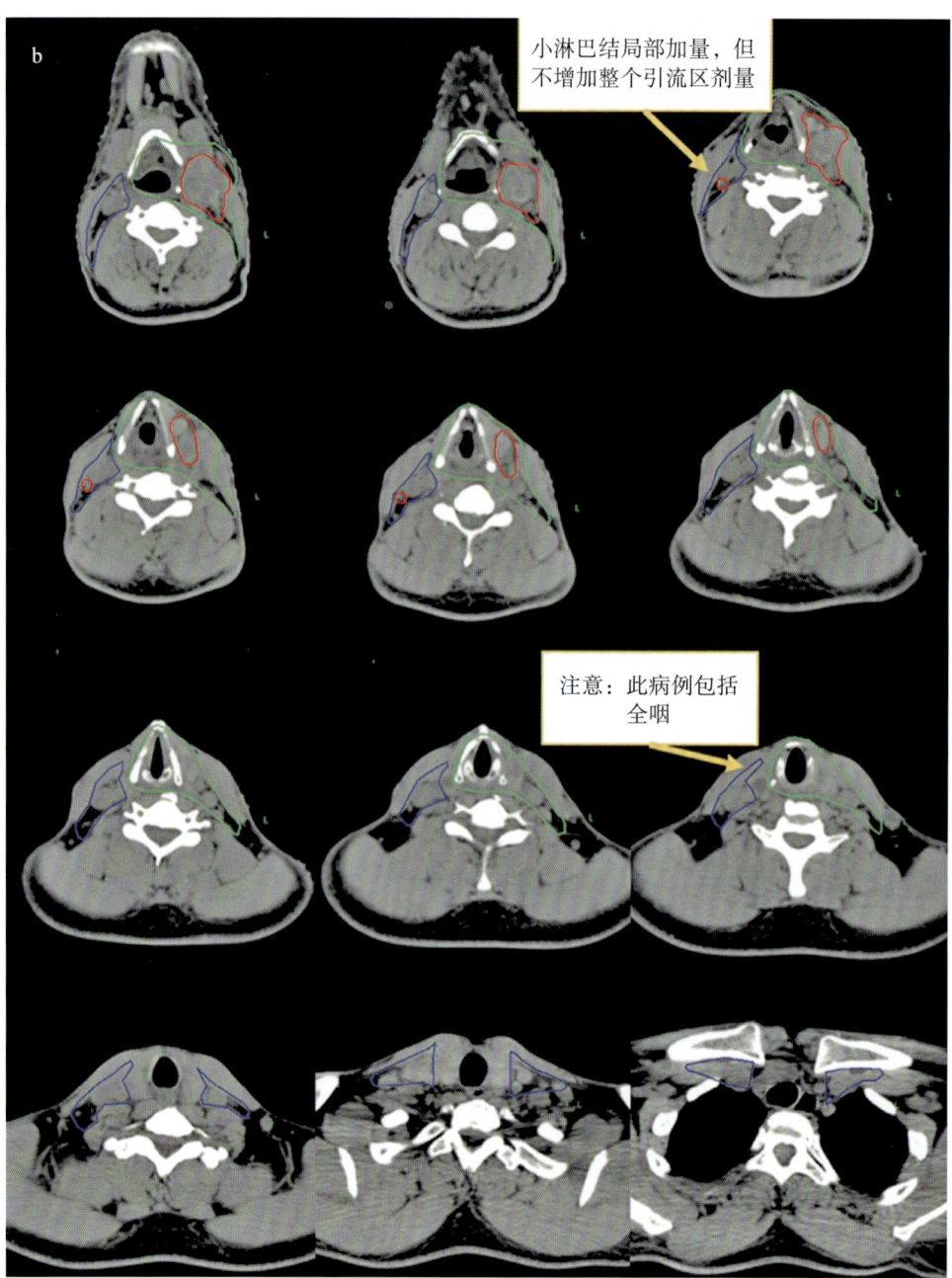

图 10.3（续）

（欧丹 译，孔琳 审校）

推荐阅读

[1] Amin MB，Edge S，Greene F，et al. AJCC cancer staging manual. 8th ed. New York：Springer International Publishing：American Joint Commission on Cancer；2017.

[2] Barker CA, Morris CG, Mendenhall WM. Larynx-sparing radiotherapy for squamous cell carcinoma from an unknown head and neck primary site. Am J Clin Oncol. 2005;28:445-8.

[3] Farooqa F, KhandavilliaS, Dretzke J, et al. Transoral tongue base mucosectomy for the identification of the primary site in the work-up of cancers of unknown origin: Systematic review and meta-analysis. Oral Oncol. 2019;91:97-106.

[4] Gillison ML, D'Souza G, Westra W, et al. Distinct risk factor profiles for human papillomavirus type 16-positive and human papillomavirus type 16-negative head and neck cancers. J Natl Cancer Inst. 2008;100:407-20.

[5] Grewal AS, Rajasekaran K, Cannady SB, et al. Pharyngeal-sparing radiation for head and neck carcinoma of unknown primary following TORS assisted work-up. Laryngoscope. 2020;130(3):691-7.

[6] Nieder C, GregoireV, Ang KK. Cervical lymph node metastases from occult squamous cell carcinoma: cut down a tree to get an apple? Int J Radiat Oncol Biol Phys. 2001;50:727-33.

[7] Strojan P, Ferlito A, Langendijk JA, et al. Contemporary management of lymph node metastases from an unknown primary to the neck: Ⅱ. A review of therapeutic options. Head Neck. 2013a;35(2):286-93.

[8] Strojan P, Ferlito A, Medina JE, et al. Contemporary management of lymph node metastases from an unknown primary to the neck: Ⅰ. A review of diagnostic approaches. Head Neck. 2013b;35(1):123-32.

11

早期乳腺癌
Early Breast Cancer

Erin F. Gillespie, Brian Napolitano, Shannon M. MacDonald

11.1 靶区设计与勾画的基本原则

- 三维适形放射治疗(three-dimensional conformal radiation therapy,3D-CRT)是早期乳腺癌辅助放射治疗的标准技术,通过结合适当的补偿手段(即野中野技术、混合能量射束),可使受照射的乳腺组织有均匀的剂量分布。大分割全乳照射技术的临床应用已获最高级别循证医学证据的支持。
- 全乳照射后对瘤床(乳房肿瘤切除术腔)进行加量照射,可进一步降低局部复发的风险。但对于低风险患者可省略。加量照射通常使用正面方向的电子束,电子束能量选择基于肿瘤床的深度外加安全边界,范围不超过胸肌的前表面。对于位于深部肿瘤床,可考虑采用小切线照射。
- 乳腺局部加速放射治疗技术(accelerated partial breast irradiation,APBI)虽然尚不作为标准的放射治疗技术,但对于单灶性的乳腺癌患者而言是一种可行的替代技术。可考虑采用多种治疗技术,包括 3D-CRT 和 IMRT。
- 除了全面的体格检查,还应进行充分的术前影像学检查和病理检查,用于诊断、分期和制订放射治疗计划。
- 所有患者在诊断时都应接受乳房 X 线检查,其他影像学检查通常还包括超声检查。尽管 MRI 对早期疾病的适应证有限,但部分患者可能接受过 MRI 并备有图像。在制订放射治疗计划前,应审查可使用的术前影像学资料,以确保足够的边界覆盖整个乳房的照射,以及加量照射和(或)APBI 的准确定位。

E. F. Gillespie (✉)
Department of Radiation Oncology, Memorial Sloan Kettering Cancer Center, New York, NY, USA
e-mail: efgillespie@ucsd.edu

B. Napolitano · S. M. MacDonald
Department of Radiation Oncology, Massachusetts General Hospital, Harvard Medical School, Boston, MA, USA
e-mail: bnapolitano@mgh.harvard.edu; smacdonald@mgh.harvard.edu

- 影像引导下的肿瘤活检一般可病理确诊。对于导管原位癌（ductal carcinoma in situ，DCIS），手术可采用单一的乳房肿块切除术（lumpectomy）或节段性切除术。对于早期浸润性疾病，建议进行肿块切除术和前哨淋巴结活检术（sentinel lymph node biopsy，SLNB）。病理检查应确保有足够的切缘。根据 2016 年 SSO-ASTRO 共识指南，浸润性病例切缘应无肿瘤，单纯 DCIS 切缘应至少 2 mm。外科手术时最好可放置标志物以帮助瘤床的勾画和治疗前定位。对于 APBI 而言，标志物的使用尤其有帮助。
- 对于全乳放射治疗的计划，应在仰卧位或俯卧位行层厚≤3 mm 的定位 CT。若采用 APBI 技术，扫描通过乳房肿瘤切除术腔的 CT 层厚采用 1.5～2 mm，可改善乳房肿瘤切除术腔的轮廓。
- 治疗体位应采用仰卧位的患者应使用胸前板（breast board），并且双手上举过头部。左侧乳腺癌患者应考虑深吸气屏气（deep inspiration breath hold，DIBH），以减少心脏受到的照射剂量。
- 乳房下垂的患者可采用俯卧位以减少分离并改善治疗计划中的组织均匀性，从而减少急性毒性。俯卧位还可减少对肺部的照射，并有利于避开心脏。但是，若肿瘤床与胸壁相邻，心脏可能接近治疗区域靠近。采用俯卧位时，应将患者俯卧在专用的俯卧位乳腺托架上，并应注意确保患者舒适，以保证治疗体位的可重复性。有背部或颈部骨骼损伤者可能不适合采用俯卧位的治疗体位。
- 所有病例的危及器官均应包括心脏和肺部，以便估算这些关键结构的剂量。心脏的轮廓应位于肺动脉分叉的上方，并应包括心包和心外膜脂肪（心肌和心包之间），但不必扩展到包括心包外的心包脂肪。虽然避免心脏损伤的最佳证据是减少心脏的平均剂量，但临床上不断有证据提示左前降支（left anterior descending，LAD）和左心室（left ventricle，LV）照射剂量的重要性。这些结构也可根据 Feng 等[1]与 Duane 等[2]出版的图谱进行勾画。
- 全乳放射治疗的靶区包括乳腺组织及术腔。若采用 APBI 技术，也应勾画术腔 CTV 和术腔 PTV。
- 靶区推荐参见表 11.1（图 11.1～图 11.8）。

表 11.1 早期乳腺癌三维适形治疗计划靶区推荐

靶区	定义与描述
乳腺	乳腺组织的勾画需参考临床。乳腺组织可在 CT 定位时根据临床情况使用金属丝标记边界。靶区应包括所有腺体乳腺组织 上界：锁骨头下及第二肋骨交接处 下界：乳腺下缘，已无乳腺组织处 内界：胸骨柄边缘，但不应跨越胸骨中线 外侧界：腋中线水平，但要考虑乳腺的下垂程度 前界：皮肤组织或皮下数毫米（用于剂量评估） 后界：胸大肌或者胸壁肌肉，但不要包括这些肌肉或肋骨 边界可以稍微超出这些定义以确保肿块切除腔具有足够的边缘，尤其当肿瘤病发于特别内侧或外侧的情况下
术腔	包括血清肿、术中标记的金属夹和腺体乳腺组织的明显差异，术腔勾画时可与对侧乳房进行比较，特别是当没有血清肿和（或）使用金属夹标记时。所有影像学检查应在计划前再次复查，以辅助勾画术腔的范围。靶区范围不应超过乳腺组织的范围

续 表

靶区	定义与描述
术腔 CTV[a]	术腔外扩 1.0~1.5 cm；靶区范围不应超过体表或包含胸大肌和（或）胸壁肌肉
术腔 PTV[a]	根据体位误差和预测的患者运动情况而设定边缘（一般为 0.5~1.0 cm）。该靶区可延伸至患者表面以外或包括胸肌和（或）胸壁肌肉。为了剂量报告，可能需要对这一靶区范围予以调整

注：[a] 仅适用于 APBI；全乳腺照射的加量照射靶区仅包括肿块切除腔。

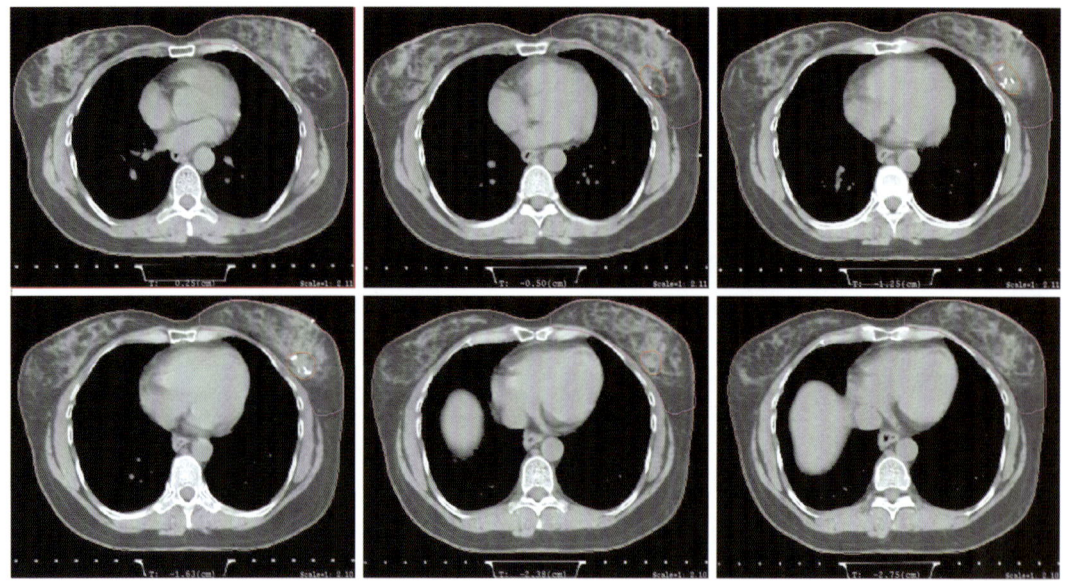

图 11.1　一位罹患左侧乳腺癌（Ⅰ期）女性患者治疗时取仰卧位的轴向图像

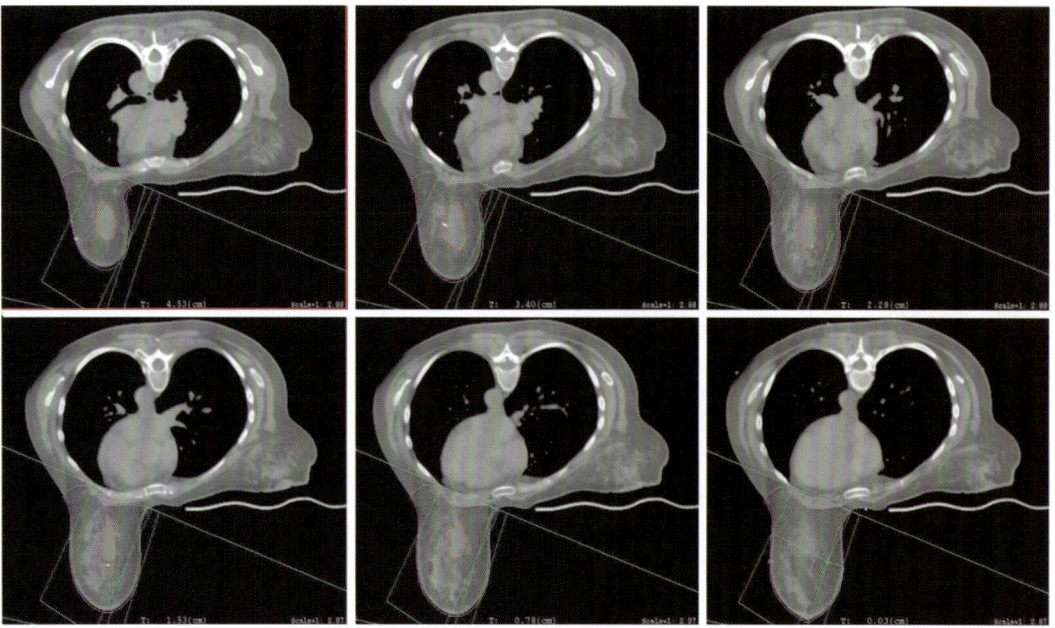

图 11.2　一位罹患左侧导管原位癌（DCIS）的女性患者治疗时取俯卧位的轴向图像

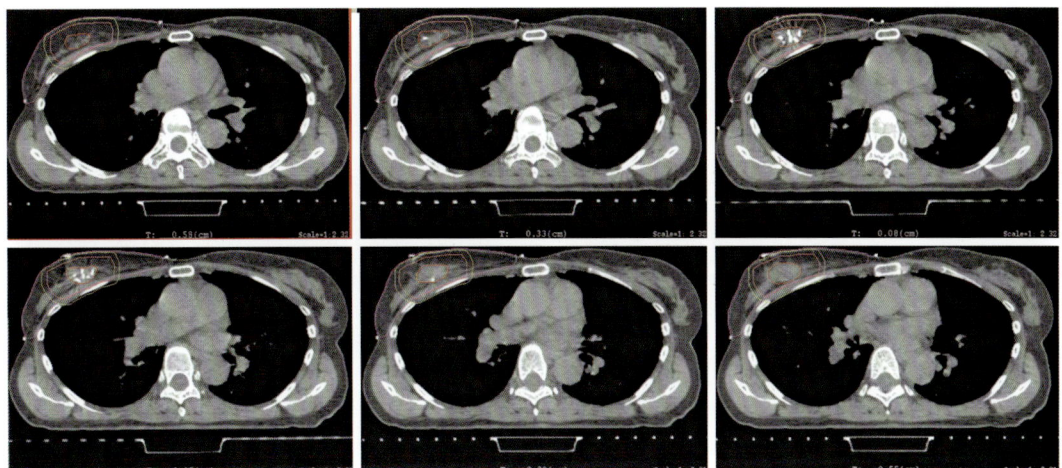

图 11.3　APBI 的轴向图像。术腔的勾画根据血清肿、术中标记的金属夹及乳腺 X 线照片、超声和 MRI 影像。典型的 CTV 勾画为术腔周围外扩 1.5 cm，排除胸大肌、肋骨和胸壁，并且不超过乳腺组织轮廓。一般 CTV 不包括皮肤（限制在皮下 5 mm）。PTV 的勾画为 CTV 外放 5 mm（根据各放疗中心的摆位误差调整）

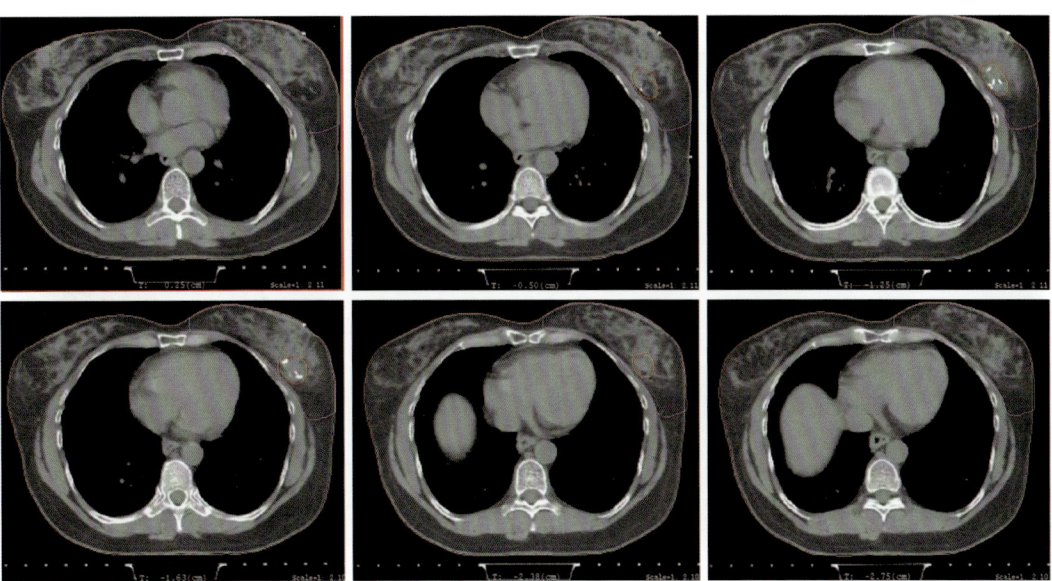

图 11.4　仰卧位采用切线野三维适形照射技术的治疗计划，为剂量的均匀性采用了野中野技术。使用多叶光栅（MLC）屏蔽心脏。处方剂量为 42.4 Gy（2.65 Gy/分次），继以对术腔进行电子线加量 10 Gy，单次剂量为 2.5 Gy

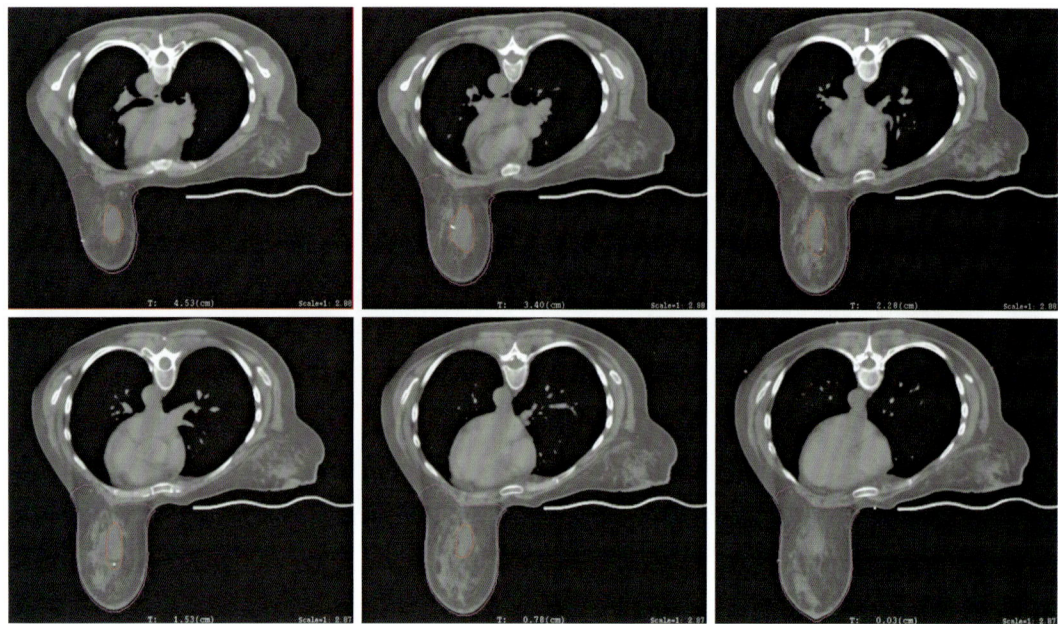

图 11.5 俯卧位采用切线野照射技术及三维适形的野中野技术乳腺癌的治疗计划。处方剂量为 42.4 Gy，单次剂量为 2.65 Gy。全乳治疗后对术腔进行小切线野增强治疗以 10 Gy（2.5 Gy/分次）的剂量。野后缘应包括部分胸大肌

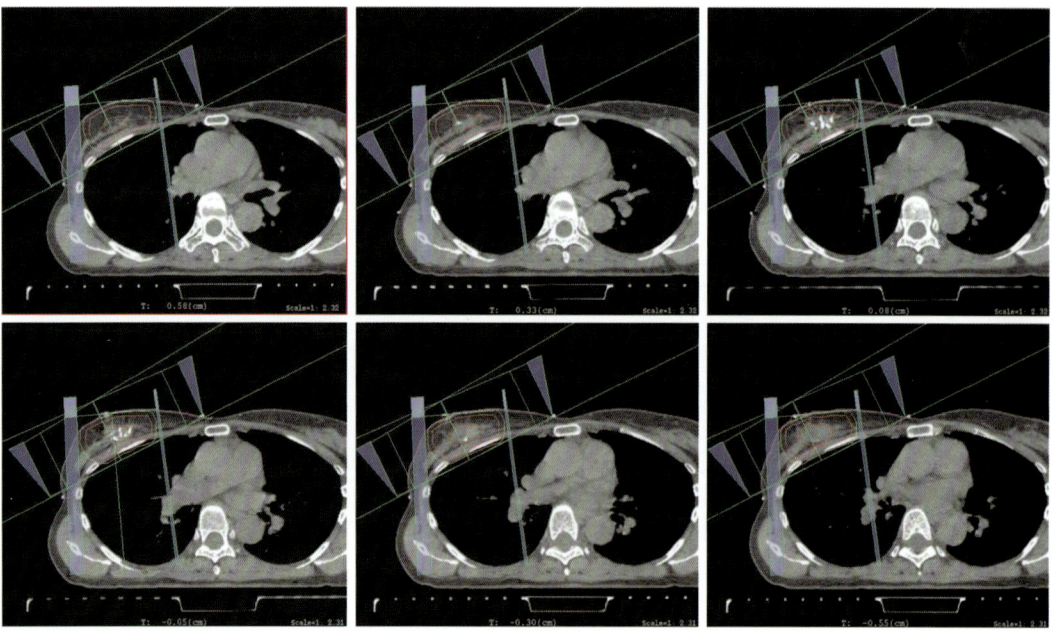

图 11.6 部分乳腺加速照射治疗计划。放射治疗计划采用小切线野联合一个电子线前野

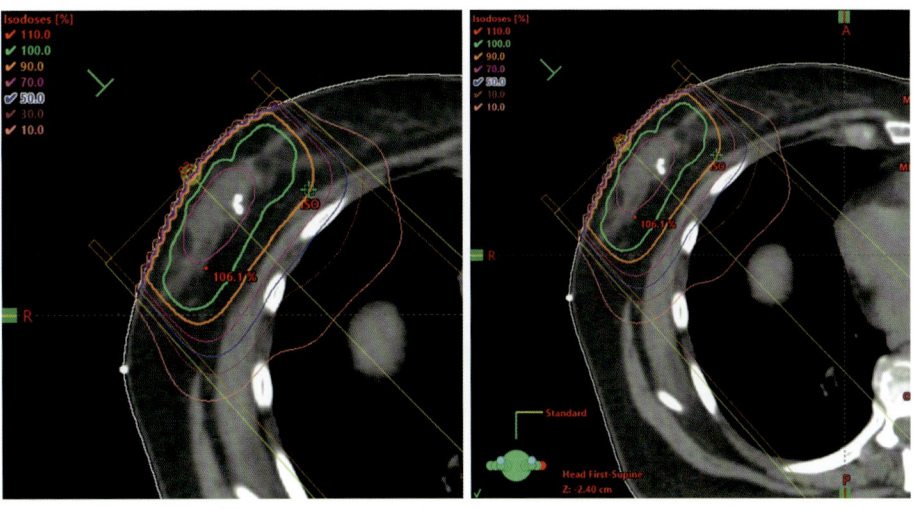

图 11.7　仰卧位的瘤床加量照射。选择 12 MeV 电子线以确保 90% 等剂量线覆盖胸肌的前表面

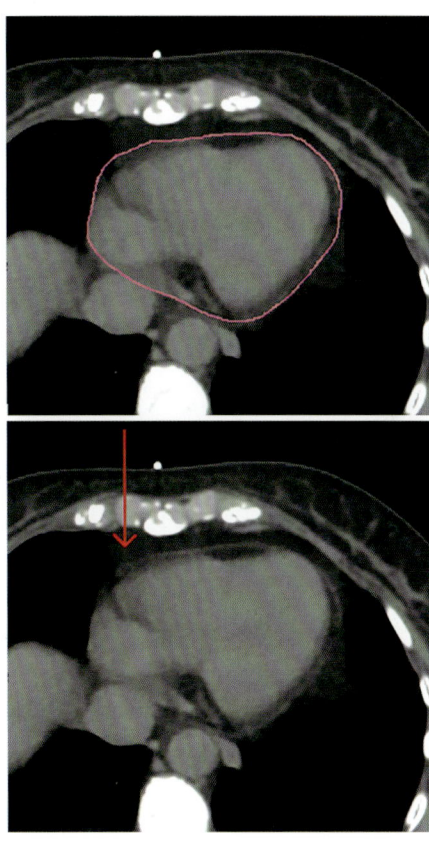

图 11.8　心脏轮廓包括心包,但不含延伸至心包外的心包脂肪(红色箭头)

(周晓云　译,张晶晶　审校)

参考文献

[1] Feng, et al. https://pubmed.ncbi.nlm.nih.gov/20421148/.
[2] Duane, et al. https://pubmed.ncbi.nlm.nih.gov/28233564/.

12

乳腺癌区域淋巴结照射
Regional Lymph Node Irradiation for Breast Cancer

Alice Y. Ho, Samantha A. Dunn, Simon Powell

12.1 靶区设计与勾画的基本原则

- 患者 CT 模拟定位时采用治疗体位，双手上举曲肘高过头顶。体位固定使用胸前板；可选用静脉造影剂。
- 对于保乳手术后仍具完整乳腺的患者，在扫描前可在皮肤上将乳腺边缘和乳房肿瘤切除术瘢痕用放射显影的金属线标记。
- 定位 CT 扫描的范围从颈部环状软骨至标记的乳腺下界 5 cm，同时包括双肺的全部组织。
- PTV 定义为任何乳腺组织或胸壁、同侧 I～III 组腋窝淋巴结、同侧锁骨上淋巴结、同侧胸肌间淋巴结和同侧内乳淋巴结(图 12.1～图 12.8 和表 12.1～表 12.3)。
- 在所有 VMAT/IMRT 计划中，每天在胸壁上使用 3 mm 的组织补偿物。在皮肤 GTV 剂量≥处方剂量 100% 的炎性乳腺癌病例中，可使用更厚的组织补偿物(1 cm)。

12.2 右侧乳房切除术后未行乳房重建的胸壁及淋巴结靶区勾画

参见图 12.1～图 12.3。

A. Y. Ho (✉) · S. A. Dunn
Department of Radiation Oncology, Massachusetts General Hospital, Boston, MA, USA
e-mail: alice.ho@mgh.harvard.edu; SDUNN7@mgh.harvard.edu

S. Powell
Department of Radiation Oncology, Memorial Sloan Kettering Cancer Center,
New York, NY, USA
e-mail: powells@mskcc.org

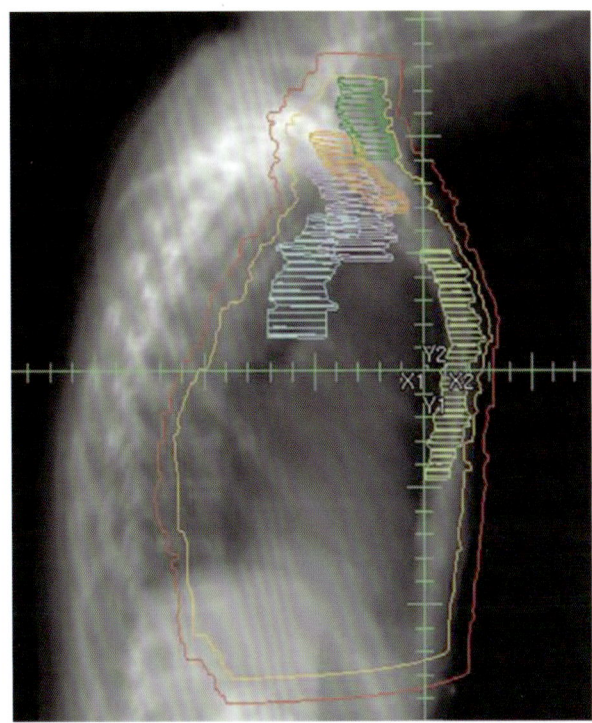

图 12.1 冠状面视图。红色线为 PTV、浅橙色线为 CTV、蓝色线为第Ⅰ组腋窝淋巴结、浅紫色线为第Ⅱ组腋窝淋巴结、暗橙色线为第Ⅲ组腋窝淋巴结、绿色线为锁骨上淋巴结、黄绿色线为内乳淋巴结

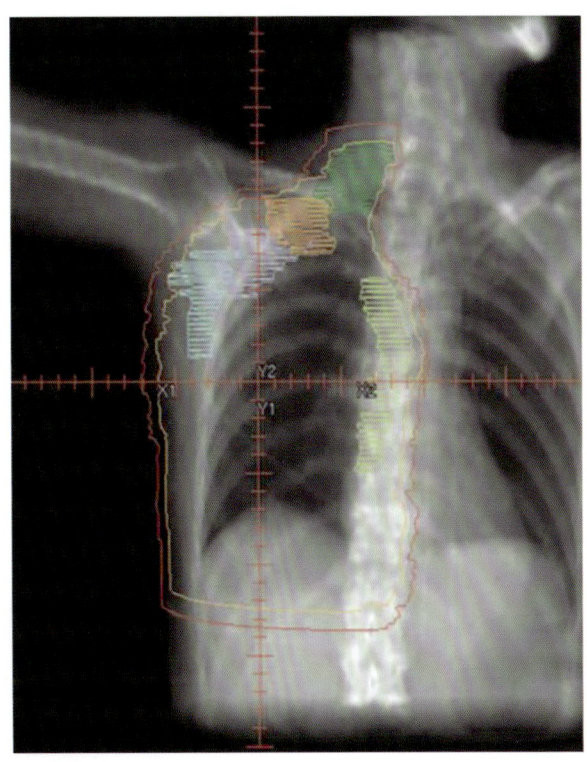

图 12.2 矢状位视图。红色线为 PTV、浅橙色线为 CTV、蓝色线为第Ⅰ组腋窝淋巴结、浅紫色线为第Ⅱ组腋窝淋巴结、暗橙色线为第Ⅲ组腋窝淋巴结、绿色线为锁骨上腋窝淋巴结、黄绿色线为内乳淋巴结

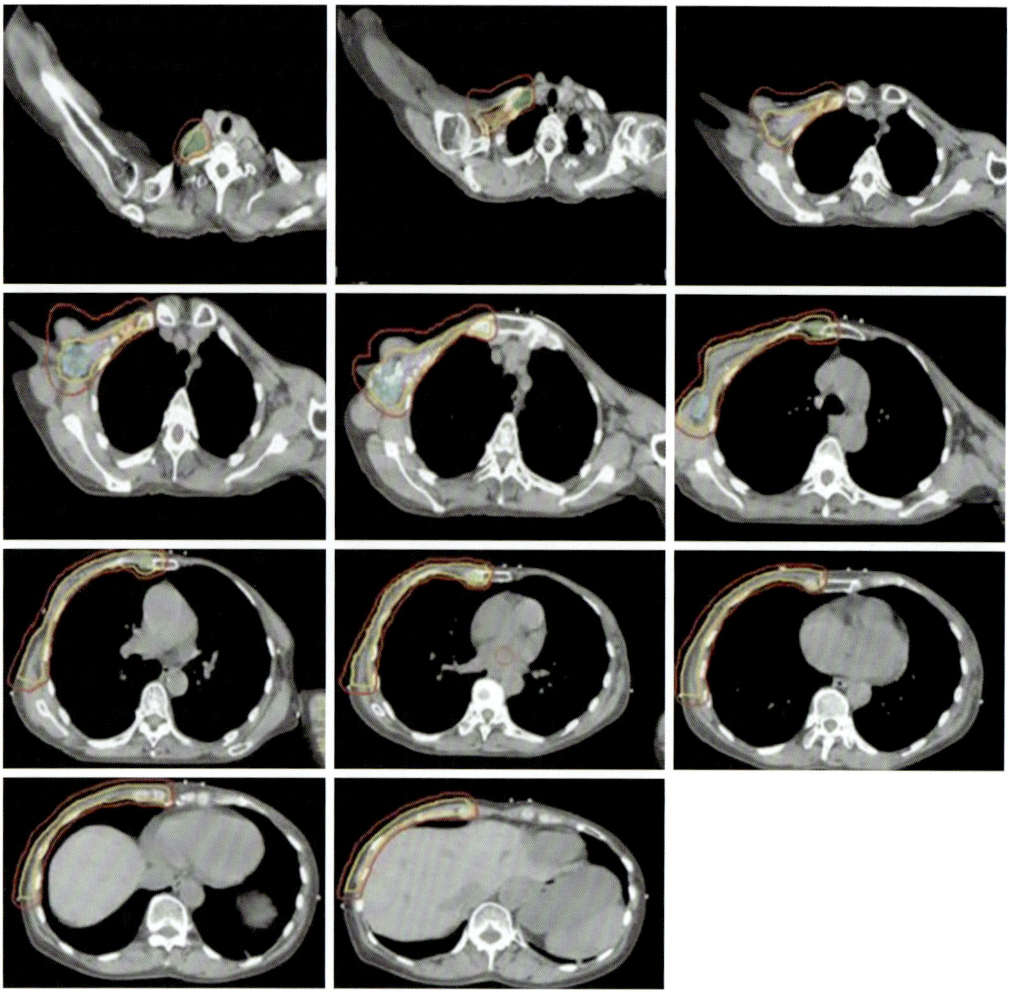

图12.3 头尾方向的轴位图像

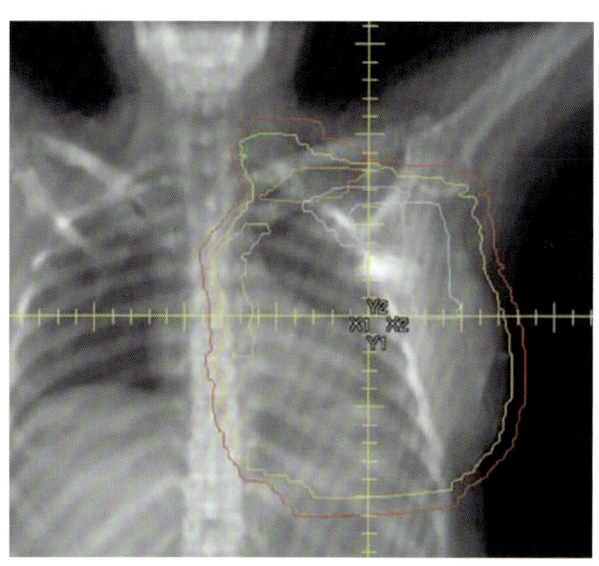

图12.4 矢状面视图。红色线为PTV，浅橙色线为CTV，蓝色线为第Ⅰ组腋窝淋巴结，浅紫色线为第Ⅱ组腋窝淋巴结，暗橙色线为第Ⅲ组腋窝淋巴结，绿色线为锁骨上腋窝淋巴结，黄绿色线为内乳淋巴结，黄色线为心脏，暗紫色线为对侧乳腺癌

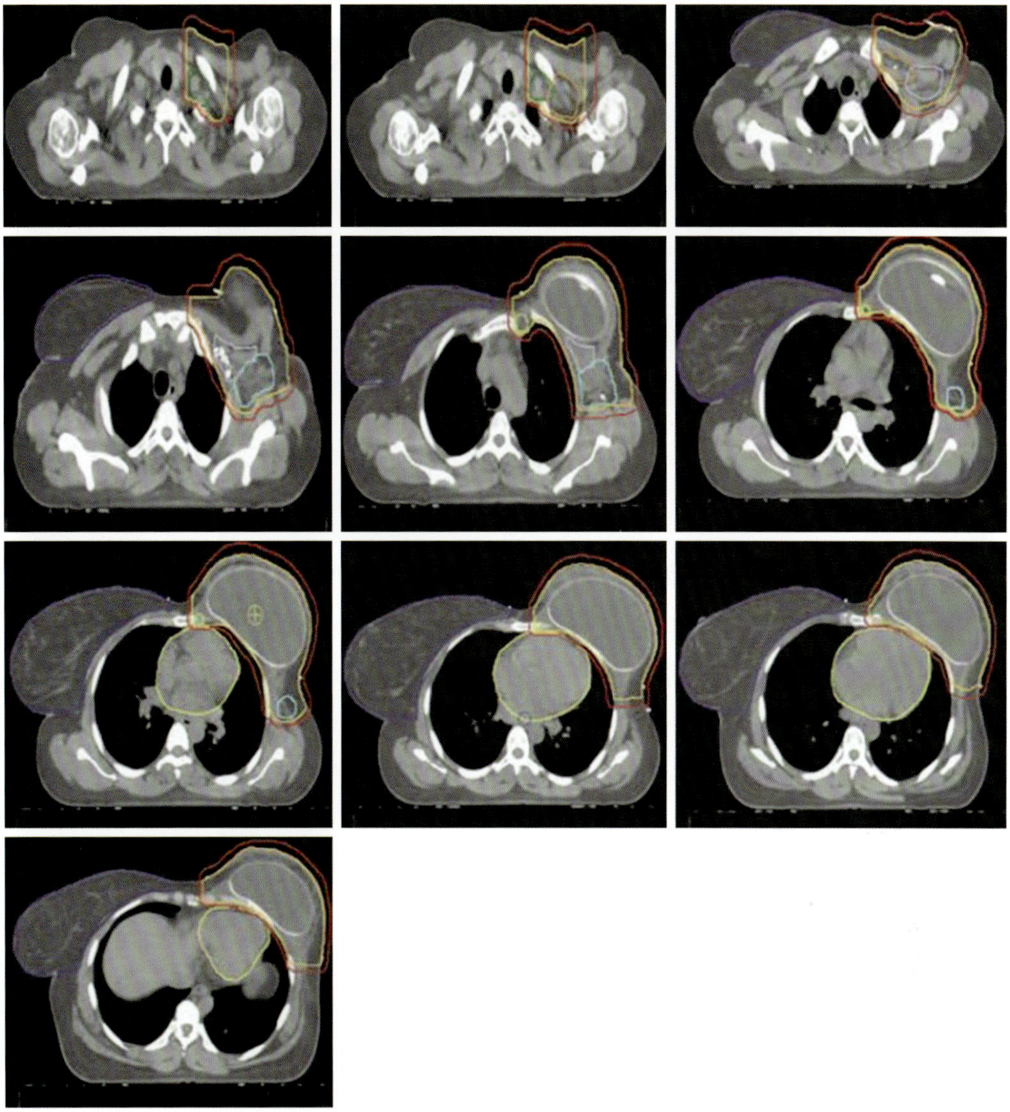

图 12.5 头尾方向上的轴位图像

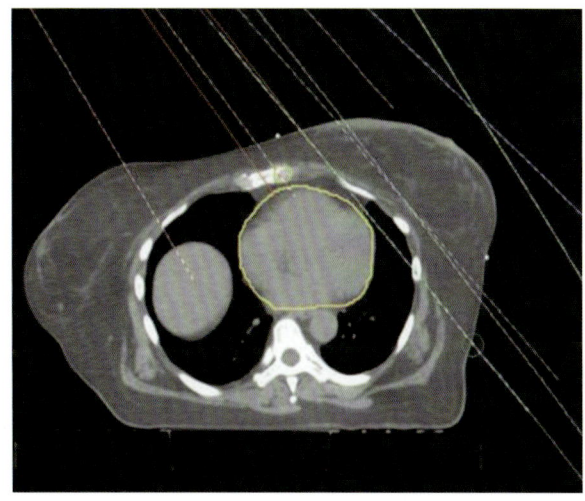

图 12.6 三射野的轴位视图：内侧直面胸壁的电子线野（红色线）与外侧的两个相对的切线野（蓝色线和绿色线）衔接于一起

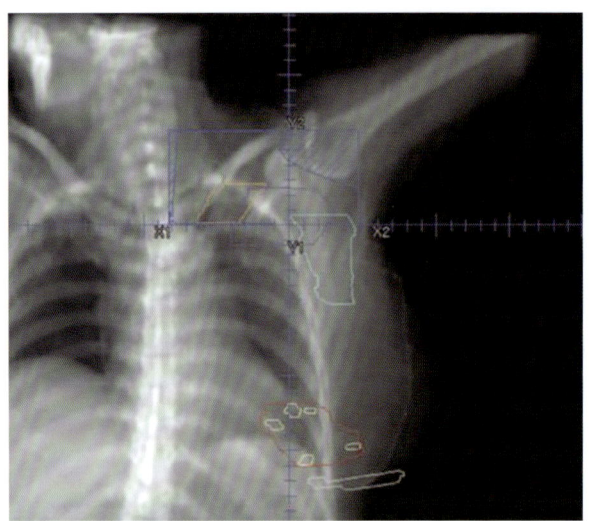

图 12.7 锁骨上及腋窝淋巴结靶区冠状面视图

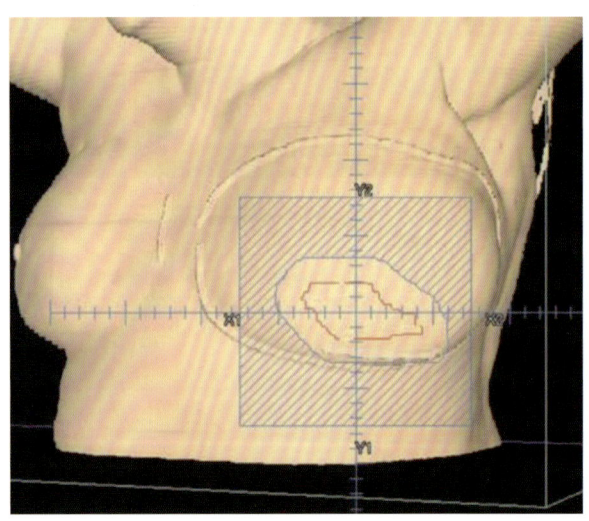

图 12.8 瘤床加量的三维视图：带有定制切口（蓝色线）的正面电子切线野包括瘤床（褐色线）、金属夹（淡绿色线）、手术瘢痕（灰色线）

表 12.1 大体肿瘤靶区勾画推荐

靶区	定义与描述
临床靶区（CTV）	乳腺组织、胸壁（定义参考 RADCOMP 乳房图谱）[1]、同侧区域淋巴结[2]、淋巴结引流途径、乳房假体（若存在）和胸壁肌肉/皮肤，以确定是否存在微小疾病风险
计划靶区（PTV）	在 CTV 的基础外扩：内界外放 3~5mm，外界外放 5~10mm，后界 3~5mm，上下界及前界外放 5~10mm（包括皮肤表面），但乳腺内结节除外（乳腺内结节后方的边缘应为 0mm）。临床专家自行决定避开肺组织的体积

表 12.2　乳腺 VMAT 剂量学计划指南

结构	参数	目标
靶区剂量及分次——50 Gy/25 分次		
PTV	$D_{95\%}$	≥95%
	$V_{95\%}$	≥95%
	$D_{95\%}$	≤110%
内乳淋巴结（IMN）	$D_{95\%}$	≥110%
正常组织标准		
同侧肺	$V_{20\,Gy}$	≤33%
	$V_{10\,Gy}$	≤68%
	平均 Gy	≤20 Gy
对侧肺	$V_{20\,Gy}$	≤25%
	$V_{25\,Gy}$	≤25%
心脏	平均 Gy	≤9 Gy[a]；≤8 Gy[b]
	D_{max}	≤50 Gy
左前降支（LAD）动脉	D_{max}	≤50 Gy
对侧完整乳房	平均 Gy	≤5 Gy
对侧植入物	平均 Gy	≤8 Gy
食管	D_{max}	≤50 Gy
甲状腺	平均 Gy	≤20 Gy
臂丛神经	D_{max}	≤55 Gy

表 12.3　乳腺 IMRT/VMAT 剂量学计划指南

结构	参数	目标	
靶区剂量及分次——50 Gy/25 分次			
PTV	$D_{95\%}$	≥95%	
	$V_{95\%}$	≥95%	
	$D_{95\%}$	≤110%	
植入物内 PTV	$D_{95\%}$	≤120%	
内乳淋巴结（IMN）	$D_{95\%}$	≥90%	
正常组织标准		Non-DIBH	DIBH
同侧肺	$V_{20\,Gy}$	30%（33%）	27%（30%）
	$V_{10\,Gy}$	65%（68%）	60%（63%）
	平均 Gy	18 Gy	18 Gy

续表

	正常组织标准	Non-DIBH	DIBH
对侧肺	V_{20Gy}	5%	
心脏	V_{25Gy}——左侧乳腺	3%	
	右侧乳腺	0.5%	
	D_{max}	50 Gy	
	平均 Gy——左侧乳腺和 IMN $D_{95\%}\geqslant 90\%$	7 Gy(8 Gy)	6 Gy(7 Gy)
	右侧乳腺和 IMN $D_{95\%}\geqslant 90\%$	4 Gy	
	左侧乳腺和 IMN $D_{95\%}\geqslant 100\%$	8 Gy(9 Gy)	7 Gy(8 Gy)
	右侧乳腺和 IMN $D_{95\%}\geqslant 100\%$	5 Gy	
	如果上述任何一个约束条件都无法实现	10 Gy(12 Gy)	9 Gy(10 Gy)
左前降支(LAD)动脉	D_{max}	25 Gy(35 Gy)	
对侧完整乳房	平均 Gy	6 Gy	
对侧植入物	平均 Gy	8 Gy	
食管	D_{max}	35 Gy(40 Gy)	
甲状腺	平均 Gy	20 Gy	
臂丛神经	D_{max}	55 Gy	
肝脏(右侧)	平均 Gy	8 Gy(10 Gy)	
胃	平均 Gy	5 Gy	3 Gy
脊髓	D_{max}	20 Gy	

注:DIBH,deep inspiratory breath hold,深吸气屏气。

12.3 左侧乳房切除术后重建乳房的胸壁和淋巴结靶区勾画(组织扩张器)

参见图 12.4 和图 12.5。

12.4 常规三维适形放射治疗计划

参见图 12.6~图 12.8。

(周晓云 译,张晶晶 审校)

参考文献

[1] MacDonald S, et al. RADCOMP Breast Atlas. RTOG Foundation: Radiation Therapy Oncology Group, Feb 23. 2016.

https://www.rtog.org/LinkClick.aspx?fileticket=eVB451KQ83M%3d&tabid=429.
[2] DeSelm C, Yang TJ, Cahlon O, Tisnado J, Khan A, Gillespie E, Powell S, Ho A. A 3-dimensional mapping analysis of regional nodal recurrences in breast cancer. Int J Radiat Oncol Biol Phys. 2019; 103(3): 583-91. Epub 2018 Oct 24. https://doi.org/10.1016/j.ijrobp.2018.10.021.
[3] Dumaine VA, Saksornchai K, Zhou Y, Hong L, Powell S, Ho AY. Reduction in low-dose to normal tissue with the addition of deep inspiration breath hold (DIBH) to volumetric modulated arc therapy (VMAT) in breast cancer patients with implant reconstruction receiving regional nodal irradiation. Radiat Oncol. 2018; 13(1): 187. https://doi.org/10.1186/s13014-018-1132-9.

13

肺癌
Lung Cancer

N. Ari Wijetunga, Zhongxing Liao, Daniel R. Gomez

13.1 靶区设计与勾画基本原则

- 以定位 CT 为基础的适形放射治疗技术和呼吸运动管理，是非小细胞肺癌（non-small cell lung cancer，NSCLC）和小细胞肺癌（small cell lung cancer，SCLC）放射治疗的标准技术。三维适形放射治疗（3D-CRT）、调强放射治疗（IMRT）与立体定向体部放射治疗（SBRT）均使用多个射线入射角度，并可改变剂量的适形性。因此，每一种技术均需在计划过程中准确勾画肿瘤靶区、正常结构和危及器官，并采用剂量体积直方图评估系统。此外，还需临床治疗专家熟悉掌握由密歇根大学学者发表的纵隔淋巴结分组共识的图谱[1]。
- 模拟定位：放射治疗计划制订过程中最主要的环节是评估呼吸运动产生影响、准确的患者体位和正确的体位固定。理想的体位是双手举过头顶，使照射野的入射角有更多的选择。模拟定位最好选择 4D-CT，因其可用以预估靶区的内部运动范围。
- 肺癌放射治疗中除各类靶区外，还需勾画以下正常组织：心脏、肺、脊髓、食管、胸壁、大血管、近端支气管树（proximal bronchial tree，PBT）和臂丛神经（若肿瘤位置靠上或上组气管旁/锁骨上区淋巴结需照射）[2]。若肿瘤位于靠近膈肌的右下肺，还应勾画肝脏。对于左下肺位置靠下或累及左侧胸膜的肿瘤，脾脏也可能受到较高剂量的照射。臂丛神经的精确勾画，应参考已发表的指南[3]。
- 若 NSCLC 和 SCLC 伴肉眼可见病灶，临床上最为广泛接受的放射治疗技术为累及野照射技术。研究结果显示，累及野照射后区域淋巴结的复发率低[4,5]。累及野 vs. 淋巴结预防照射的随机研究结果也表明，累及野技术治疗后疗效更佳[6]。因此，若大体肿瘤部位明确，临床上不应常规给予淋巴结预防照射域。

N. A. Wijetunga · D. R. Gomez (✉)
Department of Radiation Oncology, Memorial Sloan Kettering Cancer Center, New York, NY, USA
e-mail: wijetunn@mskcc.org; gomezd@mskcc.org

Z. Liao
Department of Radiation Oncology, MD Anderson Cancer Center, Houston, TX, USA
e-mail: zliao@mdanderson.org

- 靶区勾画时需参考以下信息:体格检查、增强CT、PET扫描和基于纵隔镜或气管超声(endobronchial ultrasound,EBUS)对纵隔的评估结果。
- GTV的定义为肉眼可见病灶。基于GTV勾画其他靶区的方法包括两种。第一种为先勾画GTV并评估内部运动形成iGTV,然后iGTV外放边界形成iCTV,进一步外放边界至PTV。第二种是先基于勾画的GVT外放边界形成CTV,再根据靶区运动范围外放边界形成ITV,随后根据患者的每天摆位误差外放边界至PTV。这种方法也用于没有GTV或iGTV的术后设野。
- 对于早期NSCLC,从iGTV至iCTV的标准外放边界为0~0.2 cm。近端支气管树(PBT)的勾画应该保持一致。该结构包括气管、隆突、左右主支气管和大叶支气管外扩2 cm,我们将超过PBT半径2 cm的区域定义为"禁飞区"(no-fly zone,NFZ)。SBRT的剂量取决于病变的位置和范围,主要标准是≥100 Gy的生物等效剂量(biologically equivalent dose,BED)。
- 根据已发表的病理学研究结果,局部晚期NSCLC(Ⅱ~Ⅲ期)从IGTV到ICTV的标准外放边界应介于0.5~0.8 cm[7]。CTV(或ITV)到PTV的外放边界如下:若不测量肿瘤运动范围,每天也不采用基于kV或锥形束CT(CBCT)的图像引导(即IGRT),则外放边界为1.0~1.5 cm;若采用CBCT或4D-CT(两者其一),则外放边界为0.5~1.0 cm;若既使用4D-CT也采用kV验证片/CBCT指导,从CTV(或IGTV)到PTV可外放边界0.3~0.5 cm。若使用同期放化疗,放疗的标准剂量应采用60 Gy/30分次。
- 针对NSCLC术后放射的靶区,目前尚无统一的定义。过去,若肿瘤位于肺上部,照射靶区相对较大,包括肿瘤床、受累淋巴结平面、双侧纵隔、同侧支气管残端和锁骨上淋巴结。自放疗采用CT计划和全面的纵隔淋巴结清扫术以来,这种射野方式目前已很少使用。许多机构目前采用较小的照射野治疗纵隔,包括受累淋巴结区域和同侧支气管残端,外加对阳性淋巴结的上下各一站予预防照射。该靶区勾画与"肺-ART"试验中的靶区相似[8]。通常,根据现有的IGRT技术定义CTV(术后不存在GTV)、ITV和由ITV外放约0.5 cm至PTV。
- 对于SCLC患者,虽然对GTV至CTV的外扩边界大小尚无统一标准,但通常可考虑外放0.5~1 cm,且包括同侧肺门。推荐将CTV外扩至PTV边界的指南与上文针对NSCLC的建议相似。SCLC放射治疗的标准剂量采用45 Gy(1.5 Gy/分次,30分次)或66~70 Gy(2.0 Gy/分次,33~35分次)。
- 针对局限性SCLC和广泛性SCLC放射治疗,目前两者在临床靶区上并无显著差异。后者通常是巩固或姑息性治疗。两者均采用累及野照射技术,标准剂量如表13.1所示。SCLC的巩固性放射治疗的标准剂量一般为30~45 Gy,分10次照射。

表13.1 肺癌的放射治疗方案

肺癌类型和分期	放射治疗剂量及分割
NSCLC Ⅰ期 SBRT(外周)	可考虑不同剂量和分割,包括:54 Gy,18 Gy/分次;48 Gy,12 Gy/分次;50 Gy,4~5分次
NSCLC Ⅰ期 SBRT(中心)	可考虑不同剂量和分割,包括:50 Gy,5分次;70 Gy,10分次;60 Gy,8次
NSCLC Ⅱ~Ⅲ期	60 Gy,2 Gy/分次,每日1次

续 表

肺癌类型和分期	放射治疗剂量及分割
术后	50～54 Gy,1.8～2.0 Gy/分次(R0 切除) 54～60 Gy,1.8～2.0 Gy/分次(R1 切除) 60 Gy,2.0 Gy/分次,考虑同步化疗(R2 切除)
SCLC 局限期	45 Gy,1.5 Gy/分次,每日 2 次(同步化疗) 或 66～70 Gy,2 Gy/分次,每日 1 次
SCLC 广泛期	30～45 Gy,3 Gy/分次,胸部残余病灶的巩固治疗

- NSCLC 和 SCLC 的标准放射治疗剂量参见表 13.1。需根据靶区的总剂量和分割剂量的差异来确定正常组织的限制剂量,详见最近发表的 *Quantitative Analyses of Normal Tissue Effects in the Clinic*[9]。肺癌分期依照 AJCC[10] 第 8 版(表 13.1 和图 13.1～图 13.7)。

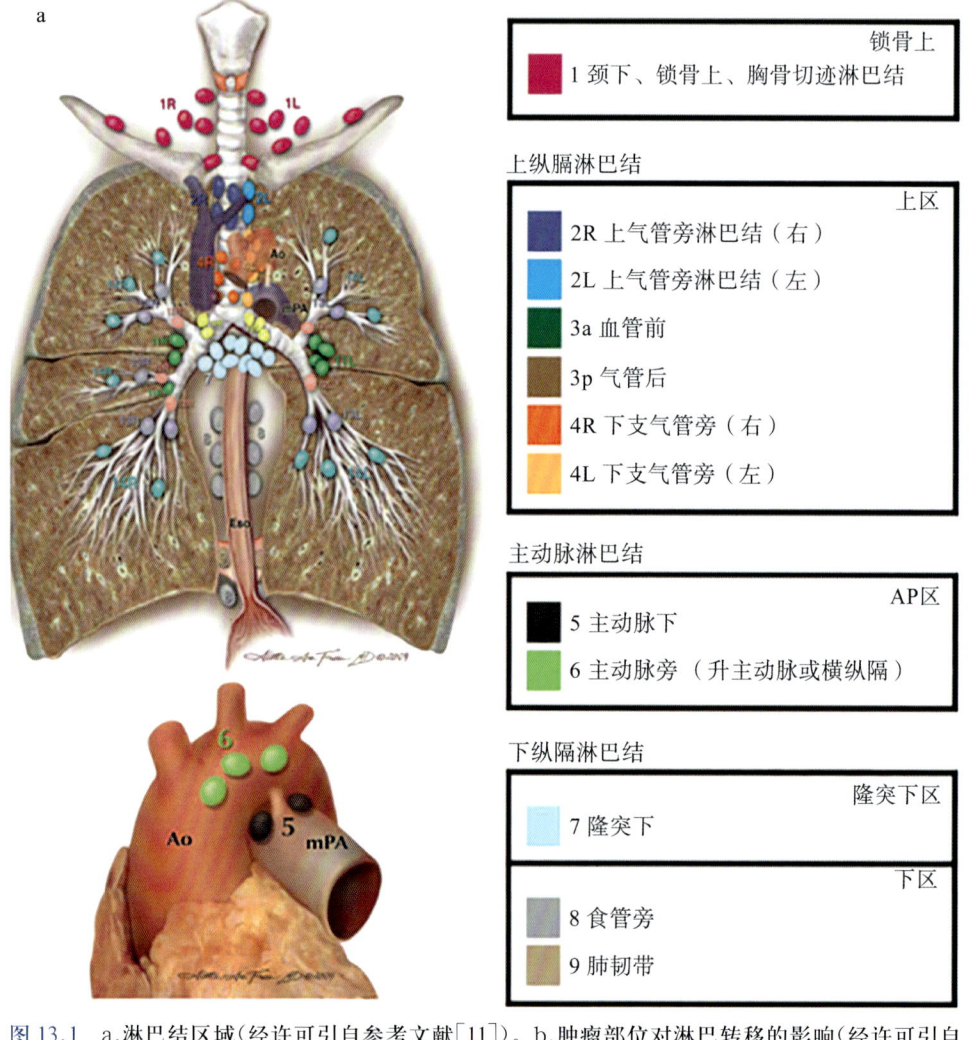

图 13.1 a.淋巴结区域(经许可引自参考文献[11])。b.肿瘤部位对淋巴转移的影响(经许可引自参考文献[12])

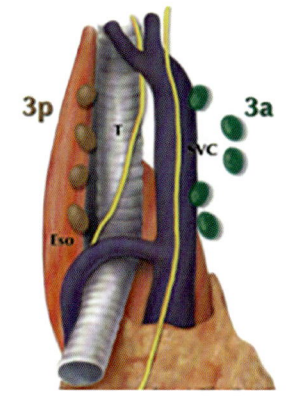 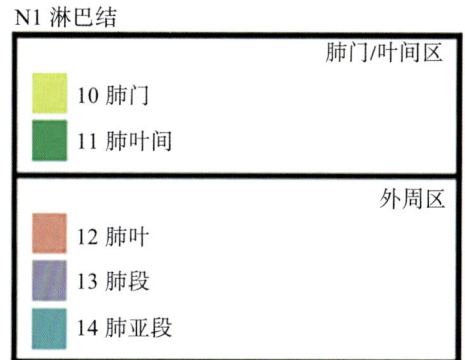

b 肿瘤部位对淋巴转移的影响

阳性淋巴结所在区域	原发肿瘤所累及的肺叶			
	右上($n=45$)	右中/右下($n=36$)	左上($n=35$)	左下($n=8$)
上纵隔(1)	9%	3%	0	0
气管旁(2)	40%	31%	3%	0
血管前、气管后、气管前(3)	73%	47%	29%	0
下气管旁(4)	36%	28%	17%	13%
主动脉下(5)	—	—	71%	13%
主动脉旁(6)	—	—	43%	25%
隆突下(7)	36%	69%	20%	38%
食管旁(8)	9%	11%	3%	50%
肺韧带(9)	2%	6%	6%	3%

图 13.1(续)

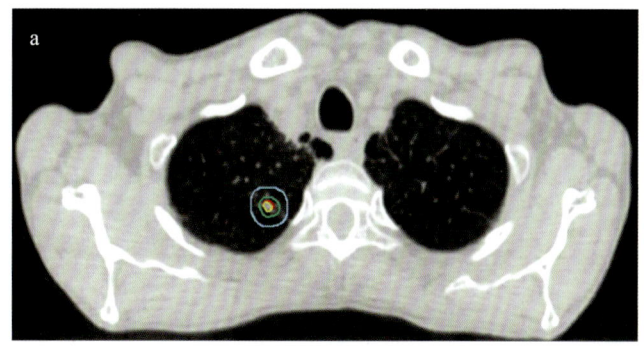

图 13.2 一位罹患早期非小细胞肺癌(cT1N0)的患者经 SBRT 治疗后。a.周围型肿瘤,接受了 54 Gy/3 分次照射。b.病灶邻近支气管树且不适合手术的患者,接受了 48 Gy/4 分次照射。c.侵及支气管的中央性病变,接受了 50 Gy/5 分次照射。一般而言,临床上可将 PBT 的最大剂量限制在 55 Gy。GTV(黄色线);iGTV(红色线);ICTV(绿色线);PTV(天蓝色线);近端支气管树,PBT(粉色线);"禁飞区"(紫色线)

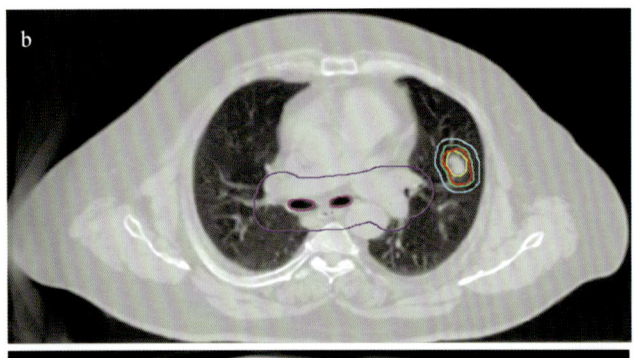

iCTV外放边界 0.5 cm形成PTV

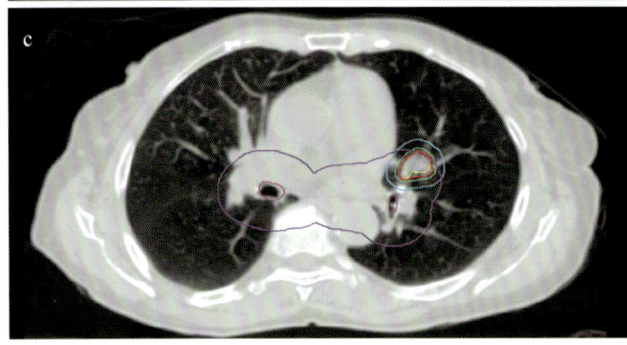

PBT外放边界 2.0 cm形成NFZ

图13.2（续）

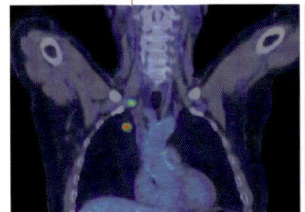

右上腔静脉淋巴区

10区肺门淋巴结

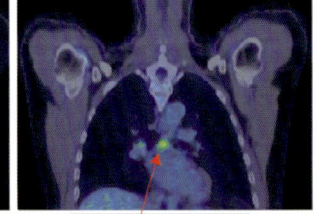

4R区支气管旁淋巴结

7区隆突下淋巴结

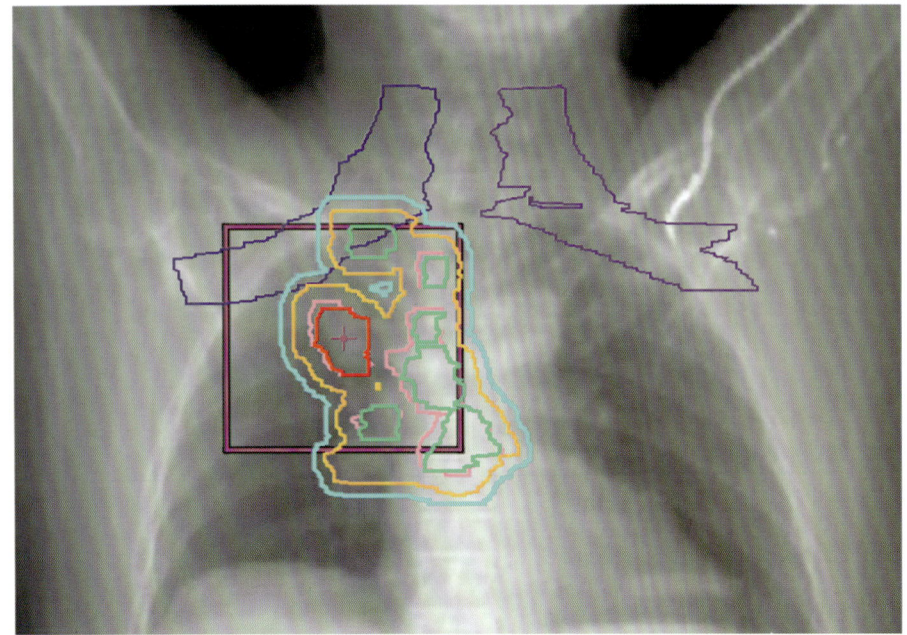

图13.3 一位罹患局部晚期NSCLC（cT1cN3M0）（ⅢB期）的患者。患者右上叶的2.3 cm肿瘤，伴右肺门、隆突下、隆突前、气管旁转移及右锁骨上淋巴结肿大。CT的肺窗上勾画出原发灶和肺门区域。通过PET/CT扫描、增强CT扫描和支气管内超声勾画淋巴结区。患者接受了60 Gy/30分次照射。GTV原发肿瘤（红色线）；GTV淋巴结（浅绿色线）；iGTV原发灶和淋巴结（粉红色线）；iCTV（橙色线）；PTV（浅蓝色线）；臂丛神经（紫色线）。局部晚期NSCLC（cT1cN3M0）（ⅢB期）。GTV靶区（红色线）；GTV节点（亮绿色线）；iGTV（粉色线）；iCTV（橙色线）；PTV（浅蓝色线）；臂丛神经（紫色线）；食管（深绿色线）

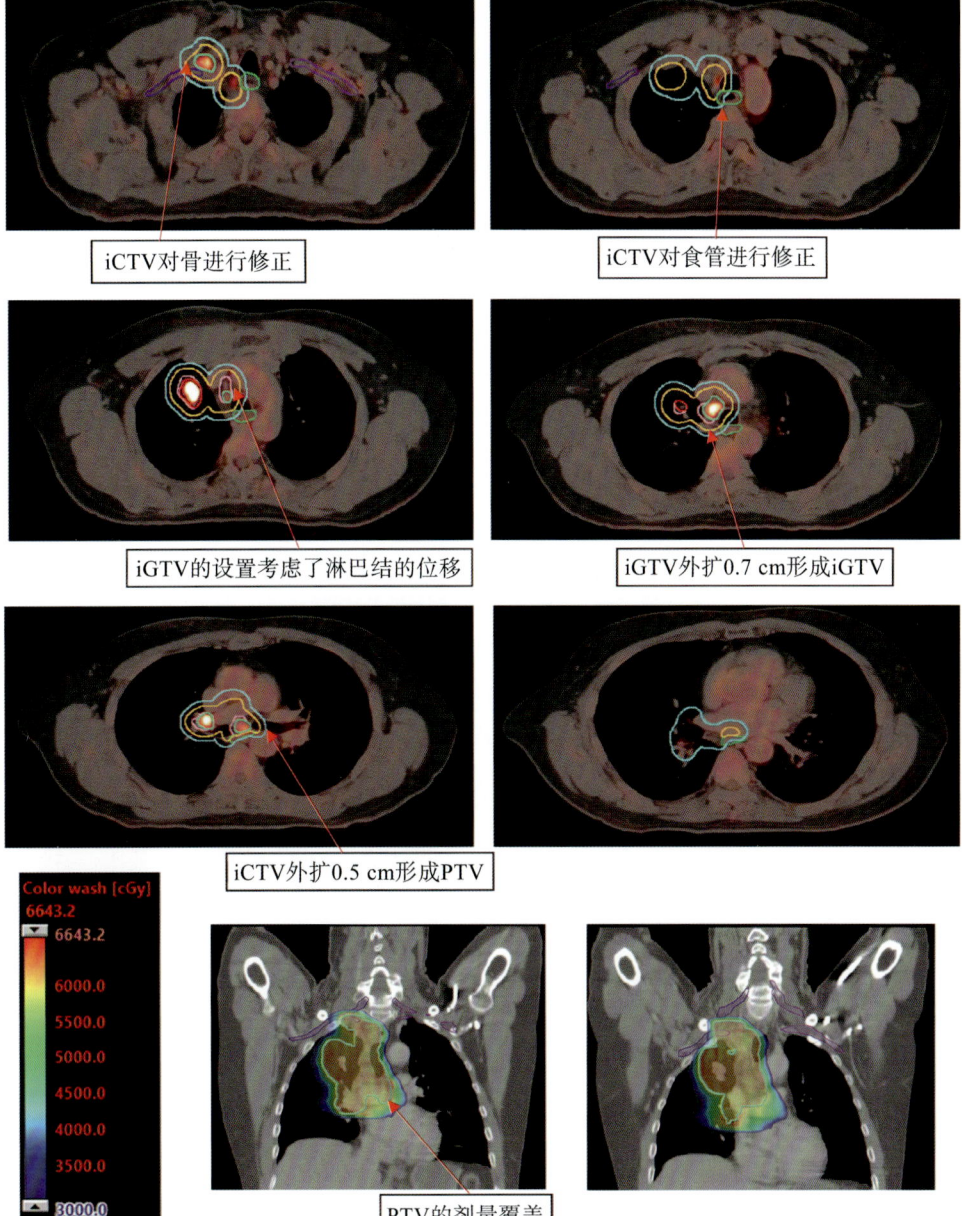

图 13.3(续)

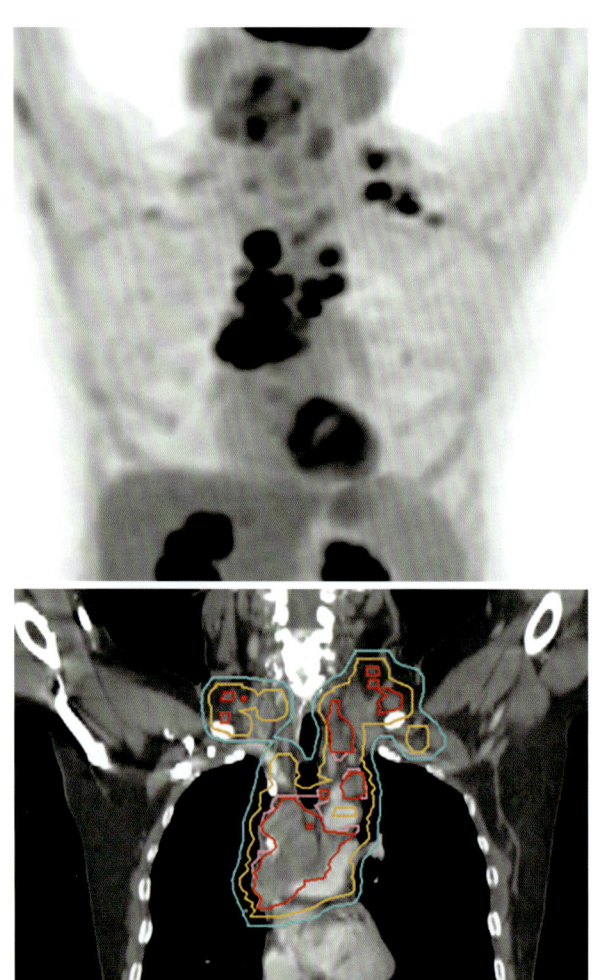

图 13.4 一位罹患局部晚期肺腺癌(cT4N3M0)(ⅢC 期)的患者。临床表现为上腔静脉综合征(SVC 综合征),右侧肺门/肺门上伴较大的肿瘤,与原发病灶和广泛的纵隔腺病(包括双侧锁骨上转移瘤)一致。患者接受了 60Gy/30 分次照射。GTV(红色线);iGTV(粉色线);iCTV(橙色线);PTV(浅蓝色线)。局部晚期肺腺癌(cT4N3M0)(ⅢC)。GTV(红色线);iGTV(粉色线);iCTV(橙色线);PTV(浅蓝色线);臂丛神经(紫色线);食管(深绿色线);喉(黄色线)

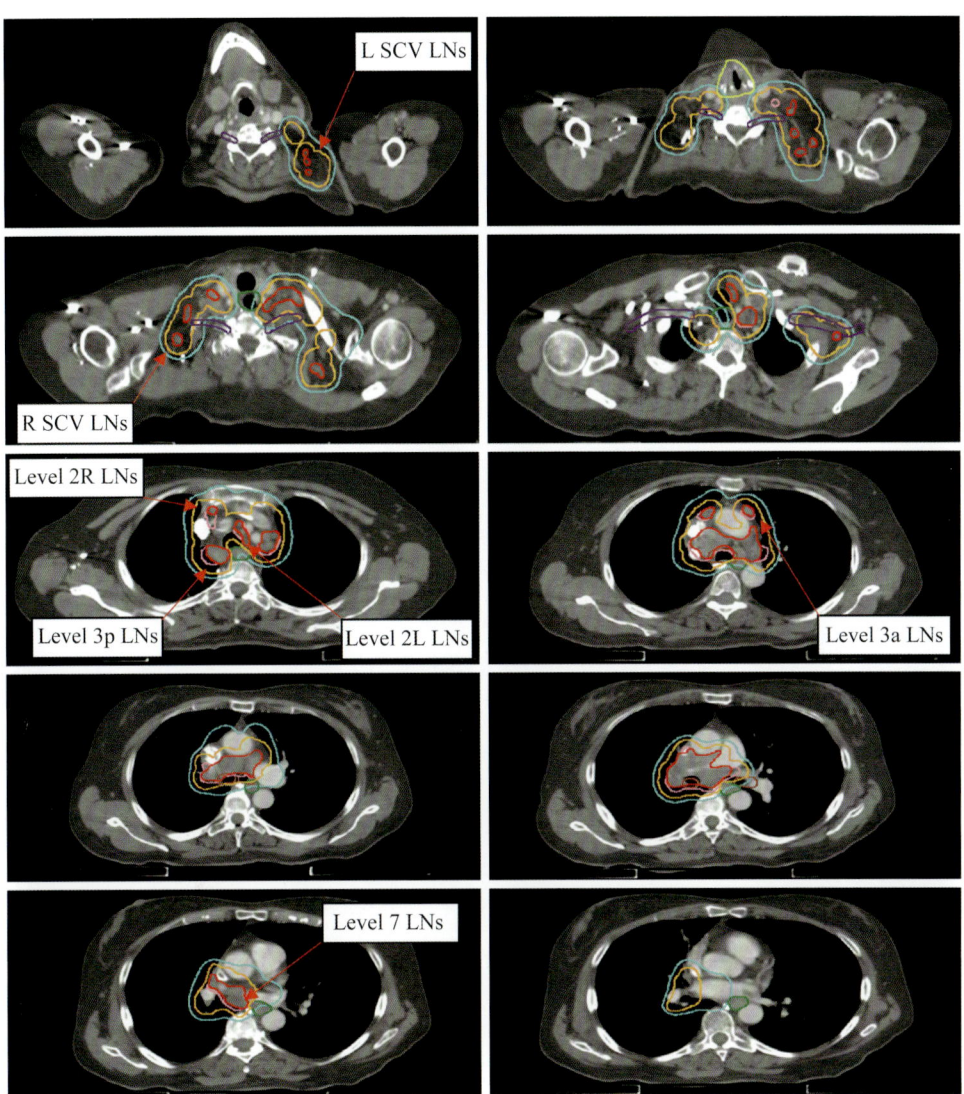

图 13.4(续)

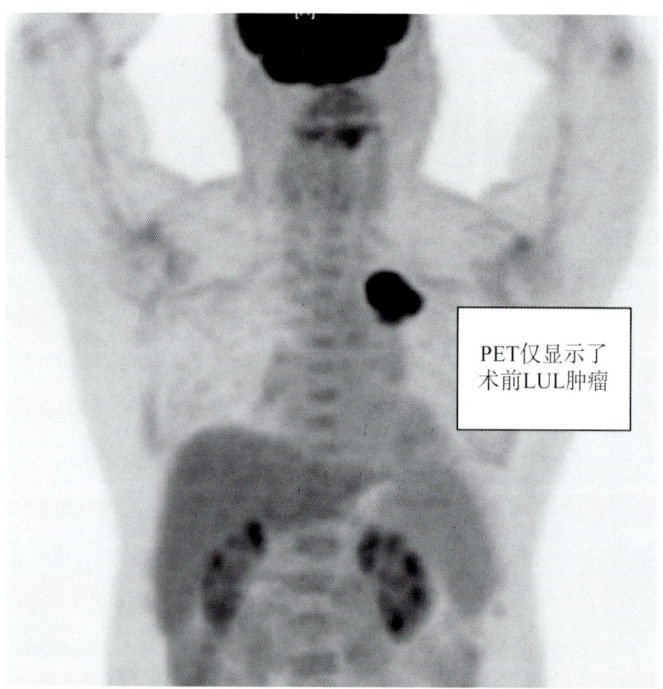

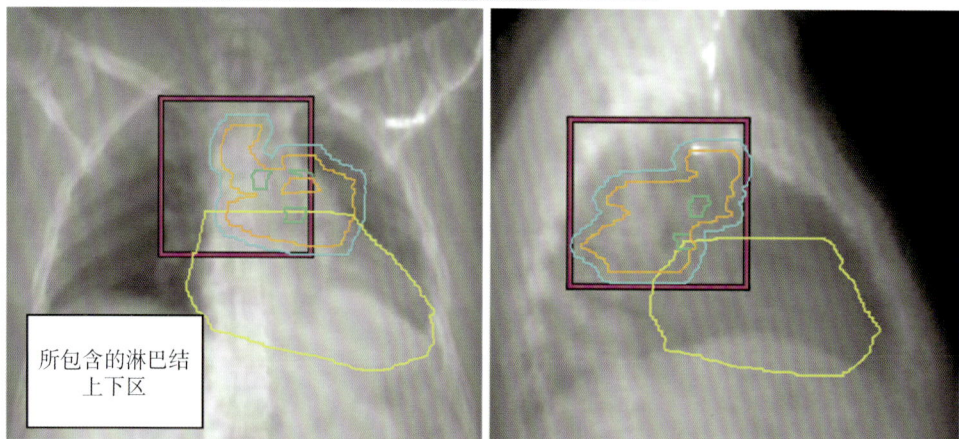

图 13.5 NSCLC 的术后放射治疗。一位 NSCLC 患者左上肺伴 5.8 cm 肿瘤,超声支气管 EBUS 显示 4L 区淋巴结受累(cT3N2)。患者完成新辅助化疗后接受了手术切除。术后病理结果显示切缘呈阴性,5 区、10L 区淋巴结为阳性。根据肺 ART 研究的治疗方案,仅采用了较小的射野覆盖肿瘤床和 4L、5、7 区淋巴结引流区,以及同侧支气管残端。处方剂量为 54 Gy,分割剂量为 1.8 Gy,30 分次照射。CTV(橙色线);PTV(浅蓝色线);累及 LNS (亮绿色线);心(黄色线)。NSCLC 的术后放疗。CTV(橙色线);PTV(浅蓝色线);食管(深绿色线)

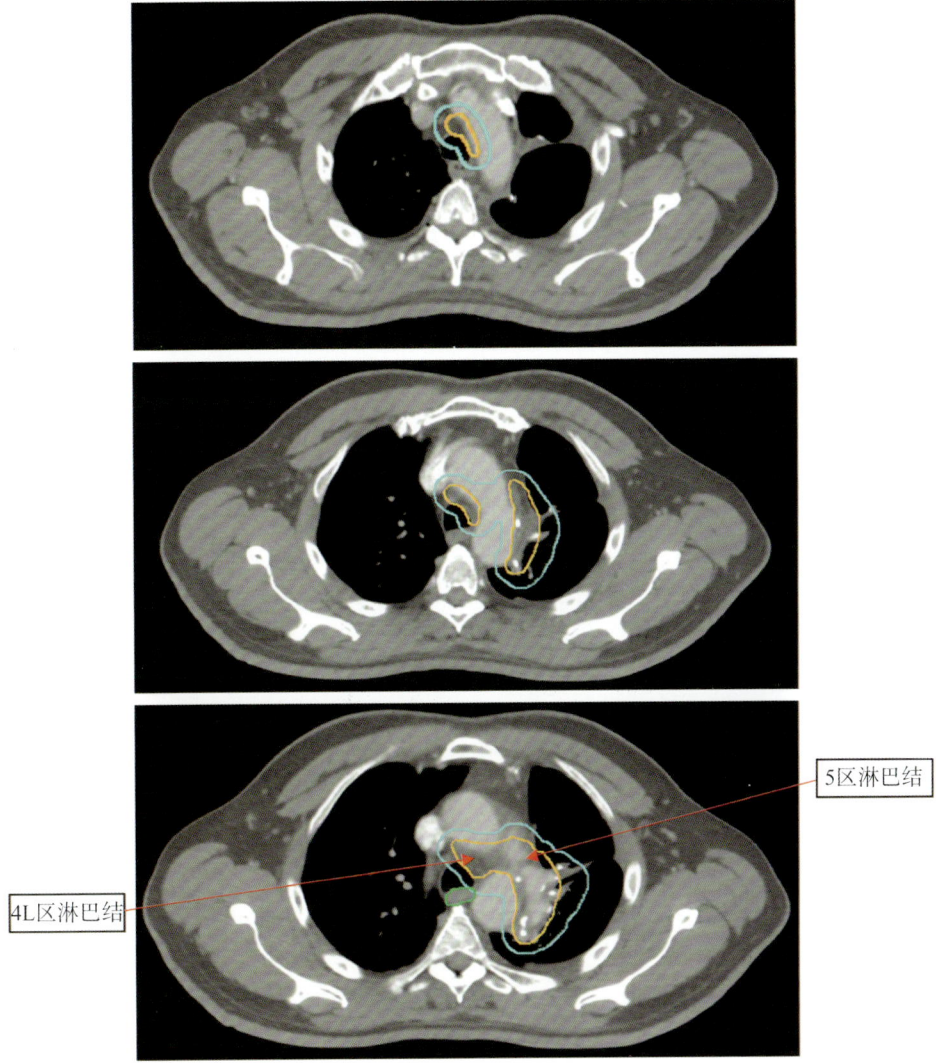

图 13.5（续）

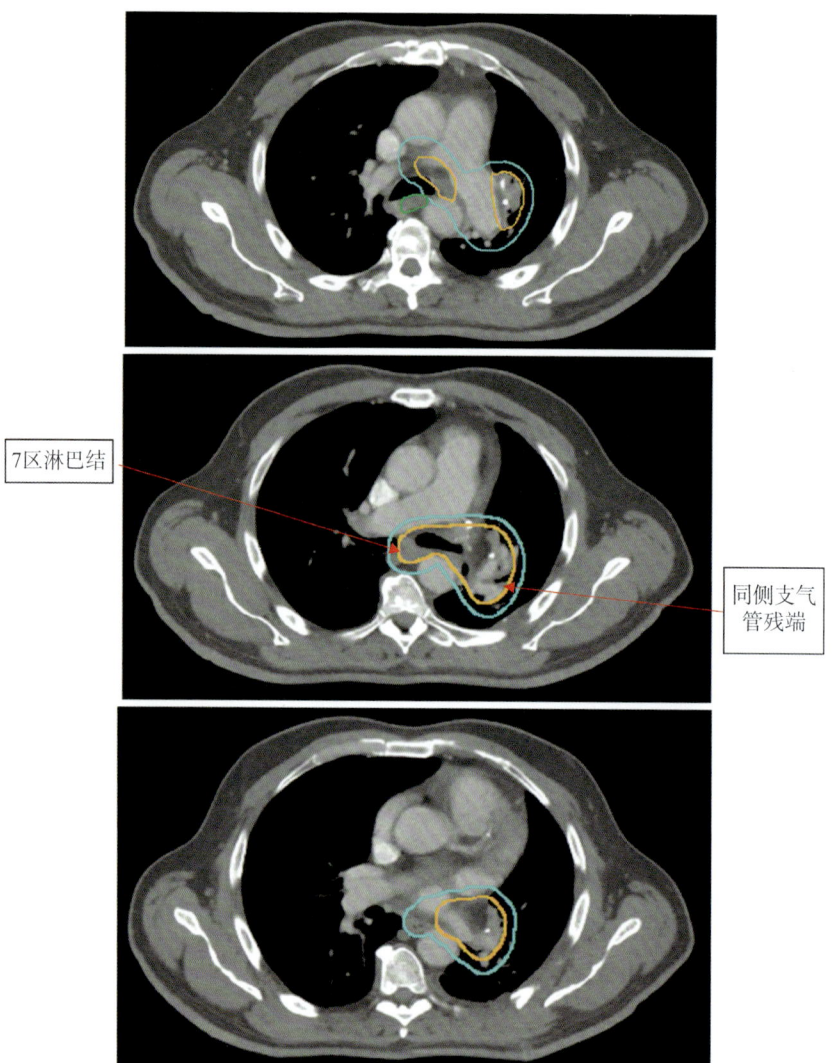

图 13.5(续)

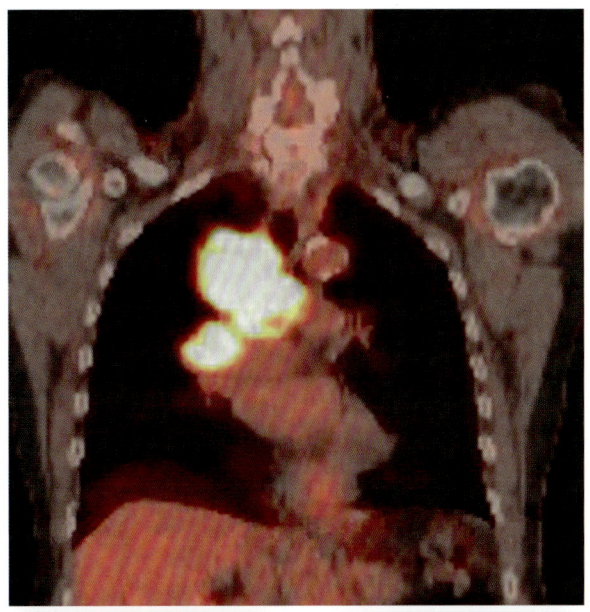

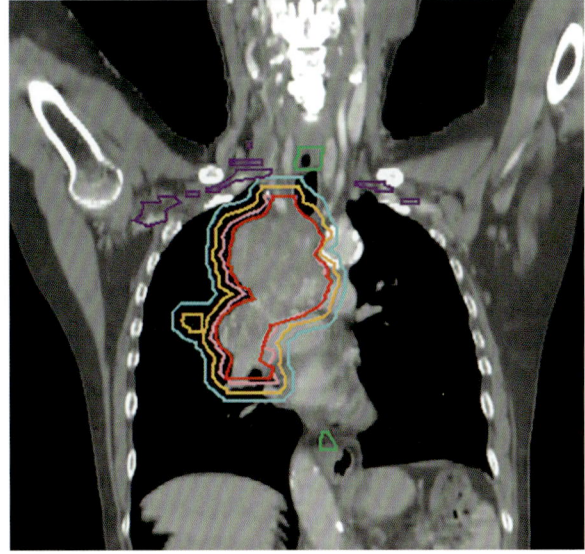

图 13.6 小细胞肺癌。一位罹患局限期 SCLC（cT2N2）患者，伴右侧肺旁、右侧肺门，累及前纵隔，右侧肺门和隆突前相邻淋巴结侵犯。治疗仅针对累及淋巴结照射，覆盖相应的纵隔和肺门区域。处方剂量为 45 Gy，分割剂量为 1.5 Gy，每日 2 次，共 30 分次。GTV（红色线）；IGTV（粉色线）；ICTV（橙色线）；PTV（浅蓝色线）；臂丛神经（紫色线）；食管（深绿色线）。小细胞肺癌。GTV（红色线）；iGTV（粉色线）；ICTV（橙色线）；PTV（浅蓝色线）；臂丛（紫色线）；食管（深绿色线）

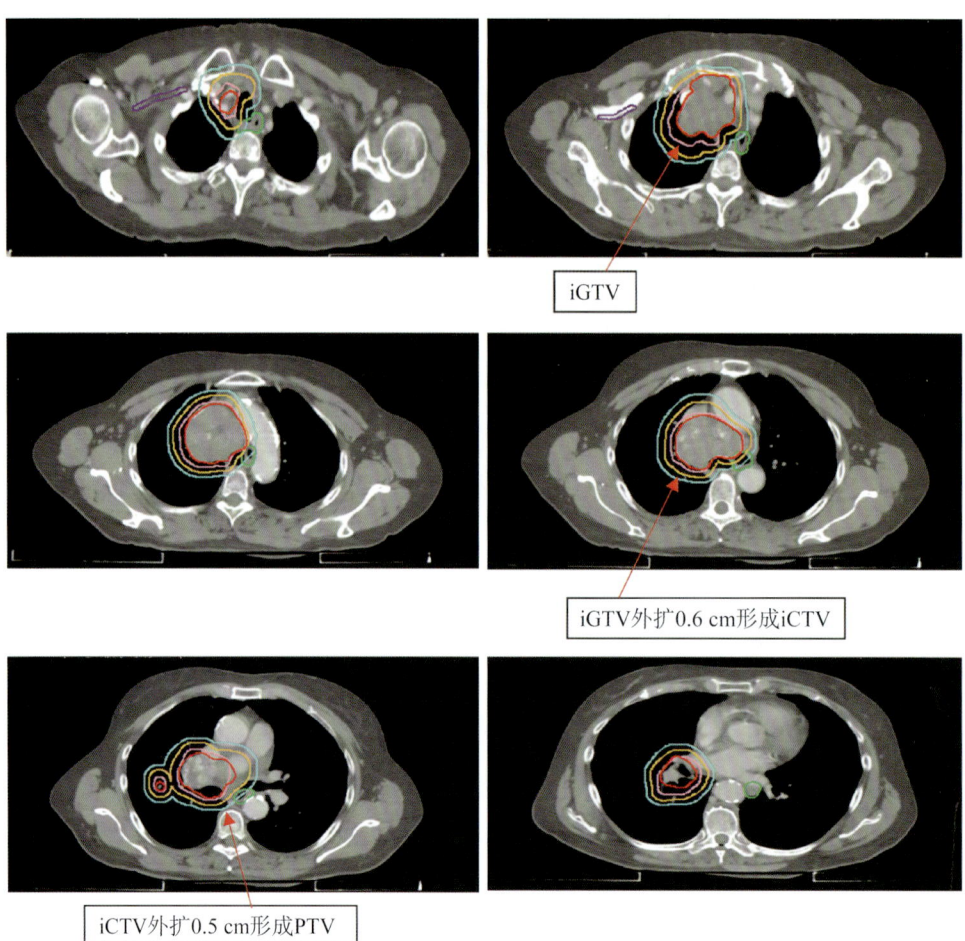

图 13.6(续)

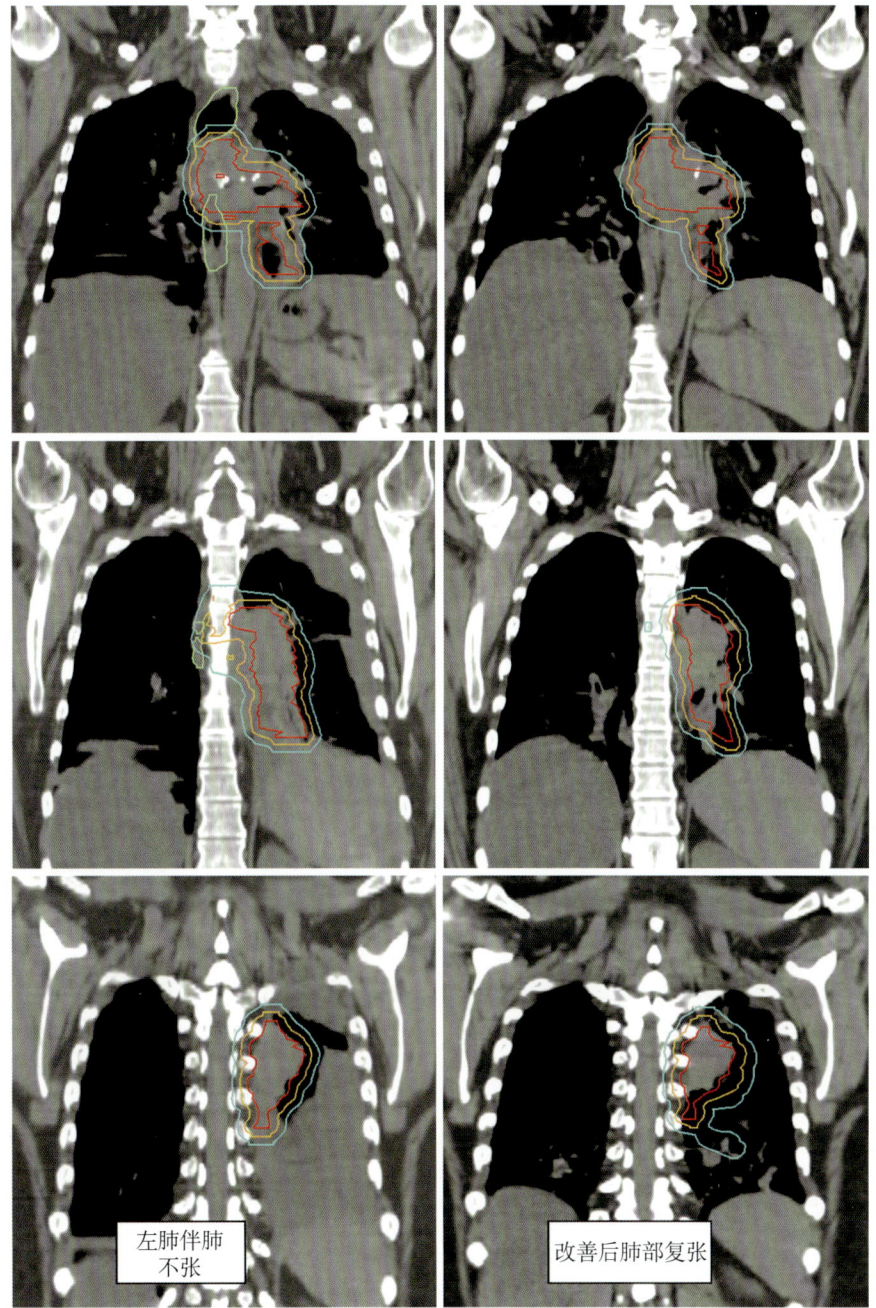

图 13.7 转移性肺部病变。患者表现为肺不张(左),接受了 45 Gy,15 分次照射。患者在治疗期间临床症状得以改善。通过 CBCT 发现肺部的解剖结构有所变化(右)故需采用自适应放射治疗并重新制订计划。GTV(红色线);CTV(橙色线);PTV(浅蓝色线);食管(绿色线)

(曾蕊 译,张晶晶 审校)

参考文献

[1] Chapet O, Kong FM, Quint LE, et al. CT-based definition of thoracic lymph node stations: an atlas from the University of Michigan. Int J Radiat Oncol Biol Phys. 2005;63:170-8.

[2] Ritter T, Quint DJ, Senan S, Gaspar LE, Komaki RU, Hurkmans CW, Timmerman R, Bezjak A, Bradley JD, Movsas B, Marsh L. Consideration of dose limits for organs at risk of thoracic radiotherapy: atlas for lung, proximal bronchial tree, esophagus, spinal cord, ribs, and brachial plexus. Int J Radiat Oncol Biol Phys. 2011;81(5):1442-57.

[3] Kong FM, Ritter T, Quint DJ, et al. Consideration of dose limits for organs at risk of thoracic radiotherapy: atlas for lung, proximal bronchial tree, esophagus, spinal cord, ribs, and brachial plexus. Int J Radiat Oncol Biol Phys. 2011;81(5):1442-57.

[4] Rosenzweig KE, Sim SE, Mychalczak B, et al. Elective nodal irradiation in the treatment of non-small-cell lung cancer with three-dimensional conformal radiation therapy. Int J Radiat Oncol Biol Phys. 2001;50:681-5.

[5] Rosenzweig KE, Sura S, Jackson A, et al. Involved-field radiation therapy for inoperable non small-cell lung cancer. J Clin Oncol. 2007;25:5557-61.

[6] Yuan S, Sun X, Li M, et al. A randomized study of involved-field irradiation versus elec-tive nodal irradiation in combination with concurrent chemotherapy for inoperable stage III nonsmall cell lung cancer. Am J Clin Oncol. 2007;30:239-44.

[7] Giraud P, Antoine M, Larrouy A, et al. Evaluation of microscopic tumor extension in non-small-cell lung cancer for three-dimensional conformal radiotherapy planning. Int J Radiat Oncol Biol Phys. 2000;48:1015-24.

[8] Spoelstra FO, Senan S, Le Pechoux C, et al. Variations in target volume definition for postoperative radiotherapy in stage III non-small-cell lung cancer: analysis of an international contouring study. Int J Radiat Oncol Biol Phys. 2009;76:1106-13.

[9] Marks LB, Yorke ED, Jackson A, et al. Use of normal tissue complication probability models in the clinic. Int J Radiat Oncol Biol Phys. 2010;76:S10-9.

[10] American Joint Committee. Cancer staging manual. 8th ed. New York: Springer; 2010.

[11] Rusch VW, Asamura H, Watanabe H, Giroux DJ, Rami-Porta R, Goldstraw P. The IASLC lung cancer staging project: a proposal for a new international lymph node map in the forthcoming seventh edition of the TNM classification for lung cancer. J Thorac Oncol. 2009;4(5):568-77.

[12] Watanabe Y, Shimizu J, Tsubota M, Iwa T. Mediastinal spread of metastatic lymph nodes in bronchogenic carcinoma: mediastinal nodal metastases in lung cancer. Chest. 1990;97(5):1059-65.

14

食管癌
Esophageal Cancer

N. Ari Wijetunga, Daniel R. Gomez, Abraham J. Wu

14.1 靶区设计与勾画基本原则

- 以 CT 为基础的适形放射治疗技术是治疗食管癌的标准技术。三维适形放射治疗（3D-CRT）和调强放射治疗（IMRT）采用的技术均为多个入射野和适形性方面的剂量差异。因此，两种技术均需精确勾画正常组织、肿瘤靶区和危及器官，同时需要在治疗计划设计时评估剂量体积直方图。食管始于颈部环形软骨的下缘，于 C6 前通过纵隔向下延伸穿过横膈膜进入腹部。因此，掌握颈部、臂丛、纵隔、肺、心脏、脊椎、正常食管和心脏的解剖学知识极为必要。临床上可参考已出版的详细描述了上述结构的相关图集[1]。
- 模拟定位：患者模拟定位的理想体位是双上肢高举过头，采用该体位时大多入射角度的射线无须通过上肢。针对位于食管远端或胃食管交界处的肿瘤，应采取相应措施以减少呼吸运动带来的影响，如采用 4D-CT 扫描、呼吸门控或主动屏气技术。此外，远端或胃食管交界处食管癌患者应在定位和每次放疗前至少禁食 2~3 小时，以限制胃肠气体导致的每日解剖结构的变化。若采用 IMRT 治疗技术，定位时建议采用增强 CT，以便更好地勾画淋巴结。
- 自门齿至胃食管交界处的标准距离为 40 cm。颈段食管位于门齿延伸 15~20 cm；上段或近段胸部食管自 18~20 cm 延伸至 25 cm；中段或远端胸部食管自 25 cm 延伸至 30~32 cm，腹部食管自 30~32 cm 延伸至 40 cm。
- 勾画靶区时，可简单地将食管癌所在的解剖学部位划分为三部分，上中段食管肿瘤（包括颈段食管）、胸部食管肿瘤和胃食管交界处（gastroesophageal junction，GEJ）肿瘤。原发病灶跨多个食管结构的肿瘤，可以遵循各个部分肿瘤的勾画方法。无论肿瘤所处位置，食管癌靶区勾画时均需勾画双肺以用于 DVH 图的计算。上段食管癌放疗的危及器官应包括臂丛神经与喉；下段食管癌则应勾画心脏、肝脏、肾脏、胃和邻近的肠[2]。
- 应勾画下列靶区结构：大体肿瘤靶区（GTV）、临床靶区（CTV）和计划靶区（PTV）。本院放疗中心还常规定义一个 ITV，即 4D-CT 观察到的包含内在运动的 GTV。然后基于 ITV 扩展为 CTV，进而确定 PTV。
- 主诊专家应该参考 CT、PET 影像、胃镜和超声内镜上的发现来勾画 GTV。超声内镜可更好地对食管肿瘤的浸润进行深度分期，可更好地检测到 PET 或 CT 无法发现的微小食管旁淋巴结。若肿瘤位于气管隆突上，推荐行支气管镜检查以排除可能会导致放疗延迟的气管食管瘘。
- ITV 外扩至 CTV 的标准为食管纵向上下各外放 3~4 cm 以防止黏膜下浸润和可能的跳跃性病变，前、后、左、右外放 1 cm 以包含食管旁淋巴结。若采用合适的运动管理技术，ITV 外扩范围在心脏和未受累的肝脏部位可限制在 0.5 cm。考虑到远端和(或)胃食管交界处食管癌下界若统一采用 4 cm 可能包含了诸多胃和腹部脏器，故建议 CTV 勾画时在临床未受累的胃黏膜处仅外放 2 cm。若采用术前辅助放射治疗且剂量≤45 Gy，则 CTV 勾画时可考虑外放 4 cm 或更大范围，尤其是伴胃部侵犯的肿瘤。CTV 无须包含未受累的椎体和肾脏。阳性淋巴结的 CTV 基于 GTV 外放 0.5~1 cm。若食管旁淋巴结明显受累，则基于阳性淋巴结外扩 1 cm 形成 CTV，并外扩 0.5 cm 形成 PTV。上述范围可根据治疗所采用的运动评估技术并结合主诊专家对靶区是否准确包括累及病灶的信心予以调整。
- 局部淋巴结应该根据食管原发肿瘤的位置包含于 CTV 内。胸段上段和颈段食管肿瘤需包括双侧锁骨上淋巴结。双侧锁骨上淋巴结上界为环状软骨的下缘，其前、后、侧缘为胸锁乳突肌。胸段上段肿瘤，除食管旁淋巴结外，还需包括整个气管和纵隔淋巴结（第 2、4 组）并向胸骨和锁骨头方向延伸包绕第 3 组。下段食管肿瘤的 CTV 应该包括腹腔淋巴结引流区，其右侧边界为 L12 侧缘、左侧为主动脉外缘 0.5~1 cm 处、前后缘分别为胰腺和椎体前缘。远段食管肿瘤无须选择性地包括上纵隔淋巴结引流区，除非肿瘤向上侵及上述食管部位。胃食管交界处肿瘤的 CTV 应包括主动脉旁和胃肝韧带淋巴结，该区域位于肝脏和胃之间。
- 当胃食管交界肿瘤明显侵及胃贲门时，临床上目前通常无法准确判定肿瘤的起源确为食管或胃。针对这一情况，根据肿瘤中心（epicenter）相对于胃食管交界处的位置，Siewert-Stein 分类建议以下定义：Ⅰ 型中心位于交界处上方 1~5 cm；Ⅱ 型中心位于交界处上 1 cm 至交界处下 2 cm，Ⅲ 型中心位于交界处下 2~5 cm。食管癌的合理下界是 Siewert Ⅱ 型。事实上，AJCC 分期第 8 版目前定义的食管肿瘤指中心延伸到胃贲门 2 cm 内的肿瘤[3]。对于 Siewert Ⅱ 型肿瘤，CTV 可包括部分或全部脾门和更大区域的淋巴结。基于现有的多个胃癌指南，诊治可考虑腹腔镜检查、J 形管放置、术前放化疗[4]或术后放化疗[5]（表 14.1 及图 14.1~图 14.4）。

表 14.1 食管癌轮廓治疗推荐概要

食管分段	定义	ITV 外扩至 CTV 边界	CTV 外扩至 PTV 边界	淋巴结预防照射野	剂量
颈段	距门齿 15~20 cm	上下 3 cm（沿黏膜），环周 1 cm	0.5 cm	食管旁，锁骨上±前纵隔淋巴结	1.8 Gy/次，共 50.4 Gy，鳞状细胞癌剂量增加至 60~70 Gy
胸段上段	自门齿 18~20 cm 至 25 cm	上下 3 cm（沿黏膜），环周 1 cm	0.5 cm	食管旁，锁骨上±前纵隔淋巴结	1.8 Gy/次，共 50.4 Gy

续 表

食管分段	定义	ITV 外扩至 CTV 边界	CTV 外扩至 PTV 边界	淋巴结预防照射野	剂量
胸段下段	自门齿 25～37 cm	上下 3 cm(沿黏膜)，环周 1 cm	0.5 cm	食管旁淋巴结	1.8 Gy/分次，共 50.4 Gy(根治性) 1.8 Gy/分次，共 41.4～50.4 Gy(术前辅助性)
腹段(胃食管交界)	自门齿 37～42 cm	上 3 cm(沿食管黏膜) 下 1～2 cm(沿胃黏膜) 给予 50.4 Gy 照射 术前辅助照射若计划剂量≤45 Gy，胃部边缘建议≥4 cm	0.5 cm	食管旁，肝胃韧带(即心旁和胃左站)，腹腔干，±脾门淋巴结	1.8 Gy/分次，共 50.4 Gy(根治性) 1.8 Gy/分次，共 41.4～50.4 Gy(术前辅助性)

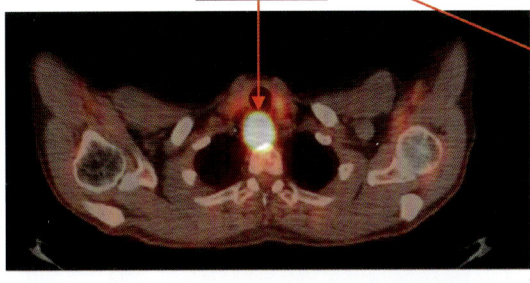

PET 呈现的原发病灶

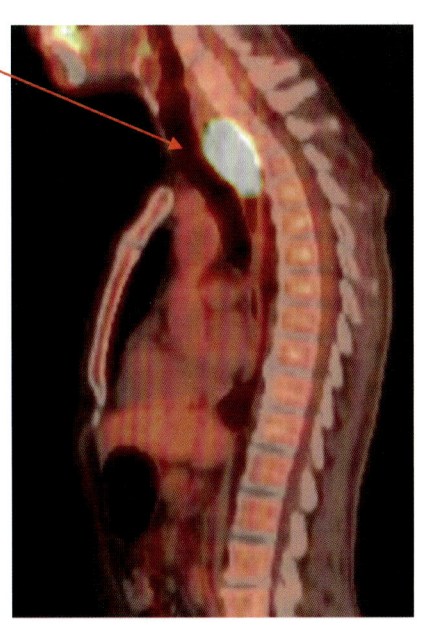

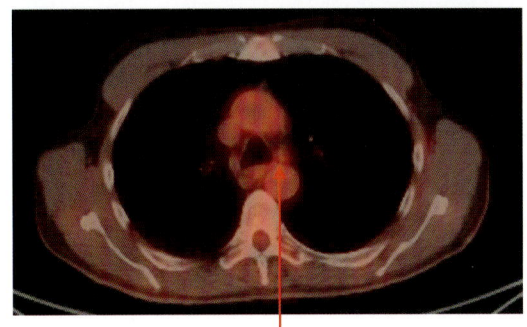

PET 呈现的气管旁下纵隔淋巴结病灶

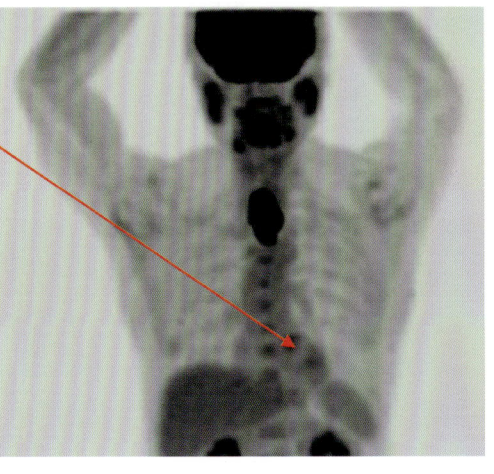

图 14.1　一位罹患颈/胸段上段食管鳞状细胞癌的 69 岁患者。PET 扫描图像展示了 FDG 摄取的原发病灶和轻度摄取的气管旁淋巴结病灶。EDG 检查显示了一个距门齿 15～23 cm 伴溃疡的黏膜下肿块。勾画的解剖及靶区结构：臂丛神经(紫色线)；喉(黄色线)；食管 GTV(红色线)；淋巴结 GTV(绿色线)；CTV(橙色线)；PTV 54 Gy(浅蓝色线)；PTV 60 Gy(深蓝色线)

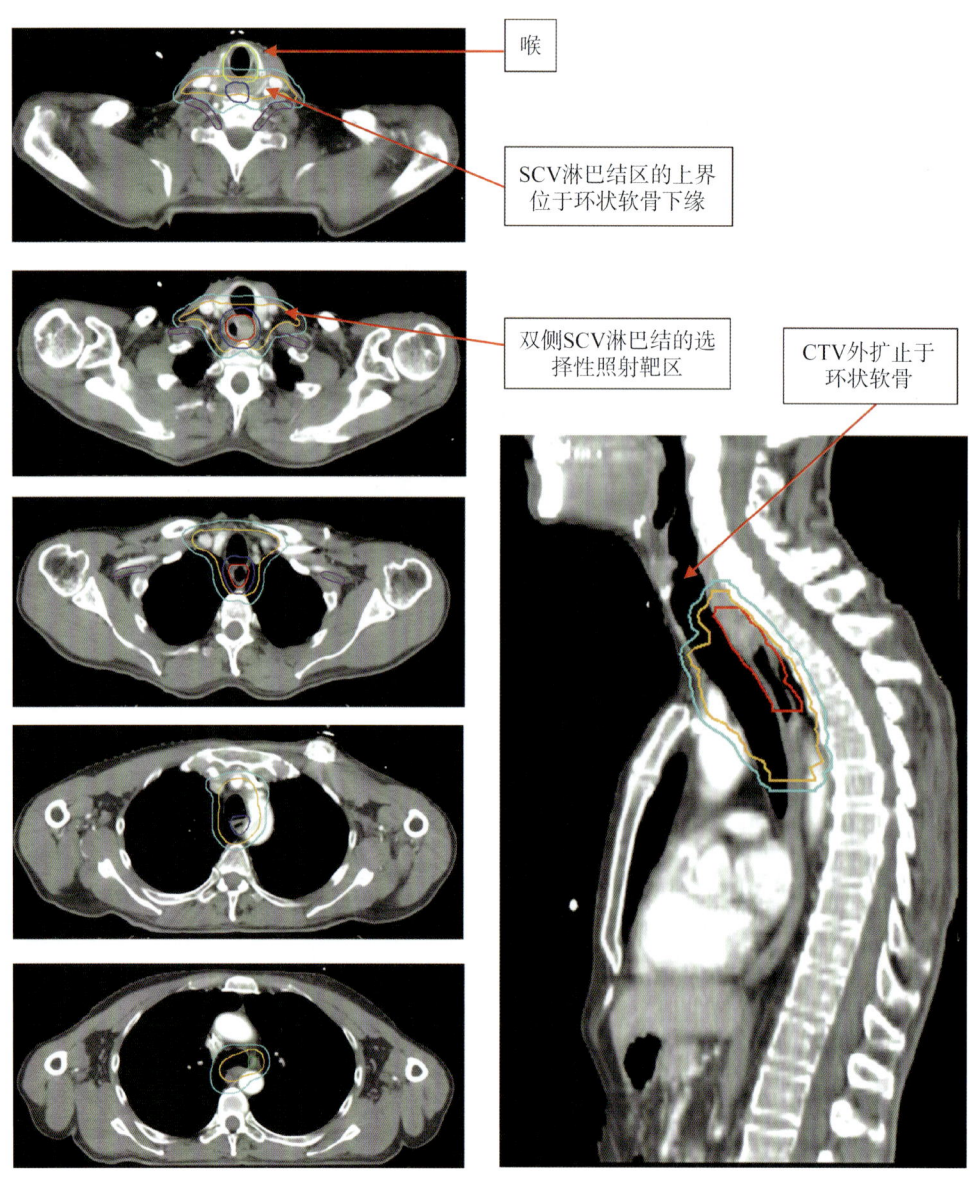

图 14.1（续）

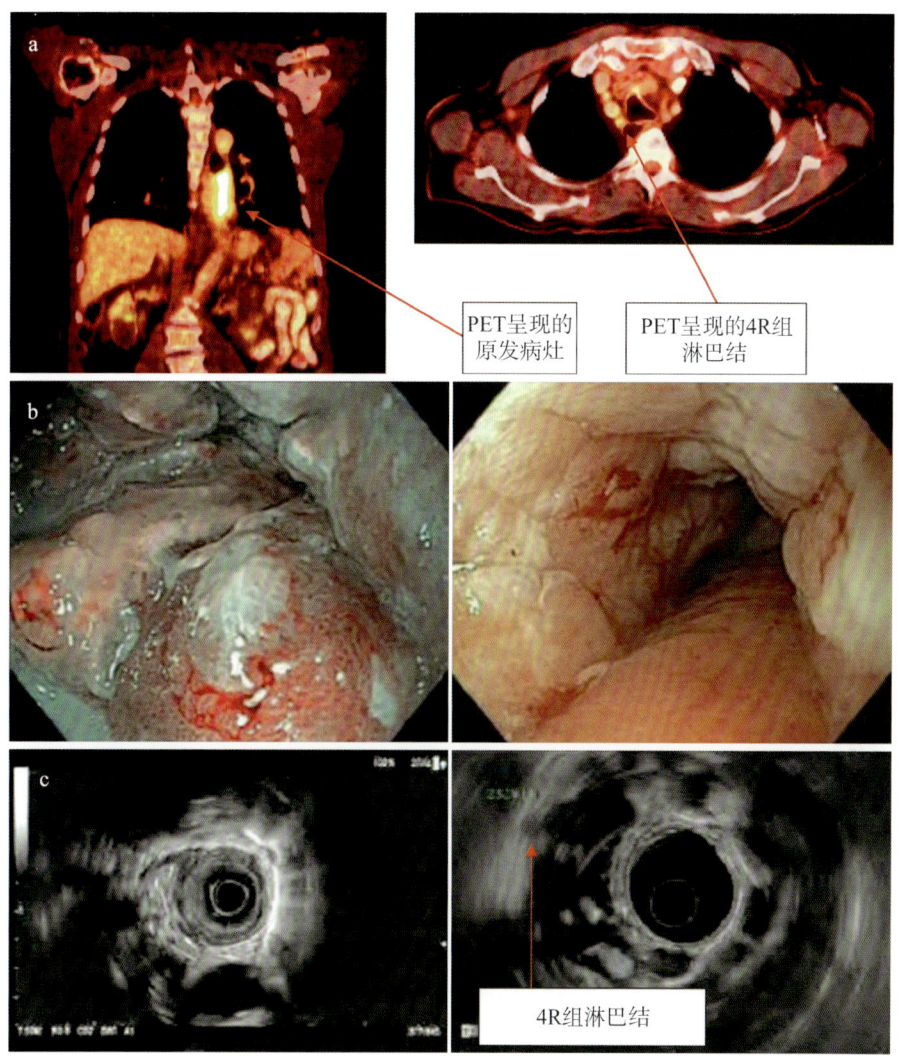

图 14.2 一位罹患胸段下段食管腺癌(uT3N1)的 81 岁患者。a.PET 图像展示原发病灶和 4R 气管旁淋巴结病灶。b.内镜展示距门齿 31～35cm 的造成部分梗阻的环状食管腺癌。c.EUS 显示分期为 T3 的原发病灶和可疑的 4R 组淋巴结。勾画的解剖及靶区结构:臂丛神经(紫色线);胃(深绿色线);食管 GTV(红色线);ITV(粉色线);GTV 淋巴结(浅蓝色线);CTV(橙色线);PTV50.4Gy(深蓝色线)

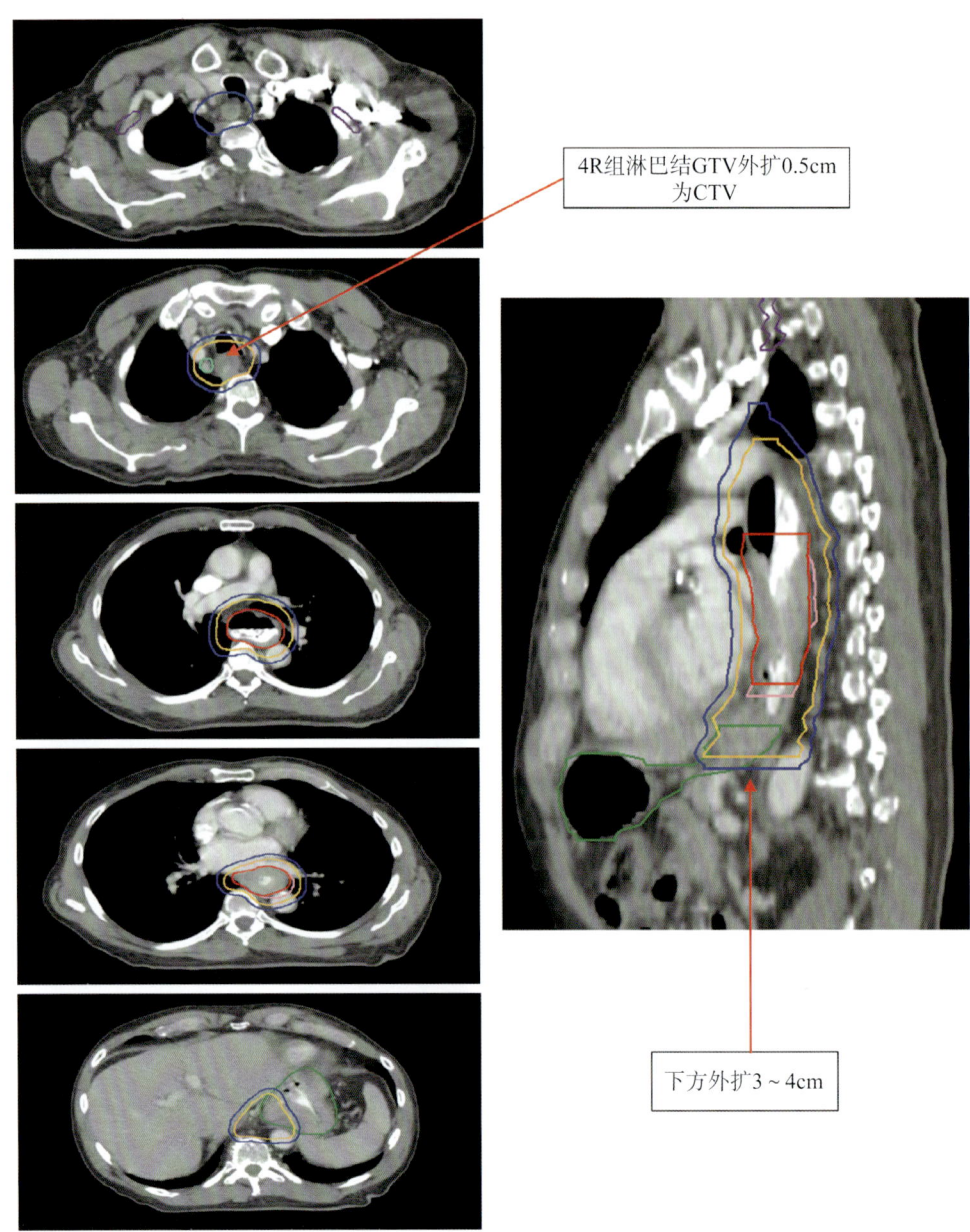

图 14.2（续）

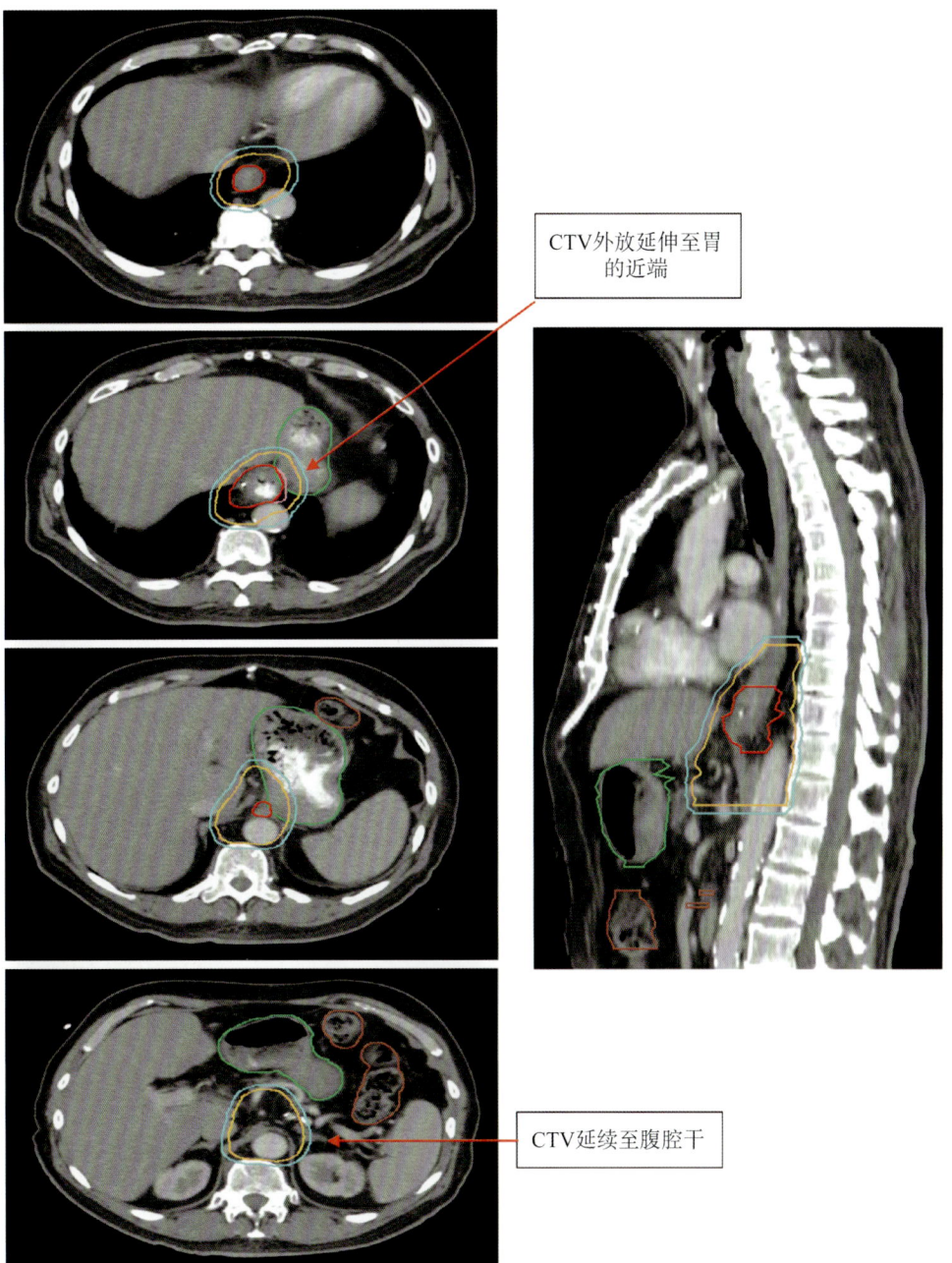

图 14.3 一位罹患胃食管交界处腺癌(uT3N0)的患者。胃(深绿色线);大肠(棕色线);食管 GTV(红色线);CTV(橙色线);PTV$_{50.4}$(浅蓝色线)

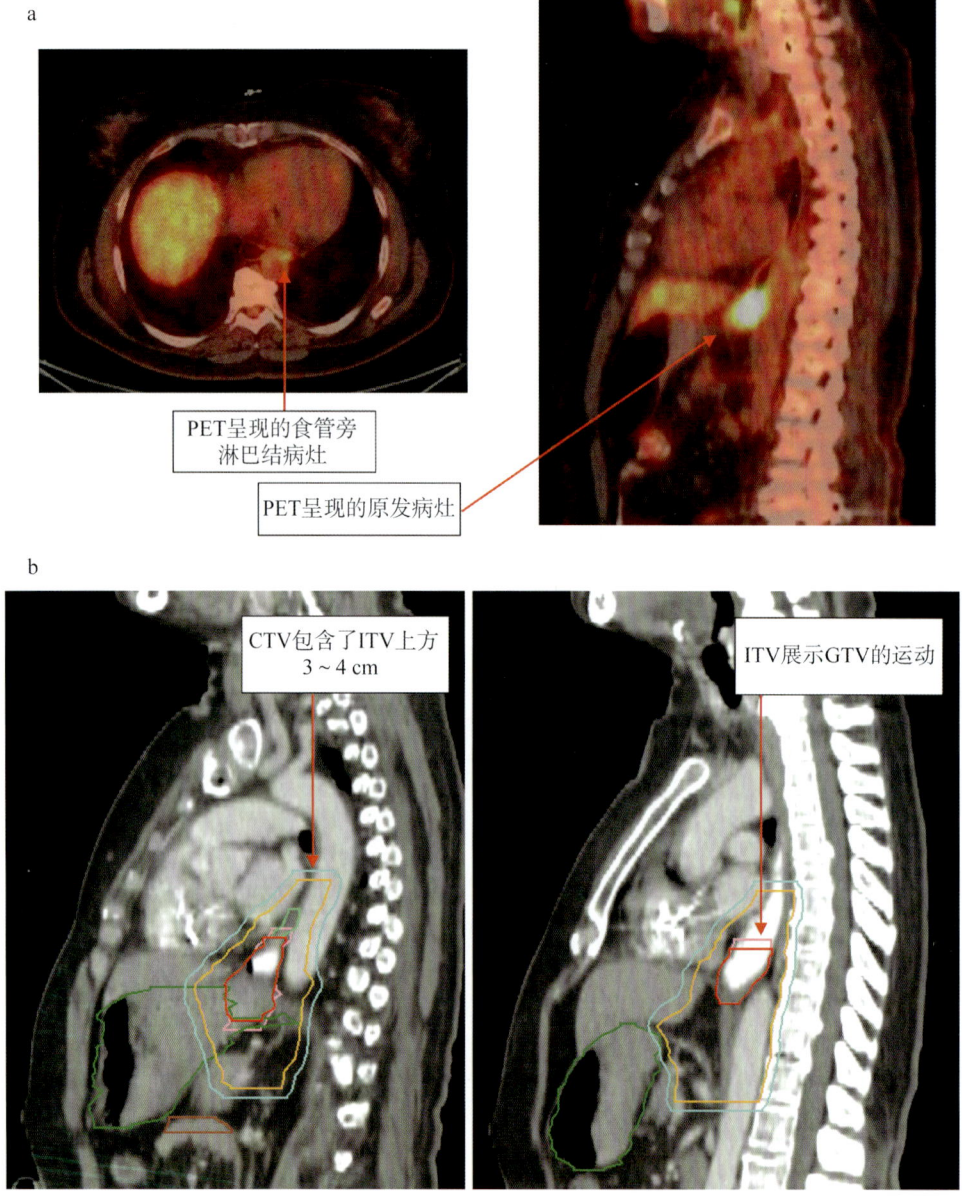

图 14.4 一位罹患胃食管交界处腺癌（uT3N2）的 59 岁患者。a.PET 成像显示 FDG 摄取的食管旁淋巴结和位于距门齿 36～40cm 处病灶。b.CT 的矢状面勾画。胃/十二指肠（深绿色线）；GTV 淋巴结（浅绿色线）；食管 GTV（红色线）；ITV（粉色线）；CTV（橙色线）；$PTV_{50.4}$（浅蓝色线）

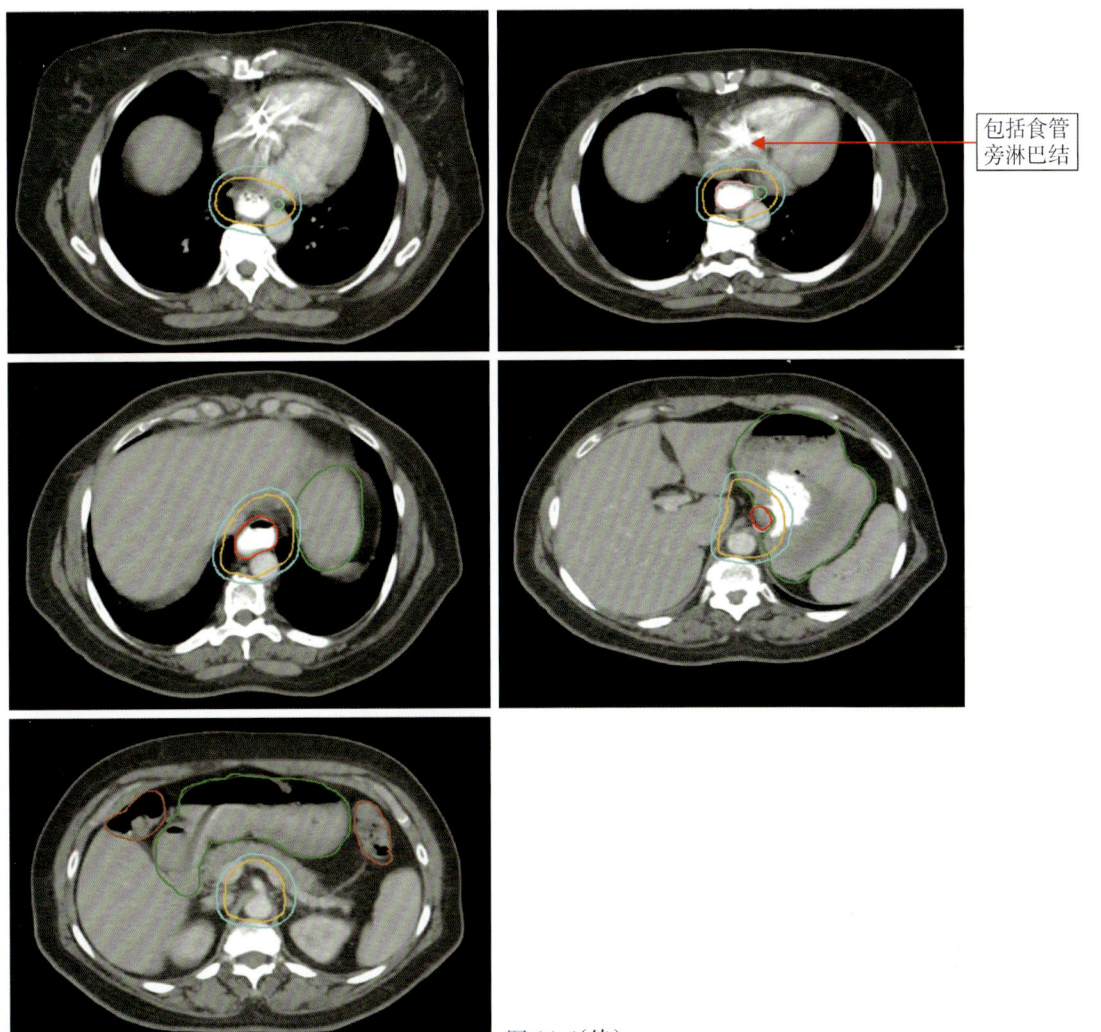

图 14.4（续）

（杨晨 译，张晶晶 审校）

参考文献

[1] Kong FM, Ritter T, Quint DJ, Senan S, Gaspar LE, Komaki RU, Hurkmans CW, Timmerman R, Bezjak A, Bradley JD, et al. Consideration of dose limits for organs at risk of thoracic radiotherapy: atlas for lung, proximal bronchial tree, esophagus, spinal cord, ribs, and brachial plexus. Int J Radiat Oncol Biol Phys. 2011;81(5):1442-57.

[2] Wu AJ, et al. Expert consensus contouring guidelines for intensity modulated radiation therapy in esophageal and gastroesophageal junction cancer. Int J Radiat Oncol Biol Phys. 2015;92:911-20.

[3] Szántó I, Vörös A, Gonda G, et al. Siewert-Stein classification of adenocarcinoma of the esophagogastric junction. Magy Seb. 2001;54(3):144-9.

[4] Ajani JA, Winter K, Okawara GS, Donohue JH, Pisters PW, Crane CH, Greskovich JF, Anne PR, Bradley JD, Willett C, et al. Phase II trial of preoperative chemoradiation in patients with localized gastric adenocarcinoma (RTOG 9904): quality of combined modality therapy and pathologic response. J Clin Oncol. 2006;24(24):3953-8.

[5] Macdonald JS, Smalley SR, Benedetti J, Hundahl SA, Estes NC, Stemmermann GN, Haller DG, Ajani JA, Gunderson LL, Jessup JM, et al. Chemoradiotherapy after surgery compared with surgery alone for adenocarcinoma of the stomach or gastroesophageal junction. N Engl J Med. 2001;345(10):725-30.

15

胃癌
Gastric Cancer

Jeremy Tey, Jiade J. Lu, Ivy Ng

15.1 解剖学和肿瘤播散规律

- 胃起始于胃食管交界处，终止于幽门。胃大弯形成胃的左侧凸边，胃小弯形成胃的右侧凹边。胃分为四部分：贲门、胃底、胃体和胃窦。胃壁分为 5 层：黏膜、黏膜下层、肌层、浆膜下层和浆膜层（图 15.1a）。
- 胃被腹膜覆盖，与肝左叶、脾脏、左侧肾上腺、左侧肾脏上部、胰腺、横结肠，以及包括腹腔干和肠系膜上动脉在内的主要血管毗邻（图 15.1b）。
- 根据胃的分区与肿瘤所处位置，胃癌发生的概率如下：起源于胃食管交界处、贲门和胃底的肿瘤约占 35%；起源于胃体部的肿瘤约占 25%；起源于胃窦和胃远端的肿瘤约占 40%。
- 局部侵犯途径：
  - 肿瘤可直接侵犯肝脏、十二指肠、胰腺、横结肠、网膜和横膈膜，造成局部浸润。
  - 近端肿瘤可能向上侵犯，累及食管。
  - 可发生神经束浸润。
- 区域淋巴结转移概率及途径（图 15.2 和表 15.1）：
  - 高达 80% 的病例在确诊时可见淋巴结受累。
  - 淋巴结受累范围取决于原发肿瘤的部位。
  - 近端/胃食管结合部肿瘤可能扩散到食管下端淋巴结。
  - 胃体的肿瘤可以涉及所有淋巴结部位。
  - 胃远端/胃窦肿瘤可能涉及十二指肠周围和肝门淋巴结。

J. Tey (✉) · I. Ng
Department of Radiation Oncology, National University Cancer Institute, National University Health System, Singapore, Singapore
e-mail: jeremy_tey@nuhs.edu.sg; ivy_ng@nuhs.edu.sg

J. J. Lu
Shanghai Proton and Heavy Ion Centre, Shanghai, China

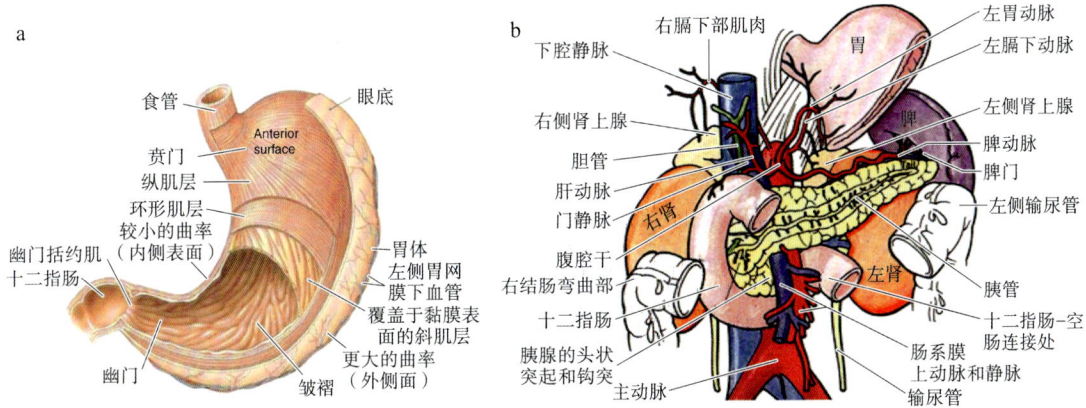

图 15.1 胃的解剖和毗邻结构

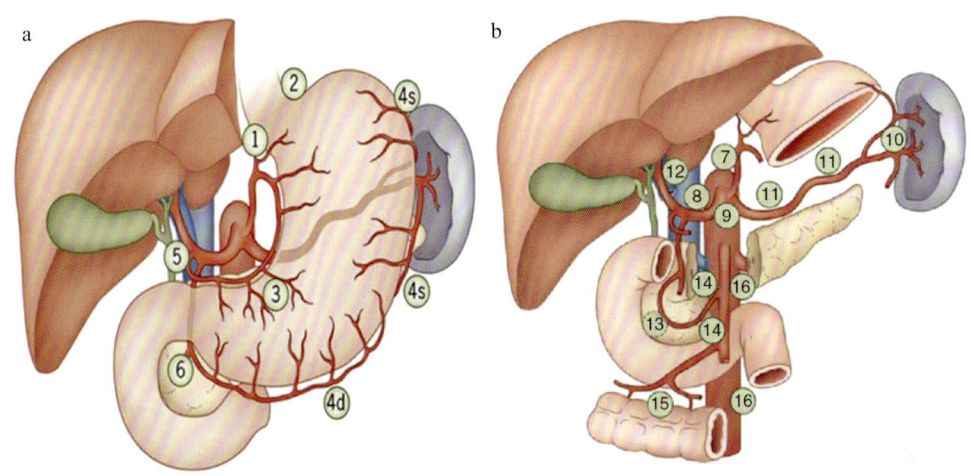

图 15.2 胃周淋巴结分组

表 15.1 胃癌常见的淋巴结分站（日本胃癌研究会 JRSGC）

N1	1	贲门右淋巴结
	2	贲门左淋巴结
	3	小弯侧淋巴结
	4	大弯侧淋巴结
	5	幽门上淋巴结
	6	幽门下淋巴结
N2	7	胃左动脉旁淋巴结
	8	肝总动脉旁淋巴结
	9	腹腔干淋巴结
	10	脾门淋巴结
	11	脾动脉旁淋巴结

	12	肝十二指肠韧带淋巴结
N3	13	胰头后方淋巴结
	14	小肠系膜根部淋巴结
N4	15	横结肠系膜淋巴结
	16	腹主动脉旁淋巴结

注：图表改编自 Hartgrink，Van De Velde（2005）《扩大淋巴结切除术的现状：外科肿瘤杂志》90：153-165。经 Willy 出版公司许可使用。

15.2 靶区勾画相关的诊断学检查

- 在制订放射治疗计划之前，须仔细审查手术和病理报告，并与外科医生讨论以确定被认为是复发风险最高手术区域；需明确指出手术类型，如全胃切除或部分胃切除。
- 应仔细阅读术前 CT 扫描，以确定原发肿瘤的部位和受累的区域淋巴结。
- 鉴于弥漫型和黏液型肿瘤亚型胃癌具有 FDG 低摄取，仅用 18-FDG PET 不足以进行胃癌的术前诊断和分期。
- 放射治疗前可考虑行定量肾灌注检查以评估双侧肾功能。
- 术后放射治疗需要使用口服和静脉造影剂进行 CT 扫描，以明确以下结构：
  - 食管和残胃。
  - 吻合口（胃空肠吻合口、食管空肠吻合口）。
  - 十二指肠残端。
  - 肝门。
  - 脾门。
  - 胰腺。
  - 腹腔动脉和肠系膜上动脉。
- 胃癌的手术类型取决于肿瘤的位置和组织学类型（图 15.3）。

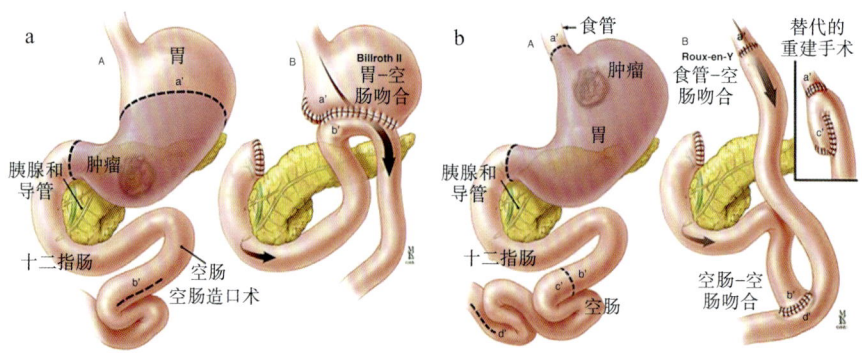

图 15.3 胃癌手术类型

15.3 胃食管结合部和胃腺癌辅助放射治疗计划和靶区勾画的一般原则

- 患者在 CT 模拟和治疗前应禁食 2~3 小时。
- 患者应采取仰卧位,手臂举过头顶,从横膈膜顶部(针对胃)或隆突(针对涉及胃食管结合部或贲门的肿瘤)到 L4 下缘,采用 3~5 mm 厚度的放射治疗计划 CT 扫描。
- 若采用调强放射治疗(IMRT)技术,建议使用真空垫(如 VacLok®)固定。
- 术前的 CT 扫描可帮助确定术前肿瘤靶区和需治疗的淋巴结区域;静脉增强扫描是显示血管,特别是淋巴结和指导临床靶体积(CTV)勾画的首选。
- 胃癌辅助放射治疗的 CTV 取决于原发疾病的位置及淋巴结转移的状况。基于淋巴结分站的 CTV 覆盖靶区推荐详见表 15.2~表 15.8 和图 15.4。

表 15.2 靶区定义与描述

靶区	定义与描述
GTV	CT 成像和手术结果确定的总体残余病灶
PTV(残余病灶)	GTV/阳性边界+1.5 cm。45 Gy 后加量至总剂量为 50.4~54 Gy,1.8 Gy/分次
CTV_{45}	基于淋巴结分站的淋巴结区域覆盖范围(表 15.5~表 15.8)。还包括残胃、吻合口(胃空肠、食管空肠)、十二指肠残端
PTV_{45}	CTV_{45}+1 cm 边界。考虑器官运动和摆位的不确定性可能需要更大的边界

表 15.3 临床靶区的一般考虑因素

靶区	定义与描述
十二指肠残端	对于因远端/胃窦肿瘤而接受部分胃切除术的患者,最好覆盖
	接受全胃切除术的近端/贲门肿瘤患者,不需要覆盖
吻合口	应包括胃空肠吻合口(胃远端肿瘤行部分胃切除术)和食管空肠吻合口(胃近端或胃食管连接处肿瘤行全胃切除术)
腹主动脉旁淋巴结	应包括整个 CTV 长度的范围
食管周围淋巴结	食管的 4 cm 范围应包括在胃食管结合部肿瘤的临床靶区中

表 15.4 T 和 N 分期对残胃、瘤床和放射野内淋巴结引流区影响的通用指南

AJCC 第 8 版 T、N 分期	残胃	瘤床	淋巴结
T1~2N0(未侵入浆膜下)	否	否	否
T2N0(侵入浆膜下)	可选	是	否
T3N0	可选	是	否
T4N0	可选	是	可选
T1~2N+	是	否	是
T3~4N+	是	是	是

注:本表由 Leonard 等发表于 *Clinical Radiation Oncology* 第 4 版(第 928 页),版权为 Elsevier 所有。

表 15.5　根据胃原发性肿瘤分期和部位的靶区推荐：胃食管（GE）结合部

原发部位和分期	残胃[a]	瘤床[a]	淋巴结体积
胃食管结合部	如果允许，排除 2/3 右肾	基于 T 分期	基于 N 分期
T2N0，浆膜下浸润	可选，取决于手术病理结果[b]	左半横膈内侧；邻近胰腺体部	无或 PG、PEN
T3N0	可选，取决于手术病理结果[b]	左半横膈内侧；邻近胰腺体部	无或 PG、PEN、CN、MN[c]
T4N0	推荐，但取决于手术病理结果[b]	同 T3N0 加 3～5 cm 边缘的粘连部位	粘连区域相关淋巴结±PG、PEN、CN、MN
T1～2N+	推荐	T1 不推荐，T2 侵入浆膜下者参考此上推荐	近端 PG、PEN、CN、MN
T3～4N+	推线	同 T3N0、T4N0	同 T1～2N+ 和 T4N0

注：PG，胃周；CN，腹腔；PEN，食管周围；MN，纵隔。
本表由 Leonard 等发表于 *Clinical Radiation Oncology* 第 4 版（第 928 页），版权为 Elsevier 所有。
[a] 使用术前影像（CT、钡餐）、手术夹和术后影像（CT、钡餐）。
[b] 对于病理证实的边界>5 cm 的肿瘤，特别是在会导致正常组织不良反应大幅增加的情况下，可以对残胃进行选择性治疗。
[c] 若进行了充分的手术淋巴结清扫（D2）并且至少对 10～15 个淋巴结进行了病理检查，则可以对 T2/3N0 的肿瘤进行选择性淋巴结治疗。

表 15.6　根据胃原发性肿瘤分期和部位的靶区推荐：贲门/近端 1/3 胃

原发部位和分期	残胃[a]	瘤床[a]	淋巴结体积
贲门/近端 1/3 胃	是，但要保留一个肾脏的 2/3，通常是右肾	基于 T 分期	基于 N 分期，保留一个肾脏的 2/3
T2N0，浆膜下浸润	可选，取决于手术病理结果[b]	左半横膈内侧；邻近胰腺体部±尾部	无或 PG[c]
T3N0	可选，取决于手术病理结果[b]	左半横膈内侧；邻近胰腺体部±尾部	无或 PG 可选：PEN、CN、MN[c]
T4N0	可选，取决于手术病理结果[b]	等同 T3N0 加 3～5 cm 边缘的粘连部位	粘连区域相关淋巴结±PG、CN、MN
T1～2N+	推荐	T1 不推荐	PG、CN、脾门、SP、±MN、PD、PH[d]
T3～4N+	推荐	同 T3N0、T4N0	同 T1～2N+ 和 T4N0

注：PG，胃周；CN，腹腔；SP，胰上；PH，肝门；PD，胰十二指肠；PEN，食管周围；MN，纵隔。
该表由 Leonard 等发表在 *Clinical Radiation Oncology* 第 4 版（第 928 页）。版权为 Elsevier 所有。
[a] 使用术前影像学检查（CT、钡餐）、手术夹和术后影像学检查。
[b] 对于病理证实的边界>5 cm 的肿瘤，特别是在会导致正常组织不良反应大幅增加的情况下，可以对残胃进行选择性治疗。
[c] 如果进行了充分的手术淋巴结清扫（D2）并且至少对 10～15 个淋巴结进行了病理检查，则可以对 T2～3N0 的肿瘤进行选择性淋巴结治疗。
[d] 如果淋巴结阳性率最低（即检查 10～15 个淋巴结，1～2 个阳性淋巴结），则胰十二指肠和肝门淋巴结的风险较低，并且该区域无须照射。如果食管侵犯，食管周围和纵隔淋巴结有风险。

表 15.7 根据胃原发性肿瘤分期和部位的靶区推荐:胃体/中间 1/3 胃

原发部位和分期	残胃[a]	瘤床[a]	淋巴结体积
胃体/中间 1/3 胃	是,但要保留一个肾脏的 2/3	基于 T 分期	基于 N 分期,保留一个肾脏的 2/3
T2N0,浆膜下浸润	是	胰腺体部±尾部	无或 PG 可选:CN、脾门、SP、PD、PH[b]
T3N0	是	胰腺体部±尾部	无或 PG 可选:CN、脾门、SP、PD、PH[b]
T4N0	是	等同 T3N0 加 3~5 cm 边缘的粘连部位	粘连区域相关淋巴结±PG、CN、脾门、SP、PD、PH
T1~2N+	是	T1 不推荐	PG、CN、脾门、SP、PD、PH
T3~4N+	是	同 T3N0、T4N0	同 T1~2N+ 和 T4N0

注:PG,胃周;CN,腹腔;SP,胰上;PH,肝门;PD,胰十二指肠。
该表由 Leonard 等发表在 *Clinical Radiation Oncology* 第 4 版(第 928 页)。版权为 Elsevier 所有。
[a]基于术前与术后的影像学检查(CT、钡餐)和术中放置的金属标记。
[b]若进行了充分的手术淋巴结清扫(D2)并且至少对 10~15 个淋巴结进行了病理检查,则可以对 T2-3N0 的肿瘤进行选择性淋巴结治疗。

- 辅助放射治疗的 CTV 须确定三个区域:胃肿瘤床、吻合口或残端和区域淋巴结。
- 此外,肝胃韧带的复发风险较高,在任何情况下都应优选治疗。肝胃韧带代表小网膜的一部分,位于胃小弯和肝脏之间,并可能包含了手术中并未被完全清扫的胃左和胃右淋巴结。
- 许多研究报道都提出了 IMRT 技术的优势。若采用 IMRT 技术,应精确勾画肿瘤床和包括淋巴结引流区域的亚临床靶区。
- 计划靶区(PTV):CTV 外加器官运动和摆位误差的边界。建议最小外放 1 cm。

表 15.8 根据胃原发性肿瘤分期和部位的靶区推荐:胃窦/幽门/远端 1/3 胃

原发部位和分期	残胃[a]	瘤床[a]	淋巴结体积
幽门/远端 1/3 胃	是,但要保留一个肾脏的 2/3,通常是左肾	基于 T 分期	基于 N 分期,保留一个肾脏的 2/3
T2N0,浆膜下浸润	可选,取决于手术病理结果[b]	胰头±胰体,十二指肠第一部分和第二部分	无或 PG 可选:CN、SP、PD、PH[c]
T3N0	可选,取决于手术病理结果[b]	胰头±胰体,十二指肠第一部分和第二部分	无或 PG 可选:CN、SP、PD、PHc
T4N0	可选,取决于手术病理结果[b]	等同 T3N0 加 3~5 cm 边缘的粘连部位	粘连区域相关淋巴结±PG、CN、SP、PD、PH
T1~2N+	推荐	T1 不推荐	PG、CN、SP、PD、PH 可选:脾门
T3~4N+	推荐	同 T3N0、T4N0	同 T1~2N+ 和 T4N0

注:PG,胃周;CN,腹腔;SP,胰上;PH,肝门;PD,胰十二指肠。
该表由 Leonard 等发表在 *Clinical Radiation Oncology* 第 4 版(第 928 页)。版权为 Elsevier 所有。
[a]基于术前影像学检查(CT、钡餐)、术中放置的金属标记和术后影像学检查(CT、钡餐)。
[b]对于病理证实的边界>5 cm 的肿瘤,特别是在会导致正常组织不良反应大幅增加的情况下,可以对残胃进行选择性治疗。
[c]若进行了充分的手术淋巴结清扫(D2)并且至少对 10~15 个淋巴结进行了病理检查,则可以对 T2/3N0 的肿瘤进行选择性淋巴结治疗。

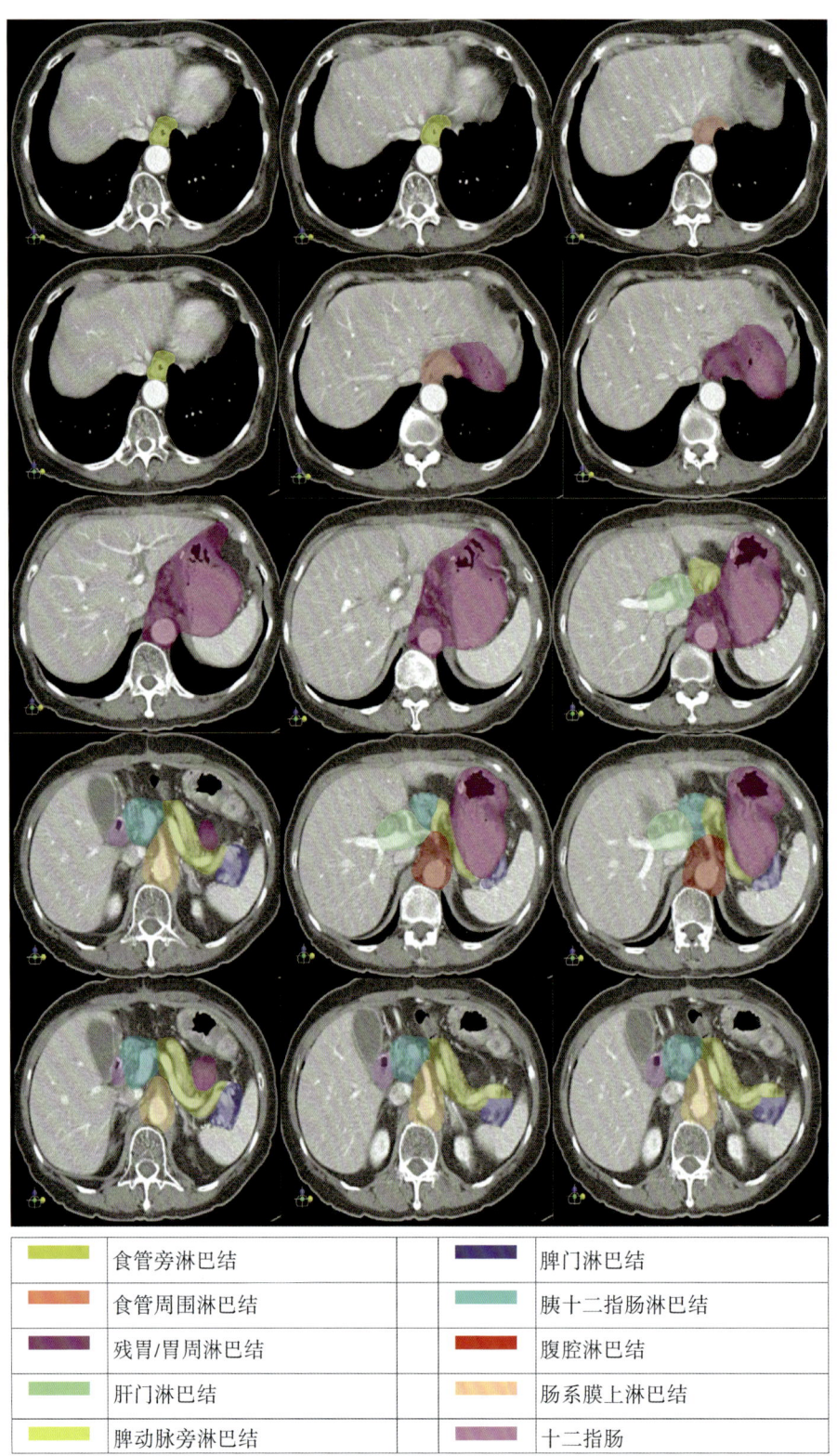

图 15.4 胃癌辅助放射治疗淋巴结分布及临床靶区

颜色	名称	颜色	名称
	食管旁淋巴结		脾门淋巴结
	食管周围淋巴结		胰十二指肠淋巴结
	残胃/胃周淋巴结		腹腔淋巴结
	肝门淋巴结		肠系膜上淋巴结
	脾动脉旁淋巴结		十二指肠

- 建议使用高能量(≥6 MV)射线进行辅助放射治疗,总剂量考虑 45 Gy(日分割剂量 1.8 Gy)行 25 分次照射,并给予同期化疗。若周围关键器官的剂量在可耐受范围内,则应将阳性边缘或残余病灶的剂量提高至 50.4～54 Gy。

15.4　T1N1M0 贲门腺癌患者全胃切除术后的临床靶区(图 15.5)

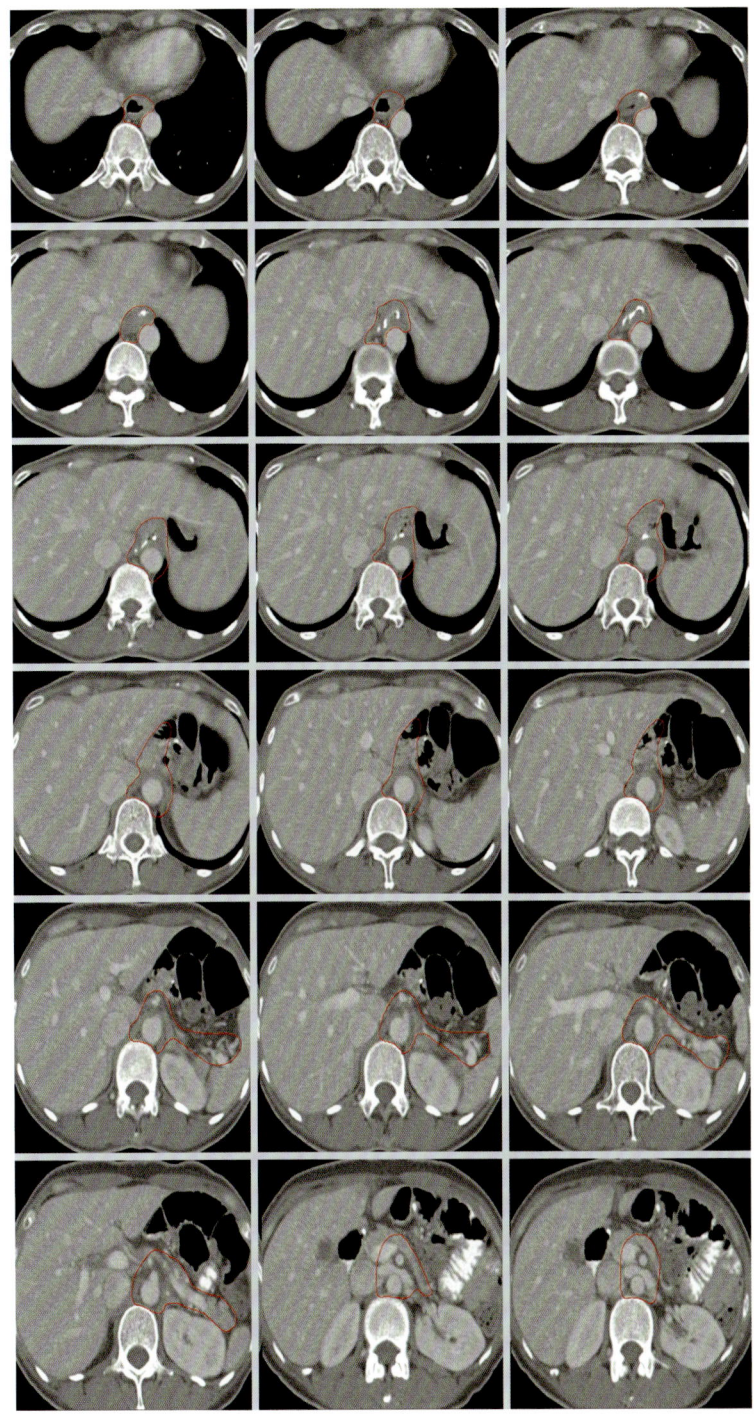

图 15.5　T1N1M0 贲门腺癌患者全胃切除术后的临床靶区

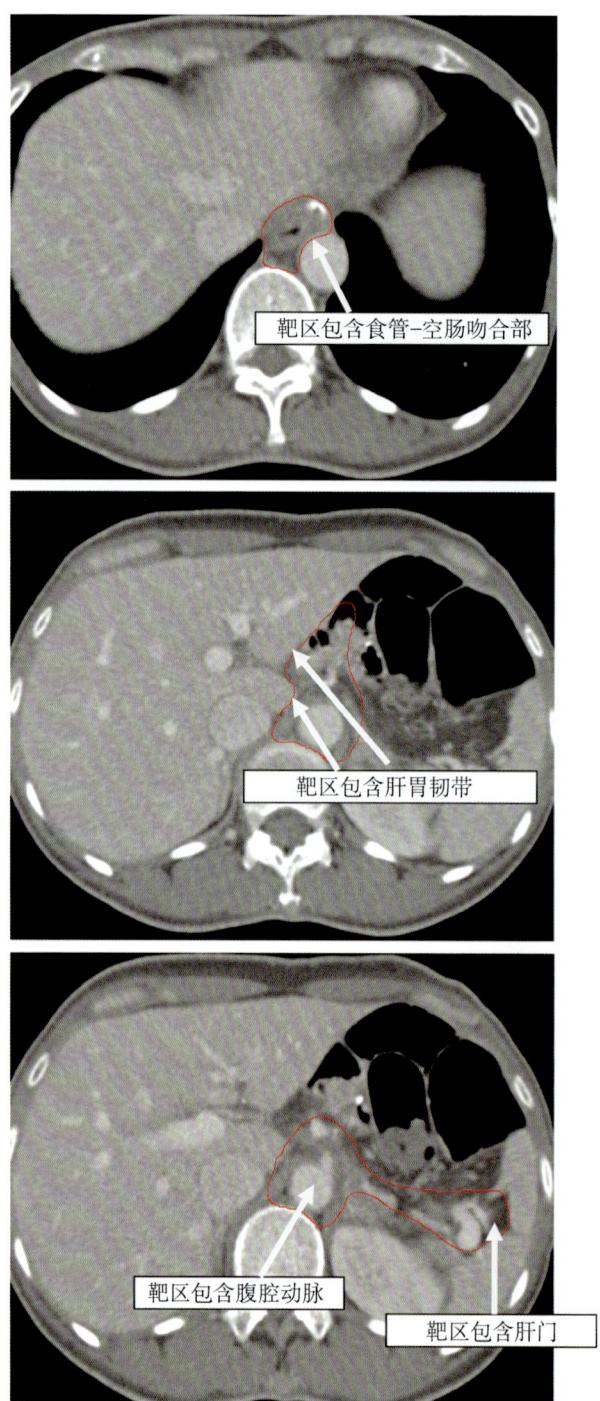

图 15.5(续)

15.5 T3N3M0 胃体腺癌患者远端胃大部切除术后的临床靶区(图 15.6)

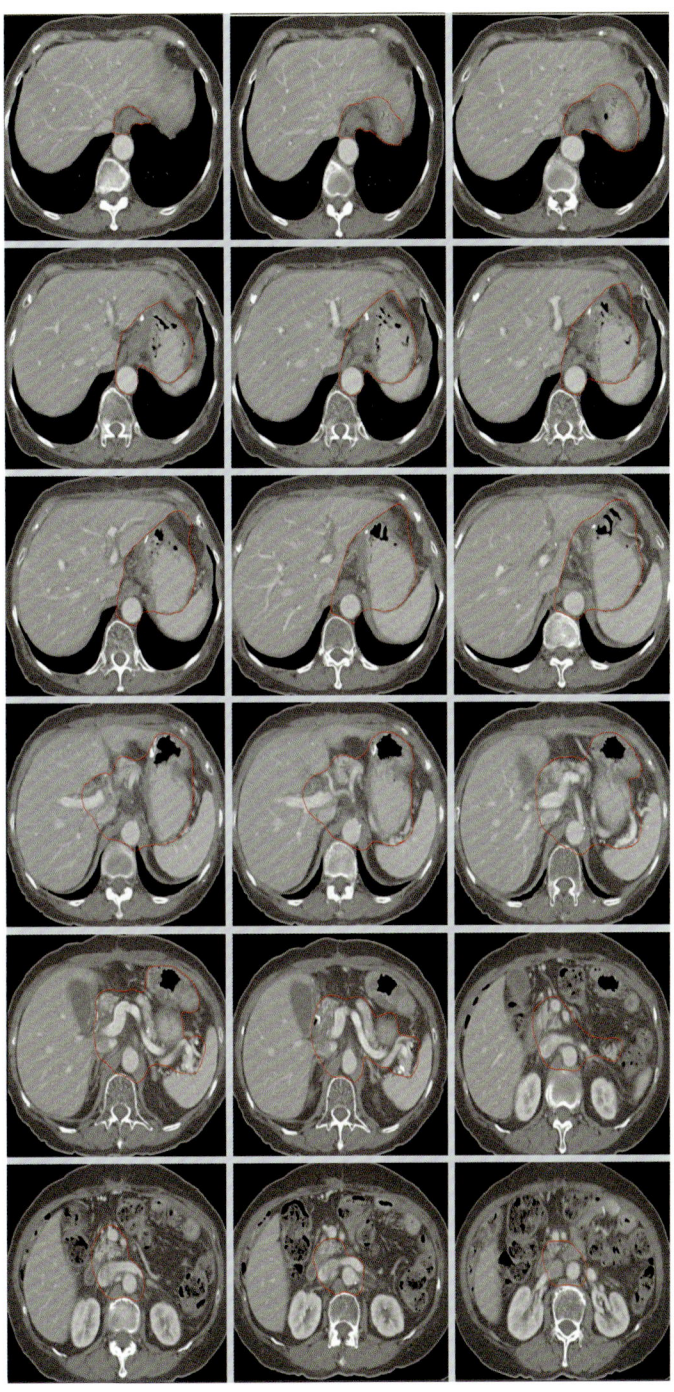

图 15.6 T3N3M0 胃体腺癌患者远端胃大部切除术后的临床靶区

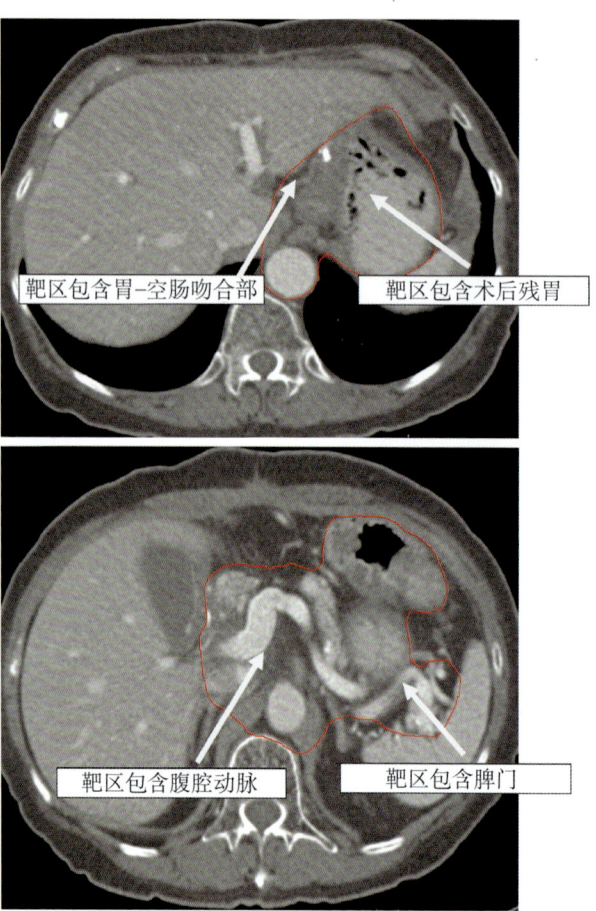

图 15.6(续)

15.6 T2N1M0 胃窦/幽门腺癌患者远端胃大部切除术后的临床靶区（图 15.7）

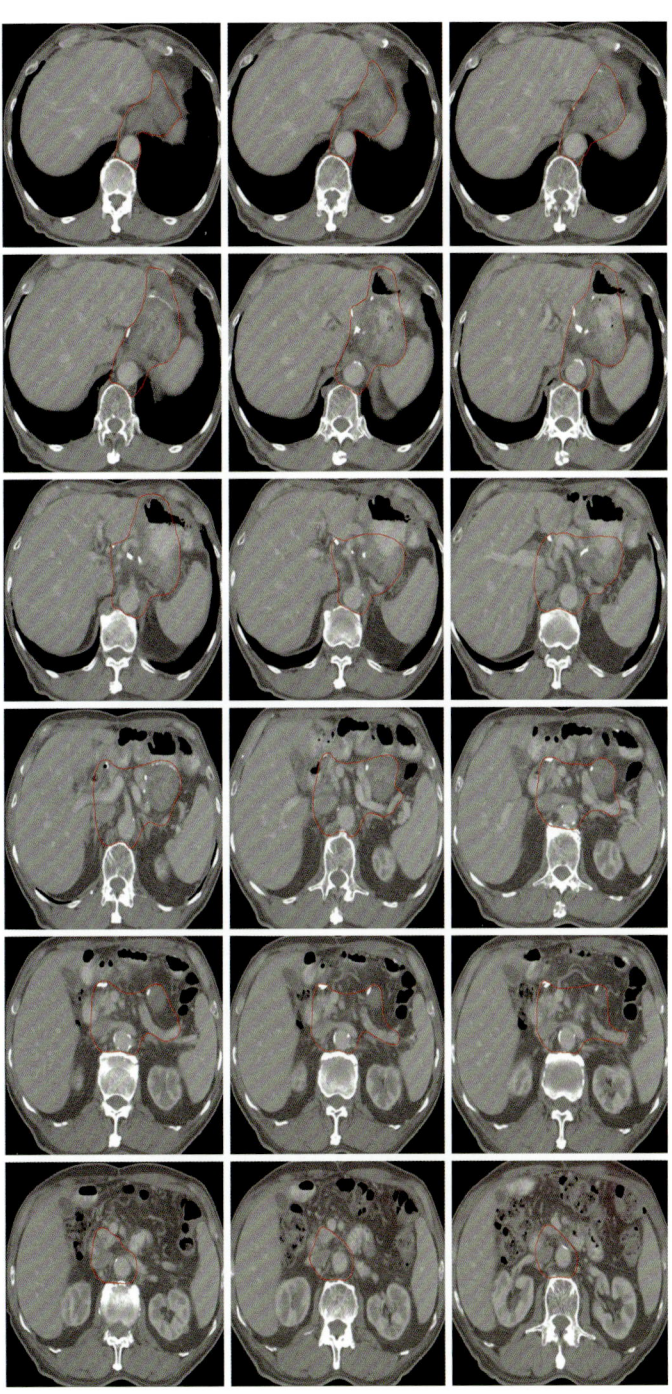

图 15.7 T2N1M0 胃窦/幽门腺癌患者远端胃大部切除术后的临床靶区

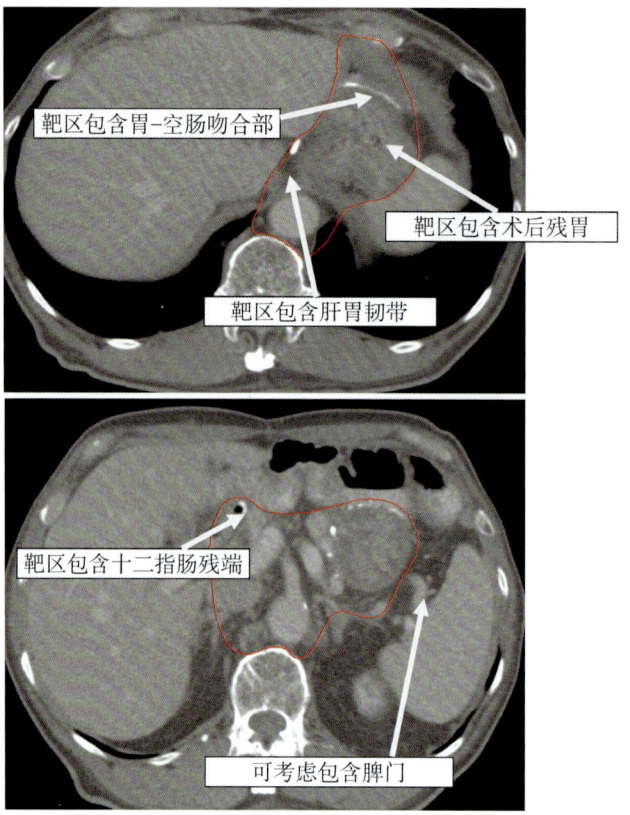

图 15.7(续)

15.7 计划评估

- 在局部晚期患者中,临床上通常优先考虑正常结构尤其是脊髓、肾脏和肝脏的剂量限制,而非肿瘤靶区的完全覆盖。
- 理想情况下,当采用三维适形技术时,根据 ICRU 62 号报告,100% 的 PTV_{45} 应接受 ≥ 42.75 Gy(处方剂量的 95%)。若采用 IMRT 技术,根据 ICRU 83 号报告,98% 的 PTV 应接受 ≥ 42.75 Gy(处方剂量的 95%)。
- 需勾画 CTV 周围的关键正常危及器官。剂量限制如表 15.9 所示。

  表 15.10:从上述试验中可以得出结论,对于肿瘤边缘受累、pT3 或 T4 且未进行 D2 切除的患者,应保留辅助化疗。在 ARTIST 试验中,淋巴结阳性患者受益于增加放疗,但这一益处在 ARTIST Ⅱ 研究中未得到证实。

表 15.9 上腹部恶性肿瘤放射治疗的 OAR 剂量限制

OAR	剂量限制(Gy)	终点	比率(%)
脊髓	• $D_{max}=50$ • $D_{max}=60$ • $D_{max}=69$	• 脊髓病	• 0.2 • 6 • 50
全肝	• 平均剂量 30~32 • 平均剂量<42	经典 RILD	• <5 • <50
小肠	• V45<195 mL(腹膜腔内全部潜在空间)	≥3 级急性毒性	• <10
心脏	• 平均剂量<26(心包) • V30<46%(心包) • V25<10%(整个心脏)	心包炎 长期心脏死亡	• <15 • <15 • <1
双侧全肾	• 平均剂量<15~18 • 平均剂量<28	临床相关肾功能障碍	• <5 • <50

表 15.10 治疗策略

试验	年份	病例数	治疗方法	OS(%)	中位 OS	HR	备注
辅助放化疗(CRT)							
INT0116[8]	2011,2012	556	1:手术	41(3年)	27 个月	1.32 $P=0.005$	10% D2 手术
			2:手术 → 辅助放化疗(5FU)	50	36 个月		
ARTIST[9]	2012,2015	458	1:D2 手术 → 辅助化疗(XP)×6疗程	73(5年)	NR	NS	全部 R0 切除;SS OS 无差异;淋巴结阳性和肠型患者改善了 OS
			1:D2 手术 → XP×2 疗程→CRT→XP×2 疗程	75	NR		
ARIST II[10]	2021	546	1:D2 手术 → S1 化疗 1 年	3年 DFS 65	NR	S1 vs. SOX:0.692 $P=0.042$	所有患者均为淋巴结阳性与单独 S1 辅助治疗相比,SOX 或 SOXRT 可有效延长 DFS
			1:D2 手术 → SOX×6 个月	74	NR		
			1:D2 手术 → SOX×2 个月→S1/RT→SOX×4 个月	73	NR	SOX vs. SOXRT:0.724 $P=0.074$	

续表

试验	年份	病例数	治疗方法		OS(%)	中位OS	HR	备注
围手术期治疗								
MAGIC[11]	2006	503	1:手术		23(5年)	18个月	0.75 P=0.009	化疗:ECF
			2:化疗 → 手术 → 化疗		36	30个月		
CRITICS[12]	2018	788	1:化疗 → 手术 → 化疗		41(5年)	43个月	NS	化疗:ECF 或 ECX,在 OS 或毒性方面无差异
			2:化疗 → 手术 → 辅助CRT		41	37个月		
辅助化疗								
ACT-GC[13]	2007	1 059	1:手术		70(3年)		0.68 P=0.003	东亚人群
			2:手术 → 化疗(S1)		80			
CLASSIC[14]	2012	1 035	1:手术		70(5年)	NR	0.66 P=0.001 5	中国大陆,韩国,中国台湾
			2:化疗 → 化疗(CapeOx)		78	NR		
新辅助治疗								
TOPGEAR			1:化疗 → 手术					入组中
			2:放化疗 → 手术					
CRITICS Ⅱ			1:化疗 → 手术					入组中
			2:化疗 → 放化疗 → 手术					
			3:放化疗 → 手术					

注:OS, overall survival,总生存率(时间);DFS, disease-free survival,无病生存(时间);HR, hazard ratio,风险比;SS, statistically significant,具统计学差异;NS, not statistically significant,无统计学差异;NR, not reported,未报告统计学差异;S1, tegafur/gimeracil/steracil,替加氟/吉美嘧啶/奥替拉西;ECF, epirubicin/cisplatin/5-FU,表柔比星/顺铂/5-FU;ECX, epirubicin/cisplatin/xeloda,表柔比星/顺铂/希罗达。

(李桂超 译,陆嘉德 审校)

参考文献

[1] Cancer today [Internet]. Gco.iarc.fr. 2022 [cited 10 March 2022]. http://gco.iarc.fr/today/online-analysis-map.
[2] UpToDate [Internet]. Uptodate.com. 2022 [cited 10 March 2022]. https://www.uptodate.com/contents/adjuvant-and-neoadjuvant-treatment-of-gastric-cancer?search = stomach% 20cancer&source = search _ result&selectedTitle = 3 ~ 150&usage _ type=default&display_rank=3.
[3] UpToDate [Internet]. Uptodate.com. 2022 [cited 10 March 2022]. https://www.uptodate.com/contents/clinical-features-diagnosis-and-staging-of-gastric-cancer?search= stomach% 20cancer&topicRef=2523&source=related_link.
[4] Matzinger O, Gerber E, Bernstein Z, Maingon P, Haustermans K, Bosset J, et al. EORTC-ROG expert opinion: radiotherapy volume and treatment guidelines for neoadjuvant radiation of adenocarcinomas of the gastroesophageal junction and the stomach. Radiother Oncol. 2009;92(2):164-75.
[5] National Comprehensive Cancer Network. Gastric Cancer(version 2.2022)[Internet].NCCN. 2022 [cited 10 March 2022]. https://www.nccn.org/professionals/physician_gls/pdf/gastric.pdf.

[6] Hartgrink H, van de Velde C. Status of extended lymph node dissection: Locoregional control is the only way to survive gastric cancer. J Surg Oncol. 2005;90(3):153–65.

[7] Gunderson L, Tepper J. Clinical radiation oncology. 4th ed. Philadelphia: Elsevier; 2016.

[8] Smalley S, Benedetti J, Haller D, Hundahl S, Estes N, Ajani J, et al. Updated analysis of SWOG-directed intergroup study 0116: a phase III trial of adjuvant radiochemotherapy versus observation after curative gastric cancer resection. J Clin Oncol. 2012;30(19):2327–33.

[9] Lee J, Lim D, Kim S, Park S, Park J, Park Y, et al. Phase III trial comparing capecitabine plus cisplatin versus capecitabine plus cisplatin with concurrent capecitabine radiotherapy in completely resected gastric cancer with D2 lymph node dissection: the ARTIST trial. J Clin Oncol. 2012;30(3):268–73.

[10] Park S, Lim D, Sohn T, Lee J, Zang D, Kim S, et al. A randomized phase III trial comparing adjuvant single-agent S1, S-1 with oxaliplatin, and postoperative chemoradiation with S-1 and oxaliplatin in patients with node-positive gastric cancer after D2 resection: the ARTIST 2 trial. Ann Oncol. 2021;32(3):368–74.

[11] Cunningham D, Allum W, Stenning S, Thompson J, Van de Velde C, Nicolson M, et al. Perioperative chemotherapy versus surgery alone for resectable gastroesophageal cancer. N Engl J Med. 2006;355(1):11–20.

[12] Cats A, Jansen E, van Grieken N, Sikorska K, Lind P, Nordsmark M, et al. Chemotherapy versus chemoradiotherapy after surgery and preoperative chemotherapy for resectable gastric cancer (CRITICS): an international, open-label, randomised phase 3 trial. Lancet Oncol. 2018;19(5):616–28.

[13] Sakuramoto S, Sasako M, Yamaguchi T, Kinoshita T, Fujii M, Nashimoto A, et al. Adjuvant chemotherapy for gastric cancer with S-1, an oral fluoropyrimidine. N Engl J Med. 2007;357(18):1810–20.

[14] Bang Y, Kim Y, Yang H, Chung H, Park Y, Lee K, et al. Adjuvant capecitabine and oxaliplatin for gastric cancer after D2 gastrectomy (CLASSIC): a phase 3 open-label, randomised controlled trial. Lancet. 2012;379(9813):315–21.

16

胰腺癌
Pancreatic Cancer

Marsha Reyngold, Christopher Crane

16.1 靶区设计与勾画的基本原则

- 调强放射治疗（IMRT）已成为胰腺癌放疗（新辅助、辅助和积极放疗）中的标准治疗技术。三维适形放射治疗（3D-CRT）在满足靶区剂量覆盖和正常组织限量的前提下也适用于姑息和新辅助放疗。在采用消融剂量的积极放疗时，需使用立体定向放疗（SBRT）或图像引导技术。
- 胰腺增强扫描模拟 CT 有助于准确勾画靶区和危及器官。除存在禁忌证外，增强 CT 在术后解剖情况改变和 EQD2 大于 50 Gy 时尤为重要。常规的胰腺增强流程包含两个扫描时相，以 5 mL/s 的速度注射 150 mL 碘造影剂，在 35 秒（动脉晚期）和 90 秒（门静脉期）进行扫描。
- 运动管理有助于降低危及器官受量同时最大化靶区剂量覆盖，消融剂量放疗必须使用运动管理。首选门控技术（深吸气屏气或呼气末门控），但基于患者因素和技术可及性，可使用 ITV 方式作为替代。门控技术需植入金属标记或金属支架。
- 使用个体定制的泡沫垫来固定患者，双臂尽可能上举过头顶。
- 下述表格按治疗情形/剂量列出了推荐靶区和相关危及器官限量。
- 在特定治疗情形下，可根据治疗目的、技术可及性和患者解剖情况，选择消融或非消融剂量分割方案。
- 高危可切除或临界可切除肿瘤在接受新辅助放疗时所需剂量较低，因此治疗技术相对简单，但需注意保留足够边界以完全覆盖所有亚临床病灶，以及影像上不可见的沿血管扩展的隐

M. Reyngold · C. Crane (✉)
Department of Radiation Oncology, Memorial Sloan Kettering Cancer Center,
New York, NY, USA
e-mail: ReyngolM@mskcc.org; cranec1@mskcc.org

匿性病灶(表 16.1)。合适的剂量分割方案包括 25 Gy/5 分次、30 Gy/10 分次、36 Gy/12 分次，以及 50.4 Gy/28 分次。

表 16.1 临界可切除胰腺癌新辅助放疗的靶区(图 16.1)

靶区	定义与描述
GTV	影像学上可见的所有大体肿瘤，包括原发肿瘤(通常为低信号)，需特别注意沿血管扩展的肿瘤，以及所有可疑的淋巴结
ITV(可选)	如使用 ITV 方法，需在 4D-CT 所有时相上勾画 GTV
CTV	鉴于 PDAC 浸润性生长的特点，需外放足够的边界，包括 GTV 各方向外扩至少 1 cm ＋包括 CA 和 SMA 区域 ＋如肿瘤浸润情况不确定，可增加沿血管方向的外放边界 ＋对于胰体/尾癌，包括脾门 ＋胰头癌可包括肝门区域
PTV	根据使用的运动管理技术(如有)确定 PTV 外放边界，应至少外放 0.5 cm。对自由呼吸且未使用 ITV 的病例，建议头脚方向外扩 1～1.5 cm

- 不可切除肿瘤应在使用运动管理和图像引导技术下接受消融剂量(BED10≥100 Gy)治疗(表 16.2)。剂量分割方案的选择通常基于技术的可及性。部分由于立体定向放疗计划和实施的资源密集型特性，目前的趋势是采用较少的分割次数，但至关重要的是还需考虑放射生物学和剂量学做权衡，以达到消融剂量(BED10≥100 Gy)[1]。因靶区靠近放射敏感的空腔胃肠道危及器官，通常需要疗程超过 5 分次的大分割方案以达到消融剂量。建议对距离危及器官 1 cm 以内的肿瘤采用 75 Gy/25 分次，对距离大于 1 cm 的肿瘤采用 67.5 Gy/15 分次。对距离危及器官大于 2 cm 的肿瘤可选择性地采用 50 Gy/5 分次。肿瘤广泛接触危及器官可导致靶区剂量覆盖不足。在这种情况下(尝试消融剂量治疗计划失败或由放疗医生经验性判断)，可采用 50.4～56 Gy/28 分次或低剂量 SBRT 33 Gy/5 分次的非消融剂量治疗。

表 16.2 不可切除胰腺癌的新辅助/积极放疗的靶区(图 16.2)

靶区	定义与描述
GTV	影像学上可见的所有大体肿瘤，包括原发肿瘤(通常为低信号)，需特别注意沿血管扩展的肿瘤，以及所有可疑的淋巴结
ITV(可选)	如使用 ITV 方法，需在 4D-CT 所有时相上勾画 GTV
CTV$_{高剂量}$	无外放边界，与 GTV 或 ITV 保持一致
CTV$_{亚临床剂量}$	鉴于 PDAC 浸润性生长的特点，需外放足够的边界，包括 GTV 各方向外扩至少 1 cm (确保包括胰腺周围淋巴结) ＋包括 CA 和 SMA 区域 ＋脾门区域(仅胰体/尾癌) ＋如肿瘤浸润情况不确定，可增加沿血管方向的外放边界 可选：包括肝门区域(胰头癌)

续 表

靶区	定义与描述
PTV_{高剂量}	各方向外放 0~0.5 cm,与下述重要 OAR 及其外放重叠部分做回缩调整。尽可能使用消融剂量 • 56 Gy/28 分次或 33 Gy/5 分次时,仅减去与胃和小肠相重叠的部分,无额外回缩 • 50 Gy/10 分次、75 Gy/25 分次、67.5 Gy/15 分次时,减去与胃和小肠及其外放 0.5 cm 边界相重叠的部分。靶区与 OAR 广泛接触时,可使用外放 0.7 cm 边界
PTV_{亚临床剂量}	根据使用的运动管理技术(如有)确定 PTV 外放边界,应至少外放 0.5 cm。对自由呼吸且未使用 ITV 的病例,建议头脚方向外扩 1~1.5 cm
重要 OAR 体积	适用于剂量≥60 Gy/25 分次(或等效 BED)时
胃-近端十二指肠 PRV	胃和十二指肠段第 1 段和 2 段外放 0.3 cm(靶区与 OAR 广泛接触时,外放 0.5 cm)
小肠 PRV	所有其他小肠外放 0.3 cm(靶区与 OAR 广泛接触时候,外放 0.5 cm)

注:消融剂量病例勾画的更多详细信息参见参考文献[1]。

- 对于术后辅助照射范围,RTOG 0848 研究勾画图谱提供了基于易识别感兴趣区(ROI)的分步勾画法。ROI 的选择是基于影像学检查中的易识别性和可重复性[2]。但是在危及器官剂量限制的情况下,可采用包括术后瘤床、CA 和 SMA 的较小照射范围(表 16.3)。

表 16.3 胰腺癌术后辅助放疗的靶区(图 16.3)

靶区	定义与描述
GTV	不适用
CTV	术后瘤床和胰肠吻合口(PJ) 淋巴结引流区包括胰腺周围、CA、SMA、主动脉旁、PV(胰头癌)和脾脏(胰体/尾癌) 根据 RTOG 0848 分步勾画法,基于 ROI 创建 CTV ROI: • CA(近端 1~1.5 cm) • SMA(近端 2.5~3 cm) • 门静脉(PV:开始于 SMV 和脾静脉的汇合处) • PJ • 主动脉(上界至 CA、PV 或 PJ 轮廓的最头侧;下界至 L2 下缘,或低至 L3 以覆盖术前 GTV) • 瘤床(基于术前影像学检查、病理报告、专门放置的外科标记夹) 外放边界: • PV、PJ、CA、SMA 外放 1.0 cm • 主动脉向右外放 2.5~3.0 cm,向左 1.0 cm,向前 2~2.5 cm,向后 0.2 cm CTV=外放边界 1+2,并确认包括瘤床
PTV	根据使用的运动管理技术(如有)确定 PTV 外放边界,应至少外放 0.5 cm。对自由呼吸且未使用 ITV 的病例,建议头脚方向外扩 1~1.5 cm

- 推荐剂量限制详见表 16.4。

表 16.4 剂量限制推荐

分次	小肠	小肠 PRV	胃和十二指肠	胃和十二指肠 PRV	大肠	食管	胆总管/肝总管	肝*	脊髓	肾脏
3	D_{max} ≤23 Gy G；D_{max} ≤27 Gy L（如与 PTV 重叠为 30 Gy）L；D_{5mL} ≤21 Gy L	D_{2mL} ≤23 Gy G；D_{2mL} ≤27 Gy L	D_{max} ≤23 Gy G；D_{max} ≤27 Gy L（如与 PTV 重叠为 30 Gy）L；D_{5mL} ≤21 Gy L	D_{2mL} ≤23 Gy	D_{max} ≤25 Gy G；D_{max} ≤30 Gy L；D_{5mL} ≤25 Gy L	D_{max} ≤25 Gy	D_{max} ≤40 Gy	700 mL <15 Gy L；D_{mean} <16 Gy L	D_{max} <18 Gy；V15 Gy<10 mL	每侧：V15 Gy< 67% G；双侧：V10 Gy<50% L；单个肾：V10 Gy<33% L
5	D_{max} ≤28 Gy G；V20 Gy=100 mL G；D_{max} ≤30 Gy L（如与 PTV 重叠为 33 Gy）L；D_{5mL} ≤25 Gy L	D_{2mL} ≤28 Gy；D_{2mL} ≤30 Gy L	D_{max} ≤28 Gy G；D_{max} ≤30 Gy L（如与 PTV 重叠为 33 Gy）L；D_{5mL} ≤25 Gy L	D_{2mL} ≤28 Gy	D_{max} ≤30 Gy G；D_{max} ≤33 Gy L；D_{5mL} ≤30 Gy L	D_{max} ≤30 Gy	D_{max} ≤55 Gy	700 mL <15 Gy L；D_{mean} <16 Gy L	D_{max} <18 Gy；V15 Gy<10 mL	每侧：V15 Gy< 67% G；双侧：V10 Gy<50% L；单个肾：V10 Gy<33% L
8~10	D_{max} ≤40 Gy L	D_{2mL} ≤40 Gy	D_{max} ≤40 Gy L	D_{2mL} ≤40 Gy	D_{max} ≤45 Gy L	D_{max} ≤45 Gy	D_{max} ≤70 Gy	700 mL <20 Gy L；D_{mean} <20 Gy L；V20 Gy <33% G	D_{max} <35 Gy	每侧：V20 Gy<33% G；双侧：V20 Gy<50% L；单个肾：V20 Gy<33% L
12~14	D_{max} ≤40 Gy L；V36 Gy=40 mL G	D_{2mL} ≤40 Gy	D_{max} ≤40 Gy L；V36 Gy<40 mL	D_{2mL} ≤40 Gy	D_{max} ≤45 Gy L	D_{max} ≤45 Gy	D_{max} ≤70 Gy	700 mL <20 Gy L；D_{mean} <20 Gy L；V20 Gy<33% G	D_{max} <35 Gy	每侧：V20 Gy<33% G；双侧：V20 Gy<50% L；单个肾：V20 Gy<33% L

续表

分次	小肠	小肠PRV	胃和十二指肠	胃和十二指肠PRV	大肠	食管	胆总管肝总管	肝*	脊髓	肾脏
15	D_{max}≤45 Gy L，V37.5 Gy≤40 mL G	D2 mL≤45 Gy	D_{max}≤45 Gy L，V37.5 Gy≤40 mL G	D2 mL≤45 Gy	D_{max}≤50 Gy L	D_{max}≤50 Gy	D_{max}≤70 Gy	700 mL<24 Gy L，D_{mean}<24 Gy	D_{max}<35 Gy	每侧：V20 Gy<33% G 双侧：V20 Gy<50% L 单个肾：V20 Gy<33% L
25~28	D_{max}≤60 Gy L，V50 Gy≤40 mL G	D2 mL≤60 Gy	D_{max}≤60 Gy L，V50 Gy≤40 mL L	D2 mL≤60 Gy	D_{max}≤65 Gy L	D_{max}≤65 Gy	D_{max}≤80 Gy	700 mL<28 Gy L，D_{mean}<28 Gy L	D_{max}<45 Gy	每侧：V20 Gy<33% G 双侧：V20 Gy<50% L 单个肾：V20 Gy<33% L

注：L，limit，指在任何情况下都不能超过的剂量限制；G，guideline，指当靶区剂量覆盖不受影响时推荐的剂量限制。
* 如无肝硬化，则使用较低的剂量限制。

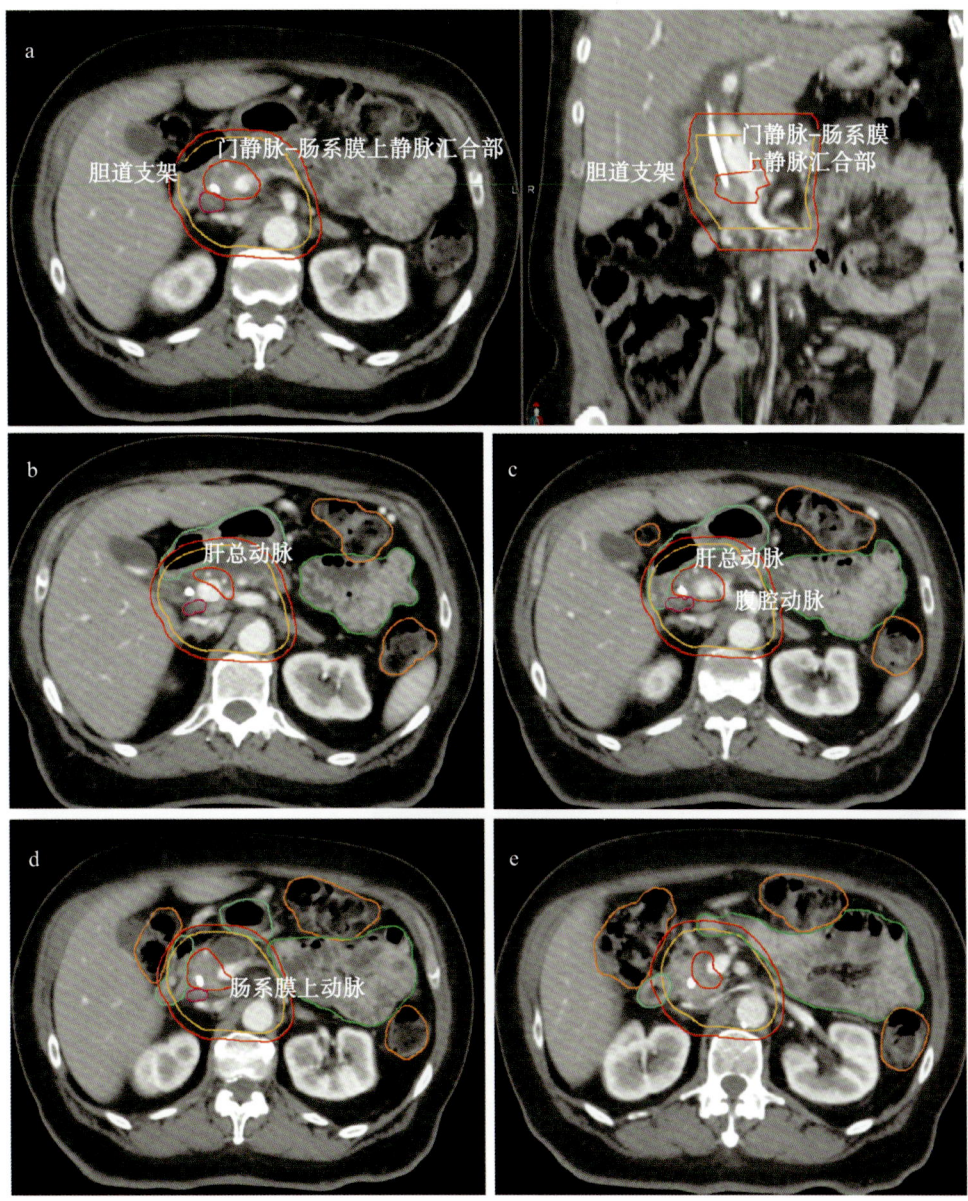

图 16.1 术前放疗靶区。一位罹患 2.9 cm 胰头腺癌的患者，肿瘤引起胆道和胰管扩张，已放置塑料胆道引流管，肿瘤部分包绕 PV/SMV，并可能紧贴肝总动脉（CHA），伴有一枚 1.6 cm×1.1 cm 门腔静脉淋巴结。所示靶区包括 GTV（红色线）、GTV 淋巴结（栗色线）、CTV（金色线）、PTV（红色线）、胃/近端十二指肠（浅绿色线）、小肠（深绿色线）、大肠（橙色线）。a. 等中心的轴位和冠状位图像。注意非对称的外放边界，自由呼吸治疗时为应对膈肌运动，头脚方向外放 1.5 cm 边界。b～e.GTV 从上至下的轴位层面。鉴于 CHA 周围略混浊，将其包括在 GTV 中（b）。CTV 包括胰腺周围、CA（c），SMA（d,e），以及肝门淋巴结

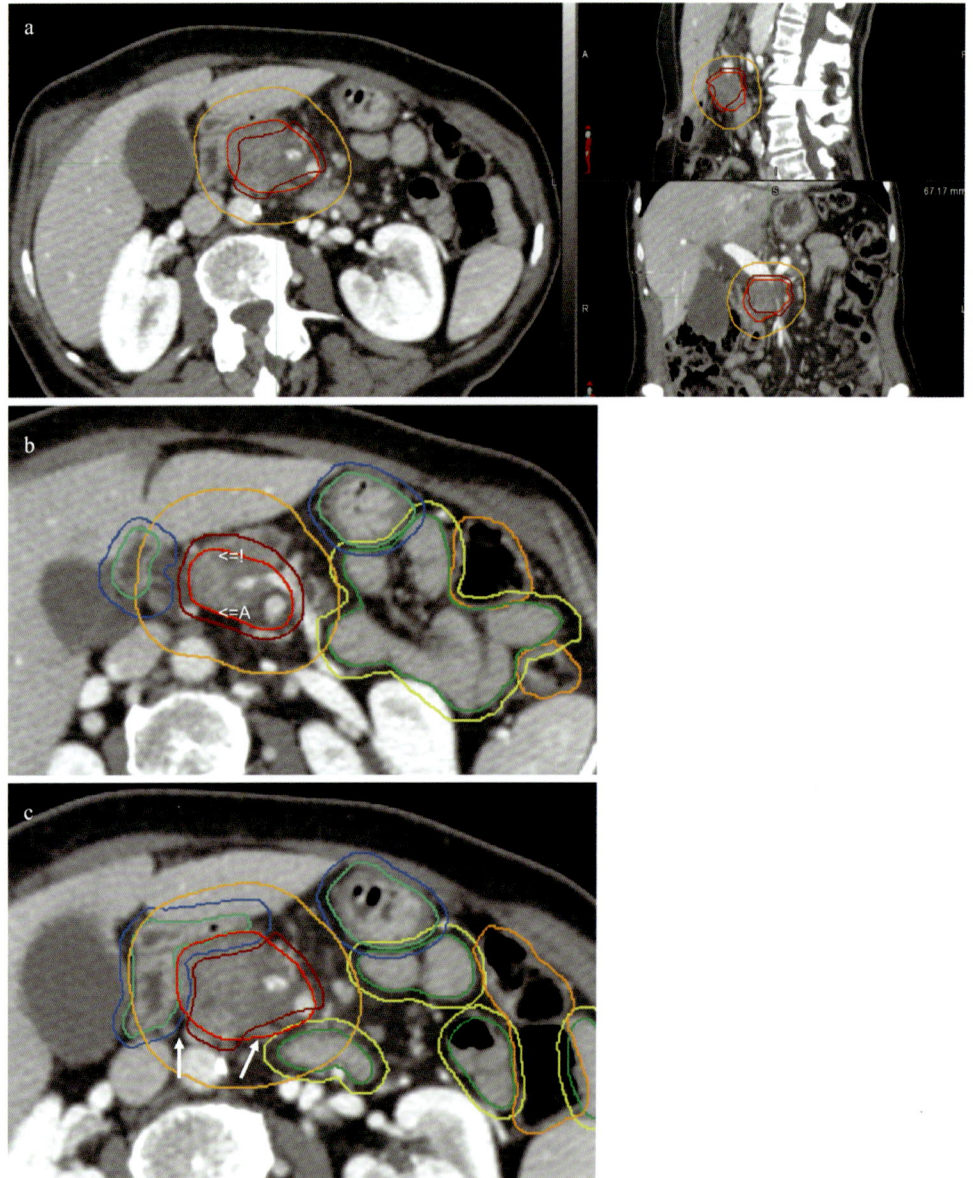

图 16.2 积极放疗靶区。一位罹患 3.8 cm 胰头癌的患者,肿瘤致 SMV 近闭塞,紧贴 PV,并沿 SMA 向腹腔干-肠系膜上动脉共干延伸,使用每日 CBCT 引导和 DIBH,接受 75 Gy/25 分次的积极放疗。所示靶区包括 GTV(红色线)、PTV 高剂量(栗色线)、PTV 亚临床剂量(金色线)、胃/近端十二指肠(浅绿色线)、胃/近端十二指肠 PRV(蓝色线)、小肠(深绿色线)、小肠 PRV(黄色线)和大肠(橙色线)。a.动脉期等中心的轴位、矢状位和冠状位图像。注意与术前放疗相比边界有回缩。b、c.轴位层面显示靶区和 OAR 勾画。b.鉴于 PDAC 浸润性生长的特点,可在勾画 GTV 时扩大边界包括周围的胰腺实质,特别是有其他诊断影像和(或)资料支持时。c.在 GTV 直接接触或紧贴重要 OAR 的区域,PTV 需减去 OAR 及其超过 PRV 的外放边界(箭头处)

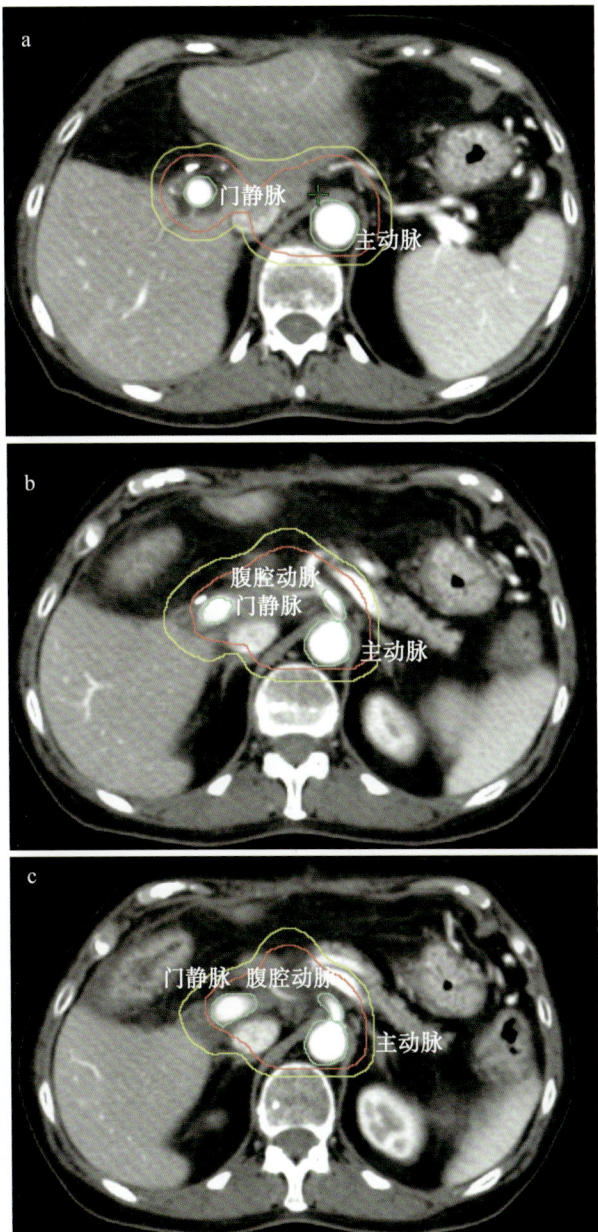

图 16.3 术后放疗靶区。一位罹患 pT3N1 胰头腺癌行胰十二指肠切除术后患者。所示靶区包括勾画图谱中指定的 ROI（浅绿色线）、CTV（粉色线）和 PTV（黄色线）。a~f.所示典型轴位层面。g.典型矢状位及相应轴位层面显示 PTV 上下界

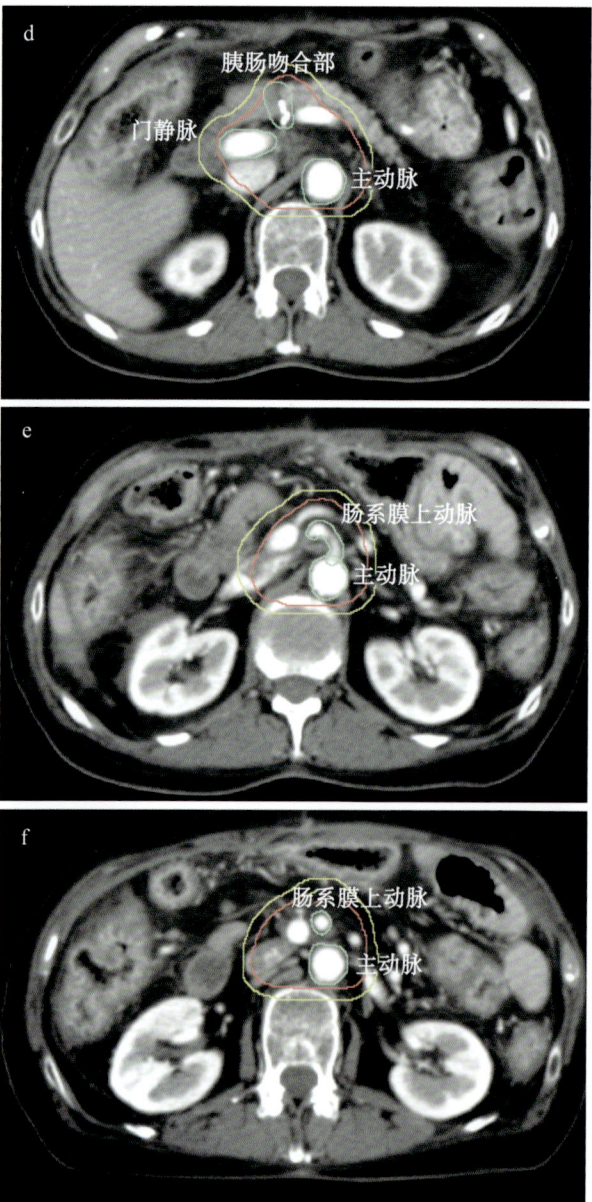

图 16.3(续)

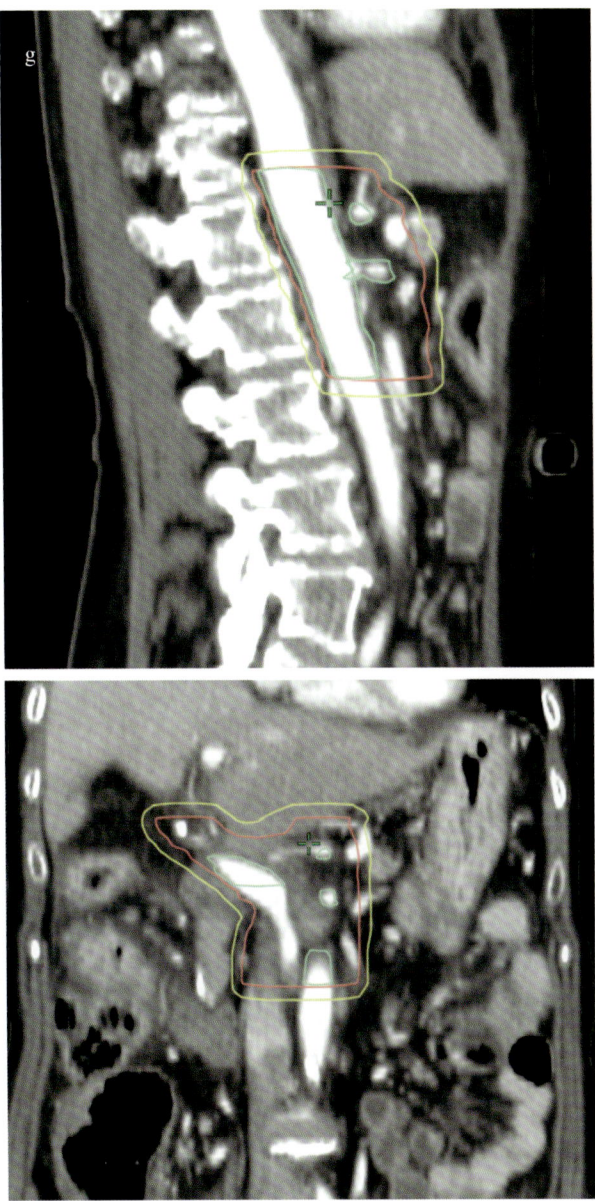

图 16.3（续）

（张文珏 译，王征 审校）

参考文献

[1] Reyngold M, Parikh P, Crane CH. Ablative radiation therapy for locally advanced pancreatic cancer: techniques and results. Radiat Oncol. 2019;14(1):95.
[2] Goodman KA, Regine WF, Dawson LA, Ben-Josef E, Haustermans K, Bosch WR, et al. Radiation Therapy Oncology Group consensus panel guidelines for the delineation of the clinical target volume in the postoperative treatment of pancreatic head cancer. Int J Radiat Oncol Biol Phys. 2012;83(3):901-8.

17

肝细胞癌
Hepatocellular Carcinoma

Yun Chiang, Laura A. Dawson, Sameh A. Hashem, Jason Chia-Hsien Cheng

17.1 靶区勾画与设计的基本原则

- 静态调强放射治疗(IMRT)和容积旋转 IMRT，通过限制射野数量或角度范围可减少正常肝脏的低剂量照射范围，已成为肝细胞癌的标准放疗技术。在可安全避开肠道、有高剂量率设备、充分体位固定和图像引导技术的情况下，更推荐≤5~6 次的 SBRT。由于肿瘤靶区靠近空腔胃肠道组织，有时也使用大分割治疗。
- 除病史、查体和实验室检查外，应进行肝功能评估和影像学检查用以诊断、分期和制订治疗计划。患者应进行肝脏增强[首选三期（动脉、门静脉和延迟期）]CT 扫描，层厚 3~5 mm。如可配合屏气图像扫描或有 CT 增强禁忌，可使用多期动态 MRI 扫描。MRI 图像可与 CT 图像融合用于勾画靶区。在部分病例中采用 18F-氟脱氧葡萄糖(18F-FDG)或其他示踪剂（如 11C-乙酸和 11C-胆碱）的 PET 图像有助于明确肿瘤活性，如残留/复发肿瘤位于既往碘油沉积和(或)射频消融的区域。

Y. Chiang
Graduate Institute of Oncology, Taiwan University College of Medicine, Taipei, Taiwan, China

Division of Radiation Oncology, Department of Oncology, Taiwan University Hospital, Taipei, Taiwan, China
e-mail: b93401108@ntu.edu.tw

L. A. Dawson
Department of Radiation Oncology, Radiation Medicine Program, Princess Margaret Cancer
Centre, University of Toronto, UHN, Toronto, ON, Canada
e-mail: Laura.Dawson@rmp.uhn.ca

S. A. Hashem
Afia Radiotherapy and Nuclear Medicine Center, Amman, Jordan
e-mail: sameh.hashem@afia.jo

J. C.-H. Cheng (✉)
Graduate Institute of Oncology, Taiwan University College of Medicine, Taipei, Taiwan, China

Division of Radiation Oncology, Department of Oncology, Taiwan University Hospital, Taipei, Taiwan, China

Graduate Institute of Clinical Medicine, Taiwan University College of Medicine, Taipei, Taiwan, China
e-mail: jasoncheng@ntu.edu.tw

- 需进行半身或全身固定和呼吸控制以提高重复性。在模拟定位和治疗过程中可使用真空袋或胸板等装置固定患者，首选双臂上举，可保证体位的重复性和射野角度的空间自由度。固定系统应由无放射剂量衰减的材料组成，且不影响共面和非共面射野的机架位置。
- 通常需要使用多种呼吸运动管理技术，以尽可能减少呼吸运动引起肝脏位置改变造成的图像伪影。主动屏气有助于减少治疗体积，适用于可屏气30秒以上的患者。腹部压迫用于不能屏气并可能导致腹部或器官形变的患者。靶区勾画通常在屏气时获得的多期、多模态图像（即类似于HCC的诊断图像）上完成。IGRT用于应对分次放疗内/间的肝脏位置变化。对无法耐受呼吸控制的患者，使用被动腹部压迫装置联合四维CT(4D-CT)可提供内部器官运动的信息，并可补偿肝脏位置的改变。门控治疗在选定的吸气或呼气时相进行，需要更长的治疗时间，也可用于无法耐受呼吸控制的患者。
- CT模拟定位需在患者处于治疗体位和呼吸配合情况下获取多期增强扫描图像。不同时相图像和（或）诊断图像的融合有助于勾画GTV。通常具有活性的肝细胞癌在增强CT动脉期图像上最清晰（最亮），而在静脉期和延迟期图像上与正常肝脏相比强化相对较弱。门静脉期CT图像显示肝内血管分布可用于明确肿瘤的解剖边界，特别是在体位固定和呼吸控制下肝脏外形改变时。在门脉-静脉期CT图像上最适宜观察肿瘤侵犯血管结构。延迟期CT图像能更好地显示肿瘤侵犯下腔静脉的程度。
- SBRT时，在特定情况下仅治疗可见肿瘤，即GTV。而通常GTV需基于临床上肿瘤在肝实质内镜下扩散的风险，例如，围绕既往射频消融或栓塞的区域，外扩形成CTV。由于呼吸和器官运动的影响，CTV可能出现大小和位置上的波动。包括高危区域CTV的勾画推荐详见表17.1(CTV$_{大体}$和CTV$_{亚临床}$)（图17.1～图17.4）。

表17.1 GTV和CTV靶区勾画推荐

靶区	定义与描述
GTV[a]	肝脏肿瘤：增强CT动脉期肝内强化肿瘤，静脉期或延迟期强化减退
	碘油沉积肿瘤：碘油（白色）与强化肿瘤相邻
	消融后难治性肿瘤：低密度消融区邻近的动脉期强化肿瘤
	血管癌栓：CT动脉期增强、静脉期强化减退的瘤栓
CTV$_{大体}$[a]	肝脏肿瘤：增强CT动脉期肝内强化肿瘤
	与GTV内强化肿瘤相邻的栓塞区
	低密度消融区邻近的动脉期强化肿瘤
	动脉期强化的血管癌栓
CTV$_{亚临床}$（可选的）[b]（根据临床适应证/方案选择）	肝内GTV外放3～5 mm[c]
	血管内癌栓GTV外放2～3 mm
	癌栓GTV邻近的良性血栓
	GTV邻近的射频消融区
	与GTV非直接相邻的栓塞区
	CTV不应超过自然屏障，如肝脏表面/边界

续　表

靶区	定义与描述
PTV	CTV（或 GTV/CTV大体）外放 5～20 mm（可非对称），具体外放取决于体位固定方式和呼吸控制技术
	形成 PTV 的基础是内部器官运动和摆位误差
	从所有呼吸时相获取的 4D-CT 可帮助定义 PTV 和覆盖内部器官运动的范围

注：a GTV/CTV 大体。例如，剂量方案 45～54 Gy/3～6 次。注意如受正常组织限制，需要降低"安全"剂量。
b 可选的/亚临床 CTV。例如，剂量方案 24～30 Gy/3～6 次。注意作者 L.A.D. 不常规推荐在 GTV 周围使用 CTV 亚临床。
c 在安全的情况下，肝内 GTV 周围的额外边界可给予 CTV 大体/更高的剂量。

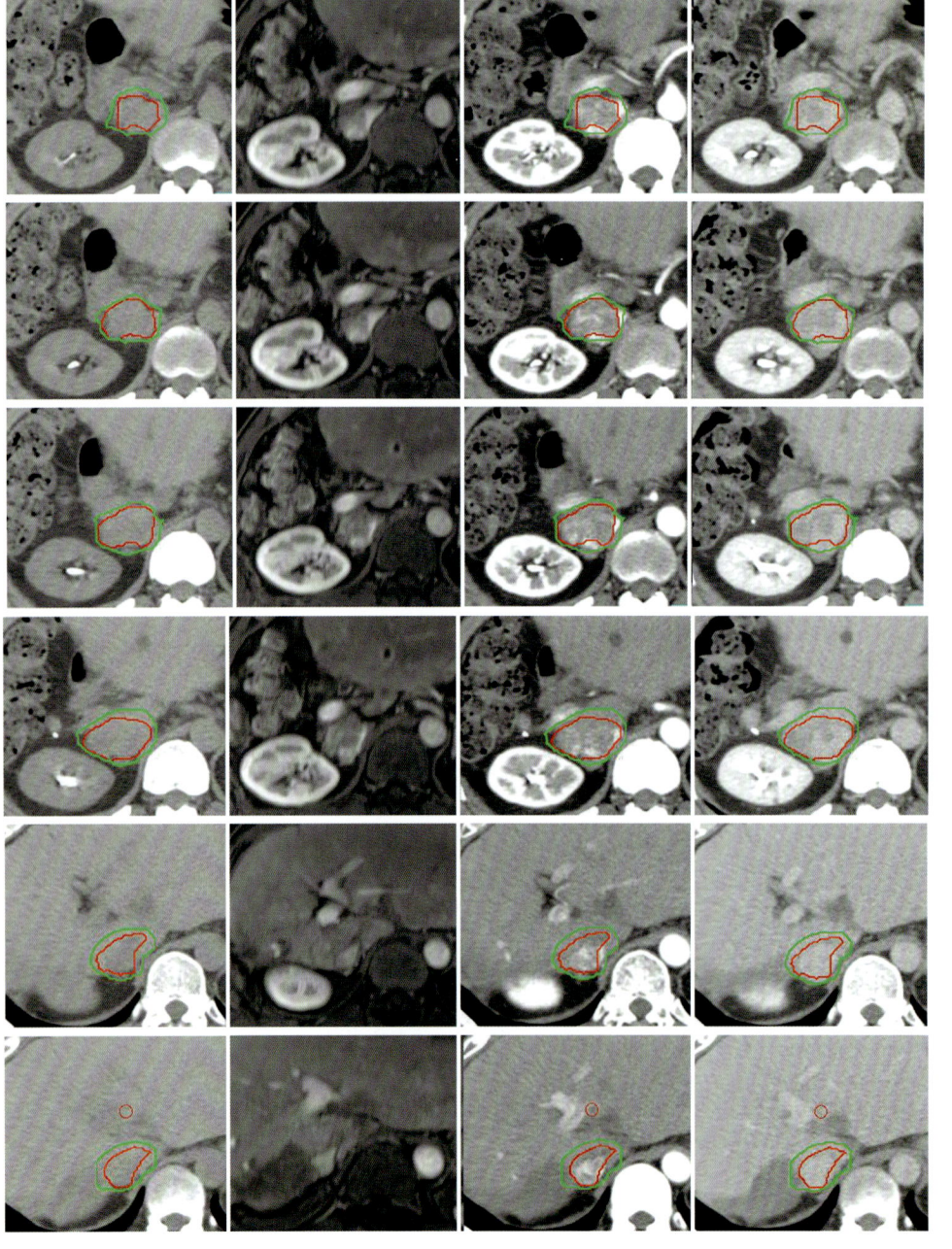

图 17.1　经导管动脉化疗栓塞和射频消融治疗后残留的肝细胞癌。肝脏体位固定时配合屏气，进行三期增强 CT 模拟定位扫描[从左至右：CT 平扫、MRI T1 加权增强、CT 动脉期和静脉（延迟）期图像]。GTV（红色线）包括强化的肿瘤和受侵的 IVC 癌栓。CTV（绿色线）包括 GTV 周围肝轮廓内 5 mm 外放边界和血管内 3 mm 外放边界

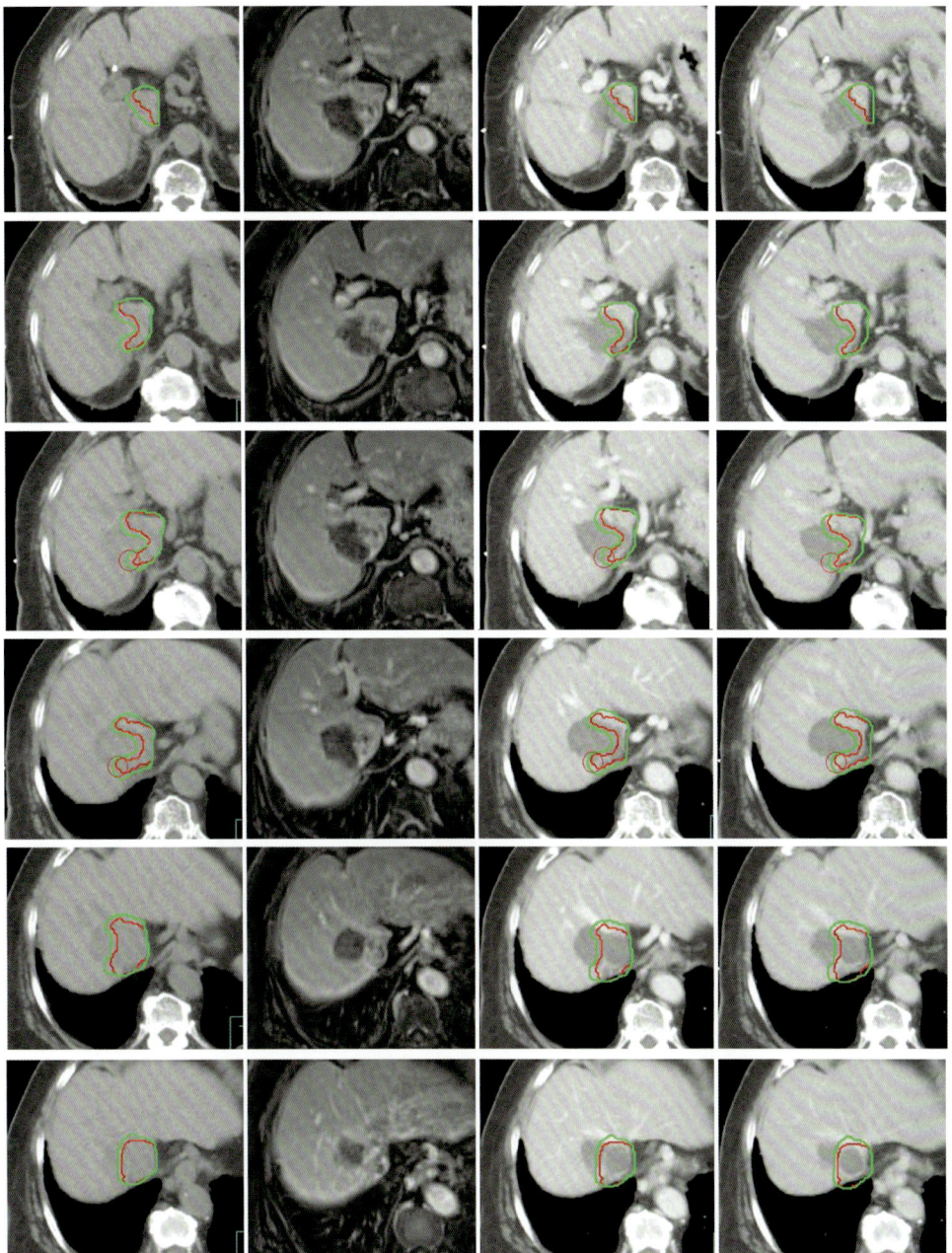

图 17.2 一例重复射频消融(RFA)后复发的肝细胞癌患者,伴部分下腔静脉(IVC)癌栓。肝脏体位固定时配合屏气,进行三期增强 CT 模拟定位扫描[从左至右:CT 平扫、MRI T1 加权增强、CT 动脉期和静脉(延迟)期图像]。CTV(绿色线)包括强化的肿瘤和癌栓(GTV 为红色线)、GTV 周围肝轮廓内 5mm 外放边界和既往射频消融的区域(如临床需要)

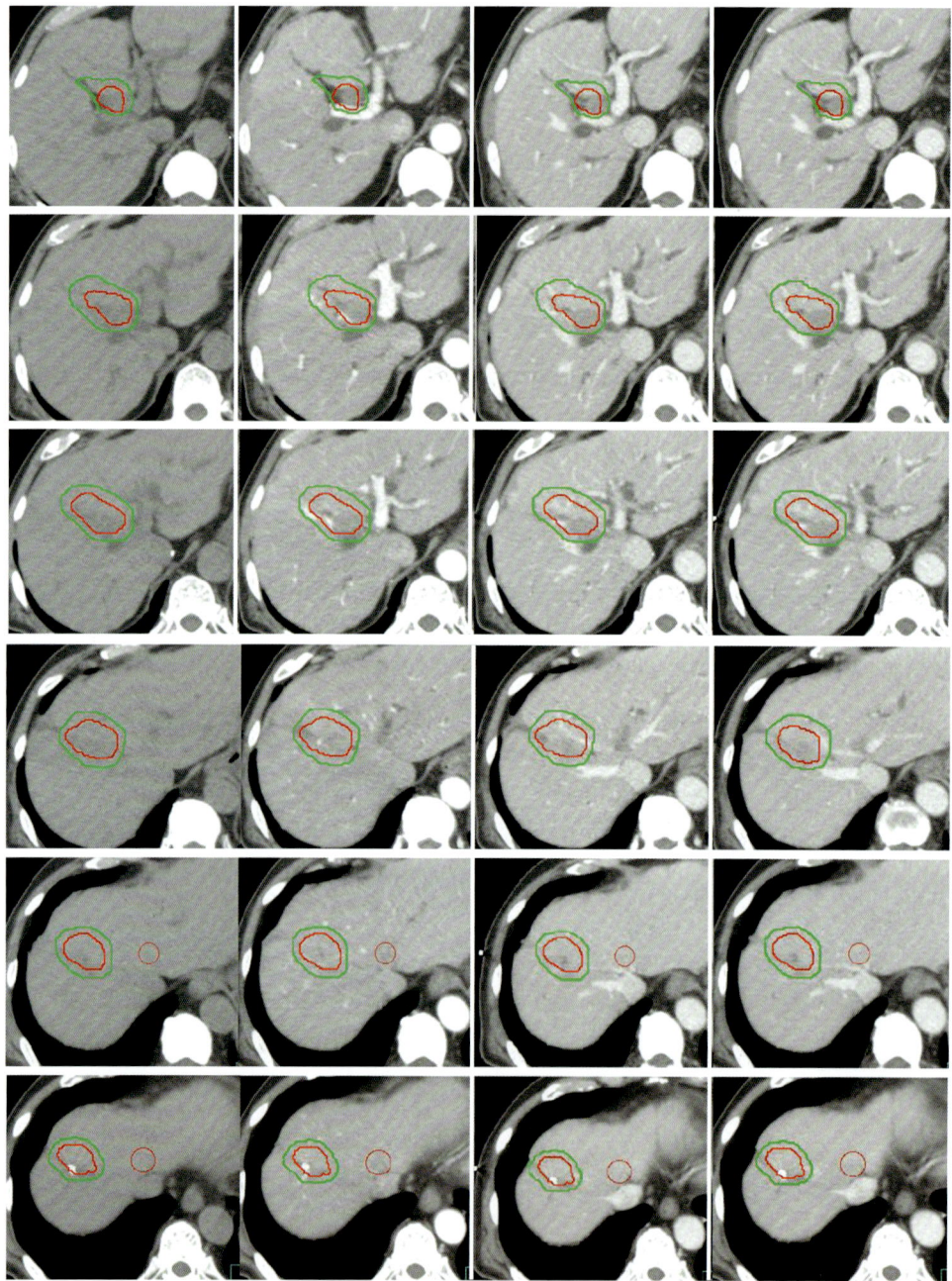

图 17.3 1 例手术及射频消融（RFA）后复发的肝细胞癌患者，伴有 RFA 胆管损伤高风险。肝脏体位固定时配合屏气，进行三期增强 CT 模拟定位扫描［从左至右：CT 平扫、动脉期、门静脉期和静脉期（延迟）期图像］。CTV（绿色线）包括强化的肿瘤（GTV 为红色线）、GTV 周围肝实质内 5mm 外放边界和血管内 3mm 外放边界

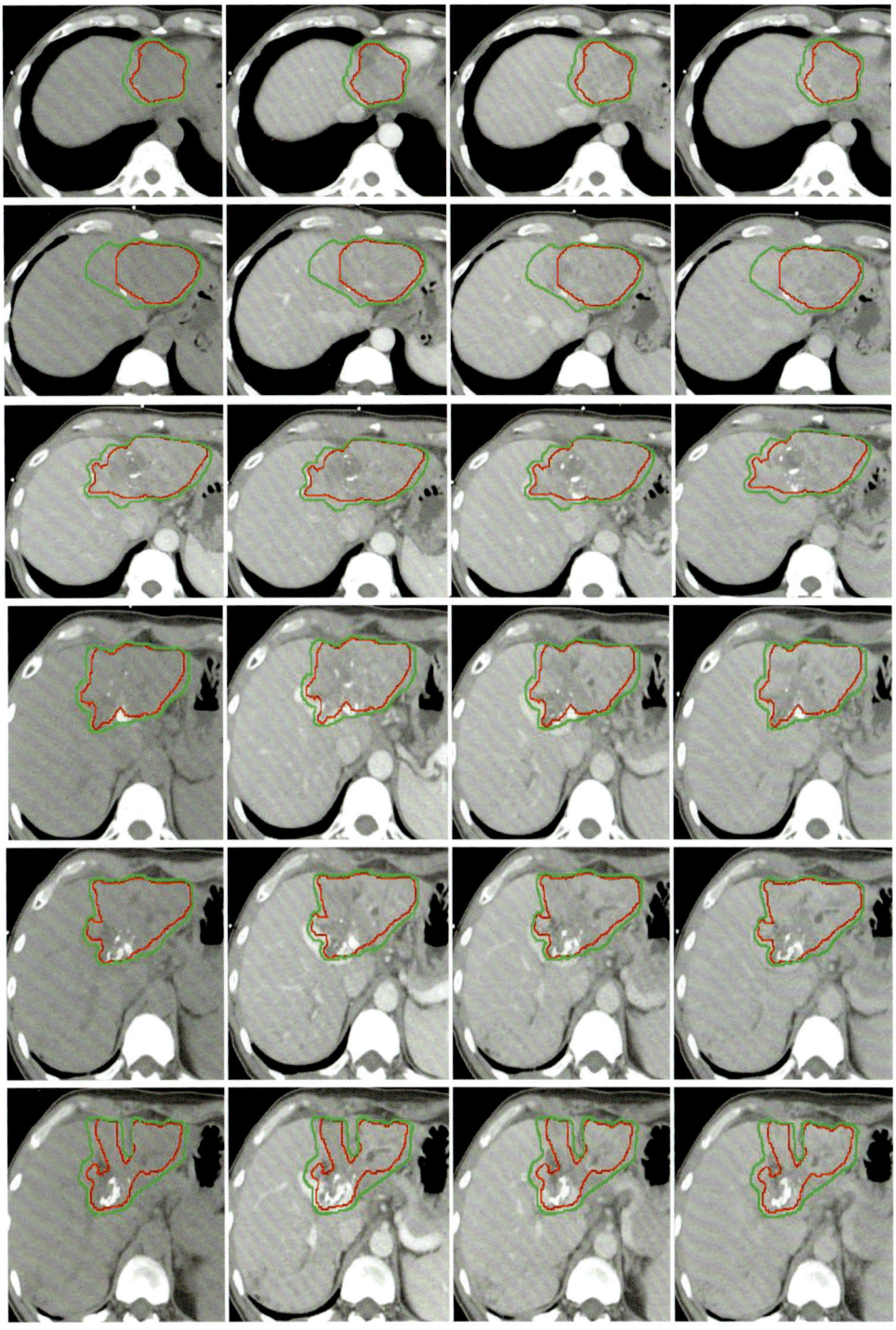

图 17.4　索拉非尼难治性肝细胞癌伴门静脉和肝中静脉癌栓进展。肝脏体位固定时配合屏气，进行三期增强 CT 模拟定位扫描［从左至右：CT 平扫、动脉期、门静脉期和静脉期（延迟）期图像］。CTV（绿色线）包括强化的肿瘤（GTV 为红色线）和 GTV 周围肝轮廓内 5 mm 外放边界

（张文珏　译，王征　审校）

推荐阅读

[1] Cheng JC, et al. Local radiotherapy with or without transcatheter arterial chemoembolization for patients with unresectable hepatocellular carcinoma. Int J Radiat Oncol Biol Phys. 2000;47:435–42.

[2] Hong TS, et al. Interobserver variability in target definition for hepatocellular carcinoma with and without portal vein thrombus: radiation therapy oncology group consensus guidelines. Int J Radiat Oncol Biol Phys. 2014;89:804–13.

[3] Jabbour SK, et al. Upper abdominal normal organ contouring guidelines and atlas: A Radiation Therapy Oncology Group consensus. Pract Radiat Oncol. 2014;4:82–9.

[4] Kim TH, et al. Proton beam radiotherapy vs. radiofrequency ablation for recurrent hepatocellular carcinoma: A randomized phase III trial. J Hepatol. 2021;74:603–12.

[5] Lukovic J, et al. MRI-based upper abdominal organs-at-risk atlas for radiation oncology. Int J Radiat Oncol Biol Phys. 2020;106:743–53.

[6] Park HC, et al. Consensus for radiotherapy in hepatocellular carcinoma from the fifth Asia-Pacific Primary Liver Cancer Expert Meeting (APPLE 2014): current practice and future clinical trials. Liver Cancer. 2016;5:162–74.

[7] Tse RV, et al. Phase I study of individualized stereotactic body radiotherapy for hepatocellular carcinoma and intrahepatic cholangiocarcinoma. J Clin Oncol. 2008;26:657–64.

[8] Wang MH, et al. Impact factors for microinvasion in patients with hepatocellular carcinoma: possible application to the definition of clinical tumor volume. Int J Radiat Oncol Biol Phys. 2010;76:467–76.

[9] Yoon SM, et al. Efficacy and safety of transarterial chemoembolization plus external beam radiotherapy vs sorafenib in hepatocellular carcinoma with macroscopic vascular invasion. A randomized clinical trial. JAMA Oncol. 2018;4:661–9.

[10] Zeng ZC, et al. Consensus on stereotactic body radiation therapy for small-sized hepatocellular carcinoma at the seventh Asia-Pacific Primary Liver Cancer Expert Meeting. Liver Cancer. 2017;6:264–74.

18

直肠癌
Rectal Cancer

Jacob A. Miller, Jose G. Bazan, Erqi L. Pollom, Albert C. Koong, Daniel T. Chang

18.1 靶区勾画相关的诊断学检查

- 体格检查是分期和放射治疗计划实施的重要组成。体检时需要关注括约肌功能。对于可扪及的肿瘤,需注意距肛缘的距离。
- 对于低位直肠癌而言,因齿状线在体检时无法被触及,故直观的可视化检查对于确定肿瘤和齿状线的位置关系至关重要。
- EUS 可用于评估原发肿瘤的浸润深度和周围淋巴结的转移情况。然而在约 20% 的患者中,EUS 可能造成分期的低估或高估。
- MRI 可用以评估直肠肿瘤是否侵及直肠系膜脂肪层(T3 期)或邻近器官(T4 期),评估淋巴结的转移情况,确认肿瘤距肛缘距离及评估手术阴性切缘的情况(图 18.1)。MRI 已经成为术前分期的标准影像学检查手段。
- PET/CT 可帮助肿瘤病灶的勾画(图 18.2)。然而,PET/CT 显示低摄取的区域不可直接取代体格检查、内镜或 CT/MRI 的阳性检查结果。

18.2 定位和治疗摆位

- 大多数接受三维适形放射治疗患者模拟定位时可采用俯卧位腹板固定以减少肠道的照射。

J. A. Miller · E. L. Pollom · D. T. Chang (✉)
Department of Radiation Oncology, Stanford University, Stanford, CA, USA
e-mail: jacobm3@stanford.edu; erqiliu@stanford.edu; dtchang@stanford.edu

J. G. Bazan
Department of Radiation Oncology, The Ohio State University, Columbus, OH, USA
e-mail: jose.bazan2@osumc.edu

A. C. Koong
Department of Radiation Oncology, The University of Texas MD Anderson Cancer Center, Houston, TX, USA
e-mail: akoong@mdanderson.org

若采用 IMRT 技术,临床上推荐仰卧位体膜固定以确保摆位的可重复性。CT 模拟定位时可在肛门处放置标记并标记手术瘢痕。
- CT 模拟定位应采用静脉造影剂且层厚应≤3 mm。口服对比剂有助于小肠的勾画。模拟定位 PET/CT、诊断性 PET/CT 或 MRI 的影像融合也有助于靶区勾画。
- 放射治疗时需考虑膀胱充盈或排空状态,在使用调强放射治疗时尤为重要。膀胱充盈状态可减少位于盆腔的肠道的照射;膀胱排空状态则可获得更好的可重复性。
- 临床上推荐的影像引导方式为每日正交千伏成像和每周 CBCT(评估软组织)以保证治疗期间的一致性,具体标准根据摆位的可重复性决定。

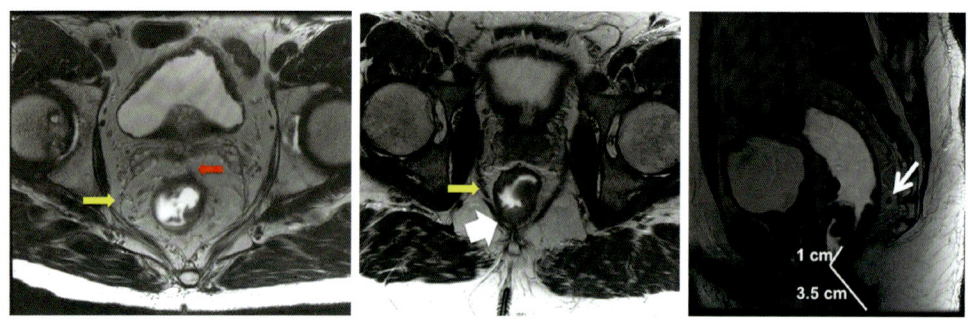

图 18.1　直肠癌分期 MRI 轴向 T2 加权不压脂图像。直肠系膜脂肪环绕直肠且限制在直肠系膜筋膜内(黄色箭头)。在左图中,肿瘤因浸润至直肠周围脂肪故分期为 T3 早期。肿瘤距直肠系膜筋膜的距离大于 1cm(红色箭头)。在中图中展示了病变范围更广泛的 T3 肿瘤病例,肿瘤到达直肠系膜筋膜 2mm 内(粗白色箭头)。右图为矢状位影像。可见到直肠系膜淋巴结(细白色细箭头)。肿瘤到肛缘的距离估计约 4.5cm

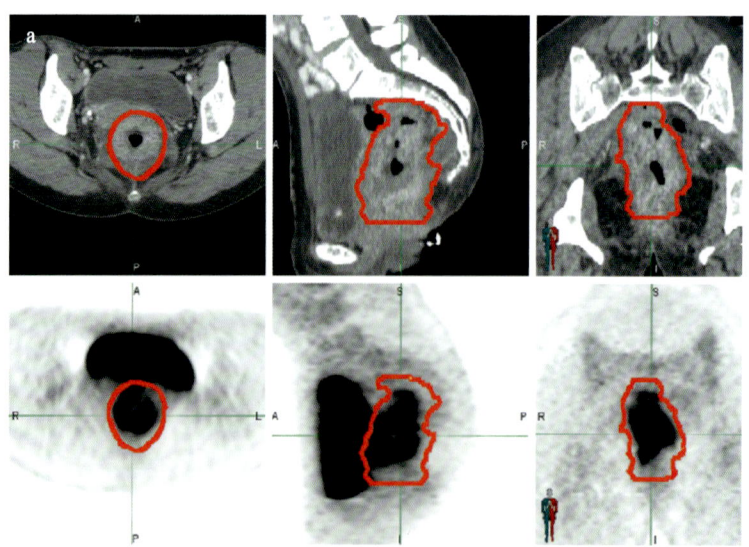

图 18.2　一位罹患 cT4N0 直肠腺癌的患者,病灶侵犯至宫颈。配准的 CT 和 PET 图像显示了 PET 在靶区勾画上的应用价值。a.GTV(红色线)在治疗计划 CT 和 PET 轴位、矢状位和冠状位上的影像。b.CT 和 PET 配准后的轴位影像

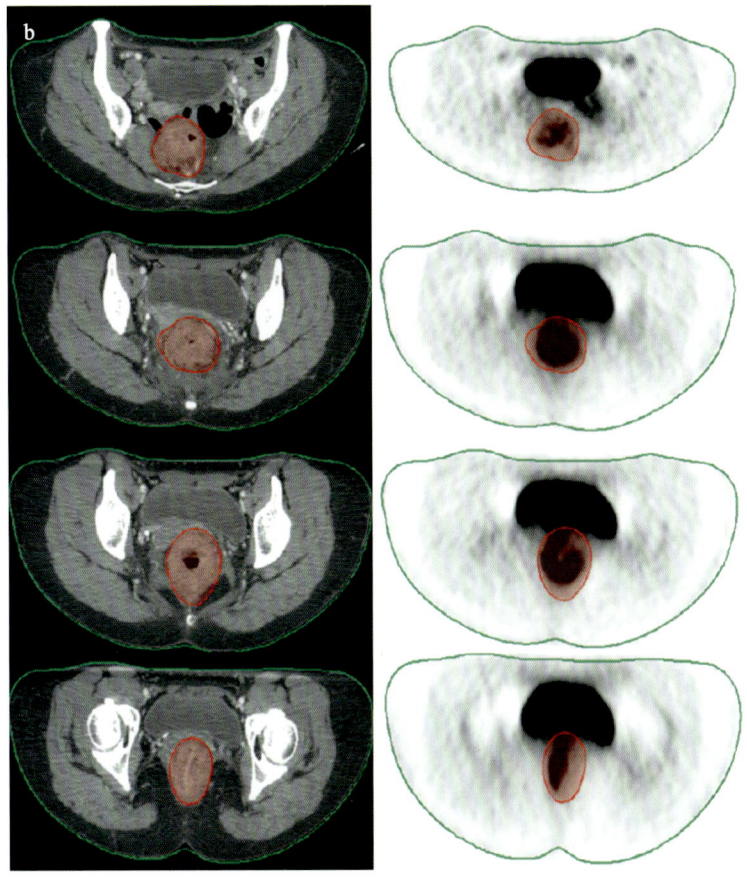

图 18.2（续）

18.3 靶区勾画与治疗计划

- 肿瘤加量照射前，针对盆腔的直肠癌三维适形放射治疗射野包括一个后前野和两个对穿的侧野（图 18.3 和图 18.4）。
- 传统的后前野边界为：上界——L5/S1 间隙；下界——闭孔的下界或 GTV 下方 3 cm，以较远的为准；两侧界——骨盆边缘的两侧 1.5～2 cm。
- 侧野的边界包括：上界与下界——与后前野相同；前界——T1~T3 分期肿瘤为耻骨联合后缘（髂内淋巴结的骨性标志），T4 分期肿瘤为耻骨联前缘前至少 1 cm（髂外淋巴结的骨性标志）；后界——骶骨后缘后方 1～1.5 cm。
- 若采用 CT 制订计划，上述边界可做适当调整以确保 PTV 的覆盖。包括原发病灶和淋巴结转移灶的 GTV、CTV 和 PTV 的靶区，均应在计划 CT 上逐层勾画。
- 原发病灶大体肿瘤区（primary GTV，GTV-P）定义为体检、内镜或影像学上的所有可见病灶。
- 淋巴结 GTV（nodal GTV，GTV-N）包括所有可见的直肠周围、直肠系膜和受累的髂淋巴

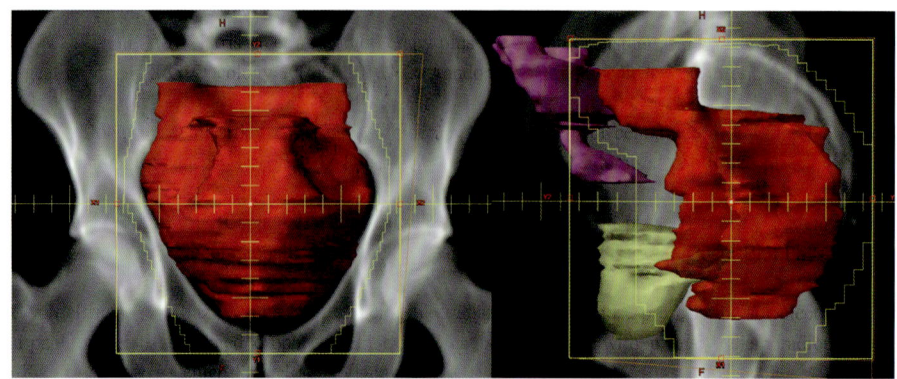

图 18.3 图示为一位罹患 cT3N1b 直肠癌的患者接受术前长程放化疗的标准照射野。该患者采用三野的三维适形放射治疗。图中可见后前野(左图)和左侧野(右图)。CTV-SR 为图中红色区域。患者模拟定位时采用俯卧位腹板固定,允许小肠(紫色线)落于前方避开 CTV。膀胱为图中黄色区域

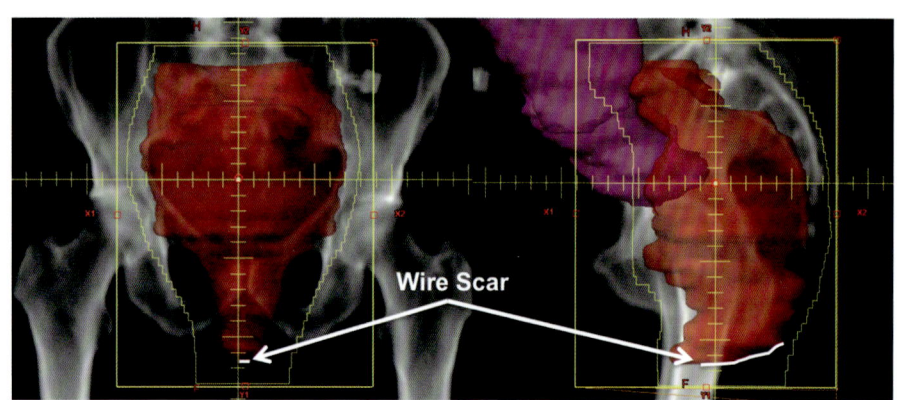

图 18.4 图示为一位罹患 pT3N2a 直肠癌的患者接受腹会阴联合术后长程放化疗的标准照射野。该患者采用三野的三维适形放射治疗。图中可见后前野(左图)和左侧野(右图)。CTV-SR 为图中红色区域。照射野需要包括外扩的会阴瘢痕。患者模拟定位时采用俯卧位腹板固定,允许小肠(紫色线)落于前方避开 CTV。需要注意术后患者中进入盆腔的小肠体积更多

结。在未行活检的情况下,所有可疑淋巴结均应被纳入 GTV-N 内。对于低位直肠肿瘤,应注意腹股沟淋巴结是否受侵(图 18.10)。当肿瘤侵犯前方的邻近器官时,还应当注意髂外淋巴结。
- 高危 CTV(high-risk CTV,CTV-HR)由 GTV 向远端和近端至少外扩 1.5~2 cm,应包括在此范围的完整的直肠、直肠系膜与骶前区(表 18.1)。
- 一般危险 CTV(standard-risk CTV,CTV-SR)应覆盖整个 CTV-HR,直肠系膜和双侧髂内淋巴结区。当 T4 肿瘤侵犯前方器官时(膀胱、宫颈、前列腺),CTV-SR 还应包括双侧髂外和闭孔淋巴结区。若原发肿瘤向下累及肛管,CTV-SR 应包括双侧髂外和腹股沟淋巴结区(表 18.1 和图 18.5~图 18.10)。

表 18.1 术前直肠癌患者大体和镜下病灶靶区范围推荐(图 18.5、图 18.6、图 18.8～图 18.10)

靶区	定义与描述
GTV	GTV-P:所有在体检、内镜和影像学发现的肿瘤范围 区域 GTV-N:所有可见的直肠周围、骶前和受累的髂淋巴结;包括在未行活检的情况下,任何可疑的淋巴结转移灶。低位直肠癌还应注意腹股沟淋巴结
CTV-HR	CTV-HR 应至少覆盖 GTV-P 和 GTV-N 在内的 1.5～2 cm 远端和近端范围,但不包括未受累的骨、肌肉、空气。对明显受累的髂外和腹股沟淋巴结,CTV 应由 GTV 至少外扩 10～15 mm CTV 需要包括在这些水平的横断面上的完整的直肠、直肠系膜和骶前间隙。对于 T4 肿瘤,应由邻近器官(如膀胱、前列腺、宫颈)外扩 1～2 cm 范围 在 CT、MRI 和 PET/CT 上可见的直肠系膜淋巴结应包括在内
CTV-SR	包括 CTV-HR,完整的直肠系膜和双侧髂内淋巴结区。有直肠前器官侵犯的 T4 期应包括髂外和闭孔淋巴结引流区。肛管受侵时应包括髂外和腹股沟淋巴结引流区 上界:直肠和直肠系膜,通常位于 L5/S1 间隙或直肠病灶上至少 2 cm 范围;以更上者为准 下界:盆底或至少直肠病灶下 2 cm 范围;以更下者为准 淋巴结:对于髂内淋巴结引流区的勾画,应包括髂内血管外扩 0.7 cm 边界(除外肌肉和骨) 对于髂外淋巴结引流区的勾画(针对 T4 病灶),需包括髂外血管前方及侧方外扩 1 cm,任何邻近的小淋巴结应包括在内 对于浸润到肛管的肿瘤,应覆盖双侧腹股沟淋巴结(表 18.4) 需包括髂内、外血管之间 1.8 cm 宽的区域以覆盖闭孔淋巴结 前界:考虑到膀胱和直肠的充盈状态的变化,应包括 1～1.5 cm 的膀胱范围
PTV	在 CTV 外扩 0.5～1 cm 范围,具体取决于临床医生认为合适的摆位精度、影像验证频率及 IGRT 的使用情况

- 术后患者的靶区勾画与术前患者相似。在接受腹会阴切除术的患者中,应包括整个手术范围,包括会阴瘢痕(表 18.2)。
- RTOG 肛管直肠癌勾画图谱对直肠癌和肛管癌患者应考虑的三种选择性 CTV 提供了详细的勾画描述。CTV-A 包括直肠周围、骶前和髂内淋巴结区,在所有直肠癌患者中以上区域应当在勾画时涵盖在内。CTV-B 包括髂外淋巴结区[当原发病灶侵犯邻近器官(T4)或向下延伸到肛管]。CTV-C 包括腹股沟区(原发病灶向下延伸到肛管)。CTV-A 的详细说明参见表 18.3。
- 最近达成的国际共识指南对盆腔亚结构的勾画提出了与 RTOG 肛癌直肠癌勾画图谱不同的建议。主要差异在于腹部(头侧)骶前间隙、坐骨直肠窝、前 vs. 后(闭孔 vs. 髂内)侧方淋巴结区,以及侧方淋巴结区的头侧边界。基于这些指南,对于无直肠系膜筋膜侵犯的 T3N0 肿瘤,可考虑省略直肠系膜头侧边界上方的侧方淋巴结区域;对于特定情况下的 T3N0-1 肿瘤,可省略前方的侧方淋巴结区。
- 澳大利亚胃肠道临床试验协作组(Australasian GI Trials Group Atlas)描述了治疗肛管癌时需要考虑的 7 个选择性区域,其中一些适用于直肠癌:直肠系膜、骶前间隙、髂内淋巴结区、坐骨直肠窝、闭孔淋巴结区、髂外淋巴结区和腹股沟淋巴结区。表 18.4 概述了这些区域的定义。
- 直肠癌的处方剂量有多种可接受的方法。在术前患者中,最常见的处方剂量是 PTV-SR 接受分割剂量方式为 1.8 Gy/分次的 45 Gy,PTV-HR 序贯接受分割剂量为 1.8 Gy/分次的

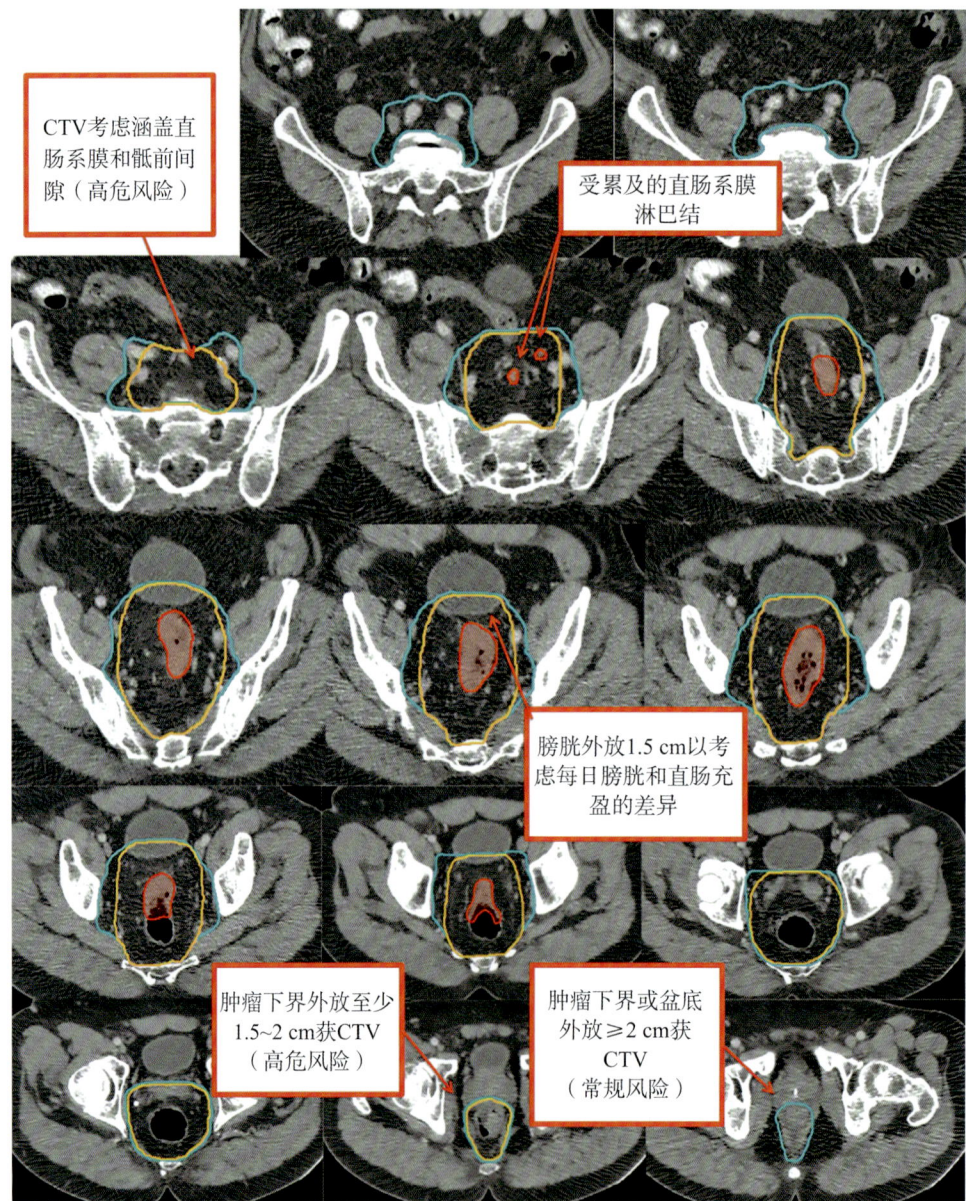

图18.5 一位罹患 cT3N1b 接受术前长程放化疗直肠腺癌患者的典型影像。患者模拟定位时采用俯卧位（注意小肠位置前移），利用 PET/CT 采集模拟影像，层厚 2.5 mm。CT 图像旋转 180°以便于观察。图中可见 CTV-SR（青色线）、CTV-HR（橙色线）、GTV-N（红色线，阴影）和 GTV-P（红色线，阴影）

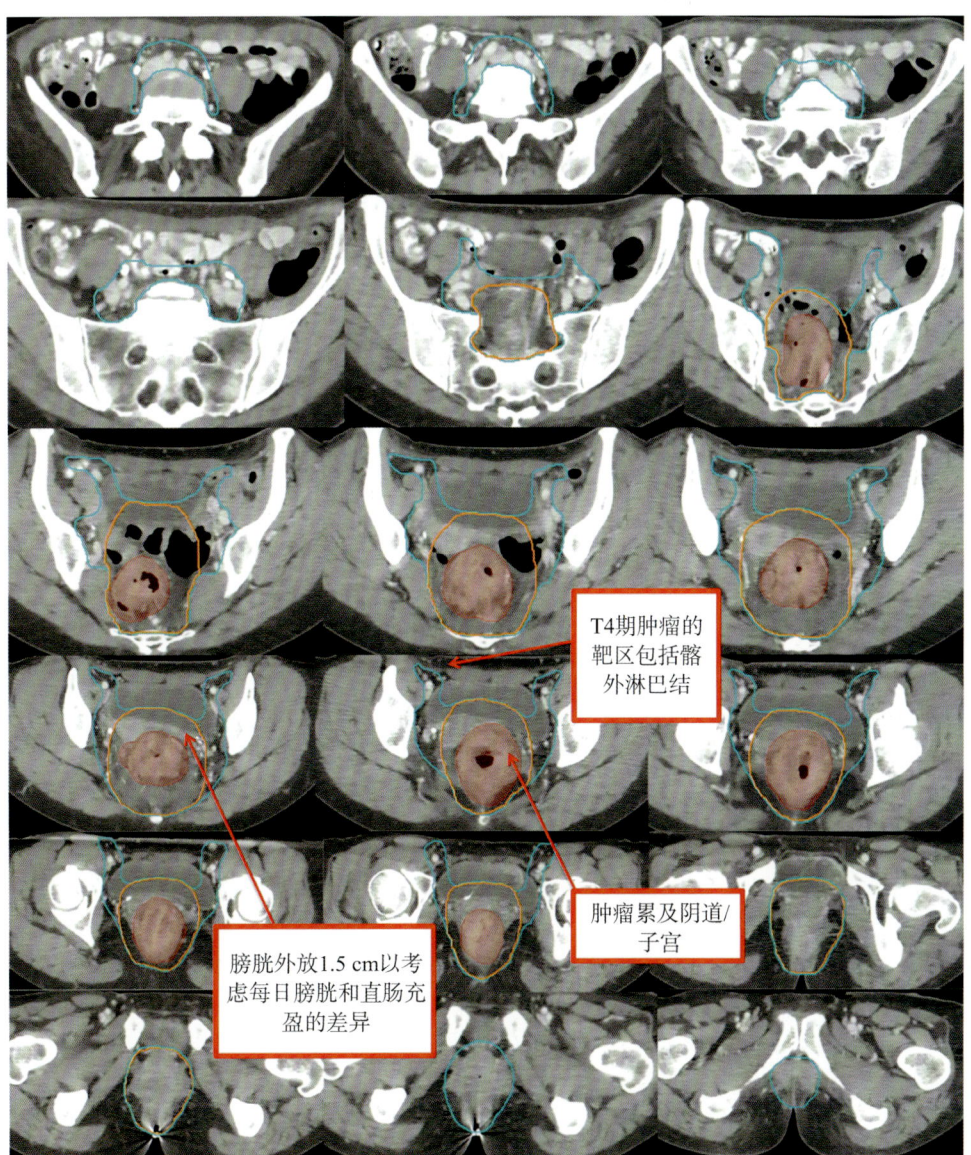

图 18.6 一位病灶侵犯宫颈的 cT4N0 术前接受长程放化疗的直肠腺癌患者的典型图像。图中可见 CTV-SR(青色线)、CTV-HR(橙色线)和 GTV-P(红色线,阴影)。值得注意的是,这位患者由于分期为 T4,CTV-SR 包括髂外淋巴结引流区

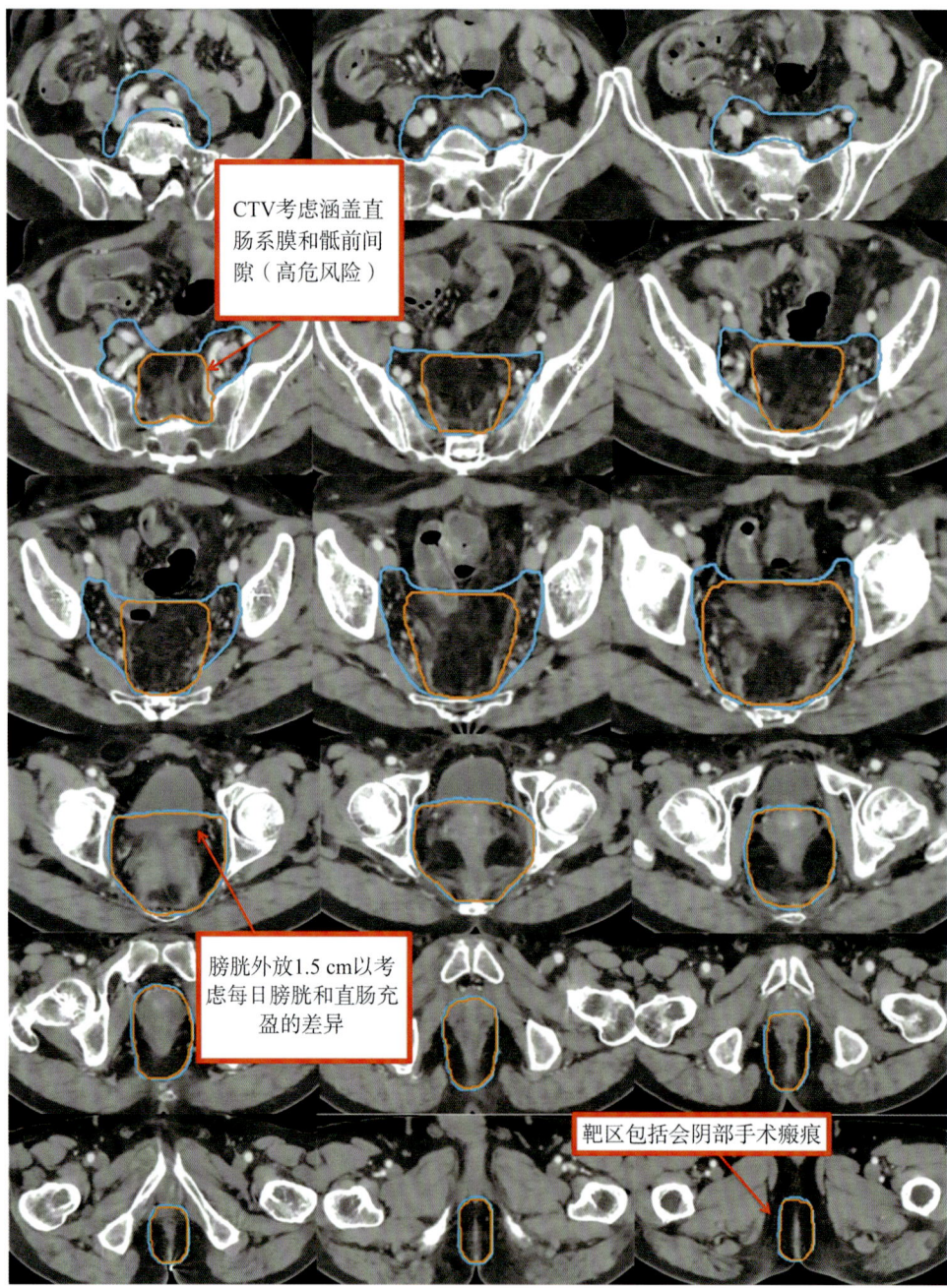

图 18.7 一位罹患 pT3N2a 接受术后长程放化疗的直肠腺癌患者的典型图像。该患者接受了腹会阴切除术（abdominoperineal resection，APR），术前未进行放化疗。原发性肿瘤位于距肛缘 2～5 cm。患者模拟定位时采取俯卧姿势。CT 图像旋转 180°以便于观察。图中可见 CTV-SR（青色线）和 CTV-HR（橙色线）。患者由于术后瘤床附近没有小肠，GTV-HR 加量到总剂量 55.8 Gy。然而，如果一部分肠道接近加量区域，则剂量可以减少

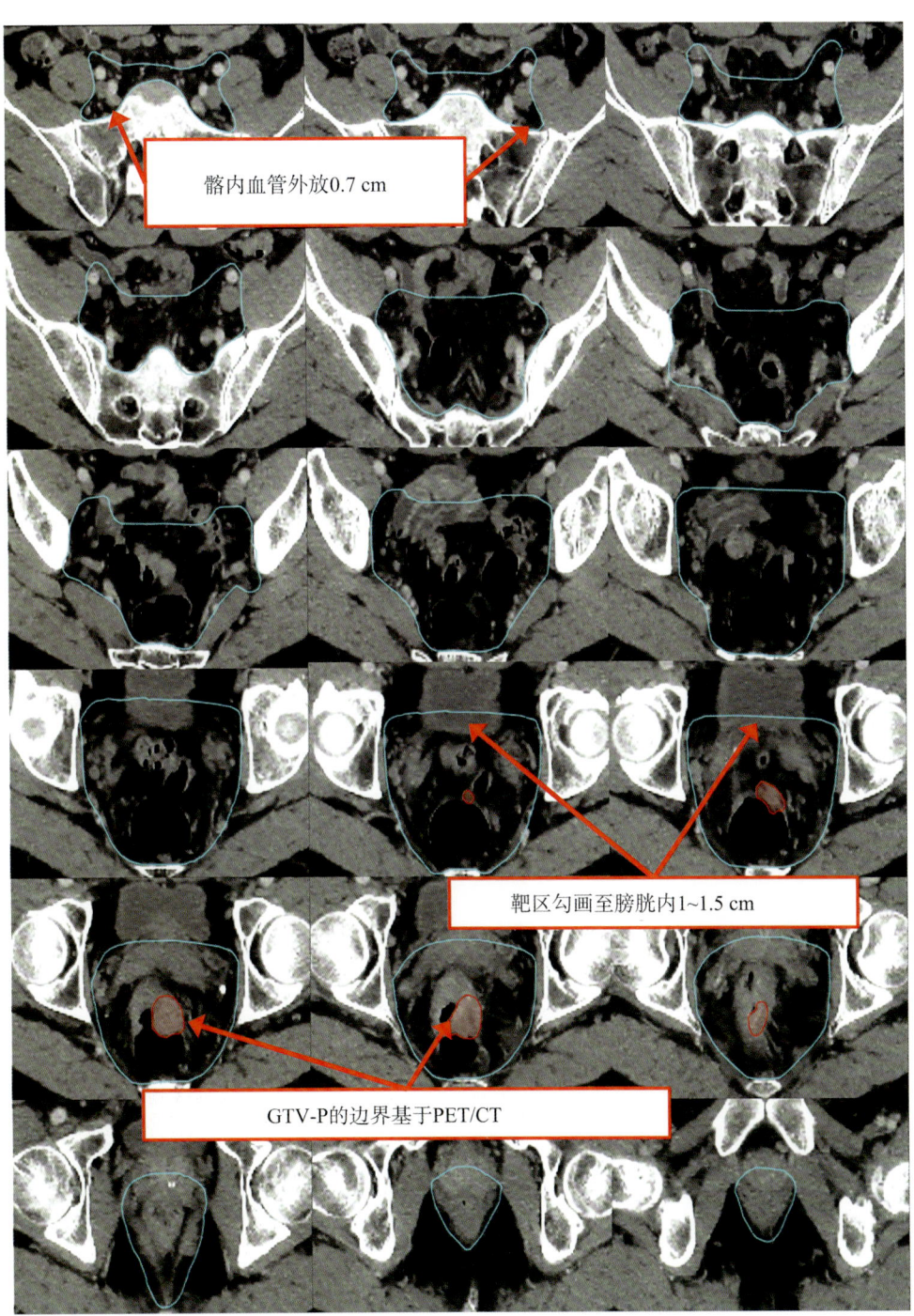

图 18.8 一位罹患 cT3N0 接受短程术前放疗的直肠腺癌患者的典型图像。该患者模拟定位采用俯卧位（注意小肠的前移），利用层厚 2.5 mm 的 PET/CT 采集图像。CT 图像旋转 180°以便于观察。图中可见 CTV-SR（青色线）和 GTV（红色线，阴影）

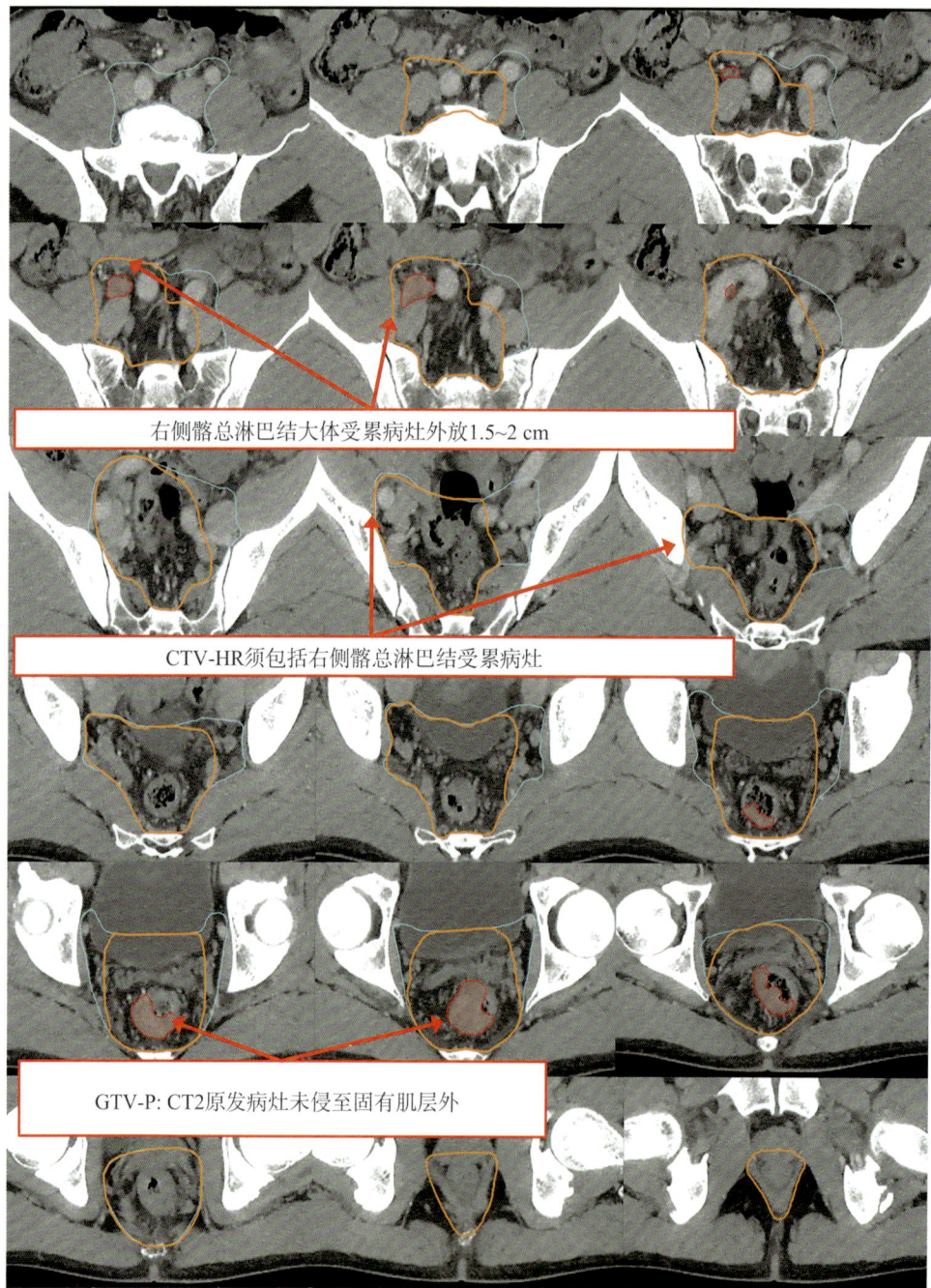

图 18.9 一位罹患 cT2N0M1a 直肠腺癌患者的典型图像,患者伴有经 PET/CT 证实的 2 cm 非区域的右髂总淋巴结转移。该患者在术前接受了长程放化疗。图中可见 CTV-SR(青色线)、CTV-HR(橙色线)、GTV-N(红色线,阴影)和 GTV-P(红色线,阴影)

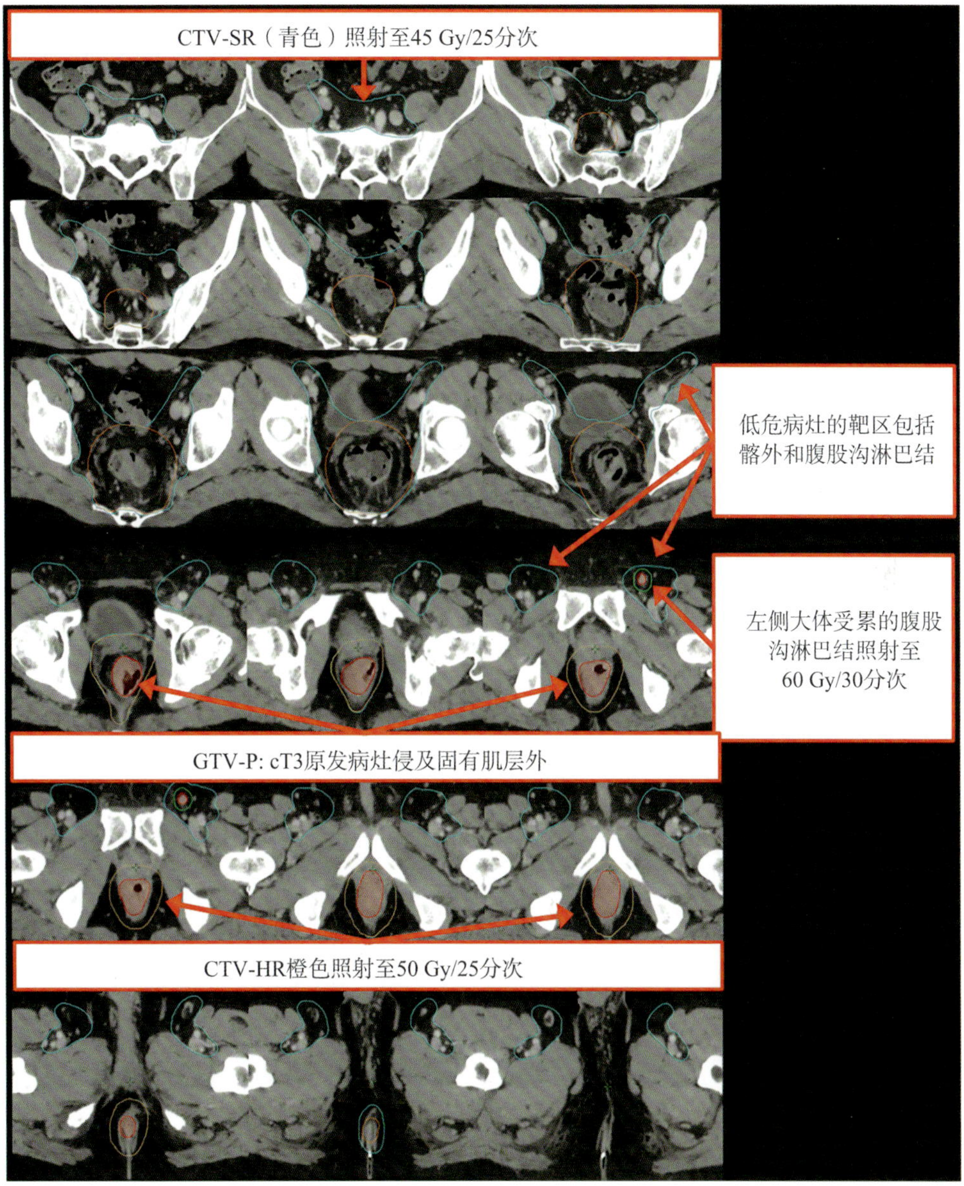

图 18.10 一位罹患 cT3N2a 低位直肠腺癌（肛缘上方 2 cm）患者的典型图像，PET/CT 证实左腹股沟淋巴结转移。患者在术前接受了 IMRT 的长程放化疗，以覆盖双侧髂外和腹股沟淋巴结。图中可见 CTV-SR（青色线）、CTV-HR（橙色线）、GTV-N（红色线，阴影）、GTV-P（红色线，阴影）和 CTV-N（绿色线，GTV-N 外扩 10 mm 生成 CTV-N）

5.4 Gy 加量照射，总剂量达 50.4 Gy。对于 cT4 肿瘤，PTV-HR 的处方剂量可以加量到（54～55.8）Gy/（30～31）分次。未切除的受累淋巴结（如腹股沟）应加量到约 60 Gy/30 分次，而可切除的淋巴结应接受的剂量 50.4 Gy（表 18.5）。

- 3D-CRT 采用对穿的侧野和后前野（图 18.3 和图 18.4）。若用该技术治疗髂外淋巴结区，两侧野的前界应位于耻骨联合前边界前方约 1 cm 处。
- 若采用 IMRT 技术，可考虑同步加量。表 18.4 推荐了不同情况下的推荐剂量和分割方式。

- 随着新辅助治疗发展，患者可能会在放疗前接受系统性药物治疗。在获得进一步的循证依据之前，应采用化疗前的原发肿瘤和淋巴结肿瘤体积确定靶区范围。基线可疑的淋巴结应包括在加量范围内，化疗前高危的放射状边缘应包括在高剂量区中，即使病灶已因化疗取得完全缓解或大部分缓解。

表 18.2 术后患者靶区推荐（图 18.7）

靶区	定义与描述
大体肿瘤或阳性切缘的 CTV	已知的镜下受累边缘或肉眼可见的残余病灶加上 1~2 cm 外扩区域，不包括未受累的骨骼、肌肉或空气
CTV-HR	包括所有残留的直肠（如存在）、直肠系膜区、骶前区，但不包括未受累的骨、肌肉或空气。对于未切除的受累髂外或腹股沟淋巴结，应由 GTV 外扩至少 10~15 mm 生成 CTV
CTV-SR	包括 CTV-HR，完整的直肠系膜区和双侧髂内淋巴引流区；有直肠前器官侵犯的 T4 期应包括双侧髂外淋巴引流区；肛管受侵时应包括髂外和腹股沟淋巴引流区 上界：残余的直肠和直肠系膜，通常位于 L5/S1 间隙或吻合口上至少 1 cm 范围；以更上者为准 下界：盆底或吻合口/直肠残端下方至少 1 cm 范围；以更下者为准。腹会阴联合切除术时应包括会阴瘢痕，瘢痕处应放置标记 侧界：髂内血管外扩 0.7 cm 边界（除外肌肉和骨）；对于髂外淋巴结引流区的勾画（针对 T4 病灶），需要包括髂外血管前方及侧方外扩 1 cm，任何邻近的小淋巴结应包括在内 对于延伸到肛管的肿瘤，应覆盖双侧腹股沟淋巴结（表 18.4） 需要包括髂内、外血管之间 1.8 cm 宽的区域以覆盖闭孔淋巴结 前界：考虑到膀胱和直肠的充盈状态的变化，包括 1~1.5 cm 的膀胱范围
PTV	在 CTV 外加 0.5~1 cm 范围，具体取决于临床医生认为合适的摆位精度、影像验证频率及 IGRT 的使用情况

表 18.3 RTOG 肛管直肠癌勾画图谱中 CTV-A 边界的描述

CTV	关键点
CTV-A：下骨盆	下界：病灶下方 2 cm，包括完整的直肠系膜至盆底 横向：除非肿瘤延伸到坐骨直肠窝，不需要延伸超过肛提肌几毫米。对于 T4 肿瘤，应包括已确定的受累区域外扩 1~2 cm 的范围
CTV-A：中骨盆	包括直肠、直肠系膜、髂内区和膀胱内 1 cm 的边缘（由于膀胱充盈的每日变化） 后外侧界：延伸至骨盆侧壁肌肉或骨骼（当肌肉不可见时） 前界：膀胱后壁前方至少 1 cm。还应至少包括闭孔内血管的后缘 推荐包括由髂内血管外扩 7~8 mm 的周围软组织 CTV 不包括未受侵犯的肌肉和骨骼
CTV-A：上骨盆	上界（直肠周围）：应位于直肠乙状结肠交界处或肉眼可见受侵犯的直肠/直肠周围淋巴结头侧至少 2 cm，以靠上者为准。应包括整段直肠 上界（淋巴结）：应在髂总血管分为髂外/髂内的分叉处，大约在骶骨岬处 推荐由髂内血管周围外扩 7~8 mm，前界至少外扩 1 cm，尤其是在该区域可见血管或小结节的情况下 CTV 不包括未受侵犯的肌肉和骨骼

表 18.4　澳大利亚胃肠道临床试验协作组勾画图谱中选择性淋巴结区的边界说明

	直肠系膜	骶前区	髂内淋巴结	坐骨直肠窝	闭孔淋巴结	髂外淋巴结	腹股沟淋巴结
上界	直肠乙状结肠交界处	骶岬（L5/S1 间隙）	髂总动脉分叉（L5/S1 间隙）	肛提肌、臀大肌和闭孔内肌形成的顶点	闭孔管上方3~5 mm	髂总动脉分叉处	髂外动脉离开骨盆成为股动脉水平
下界	肛门直肠交界处（肛提肌与外括约肌融合处）	尾骨下缘	闭孔管水平或闭孔内肌与中线器官紧贴处	肛缘	闭孔管，闭孔动脉离开骨盆处	髋臼顶与耻骨上支之间	坐骨结节下缘
后界	骶前区	位于骶骨前缘；应包括骶孔	不适用	连接臀大肌内侧壁前缘的水平面	髂内淋巴结引流区	髂内淋巴结引流区	肌肉
前界	男性：膀胱和精囊（中骨盆），前列腺和阴茎球部（下骨盆），女性：子宫，宫颈，阴道和膀胱。在包含膀胱，精囊腺或子宫的层面，由于器官位置的变动，前界额外外扩1 cm	骶骨边界前方1 cm，包括任何淋巴结	下骨盆：闭孔内肌或盆骨；上骨盆：髂内血管外扩7 mm	闭孔内肌、肛提肌和肛门括约肌交界处；下方：肛门括约肌前方1~2 cm	闭孔内肌前方	髂外血管向前扩7 mm	腹股沟血管外扩至少 2 cm，包括任何可见的淋巴结
外界	肛提肌内界（下骨盆），髂内淋巴结（上骨盆）	骶髂关节	下骨盆：闭孔内肌内侧或盆骨；上骨盆：髂腰肌	坐骨结节，闭孔内肌和臀大肌	闭孔内肌	髂腰肌	缝匠肌或髂腰肌内侧边缘
内界	不适用	不适用	下骨盆：直肠系膜区或骶前区；上骨盆：髂内血管外扩7 mm	不适用	膀胱	膀胱或血管外扩7 mm	股血管外扩1~2 cm

表 18.5　直肠癌剂量和分割模式推荐

	PTV-SR	PTV-HR
术前 T3 或 N+	45 Gy，1.8 Gy/分次，或 45 Gy，1.8 Gy/分次（SIB）	50.4 Gy，1.8 Gy/分次（CD），或 50 Gy，2 Gy/分次（SIB）
术前 T4N0-2b	45 Gy，1.8 Gy/分次，或 45.9 Gy，1.7 Gy/分次（SIB）	54~55.8 Gy，1.8 Gy/分次（CD），或 54 Gy，2 Gy/分次（SIB）
术前（短程）T3~T4 或 N+	25 Gy，5 Gy/分次	

续 表

	PTV-SR	PTV-HR
术后(切缘-)	45 Gy,1.8 Gy/分次,或 45.9 Gy,1.7 Gy/分次(SIB)	54~55.8 Gy,1.8 Gy/分次(CD),或 54 Gy,2 Gy/分次(SB)
术后(切缘+)	45 Gy,1.8 Gy/分次,或 45.9 Gy,1.7 Gy/分次(SIB)	54~59.4 Gy,1.8 Gy/分次(CD),或 54~60 Gy,2 Gy/分次[SIB 和(或)CD]

注:CD,序贯;SIB,同期加量。

18.4 计划评估

- 理想情况下,每个 PTV 至少 95% 的体积应接受 100% 的处方剂量。此外,PTV 的最大剂量应小于 110%。
- 在评估对肿瘤病灶序贯加量的计划时,应于汇总计划前仔细检查每个单独的计划,以评估每个单独 PTV 的剂量热点或靶区欠量。
- 危及器官包括小肠、大肠、膀胱、股骨头、髂骨和外生殖器。RTOG 共识小组提供了关于大小肠、膀胱和股骨头勾画的统一共识指南。QUANTEC 和 RTOG 0822 的建议剂量限制如表 18.6 所示。

表 18.6 危及器官的剂量限制

危及器官	限 制
小肠	QUANTEC V15 Gy<120 mL(单个肠管) V45 Gy<195 mL(腹膜腔内的整个潜在空间) RTOG 0822 V35 Gy<180 mL V40 Gy<100 mL V45 Gy<65 mL D_{max}<50 Gy
膀胱	QUANTEC D_{max}<65 Gy V65 Gy<50% RTOG 0822 V40 Gy<40% V45 Gy<15% D_{max}<50 Gy
股骨头	RTOG 0822 V40 Gy<40% V45 Gy<15% D_{max}<50 Gy

(王孟潇 译,蔡钢 审校)

推荐阅读

[1] Daly ME, Murphy JD, Mok E, Christman-Skieller C, Koong AC, Chang DT. Rectal and bladder deformation and displacement during preoperative radiotherapy for rectal cancer: are current margin guidelines adequate for conformal therapy? Pract Radiat Oncol. 2011;1(2):85-94.

[2] Garofalo MC Hong T, Bendell J, et al. RTOG 0822: a phase II evaluation of preoperative chemoradiotherapy utilizing intensity modulated radiation therapy (IMRT) in combination with capecitabine and oxaliplatin for patients with locally advanced rectal cancer. 2014. http://www.rtog.org/ClinicalTrials/ProtocolTable/StudyDetails.aspx?study= 0822. Accessed on January 31, 2014.

[3] Gay HA, Barthold HJ, O'Meara E, et al. Pelvic normal tissue contouring guidelines for radiation therapy: a Radiation Therapy Oncology Group consensus panel atlas. Int J Radiat Oncol Biol Phys. 2012;83(3):353-62.

[4] Marks LB, Yorke ED, Jackson A, et al. Use of normal tissue complication probability models in the clinic. Int J Radiat Oncol Biol Phys. 2010;76(3):10-9.

[5] Myerson RJ, Garofalo MC, El Naqa I, et al. Elective clinical target volumes for conformal therapy in anorectal cancer: a radiation therapy oncology group consensus panel contouring atlas. Int J Radiat Oncol Biol Phys. 2009;74(3):824-30.

[6] Ng M, Leong T, Chander S, et al. Australasian Gastrointestinal Trials Group (AGITG) contouring atlas and planning guidelines for intensity-modulated radiotherapy in anal cancer. Int J Radiat Oncol Biol Phys. 2012;83(5):1455-62.

[7] Taylor A, Rockall AG, Reznek RH, Powell ME. Mapping pelvic lymph nodes: guidelines for delineation in intensity-modulated radiotherapy. Int J Radiat Oncol Biol Phys. 2005;63(5):1604-12.

[8] Valentini V, Gambacorta MA, Barbaro B, et al. International consensus guidelines on clinical target volume delineation in rectal cancer. Radiother Oncol. 2016;120(2):195-201.

19

肛管癌
Anal Cancer

Jacob A. Miller, Jose G. Bazan, Erqi L. Pollom, Albert C. Koong, Daniel T. Chang

19.1 解剖学和肿瘤播散规律

- 肛管长约4 cm，由近至远自肛门直肠环（肛门括约肌和耻骨直肠肌的可触及边界）延伸至肛缘。
- 肛缘为远端肛管的非角化鳞状上皮和角质化带毛发的肛周皮肤的交界处。
- 胚胎学上齿状线（或梳状线）是由内胚层近端和外胚层远端的连接形成，这导致了组织学和淋巴引流的重要差异。
- 齿状线界定了从近端肛管柱状上皮到远端肛管鳞状上皮的过渡。
- 发生在肛缘近端的鳞状细胞癌被作为肛管癌处理，而发生在肛缘边界远端的鳞状细胞癌被作为肛周皮肤癌处理。
- 肛管的主要引流淋巴管包括直肠周围、髂内（腹下）和腹股沟浅淋巴结。引流方式取决于原发肿瘤在肛管内的位置（表19.1）。

表19.1 肛管淋巴引流途径

原发肿瘤位置	淋巴引流
远端肛管、肛周皮肤和肛缘	腹股沟浅淋巴结 股血管淋巴结 髂外淋巴结

续 表

原发肿瘤位置	淋巴引流
齿状线近端肛管	阴部内动脉淋巴结 腹下淋巴结 闭孔淋巴结 直肠下动脉和中动脉淋巴结
近端肛管和远端直肠	直肠周围淋巴结 直肠上动脉淋巴结

19.2 靶区勾画相关诊断流程

- 体格检查是分期和放射治疗计划过程的重要组成部分,且应包括对原发肿瘤特征的详细评估(大小、相对于肛缘的位置、肛门括约肌功能、通过盆腔检查确定是否侵犯邻近结构),以及腹股沟淋巴结的评估。
- 因近50%的可疑淋巴结与反应性增生有关,故对腹股沟淋巴结大小接近临界值的可疑转移应行活检予以确认。
- 推荐在分期和治疗计划过程中应用PET/CT以辅助确定病灶范围(图19.1)。
- PET低摄取区域不能直接取代体格检查、CT或MRI上发现的异常结果。

19.3 定位和治疗摆位

- 患者模拟定位时采用仰卧位体膜固定,双臂置于胸前。俯卧位腹板固定可导致肠道前移减少肠道的照射,但摆位重复性稍差,而且加大了加量的难度。CT模拟定位时应在肛门处放置标记。
- 盆腔血管和GTV的靶区勾画的模拟定位CT,层厚应≤3 mm并采用静脉造影剂。若可获取PET/CT的影像,应采用PET/CT的融合图像以辅助靶区勾画。MRI同样有帮助。
- 放疗时也需考虑膀胱的充盈或排空状态。膀胱充盈状态可减少进入盆腔的肠道照射;而膀胱在排空状态时可得到更好的重复性。
- 临床上推荐的影像引导方式为每日正交千伏成像和每周CBCT(评估软组织)以确保治疗期间的一致性。若膀胱和直肠充盈状态的变化显著,可增加CBCT的频次。

19.4 靶区勾画与治疗计划

- 因需照射盆腔和腹股沟淋巴结,肛管癌的传统三维适形放射治疗较为复杂。"雷鸟"技术在历史上是治疗肛门癌症最常见的方法。雷鸟技术与IMRT计划的对比示例如图19.2所示。Gilroy等[1]详细描述了雷鸟技术的变化。

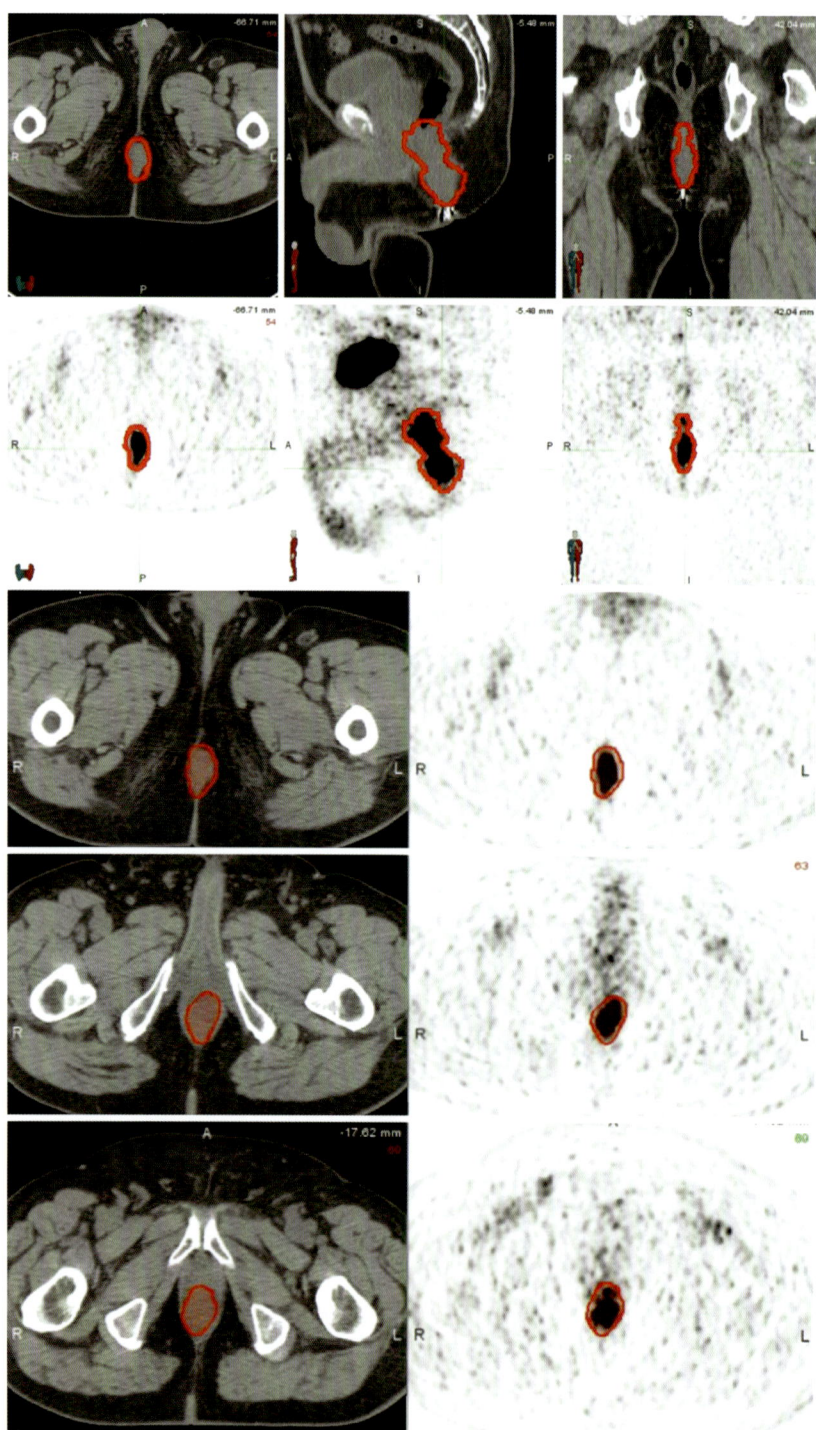

图 19.1 轴向、矢状位和冠状位图像上使用配准后的模拟 CT 和诊断性 PET 勾画 GTV-P(红色线)的案例。在下三行中,展现了额外的配准后 CT 和 PET 的轴向切面

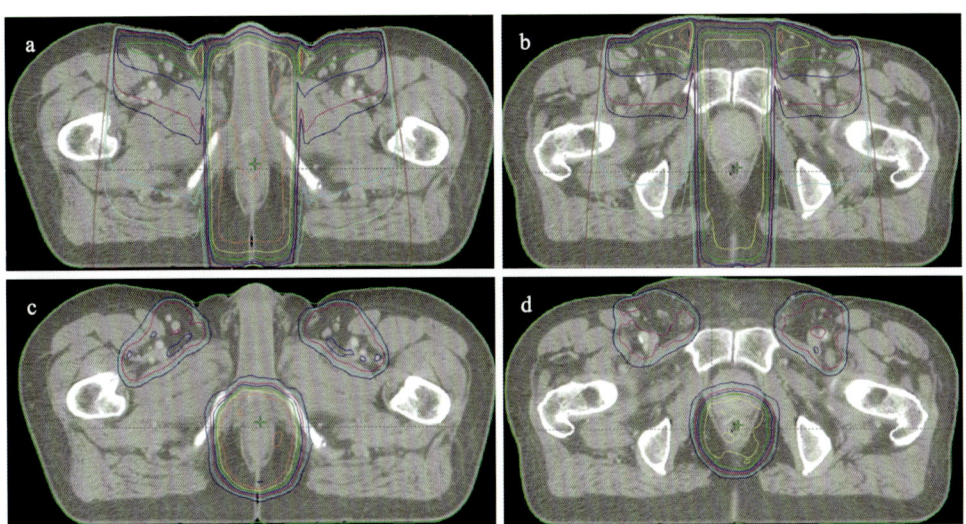

图 19.2 光子/电子线"雷鸟技术"(a、b)和调强放射治疗(c、d)的剂量分布

- RTOG 0529 通过多中心试验验证了 IMRT 的可行性,且相较于采用了三维适形放射治疗的 RTOG 9811 试验,其展现出了更低的 2 级或以上血液学毒性,以及 3 级或以上胃肠毒性/皮肤毒性发生率[2,3]。然而,准确的靶区勾画至关重要,不符合共识指南的靶区勾画与疾病复发风险增加有关(表 19.2)[4-6]。

表 19.2 大体和镜下病灶的靶区范围推荐

靶区	定义与描述
GTV(GTV-P、GTV-N)	原发病灶(GTV-P):所有体检和影像学检查发现的肿瘤范围 区域淋巴结病灶(GTV-N):所有≥1.5 cm、PET 阳性和(或)活检证实的淋巴结;包括任何可疑的淋巴结转移灶(即使未行活检证实),淋巴结可以进一步分为≤3 cm(GTV-Na)和>3 cm(GTV-Nb)两种情况
CTV(CTV-P、CTV-N)	CTV-P 由 GTV-P 外扩 1.5~2.5 cm 生成,除外未受累的骨骼、肌肉或空气。CTV-N 由 GTV-N 外扩 1.0~1.5 cm 生成,除外未受累的骨骼、肌肉或空气
高危 CTV(CTV-HR)	应包括 CTV-P、CTV-N、完整的直肠系膜、直肠周围淋巴结、骶髂关节下缘下方的双侧髂内淋巴结。如腹股沟淋巴结或髂外淋巴结受累,CTV-HR 还需纳入以上区域。同样地,更上方的髂内淋巴结如果受累也应被纳入 CTV-HR 对于髂内淋巴结引流区的勾画,应包括髂内血管外 0.7 cm 边界(除外肌肉和骨)[4,7] 对于髂外淋巴结引流区的勾画(针对腹股沟淋巴结或髂外淋巴结转移的情况),需要髂外血管前、侧方外扩 1 cm 边界;任何邻近的小淋巴结应包括在内[4,7] 对于腹股沟淋巴结引流区的勾画(针对腹股沟淋巴结或髂外淋巴结转移的情况),应勾画整个腹股沟间隙,包括以肌肉和骨骼为边界的小血管和邻近淋巴结(表 19.4) 需要包括髂内、外血管之间 1.8 cm 宽的闭孔淋巴结区[7] 前界:考虑到膀胱和直肠的充盈状态的变化,应包括 1~1.5 cm 的膀胱范围[4,8]
低危 CTV(CTV-LR)	应包括未受累的腹股沟、髂外淋巴结区、骶髂关节下缘水平以上的髂内淋巴结区 对于髂内淋巴结引流区的勾画,应包括髂内血管外 0.7 cm 边界(除外肌肉和骨)[4,7] 对于髂外淋巴结引流区的勾画,需要包括髂外血管前、侧方各加 1 cm 边界;任何邻近的小淋巴结应包括在内[4,7]

续 表

靶区	定义与描述
	对于腹股沟淋巴结引流区的勾画，应勾画整个腹股沟间隙，包括以肌肉和骨骼为边界的小血管和邻近淋巴结（表19.4）
计划靶体积（PTV）	应在CTV外加0.5~1cm范围，具体取决于临床医生认为合适的摆位精度、影像验证频率及IGRT的使用情况

表19.3　RTOG肛门直肠癌勾画图谱中选择性淋巴结引流区的描述[4]

CTV	关　键　点
CTV-A：直肠周围、骶前、髂内淋巴结区	下骨盆：下界在病灶下方2cm，包括整个直肠系膜。除非肿瘤延伸到坐骨直肠窝，不需要延伸超过肛提肌几毫米 中骨盆：包括直肠、直肠系膜、髂内区和膀胱内1cm的边缘（由于膀胱充盈的每日变化）。后外侧界延伸至骨盆侧壁肌肉或骨骼（当肌肉不可见时）。应至少包括闭孔内血管的后缘。CTV包括由髂内血管外扩7~8mm的周围软组织，不包括未受侵犯的肌肉和骨骼 上骨盆：上界应在髂总血管分为髂外/髂内的分叉处，大约在骶骨岬处 推荐由髂内血管周围外扩7~8mm，前界至少外扩1cm，尤其是在该区域可见血管或小结节的情况下 CTV不包括未受侵犯的肌肉和骨骼
CTV-B：髂外淋巴结引流区	腹股沟区和髂外区之间的边界尚无定论。一般共识是边界应设置在闭孔内血管下部的水平（骨性标志：耻骨上支的上边缘） 推荐勾画髂血管周围7~8mm的软组织，但至少向前外放1cm，尤其是在该区域可见血管或小结节的情况下 CTV不包括未受侵犯的肌肉和骨骼
CTV-C：腹股沟淋巴引流区	下界应在大隐静脉进入股静脉处下方2cm。CTV-B和CTV-C之间的边界大约是耻骨上支的上缘 整个腹股沟隔室应该勾画在内，包括小血管和淋巴结。CTV不包括未受累的肌肉和骨骼

- 目前详细的勾画图谱包括RTOG肛门直肠癌勾画图谱和澳大利亚胃肠道临床试验协作组图谱[4,5]。
- RTOG肛门直肠癌勾画图谱描述了三个CTV区域，所有肛管癌患者接受照射时均应包括[4]。CTV-A包括直肠周围、骶前和髂内淋巴结引流区。CTV-B包括髂外淋巴结引流区。CTV-C包括腹股沟淋巴结引流区。表19.3对这些区域进行了更详细的描述。
- 澳大利亚胃肠道临床试验协作组描述了治疗肛管癌时需要考虑的7个选择性区域：直肠系膜、骶前区、髂内淋巴结引流区、坐骨直肠窝、闭孔淋巴结引流区、髂外淋巴结引流区和腹股沟淋巴结引流区[5]。表19.4汇总了这些区域的定义。
- 肛管癌勾画指南（RTOG、AGITG、BNG）在腹股沟淋巴结区的勾画上存在着分歧。最近的临床研究数据表明，10%~29%受侵犯的腹股沟淋巴结位于推荐的淋巴结勾画边界之外[9]。为了充分覆盖这一淋巴结引流区，股血管周围外扩2cm，大隐静脉进入股静脉处外扩1cm和沿腹股沟下韧带处内/外侧缘外扩3cm的是必要的。腹股沟CTV的下界应该位于肛缘水平。
- 肛管癌的放疗剂量处方的方法和技术具多样性，确切的剂量和分割方式根据使用的技术而不同。当前推荐的是基于 RTOG 9811 中使用的治疗计划[3]（表 19.5）。

- 图 19.3 展示了一位 cT2N0 的肛管癌患者，该患者采用 IMRT 计划接受了根治性放化疗。PTV-LR 和 PTV-HR 采用同期加量放疗（25 分次照射），剂量分别为 40 Gy（1.6 Gy/分次）和 45 Gy（1.8 Gy/分次）。PTV-P 序贯加量至 28 分次，总剂量达 50.4 Gy（1.8 Gy/分次）。

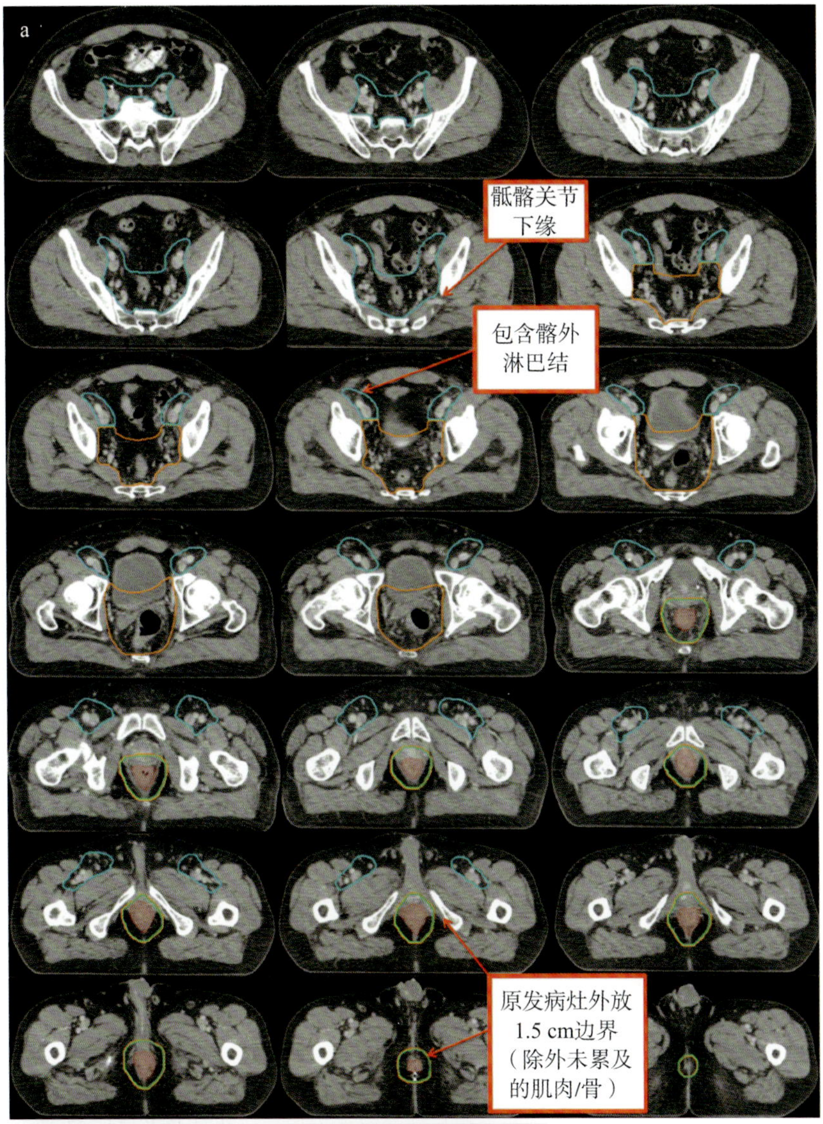

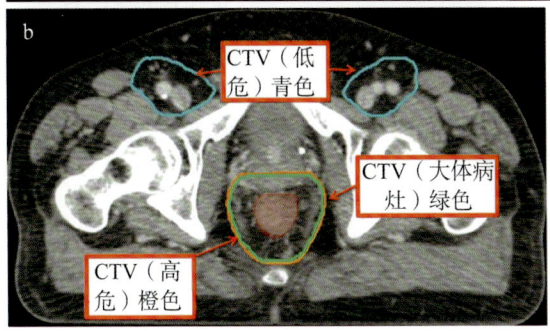

图 19.3 a.一位接受根治性放化疗的 T2N0 肛管癌患者的典型图像。该患者采用层厚 2.5 mm 的 PET/CT 模拟定位，定位时取仰卧位。图中见 CTV-LR（青色线）、CTV-HR（橙色线）、CTV-P（绿色线）和 GTV-P（红色线，阴影）。b. 下骨盆大图显示 CTV-LR（青色线）、CTV-HR（橙色线）、CTV-P（绿色线）和 GTV（红色线，阴影）

- 图 19.4 显示了一位 cT3N1a 肛管癌伴双侧腹股沟淋巴结受累的患者,采用 IMRT 计划接受根治性放化疗。PTV-LR 和 PTV-HR 采用同期加量放疗(25 分次照射),剂量分别为 40 Gy(1.6 Gy/分次)和 45 Gy(1.8 Gy/分次)。PTV-P 和 PTV-N 序贯加量至 30 分次,总剂量为 54 Gy(1.8 Gy/分次)。

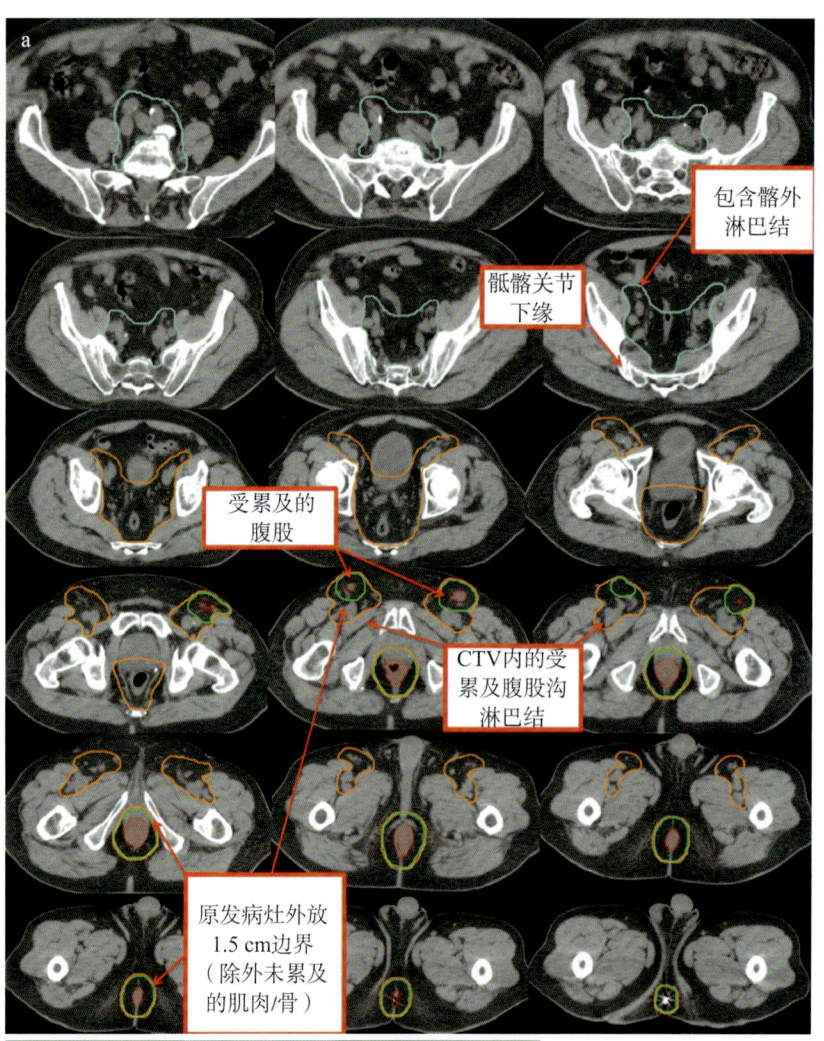

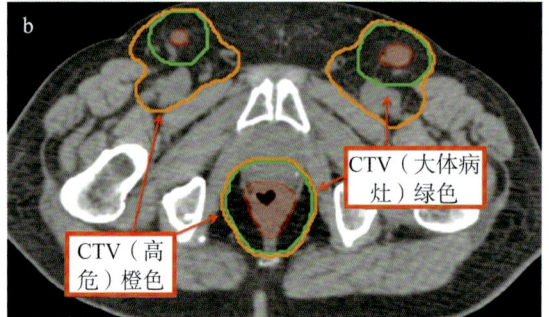

图 19.4 a.一位罹患 T3N1a 肛管癌伴双侧腹股沟淋巴结受累患者的典型图像。该患者采用 2.5 mm 层厚的 PET/CT 模拟定位,定位时取仰卧位。图中间 CTV-LR(青色线)、CTV-HR(橙色线)、CTV-P 和 CTV-N(绿色线),以及 GTV-P 和 GTV-N(红色线,阴影)。值得注意的是,由于双侧腹股沟淋巴结受累,双侧腹股沟区和髂外淋巴结引流区被纳入 CTV-HR。b.下骨盆大图显示 CTV-HR(橙色线)、CTV-P(绿色线)、CTV-N(绿色线)和 GTV-P(红色线,阴影)

- 图19.5显示了一位pT1(1.0cm)cN0M0肛周皮肤(肛门边缘)鳞状细胞癌的患者,肿瘤切缘不足(0.1cm)。患者采用IMRT计划对术后瘤床和腹股沟淋巴结进行术后放疗。PTV-HR和PTV-P同期照射,剂量为45Gy(1.8Gy/分次,25分次)。PTV-HR进一步序贯加量至31分次,总剂量为55.8Gy(1.8Gy/分次)。

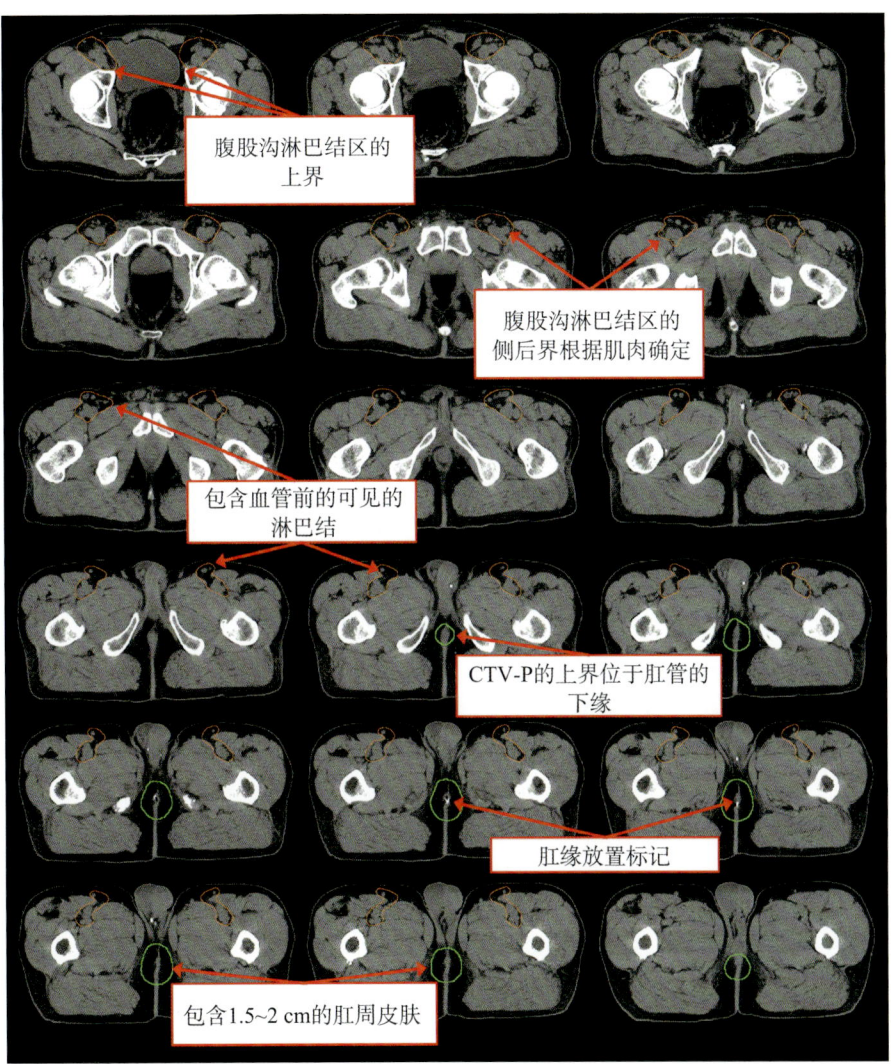

图19.5 一位罹患pT1(1.0cm)cN0M0肛周皮肤(肛门边缘)鳞状细胞癌患者的典型图像,该患者的手术切缘不足(0.1cm)。该患者的治疗采用仰卧位模拟定位,CT层厚2.5mm。考虑到镜下残留病灶和淋巴结转移的风险,对肛周瘤床外扩1.5~2cm区域(CTV-P,绿色线)和具风险的腹股沟淋巴结(CTV-HR,橙色线)予以照射

表 19.4　澳大利亚胃肠道临床试验协作组勾画图谱中选择性淋巴结区的边界说明[5]

	直肠系膜	骶前区	髂内淋巴结	坐骨直肠窝	闭孔淋巴结	髂外淋巴结	腹股沟淋巴结
上界	直肠乙状结肠交界处	骶岬(L5/S1 间隙)	髂总动脉分叉(L5/S1 间隙)	肛提肌、臀大肌和闭孔内肌形成的顶点	闭孔管上方 3~5 mm	髂总动脉分叉处	髂外动脉离开骨盆成为股动脉水平
下界	肛门直肠交界处(肛提肌与外括约肌融合处)	尾骨下缘	闭孔管水平或闭孔内肌与中线器官紧贴处	肛缘	闭孔管,闭孔动脉离开骨盆处	髋臼顶与耻骨上支之间	坐骨结节下缘
后界	骶前区	位于骶骨前缘;应包括骶孔	不适用	连接臀大肌内侧壁前缘的水平面	髂内淋巴结引流区	髂内淋巴结引流区	肌肉
前界	男性:膀胱和精囊(中骨盆),前列腺和阴茎球部(下骨盆),女性:子宫、宫颈、阴道和膀胱。在包含膀胱,精囊腺或子宫的层面,由于器官位置的变动,前界额外外扩 1 cm	骶骨边界前方1cm,包括任何淋巴结	下骨盆:闭孔内肌或盆骨;上骨盆:髂内血管外扩 7 mm	闭孔内肌、肛提肌和肛门括约肌交界处;下方:肛门括约肌前方 1~2 cm	闭孔内肌前方	髂外血管向前扩 7 mm	腹股沟血管外扩至少 2 cm,包括任何可见的淋巴结
外界	肛提肌内界(下骨盆),髂内淋巴结(上骨盆)	骶髂关节	下骨盆:闭孔内肌内侧或盆骨;上骨盆:髂腰肌	坐骨结节、闭孔内肌和臀大肌	闭孔内肌	髂腰肌	缝匠肌或髂腰肌内侧边缘
内界	不适用	不适用	下骨盆:直肠系膜区或骶前区;上骨盆:髂内血管外扩 7 mm	不适用	膀胱	膀胱或血管外扩 7 mm	股血管外扩 1~2 cm

表 19.5　肛管癌的推荐剂量和分割方案

靶区	RTOG 9811[3]	RTOG 0529[2]/泛澳大利亚研究[5]
PTV-P	T1N0:45~50.4 Gy,1.8 Gy/分次 T2N0:50.4 Gy,1.8 Gy/分次 N+ 或 T3/T4:54~59.4 Gy,1.8 Gy/分次	T1N0:RTOG 0529 不包括 T2N0:50.4 Gy,1.8 Gy/分次 N+ 或 T3/T4:54 Gy,1.8 Gy/分次
PTV-N	54~59.4 Gy,1.8 Gy/分次	50.4 Gy,1.68 Gy/分次若淋巴结≤3 cm 54 Gy,1.8 Gy/分次若淋巴结>3 cm
PTV-HR	45 Gy,1.8 Gy/分次	T2N0:42 Gy,1.5 Gy/分次 N+ 或 T3/T4:45 Gy,1.5 Gy/分次
PTV-LR	30.6~36 Gy,1.8 Gy/分次 可选 40 Gy,1.6 Gy/分次 可考虑同期加量	RTOG 0529 不采用低危 PTV

19.5 计划评估

- 理想情况下,每个 PTV 至少 95% 的体积应接受 100% 的处方剂量。此外,PTV 中的最大剂量不应超过 10%。
- 在评估对肿瘤病灶序贯加量的计划时,应于汇总计划前仔细检查每个单独的计划,以评估每个单独 PTV 的剂量热点或靶区欠量。
- 危及器官包括小肠、大肠、膀胱、股骨头、髂嵴和外生殖器。RTOG 共识小组提供了关于大小肠、膀胱和股骨头勾画的统一共识指南[10]。QUANTEC 和 RTOG 0529 推荐剂量限制如表 19.6 所示[2,11]。

表 19.6 危及器官的剂量限值

危及器官	剂量限制
小肠	QUANTEC V15 Gy<120 mL(单个肠管) V45 Gy<195 mL(腹膜腔内的整个潜在空间) RTOG 0822 V35 Gy<180 mL V40 Gy<100 mL V45 Gy<65 mL D_{max}<50 Gy
大肠	RTOG 0529 V30 Gy<200 mL V35 Gy<150 mL V45 Gy<20 mL
膀胱	QUANTEC D_{max}<65 Gy V65 Gy<50% RTOG 0529 V35 Gy<50% V40 Gy<35% V50 Gy<5%
股骨头	RTOG 0529 V30 Gy<50% V40 Gy<35% V44 Gy<5%
髂嵴	RTOG 0529 V30 Gy<50% V40 Gy<35% V50 Gy<5%
外生殖器	RTOG 0529 V20 Gy<50% V30 Gy<35% V40 Gy<5%

- 在接受同期放化疗的肛管癌患者中，因考虑到需最大限度地减少急性血液毒性，盆骨骨髓逐渐被认为是一个重要危及器官[12-14]。靶区勾画时，盆骨可作为盆骨骨髓的替代考虑。Mell等[15]描述了盆骨骨髓的勾画方式。盆骨骨髓结构可分为腰骶棘、髂骨和下骨盆三部分。
- 临床上建议盆骨骨髓的潜在剂量限制应考虑平均剂量<28 Gy，V10<90%及V20<75%。然而，这些限制尚未获得前瞻性临床研究结果的验证，故不应取代其他的计划目标。腰骶棘可能是盆骨骨髓最重要的亚结构[12,13,16]，对该部点的限制剂量可能足以降低血液毒性。

（王孟潇　译，蔡钢　审校）

参考文献

[1] Gilroy JS, Amdur RJ, Louis DA, Li JG, Mendenhall WM. Irradiating the groin nodes without breaking a leg: a comparison of techniques for groin node irradiation. Med Dosim. 2004;29(4):258-64.

[2] Kachnic LA, Winter K, Myerson RJ, et al. RTOG 0529: a phase 2 evaluation of dose-painted intensity modulated radiation therapy in combination with 5-fluorouracil and mitomycin-C for the reduction of acute morbidity in carcinoma of the anal canal. Int J Radiat Oncol Biol Phys. 2013;86(1):27-33.

[3] Ajani JA, Winter KA, Gunderson LL, et al. Fluorouracil, mitomycin, and radiotherapy vs fluorouracil, cisplatin, and radiotherapy for carcinoma of the anal canal: a randomized controlled trial. JAMA. 2008;299(16):1914-21.

[4] Myerson RJ, Garofalo MC, El Naqa I, et al. Elective clinical target volumes for conformal therapy in anorectal cancer: a radiation therapy oncology group consensus panel contouring atlas. Int J Radiat Oncol Biol Phys. 2009;74(3):824-30.

[5] Ng M, Leong T, Chander S, et al. Australasian Gastrointestinal Trials Group (AGITG) contouring atlas and planning guidelines for intensity-modulated radiotherapy in anal cancer. Int J Radiat Oncol Biol Phys. 2012;83(5):1455-62.

[6] Rouard N, Peiffert D, Rio E, et al. Intensity-modulated radiation therapy of anal squamous cell carcinoma: relationship between delineation quality and regional recurrence. Radiother Oncol. 2019;131:93-100.

[7] Taylor A, Rockall AG, Reznek RH, Powell ME. Mapping pelvic lymph nodes: guidelines for delineation in intensity-modulated radiotherapy. Int J Radiat Oncol Biol Phys. 2005;63(5):1604-12.

[8] Daly ME, Murphy JD, Mok E, Christman-Skieller C, Koong AC, Chang DT. Rectal and bladder deformation and displacement during preoperative radiotherapy for rectal cancer: are current margin guidelines adequate for conformal therapy? Pract Radiat Oncol. 2011;1(2):85-94.

[9] Dapper H, Schiller K, Münch S, et al. Have we achieved adequate recommendations for target volume definitions in anal cancer? A PET imaging based patterns of failure analysis in the context of established contouring guidelines. BMC Cancer. 2019;19(1):742.

[10] Gay HA, Barthold HJ, O'Meara E, et al. Pelvic normal tissue contouring guidelines for radiation therapy: a Radiation Therapy Oncology Group consensus panel atlas. Int J Radiat Oncol Biol Phys. 2012;83(3):353-62.

[11] Marks LB, Yorke ED, Jackson A, et al. Use of normal tissue complication probability models in the clinic. Int J Radiat Oncol Biol Phys. 2010;76(3):10-9.

[12] Bazan JG, Luxton G, Kozak MM, et al. Impact of chemotherapy on normal tissue complication probability models of acute hematologic toxicity in patients receiving pelvic intensity modulated radiation therapy. Int J Radiat Oncol Biol Phys. 2013;87(5):983-91.

[13] Bazan JG, Luxton G, Mok EC, Koong AC, Chang DT. Normal tissue complication probability modeling of acute hematologic toxicity in patients treated with intensity-modulated radiation therapy for squamous cell carcinoma of the anal canal. Int J Radiat Oncol Biol Phys. 2012;84(3):700-6.

[14] Mell LK, Schomas DA, Salama JK, et al. Association between bone marrow dosimetric parameters and acute hematologic toxicity in anal cancer patients treated with concurrent chemotherapy and intensity-modulated radiotherapy. Int J Radiat Oncol Biol Phys. 2008;70(5):1431-7.

[15] Mell LK, Kochanski JD, Roeske JC, et al. Dosimetric predictors of acute hematologic toxicity in cervical cancer patients treated with concurrent cisplatin and intensity-modulated pelvic radiotherapy. Int J Radiat Oncol Biol Phys. 2006;66(5):1356-65.

[16] Rose BS, Liang Y, Lau SK, et al. Correlation between radiation dose to (1)(8)F-FDG-PET defined active bone marrow subregions and acute hematologic toxicity in cervical cancer patients treated with chemoradiotherapy. Int J Radiat Oncol Biol Phys. 2012;83(4):1185-91.

20

宫颈、阴道、子宫内膜癌术后辅助放疗
Postoperative Therapy for Cervical, Vaginal, and Endometrial Cancer

Karen Tye, Loren K. Mell, Dominique Rash

20.1 引言

调强放射治疗(IMRT)已成为妇科恶性肿瘤患者,特别是宫颈癌和子宫内膜癌患者辅助放疗的主要技术[1-3]。一项Ⅲ期随机试验比较了接受 IMRT 盆腔放疗与 3D-CRT 的由患者报告的结果和生活质量(quality of life,QOL)评分,结果显示接受 IMRT 者的急性胃肠道(gastrointestinal,GI)和泌尿生殖道(genitourinary,GU)毒性显著降低,并且获得了更好的 QOL。此外,IMRT 已被证明可减少术后接受盆腔放疗的宫颈癌和子宫内膜癌患者的受照射骨髓体积,在临床上显著降低急慢性骨髓毒性[4,5]。

靶区勾画是宫颈癌和子宫内膜癌患者进行 IMRT 治疗的重要组成部分。近年来,已陆续发表了多项关于临床靶区(CTV)勾画的共识和指南[6-9]。治疗模式因疾病部位而异:

- 对于早期宫颈癌,指南多推荐手术治疗而非放射治疗。对于伴有术后病理提示的不良预后因素,如肿瘤大小≥4 cm、淋巴血管间隙侵犯(lymphovascular space invasion,LVSI)、宫颈间质深层受累、切缘阳性、宫旁或淋巴结受累的局晚期患者,需配合术后辅助放疗[10,11]。
- 对于子宫内膜癌,治疗首先包括手术切除。通常建议经腹子宫切除术(total abdominal hysterectomy,TAH)或腹腔镜下子宫切除术和双侧输卵管卵巢切除术(total laparoscopic hysterectomy and bilateral salpingo-oophorectomy,TLH-BSO)。对于伴有术后病理提示的不良预后因素,包括高级别肿瘤、深肌层浸润、宫颈间质侵犯和区域淋巴结转移的患者,需配合术后辅助放疗[12]。

对于伴淋巴结复发高风险的子宫内膜癌患者,包括Ⅰ~Ⅱ期非子宫内膜样癌或伴有深肌层浸润的 G3 子宫内膜样腺癌,通常建议术后放疗[13-15]。对于Ⅲ~Ⅳ期子宫内膜癌患者,强烈

K. Tye · L. K. Mell (✉) · D. Rash
Department of Radiation Medicine and Applied Sciences, University of California San Diego,
La Jolla, CA, USA
e-mail: ktye@health.ucsd.edu; lmell@ucsd.edu; drash@health.ucsd.edu

推荐全盆腔放疗以降低盆腔和腹主动脉旁淋巴结复发的风险[16-19]。

一项比较了阴道近距离放疗(vaginal cuff brachytherapy，VCB)加化疗和单纯盆腔放疗的Ⅲ期随机试验结果并未显示 VCB 加化疗对于高-中风险或高风险子宫内膜癌患者具有生存优势[20]，而且化疗后的急性毒性更大。因此，全盆腔放疗对于所有组织学上的高危早期子宫内膜癌仍为一种有效、耐受性良好的辅助治疗方式。

传统意义上讲，大多数子宫内膜癌患者接受盆腔照射作为术后辅助治疗。然而，低风险、接受手术治疗且在术中并未发现淋巴结转移的早期患者，可接受单独的阴道近距离放疗[21]。更多相关细节，请参考本书关于图像引导近距离放疗的章节。

20.2　靶区勾画相关的诊断学检查

- 所有妇科肿瘤患者均应接受完整的病史采集和体格检查，包括盆腔检查，以及腹股沟和锁骨上淋巴结评估，从而完善初步诊断和分期。标准影像学检查包括 CT，以评估肿瘤局部受累程度和宫外侵袭范围。
- 在盆腔检查中，应特别注意评估阴道穹窿、直肠阴道隔、双侧宫旁和阴道侧壁。若因患者不适而无法进行彻底的体格检查，则该项检查需在麻醉下进行。
- 疑似膀胱或直肠受累的患者应接受膀胱镜检查或直肠乙状结肠镜检查。
- PET/CT 和盆腔 MRI 有助于特定患者残存肿瘤病灶或转移淋巴结的勾画。PET/CT 对评估宫颈癌患者是否伴有腹主动脉旁淋巴结转移或远处转移尤为重要[22]。

20.3　定位和治疗摆位

- 妇科肿瘤术后盆腔 IMRT 患者采用仰卧位进行模拟定位。推荐使用体膜或 Vac-Lok 装置固定下半身(以及需设置延伸野照射时的上半身)。
- 推荐采用层厚≤3 mm 的 CT 进行模拟定位，并分别在全膀胱充盈状态和膀胱排空状态下进行扫描，然后将两个状态的图像融合获得 ITV。
- 推荐使用增强扫描以鉴别患者的血管系统和淋巴结，除非具禁忌证。
- 考虑使用口服造影剂来显影重要的危及器官，比如小肠。
- 鼓励患者在定位当日晨起及日常治疗时排空直肠，也可考虑直肠灌肠。
- 建议采用阴道内部标志物来识别阴道顶端和阴道入口。
- 可同时模拟患者处于膀胱排空状态和全膀胱充盈状态，以减少由膀胱松弛和排空引起的靶区位置的变化，如 ITV 的运用(图 20.1)。患者应持续在膀胱排空状态或全充盈状态下进行治疗，以减少膀胱充盈程度对靶区移动的影响。
- 推荐每日进行正交平面成像(MV 或 kV 级)以校正摆位。
- 每周至少应进行一次锥形束 CT(CBCT)成像，以验证治疗位置；当然也可以每日进行 CBCT 验证以监测膀胱和直肠充盈程度的变化。

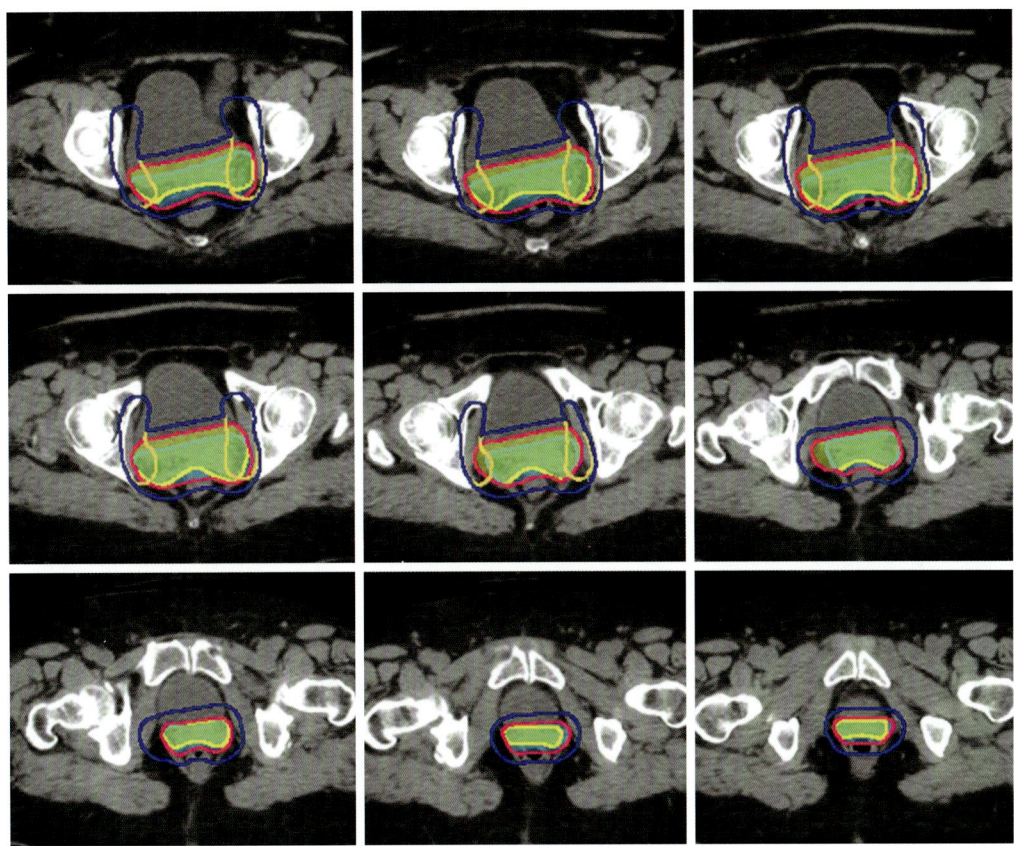

图 20.1　一例 ITV 外扩形成 PTV 的示例。靶区分别在全膀胱充盈状态（青色线）和膀胱排空状态（黄色线）的 CT 扫描图像中勾画，然后合并成生成 ITV（红色线），最后 ITV 扩展并包含在 PTV（深蓝色线）中

20.4　靶区勾画与治疗计划

- 对于接受辅助盆腔 IMRT 的宫颈癌和子宫内膜癌患者，靶区勾画包括多个不同的 CTV（CTV_1、CTV_2 和 CTV_3），以保证各方向上 CTV 外扩成 PTV（图 20.2）。表 20.1 详细描述了 TIME-C 随机临床试验中所采用的靶区勾画范围。
- 对于 CTV_1，根治性子宫切除术中宫骶韧带的前部已被切除。因此，结肠系膜筋膜被认定为阴道断端和宫旁组织 CTV 的后缘[10]。
- 若存在高危复发因素，如宫颈间质侵犯、子宫次全切除术、广泛的 LVSI 或广泛的阴道受累，则可考虑阴道补量。
- 在子宫内膜癌患者中，当有宫颈间质侵犯时，CTV_3 应包括骶前区域（图 20.3）。
- 当患者病理报告显示腹主动脉旁或髂总淋巴结受累时，采用延伸野放疗（即盆腔-腹主动脉旁淋巴结引流区）。因此，CTV 的上边界需延伸到 T12-L1 或 L1-L2 间隙，或肾血管水平（图 20.4）。

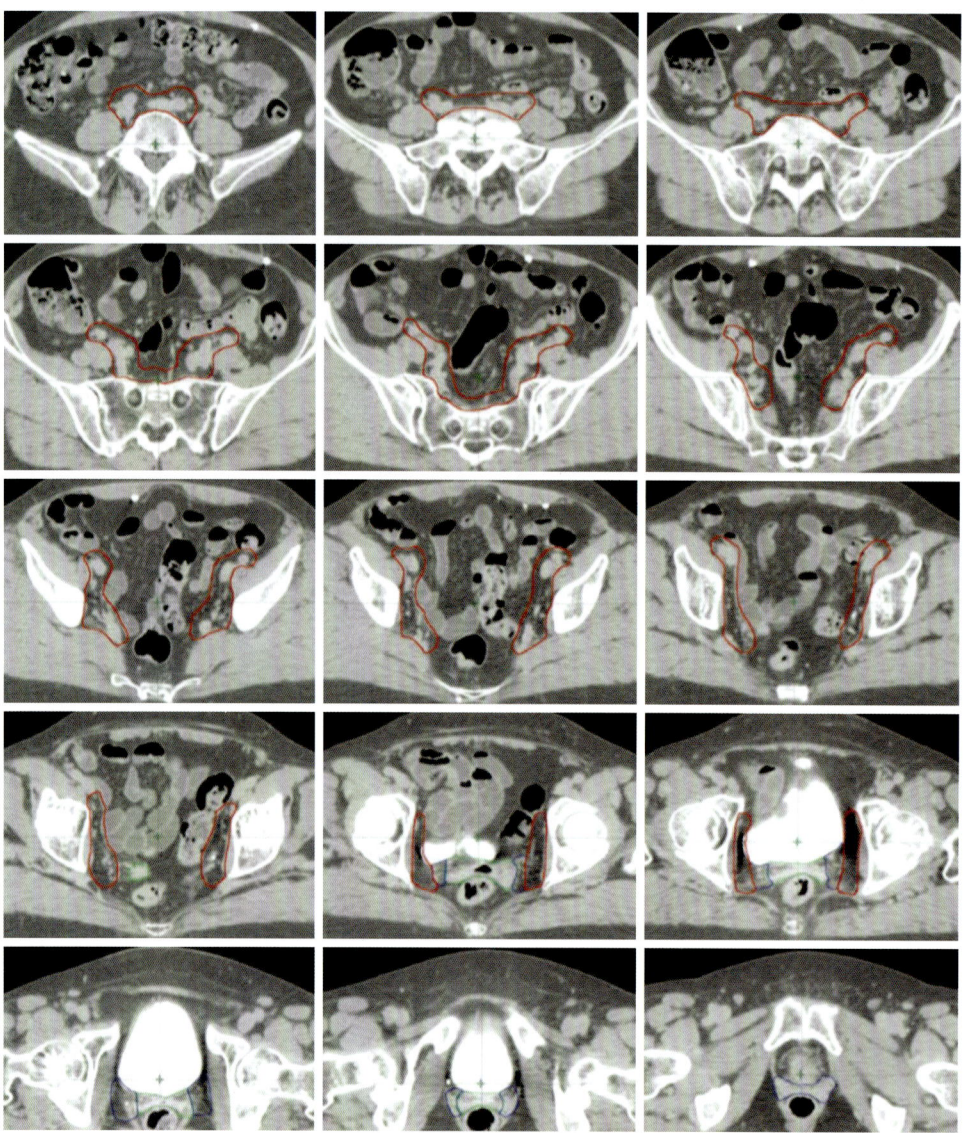

图 20.2 一位罹患 FIGO 分期（国际妇产科联合会，International Federation of Gynecology and Obstetrics）ⅠB1 期宫颈癌的患者接受了根治性子宫切除术和盆腔淋巴结清扫术，术后病理报告显示宫颈间质深部浸润，15 枚术中清扫所获淋巴结中 3 枚呈阳性。患者接受了术后辅助盆腔 IMRT 并同步顺铂治疗。图中展示了 3 种 CTV：CTV_1（绿色线）、CTV_2（蓝色线）和 CTV_3（红色线）

表 20.1 宫颈癌/子宫内膜癌患者术后接受盆腔 IMRT 治疗的靶区推荐

靶区	定义与描述
GTV	除非患者在放疗时发现有大体肿瘤残留，大多术后情况不适用
CTV_1	阴道断端 包括在膀胱和直肠之间的阴道断端前后的脂肪和软组织

续 表

靶区	定义与描述
CTV_2	阴道旁/宫旁组织,近端阴道(不包括断端)
CTV_3	包括髂总[a]和髂内外淋巴结引流区 髂总、髂内和髂外淋巴结引流区定义为盆腔血管及周围7 mm区域(包括骨、肌肉和小肠),以及所有可疑淋巴结,淋巴囊肿和相关的手术标记 包括沿盆壁沿线的髂内和髂外血管间的软组织 骶前淋巴结:骶前区域包括S1-S2骶骨前缘至少1.0 cm软组织 上界:相当于L4-L5间隙下7 mm水平 下界:股骨头上缘(髂外血管下缘)和相当于阴道断端水平的阴道旁组织(髂内血管下缘) 宫颈癌:对于疑似子宫骶骨受累的患者,应包括整个骶前区域 子宫内膜癌:对于宫颈间质受累的患者,应包括骶前区域 腹股沟淋巴结:在阴道远端1/3受累的病例中,应勾画腹股沟淋巴结引流区包括从髂外淋巴结到隐静脉/股静脉连接处尾侧2 cm
PTV_1	$CTV_1 + 15$ mm
PTV_2	$CTV_2 + 10$ mm
PTV_3	$CTV_3 + 7$ mm

注:最终的PTV由PTV_1、PTV_2和PTV_3联合生成:PTV=$PTV_1 \cup PTV_2 \cup PTV_3$。
若计划中引入ITV,则CTV_1和CTV_2均应该在膀胱排空状态和膀胱充盈状态扫描图像上勾画,然后融合生成ITV。ITV外扩7 mm可生成PTV,它将与PTV_3结合成为最终的PTV。
[a] 至L4-L5水平,不包括整个髂总淋巴结区域;对于接受延伸野放疗的腹主动脉旁淋巴结转移的患者,CTV_3应延伸到肾门水平或最高转移淋巴结上方2~3 cm。

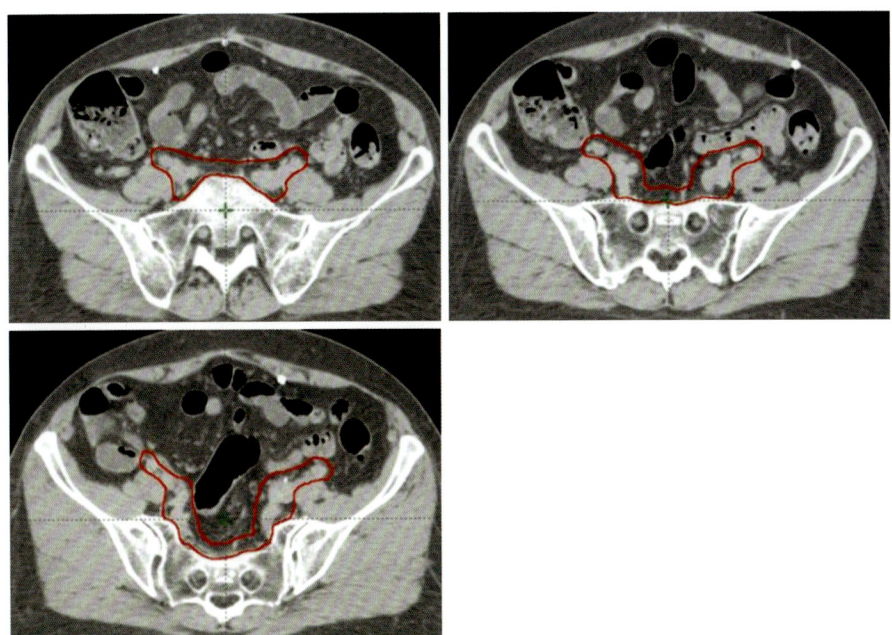

图20.3 宫颈间质浸润的子宫内膜癌患者的临床靶区(CTV_3)(红色线)应包括骶前区域

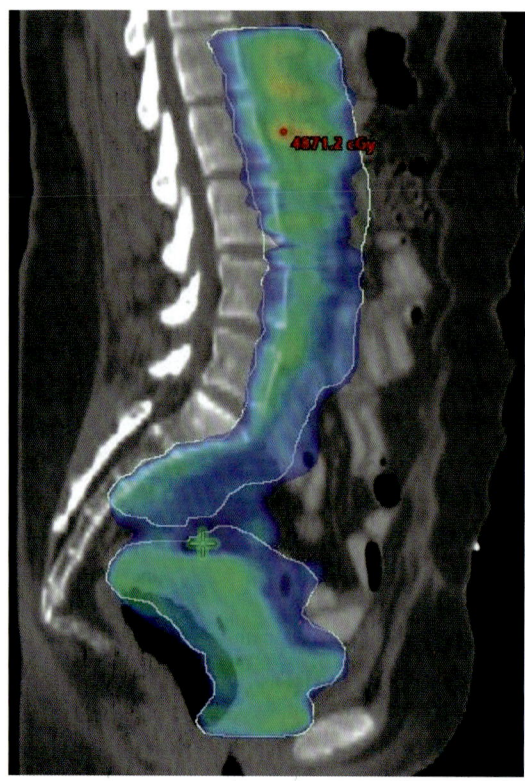

图 20.4　一位接受术后延伸野放疗的子宫内膜癌患者的计划 CT 矢状位图像显示覆盖处方剂量的等剂量线。PTV 用浅绿色线表示，延伸到 L1 的上界

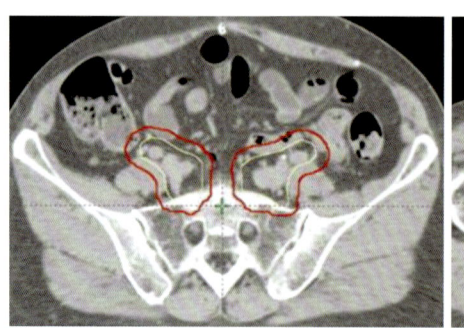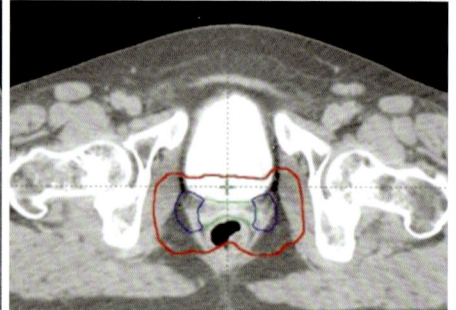

图 20.5　在图 20.3 所示的子宫内膜癌术后患者中勾画多个 PTV。用于治疗计划的 PTV 通过结合 PTV_1、PTV_2 和 PTV_3（ITV，假如定义过）生成。图中显示最终合成的 PTV（红色线）包含 CTV_1（绿色线）、CTV_2（蓝色线）和 CTV_3（黄色线）

- 以 L4-L5 和 L1-L2 间隙作为上界的延伸野照射可用于广泛盆腔淋巴结或髂总淋巴结受累的患者。
- 为每一个 CTV 创建 PTV（CTV 到 PTV 的外扩边界参见表 20.1），用于治疗计划的 PTV 通过结合各 PTV 产生（图 20.5）。根据每个 CTV 中的内部器官的移动程度和摆位不确定性，使用不同的 CTV 扩展为 PTV 的方案。

- 5～15 Gy 的加量可用于受累淋巴结或宫旁；可以序贯加量或同步加量（图 20.6）。

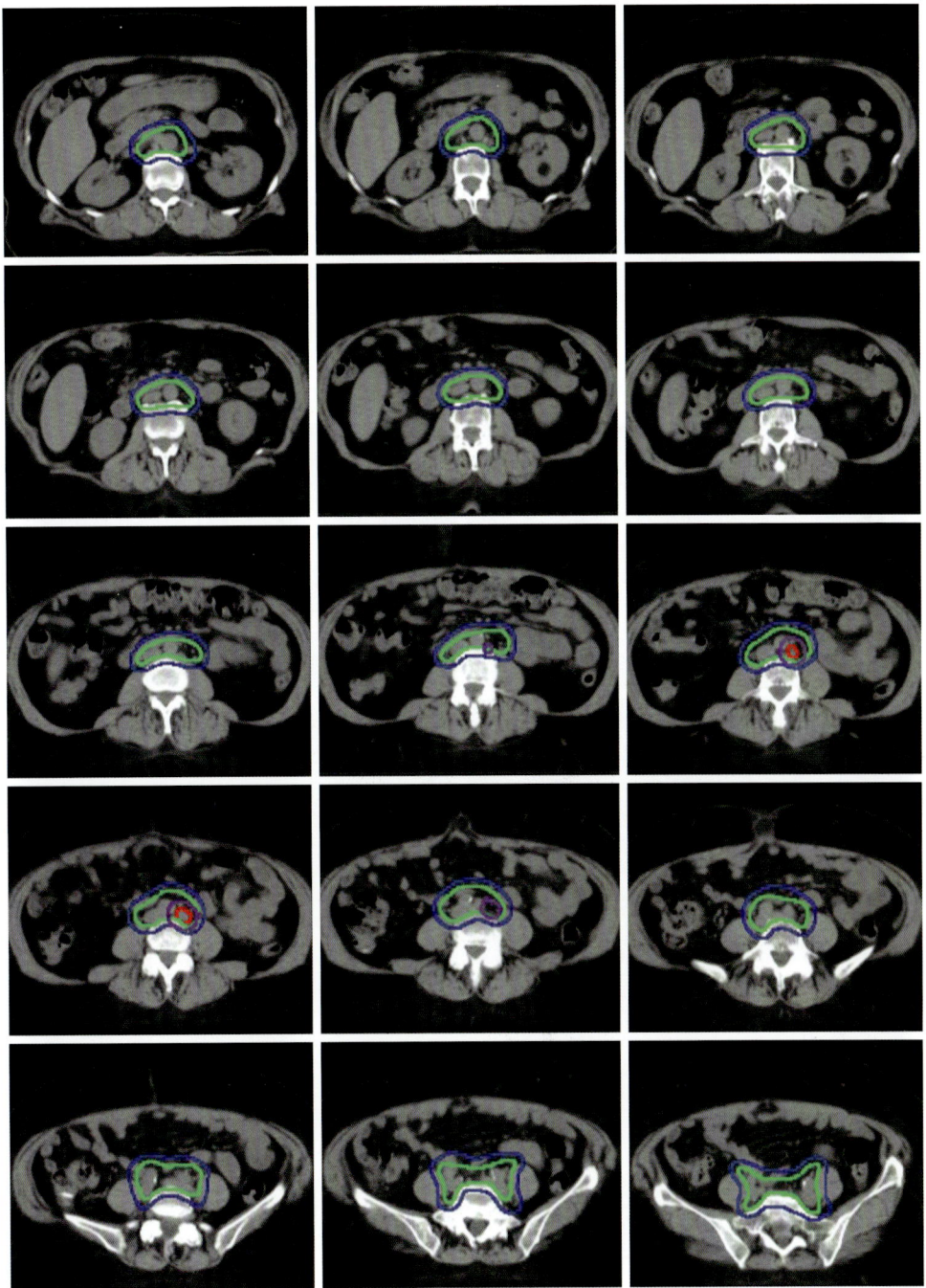

图 20.6　一位罹患 FIGO ⅠB 期子宫内膜样腺癌患者接受了机器人辅助腹腔镜子宫切除术，在 CT 模拟定位时发现腹主动脉旁淋巴结肿大。患者接受了术后延伸野 IMRT，并引入 ITV。CTV₃ 的上缘（绿色线）包括肾门，并勾画受累淋巴结的 GTV（红色线）。受累淋巴结接受同步加量至 59.4 Gy，其余淋巴结引流区域接受总剂量 47.6 Gy/28 分次的照射

20.5 外照射计划评估

- 理想状态下,100%的处方剂量应该覆盖至少 95%的 PTV,而≥90%的处方剂量应该覆盖 99%的 PTV。
- 最大剂量应出现在 PTV 范围内,尽可能减少超出 PTV 范围外出现>100%处方剂量的点。
- 治疗计划中的 OAR 包括小肠、膀胱、直肠和股骨头。在接受辅助化疗的患者中,OAR 应包括盆腔骨髓,因为研究证明将骨髓包含在 OAR 中有助于降低血液学毒性的风险[2](图 20.7)。关于接受盆腔 IMRT 治疗的妇科肿瘤患者的 OAR 和剂量限制的详细描述见表 20.2。

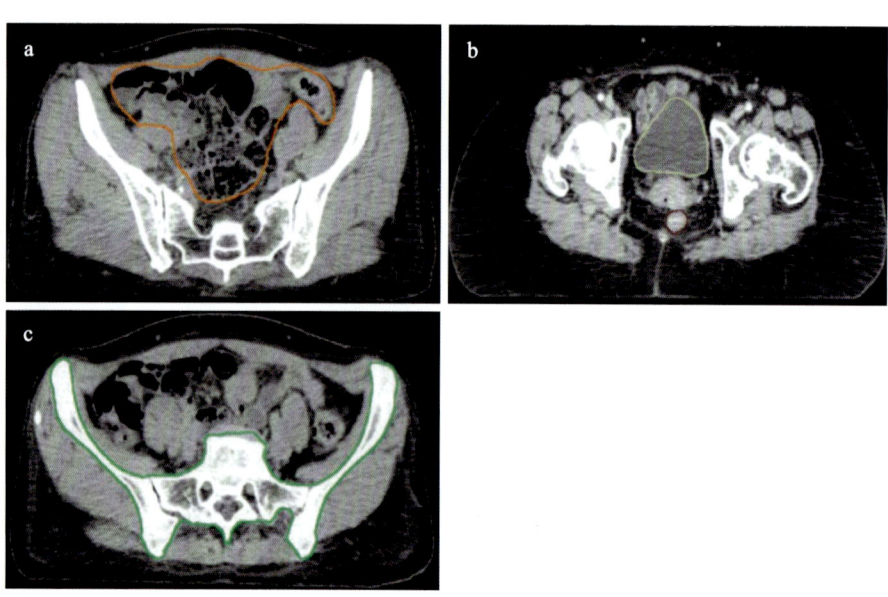

图 20.7 在典型 CT 层面上进行 OAR 的勾画图示,包括小肠(a.橙色)、直肠(b.棕色)、膀胱(b.黄色)和骨髓(c.绿色)

表 20.2 美国加州大学圣地亚哥分校指南和 TIME-C 研究方案中的 OAR 和剂量限制

器官	定义与描述	剂量限制
小肠	小肠肠管外壁,起自 L4-L5 间隙至乙状结肠曲折部 包括盆腔内乙状结肠、升结肠和降结肠	V35 Gy<35% V45 Gy<200 mL
直肠	直肠外壁,起自乙状结肠曲折部至肛门	V45 Gy<50%
膀胱	膀胱外壁	V45 Gy<35%
骨髓	盆骨如同骨髓腔 包括髂骨、L5 椎体、整个骶骨、髋臼、近端股骨上缘;L5 上缘或髂骨顶部 下界:坐骨结节	V10 Gy<90% V20 Gy<75% V40 Gy<37%

续 表

器官	定义与描述	剂量限制
股骨头	整个股骨头不含股骨颈	V30 Gy<15% V50 Gy<5%
肾脏	勾画器官外壁,左右肾视作一连续实体结构	V18 Gy<50%
脊髓	从 T10-T11 水平到 L1-L2 的间隙	D_{max}<45 Gy
十二指肠	勾画十二指肠应,应将其视作从胃远端到空肠的连续实体结构	V40 Gy<50% V50 Gy<5 mL

- 小肠的勾画应包括包绕肠的整个腹膜间隙,使边界向上延伸至 PTV 尾侧 1.5 cm,向下延伸至直肠乙状结肠交界处。在前后方向,小肠勾画应从前腹壁到肠道的最末端。双侧小肠边缘作为勾画的左右边界。

(杨希林　曾政　译,张福泉　审校)

参考文献

[1] Klopp AH, Yeung AR, Deshmukh S, et al. Patient-reported toxicity during pelvic intensity-modulated radiation therapy: NRG Oncology-RTOG 1203. J Clin Oncol. 2018;36(24):2538-44.
[2] Wright JD, Deutsch I, Wilde ET, et al. Uptake and outcomes of intensity-modulated radiation therapy for uterine cancer. Gynecol Oncol. 2013;130(1):43-8.
[3] Osborn V, Schwartz D, Lee YC, et al. Patterns of care of IMRT usage in postoperative management of uterine cancer. Gynecol Oncol. 2017;144(1):130-5.
[4] Klopp AH, Moughan J, Portelance L, et al. Hematologic toxicity in RTOG 0418: a phase 2 study of postoperative IMRT for gynecologic cancer. Int J Radiat Oncol Biol Phys. 2013;86(1):83-90.
[5] Vitzthum LK, Park H, Zakeri K, et al. Risk of pelvic fracture with radiation therapy in older patients. Int J Radiat Oncol Biol Phys. 2020;106(3):485-92.
[6] Klopp A, Smith BD, Alektiar K, et al. The role of postoperative radiation therapy for endometrial cancer: executive summary of an American Society for Radiation Oncology evidence-based guideline. Pract Radiat Oncol. 2014;4(3):137-44.
[7] Small W Jr, Mell LK, Anderson P, et al. Consensus guidelines for delineation of clinical target volume for intensity-modulated pelvic radiotherapy in postoperative treatment of endometrial and cervical cancer. Int J Radiat Oncol Biol Phys. 2008;71(2):428-34.
[8] Murakami N, Norihisa Y, Isohashi F, et al. Proposed definition of the vaginal cuff and paracolpium clinical target volume in postoperative uterine cervical cancer. Pract Radiat Oncol. 2016;6(1):5-11.
[9] Small W, Bosch WR, Strauss JB, et al. Consensus guidelines for delineation of clinical target volume for intensity-modulated pelvic radiation therapy in postoperative treatment of endometrial and cervical cancer. Int J Radiat Oncol Biol Phys. 2014;71(2):428-34.
[10] Sedlis A, Bundy BN, Rotman MZ, et al. A randomized trial of pelvic radiation therapy versus no further therapy in selected patients with stage IB carcinoma of the cervix after radical hysterectomy and pelvic lymphadenectomy: a Gynecologic Oncology Group Study. Gynecol Oncol. 1999;73(2):177-83.
[11] Peters WA, Liu PY, Barrett RJ, et al. Concurrent chemotherapy and pelvic radiation therapy compared with pelvic radiation therapy alone as adjuvant therapy after radical surgery in high-risk early-stage cancer of the cervix. J Clin Oncol. 2000;18(8):1606-13.
[12] Keys HM, Roberts JA, Brunetto VL, et al. A phase III trial of surgery with or without adjunctive external pelvic radiation therapy in intermediate risk endometrial adenocarcinoma: a Gynecologic Oncology Group study. Gynecol Oncol. 2004;92:744-51.

[13] Creutzberg CL, Nout RA, Lybeert ML, et al. Fifteen-year radiotherapy outcomes of the randomized PORTEC-1 trial for endometrial carcinoma. Int J Radiat Oncol Biol Phys. 2011;81(4):631-8.

[14] Blake P, Swart AM, et al. Adjuvant external beam radiotherapy in the treatment of endometrial cancer (MRC ASTEC and NCIC CTG EN.5 randomised trials): pooled trial results, systematic review, and meta-analysis. Lancet. 2009; 373(9658):137-46.

[15] Onsrud M, Cvancarova M, Hellebust TP, et al. Long-term outcomes after pelvic radiation for early-stage endometrial cancer. J Clin Oncol. 2013;31(31):3951-6.

[16] National Comprehensive Cancer Network. Cervical cancer (version 1.2020). http://www.nccn.org/professionals/physician_gls/pdf/cervical.pdf. Accessed March 4, 2020.

[17] National Comprehensive Cancer Network. Uterine neoplasms (version 5.2019). http://www.nccn.org/professionals/physician_gls/pdf/uterine.pdf. Accessed March 4, 2020.

[18] de Boer SM, Powell ME, Mileshkin L, et al. Adjuvant chemoradiotherapy versus radiotherapy alone for women with high-risk endometrial cancer (PORTEC-3): final results of an international, open-label, multicentre, randomised, phase 3 trial. Lancet Oncol. 2018;19(3):295-309.

[19] Matei D, Filiaci V, Randall ME, et al. Adjuvant chemotherapy plus radiation for locally advanced endometrial cancer. N Engl J Med. 2019;380(24):2317-232.

[20] Randall ME, Filiaci V, McMeekin DS, et al. Phase III trial: adjuvant pelvic radiation therapy versus vaginal brachytherapy plus paclitaxel/carboplatin in high-intermediate and high-risk early stage endometrial cancer. J Clin Oncol. 2019;37(21):1810-8.

[21] Nout RA, Smit VT, Putter H, et al. Vaginal brachytherapy versus pelvic external beam radiotherapy for patients with endometrial cancer of high-intermediate risk (PORTEC-2): an open-label, non-inferiority randomised trial. Lancet. 2010; 375:816-20.

[22] Palaniswamy SS, Borde CR, Subramanyam P. 18F-FDG PET/CT in the evaluation of cancer cervix: where do we stand today? Nucl Med Commun. 2018;39(7):583-92.

21

宫颈、阴道、子宫内膜癌根治性放疗
Definitive Therapy for Cervical, Vaginal, and Endometrial Cancer

Casey W. Williamson, Loren K. Mell

21.1 引言

　　IMRT 正迅速成为广泛应用于妇科肿瘤根治性治疗中首选的放射治疗技术。虽然缺少直接对比 IMRT 与传统放射治疗技术疗效的大型随机试验，但大量 Ⅱ 期前瞻性临床试验和回顾性对照研究的结果显示，IMRT 对具有完整子宫的肿瘤患者具有有效性及较低的毒副反应。此外，Ⅲ 期研究已经开始将 IMRT 作为妇科肿瘤根治性放射治疗的标准技术，表明 IMRT 在妇科肿瘤的治疗中已被广泛接受。然而，3D-CRT 技术对于此类患者仍然普遍适用。靶区和危及器官（OAR）勾画对于定义固定束野设置和评估传统治疗计划的剂量分布也非常重要。相较于术后放疗，IMRT 在未接受手术患者中的应用由于靶区和 OAR 更大的活动度而较为复杂。此外，这部分患者通常采用同步放化疗联合近距离治疗和（或）淋巴结加量照射，导致其治疗强度通常更高。因此，正常组织受量是决定患者治疗耐受程度和出现严重晚期并发症的关键因素。先进的诊疗技术在勾画靶区和 OAR 方面发挥着重要作用，且该领域仍然是目前研究的热点。

21.2 检查、影像和分期的基本原则

- 所有患者均应接受完整的病史采集和体格检查，在盆腔检查中应重点关注肿瘤的大小和位置、阴道受累的范围、是否存在尿道、宫旁和（或）阴道侧壁受累。如果因患者不适而无法进行彻底的体格检查，则该项检查需在麻醉下进行。
- 若临床怀疑患者伴有肠道或膀胱受累，则需进行盆腔 MRI 和直肠乙状结肠镜检查和（或）膀

C. W. Williamson · L. K. Mell (✉)
Department of Radiation Medicine and Applied Sciences, University of California San Diego,
La Jolla, CA, USA
e-mail: cwwillia@health.ucsd.edu; lmell@ucsd.edu

胱镜检查。
- 增强 MRI 是检测宫颈浸润和子宫肌层浸润的最佳方法,准确率为 85%～93%[1],在评估肿瘤大小和病变累及范围上优于 CT 和体格检查[2]。
- 在接受分期手术的患者中,使用 MRI 检测淋巴结转移的敏感性和特异性分别为 27%～66% 和 73%～94%[3]。然而,若可采用 PET/CT,则应予优先考虑。PET/CT 评估区域淋巴结转移的敏感性和特异性分别为 50%～100% 和 87%～100%[3]。
- 对于 FIGO 分期为 IB 及以上的患者,影像学检查首选 PET/CT 扫描,因为其较 CT 拥有更高的敏感性[4]。PET/CT 现多用于对患者进行 FIGO 分期[5]。
- FIGO 已经发布了宫颈癌、子宫内膜癌和卵巢癌的分期[5,6]。此外,美国癌症联合会(AJCC)发布了 TNM 分期[7]。

21.3　治疗计划相关 CT 模拟定位

- CT 模拟定位时,患者采取仰卧位,并且采用定制的固定支架以减少治疗设置误差。扫描时层厚应≤3 mm。
- 定位时,膀胱和直肠的充盈程度应同日常治疗中观察到的程度相似。膀胱排空状态扫描和膀胱充盈状态扫描图像可融合从而生成内靶区(ITV)。
- 治疗时,患者可为全膀胱(舒适的)充盈状态或膀胱排空状态,建议在治疗计划的模拟扫描和日常治疗中使用一致的膀胱充盈状态(即总是充盈或总是排空)。膀胱排空状态下治疗可能更具可重复性,并能减少膀胱容量的变化,而全膀胱充盈状态治疗可以将肠道从治疗区域中推开,改善肠道剂量分布[8]。
- 直肠排空状态的准备可通过灌肠进行模拟。
- 考虑到患者的淋巴结常沿盆腔血管系统分布,建议模拟定位时使用增强扫描,除非伴有医学禁忌证。
- 提高靶区勾画准确性的工具包括在 CT 模拟定位前放置基准标志物,或在阴道顶端和阴道入口放置射线无法穿透的标志物。
- 病灶累及阴道远端 1/2(或阴道原发性病变)的患者应接受双侧腹股沟放疗,对于该类患者的模拟定位可以采用"蛙腿"摆位,以减少皮肤毒性。

21.4　靶区勾画的基本原则

- IMRT 已经逐渐成为妇科肿瘤根治性放射治疗的标准技术。临床证据表明,与 3D 适形技术相比,IMRT 具有良好的治疗效果及较少的毒副反应,尤其可改善胃肠道和血液系统毒性,并降低骨盆骨折的风险[9-15]。
- 多项正在进行的临床试验采用 IMRT 作为治疗技术,各试验方案根据特定的治疗计划要求而定[16-20]。
- 建议将治疗前的 PET/CT 与 CT 模拟定位进行融合,以帮助勾画 GTV。
- 宫颈癌、阴道癌和子宫内膜癌的靶区勾画分别参见表 21.1,表中列举了相关定义。相关勾画推荐源于 NRG-GY006 多中心合作组Ⅲ期临床试验方案[16]。值得注意的是，不同的临床试验和机构有不同的标准。

表 21.1 宫颈癌靶区勾画（参考 NRG-GY006 方案）[16]

靶区	描述
GTV	通过临床信息、体格检查、影像学检查、内镜检查和活检结果评估所有可见的病灶
CTV_1	GTV+宫颈+宫体
CTV_2	宫旁和上 1/3 阴道（如果阴道累及，则为 1/2 阴道）
CTV_3	包括髂总、髂外、髂内和骶前淋巴结。上边界应开始于腹主动脉分叉（约为 L4-L5 间隙）。骶前淋巴结区域应勾画至 S2-S3 间隙；该位置之下，该淋巴结区域在勾画上可以拆分为两个结构。髂外淋巴结应勾画至股骨头的顶部。如果阴道下段受累，应包括腹股沟淋巴结（从髂外淋巴结到隐静脉/股静脉连接处尾侧 2 cm）。若累及腹主动脉旁淋巴结，应使用延伸野照射，将上缘延伸至 L1-L2 间隙或病灶头侧 3 cm。CTV_3 应通过血管外放 7 mm 获得，应包括任何邻近可见的淋巴结、淋巴囊肿或手术夹，同时该区域应除外骨、肌肉和肠道，且不应延伸至坐骨结节下方
CTV_{boost}	如果患者接受宫旁加量，盆腔淋巴结病灶应包括其中
ITV	如果使用 ITV，则应该分别在膀胱充盈和膀胱排空扫描图像上勾画出 CTV_1，并结合生成 ITV
CTV_{4500} 或 CTV_{4760}	$CTV_1+CTV_2+CTV_3+ITV$
PTV_1	CTV_1+15 mm
PTV_2	CTV_2+10 mm
PTV_3	CTV_3+5 mm
PTV_4	ITV+7 mm
PTV_{boost}	$CTV_{boost}+5$ mm
PTV_{4500} 或 PTV_{4760}	$PTV_1+PTV_2+PTV_3+PTV_4+PTV_{boost}$ 必要时缩回皮下 3 mm，以减少皮肤照射，CTV 应全包括在 PTV 中

- 精确的靶区勾画对于 IMRT 治疗计划至关重要。关于根治性放射治疗的宫颈癌靶区勾画相关国际共识指南业已发表[21]。某些教学网站，如 eContour 上可以找到用于帮助靶区勾画的范例[22]。
- 一项基于静脉氧化铁颗粒注射的 MRI 显像研究，显示 95% 的盆腔淋巴结（髂总、髂内、髂外、骶前、闭孔）位于盆腔血管系统周围 7 mm[23]。然而，因腹股沟淋巴结相对于血管系统的潜在位置范围更大，因此在勾画腹股沟淋巴结区域时应参考解剖间隙[24]。
- 在多中心试验中观察到靶区勾画的常见问题包括：
  - 血管系统周围范围（CTV）不足，且太靠近血管。
  - 盆腔下方和后方的髂内血管覆盖不足。
  - 骨盆下方和前外侧闭孔血管覆盖不足。

- 骶前区域覆盖不足。
- CTV 过多地延伸到骶骨窝。

21.5 危及器官

- 标准的危及器官(OAR)应包括小肠、直肠、骨髓、膀胱和股骨头。表 21.2 描述了这些结构的推荐剂量限制。

表 21.2 危及器官定义(参考 NRG-GY006 方案)[16]

OAR	描述	剂量限制		
	所有患者	剂量参数	参考标准	可接受差异
肠腔	肠腔应从 PTV 最上层上方 1 cm 的层面向下勾画(如果该层面未扫描,则从扫描的最上层开始勾画),并延伸到盆腔的最下层。降结肠远端和乙状结肠不应包括其中。该区域应包括肠袢的最外层范围及腹腔内肠腔可能占据的任何部位。单独的肠袢不应单独勾画。直肠应单独勾画(下一行)	$V45(mL)$ $D_{Max}(Gy)$ $D30\%(Gy)$	≤200 ≤59.4 ≤40	≤250 ≤62.1 ≤50
直肠	勾画直肠外壁,应视作一从乙状结肠曲折部至肛门处连续结构	$D50\%(Gy)$ $D60\%(Gy)$ $D_{Max}(Gy)$	≤45 ≤30 ≤50	≤54 ≤50 ≤55
骨髓	勾画骨外壁,应视作一连续结构。包括髂骨、L4 和 L5 椎体、整个骶骨、髋臼和股骨近端。最下应延伸至坐骨结节水平	$D_{mean}(Gy)$ $V10(\%)$ $V20(\%)$	≤27 ≤85.5 ≤66	≤29 ≤90 ≤75
膀胱	勾画膀胱外壁,将其视作一连续结构	$D50\%(Gy)$ $D_{Max}(Gy)$	≤45 ≤50	≤55 ≤57.5
股骨头	勾画双侧股骨头的外壁,将其视作一连续结构,不包括股骨颈	$D15\%(Gy)$ $D_{Max}(Gy)$	≤30 ≤50	≤50 ≤55
延伸野照射的患者[17]				
双侧肾	勾画每个肾脏的外壁,将其视作一连续结构	$D50\%(Gy)$	≤18	≤20
脊髓	T10-T11 间隙勾画至 L1-L2 间隙	$D0.03\ mL(Gy)$	≤45	≤47.5
十二指肠	勾画外壁,范围从胃远端至空肠	$D0.03\ mL(Gy)$ $D50\%(Gy)$	≤56 ≤40	≤60 ≤50
肝	勾画外壁	$D50\%(Gy)$	≤25	≤30

- 图 21.1 展示了一位罹患 FIGO ⅢC2 宫颈癌患者的典型 CT 断层图像。

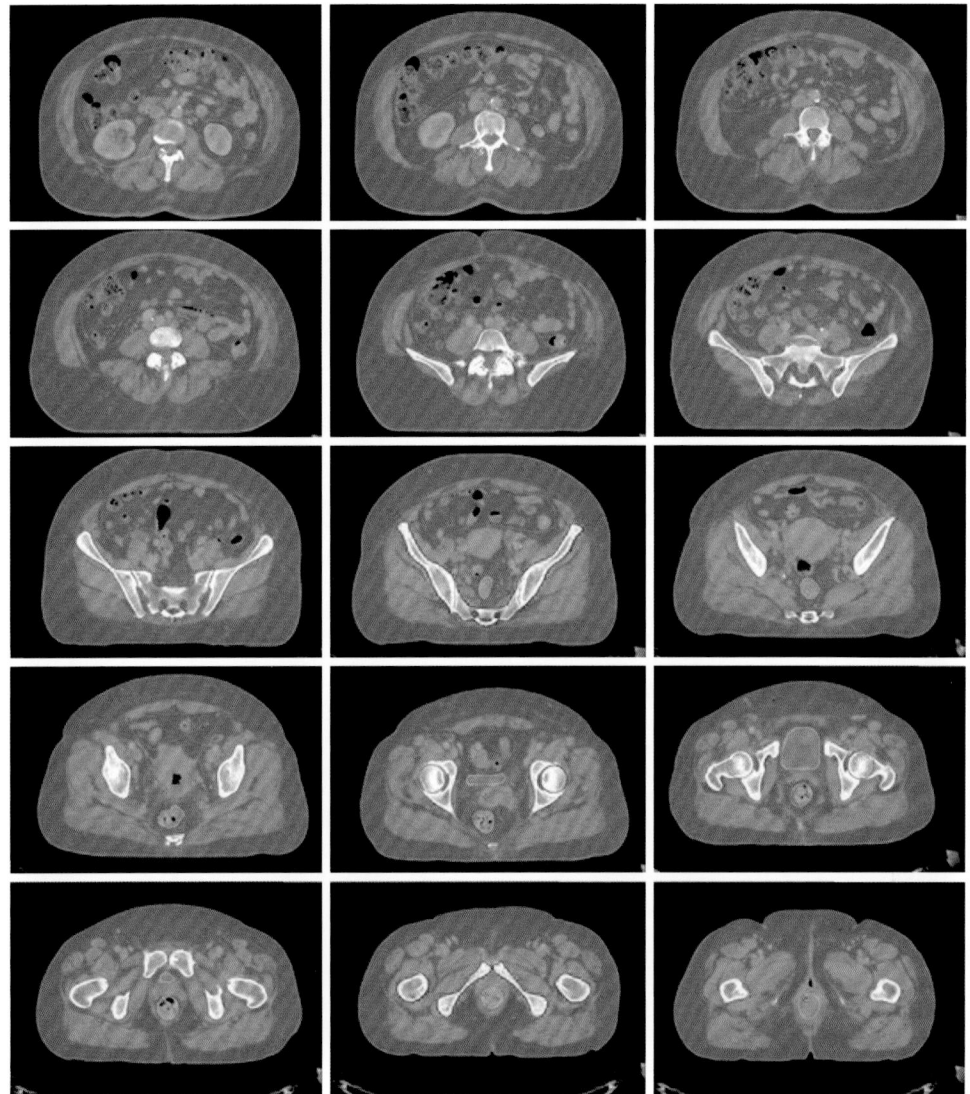

图 21.1 盆腔 IMRT 放疗的 OAR 图例：一位罹患 FIGO ⅢC2 宫颈癌患者的典型层面（从 L2/L3 开始）。勾画部位为膀胱（黄色线）、直肠（浅绿色线）、乙状结肠（浅棕色线）、骨髓（粉红色线）、肠腔（橙色线）、左肾（蓝色线）、右肾（绿色线）、左股骨头（蓝色线）、右股骨头（绿色线）、椎管（橙色线）

- 正常组织并发症概率（normal tissue complication probability，NTCP）研究模型已经建立并证实对于接受放化疗的宫颈癌患者的肠道[25]和骨髓[26]的剂量限制。
- IMRT 被证明可以降低胃肠道毒性[10,11]和血液毒性[11]，并可能改善由患者报告的胃肠道和泌尿系统毒性。
- PET/CT 可用于划分骨髓活性的区域，这些区域的累积剂量与较高的血液毒性相关[27]。此外，该方法可以减少骨和骨髓总剂量[28]。前瞻性临床试验发现 IMRT 治疗中不照射代谢活跃的骨髓可以降低中性粒细胞减少的发生概率，提高患者的化疗耐受性[11,29]。

21.6 计划评估

- 理想状况下,至少 95% 的 PTV 应该接受 100% 的处方剂量,而 ≥99% 的 PTV 应该接受至少 90% 的处方剂量。
- 最大剂量点应包含于 PTV 中,应尽量减少 >100% 处方剂量的区域落在 PTV 外。
- 智能计划工作流程有助于实现宫颈癌患者复杂的 IMRT 计划的最佳剂量分布[30]。

21.7 图像引导放射治疗

- 进行常规治疗的患者应接受至少每周一次 MV 级图像引导。
- 每日使用 kV 级或锥形束 CT(CBCT)进行骨性显像可以将 CTV 外扩边界减少至 5 mm[31,32]。
- 接受 IMRT 治疗的患者应该接受至少每周一次 CBCT 的图像引导。如果可行,建议每次 CBCT 检查因直肠或膀胱充盈或子宫移动而引起的靶区位置的巨大变化。

21.8 宫颈癌

- 区域淋巴结转移通常呈由近及远逐步扩散模式,如先转移至盆腔淋巴结,再到腹主动脉旁淋巴结。宫颈首先引流至宫旁淋巴结,后续按顺序依次进入闭孔、髂内和髂外淋巴结,然后进入髂总淋巴结和主动脉旁淋巴结。
- 病变累及阴道下段的患者伴发生腹股沟淋巴结转移的风险。
- 靶区勾画应包括 GTV 和多个 CTV。关于这些靶区的详细描述参见表 21.1。
- 如果腹主动脉旁淋巴结转移,应采用延伸野照射,将 CTV 的上界延伸至 L1/L2 间隙,或延伸至最高受累淋巴结上 3 cm。
- PTV 在 CTV 的基础上产生,治疗计划中最终的 PTV 主要基于不同的 PTV 图像联合生成。不同的 CTV-PTV 是在每个 CTV 及相应的组织器官移动范围和摆位误差基础上形成的[29],以上结果已在一项独立的队列中得到验证[30]。图 21.1 显示了一位 FIGO ⅢC2 宫颈癌患者的典型 CT 横断面。
- 淋巴结阴性患者盆腔照射的常规处方剂量为 45 Gy/25 分次,若伴淋巴结转移,则给予 47.6 Gy/28 分次的处方剂量,转移淋巴结需同步加量至 59.4 Gy。
- 淋巴结加量的剂量和(或)单次分割剂量可能需要减少,以使肠道耐受性;在实践中,处方剂量能够在可接受范围内变动。
- 只要加量区域不与其余同步加量的区域重叠,在临床物理(或剂量)师的评估下可为宫旁受累的患者进行加量。传统的前后对穿野照射进行宫旁推量时,射野需包括骶髂关节(上缘)、闭孔底部(下缘)和闭孔内肌(侧缘)和中线旁 4~5 cm 的铅块遮挡。通常的处方剂量是(6~10) Gy/(3~5)分次。

- 近距离治疗加量是 EBRT 完成后的标准治疗部分。进一步的介绍请参阅下一章节。
- 图 21.2 展示了一位接受盆腔 IMRT 治疗的ⅠB1 期宫颈癌患者的 CT 模拟定位扫描图像。
- 图 21.3 展示了一位接受延伸野 IMRT 治疗的ⅢC2 期宫颈癌患者的 CT 模拟定位扫描图像。

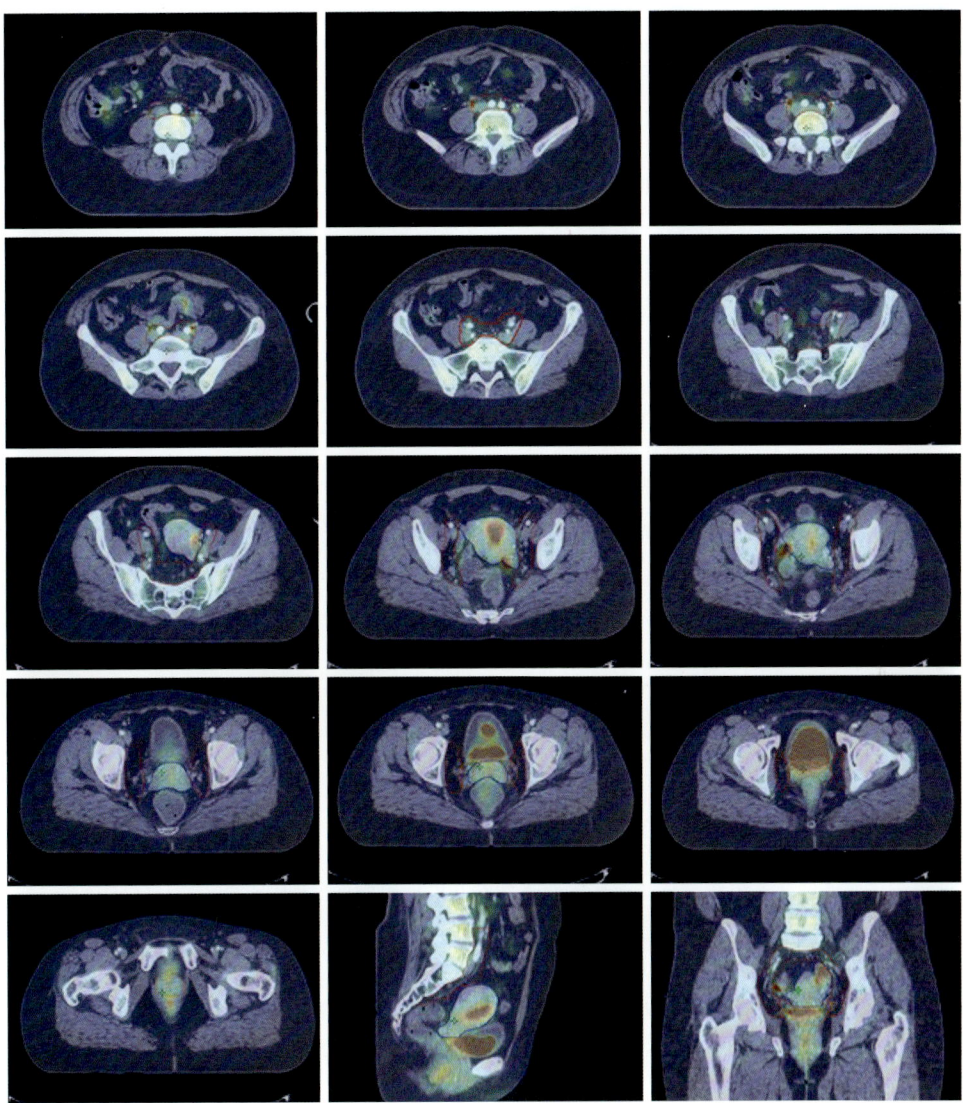

图 21.2 一位接受大范围锥切的 FIGO ⅠB1 期宫颈鳞癌患者的 CT 模拟定位典型断层图像。患者治疗前的 PET/CT 与定位的 CT 图像进行了融合。显示为 CTV_1（蓝色线）、CTV_2（橙色线）和 CTV_3（红色线）。患者接受了 45 Gy/25 分次的盆腔放疗，同步顺铂化疗，随后进行 28 Gy/4 分次的 HDR 腔内加量

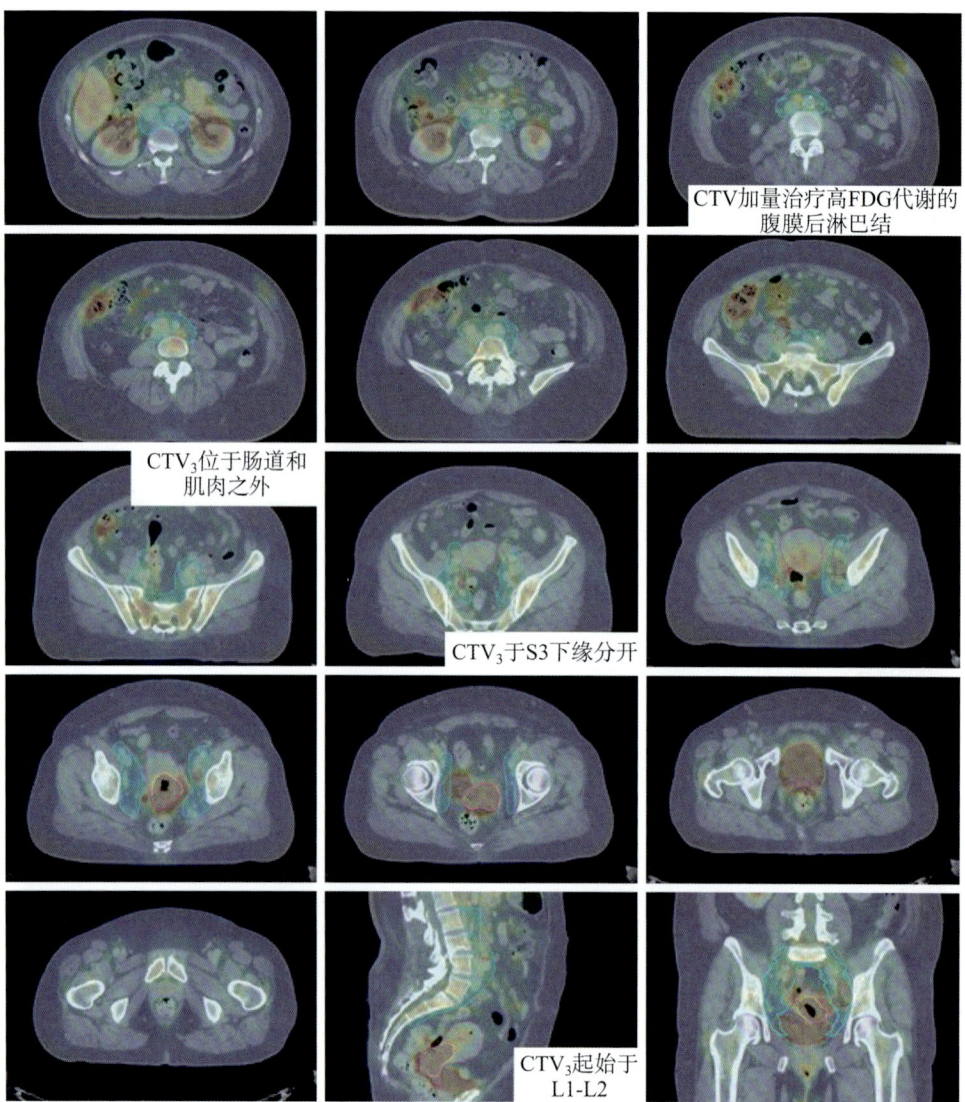

图 21.3　一位宫旁受累且 PET/CT 显示腹主动脉旁淋巴结阳性的 FIGO ⅢC2 期宫颈鳞癌患者的 CT 模拟定位图像。PET/CT 与定位 CT 图像融合并在膀胱排空状态下进行计划设计。图中显示了原发 GTV（黄色线）、淋巴结 GTV（橙色线）、CTV_1（粉色线）、CTV_2（紫色线）和 CTV_3（青色线）。处方剂量是 47.6Gy/28 分次，淋巴结同步加量到 59.4Gy，但肠道旁淋巴结因肠道耐受性而将剂量限制在 58Gy，随后进行 HDR 近距离治疗

21.9　阴道癌

- 因为任何累及宫颈或外阴的病例都分别归类为宫颈癌或外阴癌，因此原发性的阴道癌是一种相对罕见的疾病诊断。目前尚缺乏前瞻性数据用以指导阴道癌的治疗，因此推荐个体化治疗，且治疗通常遵照宫颈癌治疗指南。
- 尽管根治性手术是非巨块型、远端病灶、非尿道受累的Ⅰ期阴道癌治疗的可选方式，但根治

性放疗（由 EBRT 和近距离治疗组成）也是一种有效的治疗选择。根治性放化疗是Ⅱ～ⅣA期阴道癌的标准治疗方式[33-35]。

- 标准的 EBRT 治疗是覆盖全阴道的盆腔放射治疗。
- 对病变累及阴道下 1/2 的患者应给予双侧腹股沟区域照射。
- 在 CT 模拟定位时，可使用临时的基准标志物标记阴道顶端和入口。
- EBRT 常规处方剂量是给予盆腔和全阴道 45 Gy/25 分次的照射，通常后续进行近距离治疗加量（如 6 Gy/4 分次）。
- 图 21.4 展示了一位阴道下段后壁受累的ⅣA（T4N0M0）期鳞癌患者的 CT 模拟定位图像，该患者接受盆腔 IMRT 治疗。

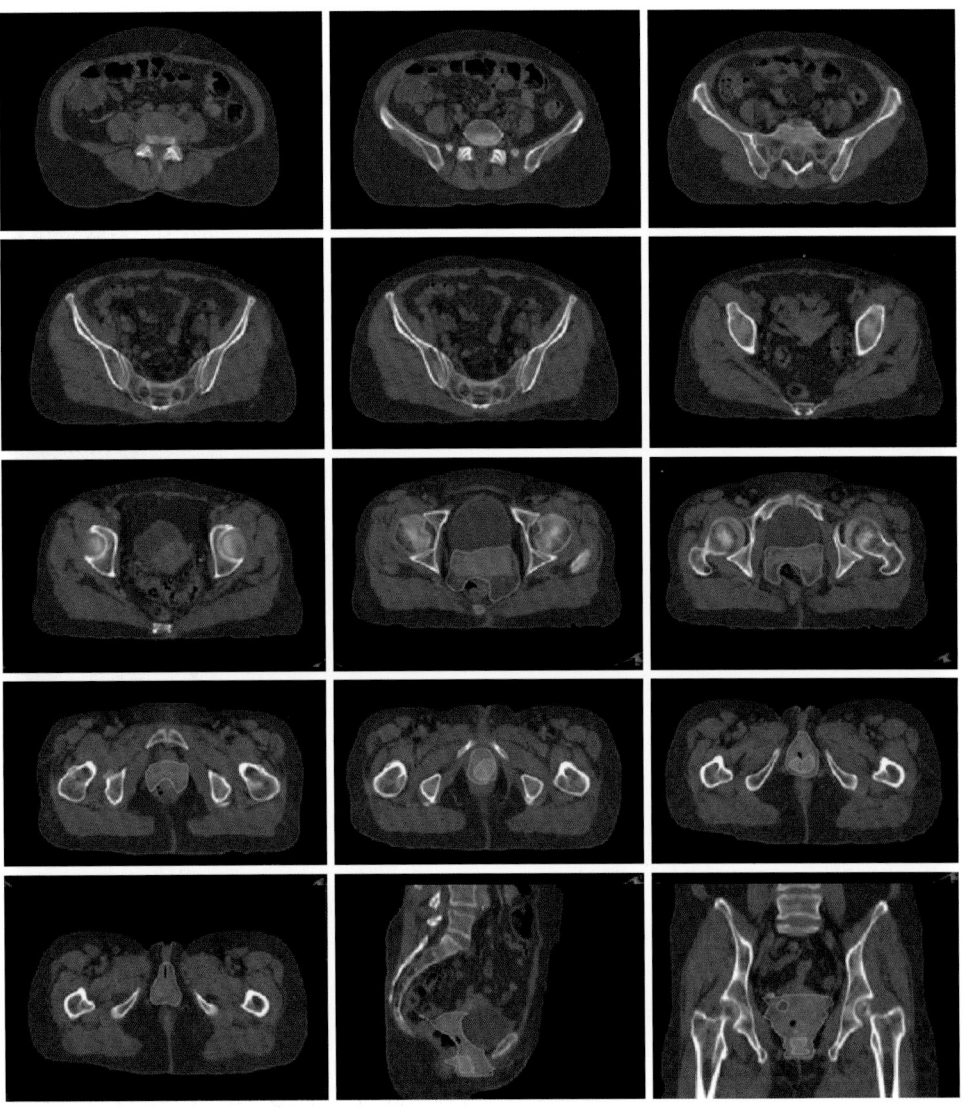

图 21.4　一位阴道下段后壁受累并有可疑直肠受累的ⅣA（T4N0M0）期鳞癌患者的 CT 模拟定位图像。图像显示为 CTV_1（浅绿色线）、CTV_2（橙色线）和 CTV_3（紫色线）。盆腔接受 45 Gy/25 分次，随后接受 HDR 近距离治疗加量 21.5 Gy/3 分次

21.10 子宫内膜癌

- 子宫前方为膀胱,后方是直肠。子宫被腹膜反折覆盖,并分为宫底、峡部和宫颈。
- 子宫壁由外层的平滑肌(子宫肌层)和内层的腺上皮(子宫内膜)组成。
- 子宫由 5 条韧带维持:阔韧带、圆韧带、主韧带、宫骶韧带和膀胱子宫韧带。
- 子宫癌患者淋巴结转移区域包括闭孔、髂外、髂内、髂总和腹主动脉旁。
- 累及子宫底的病变可直接扩散到腹主动脉旁淋巴结。
- 盆腔和腹主动脉旁淋巴结受累的概率因危险分级(低、中、高),以及肿瘤大小和浸润深度而异,如美国妇科肿瘤学协作组(Gynecologic Oncology Group,GOG)33 研究的定义[36]。
- 子宫切除术是无手术禁忌患者的标准治疗方式,可根据术后病理风险特征考虑辅助放疗。
- 对于无法手术的患者,标准的治疗方式是利用近距离治疗进行根治性放疗,加或不加 EBRT。对于不符合或拒绝近距离放疗的患者,可以考虑进行单独 EBRT 治疗[37-39]。复发患者也可能进行 EBRT 治疗。
- 对于接受 EBRT+近距离放疗的患者,标准 EBRT 剂量为 45 Gy/25 分次。
- 对于接受单独 EBRT 治疗的患者,盆腔放疗后可以对宫体和宫颈缩野后加量。若患者无法接受近距离放疗,则可以考虑使用 SBRT。
- 靶区勾画与宫颈癌盆腔放疗相似(表 21.1)。
  - GTV 包括所有基于临床和影像学证据的病灶。
  - CTV 被分为三个亚区域:CTV_1、CTV_2 和 CTV_3。
    a. CTV_1:GTV+整个子宫。
    b. CTV_2:阴道旁/宫旁组织+阴道近端 3 cm。
    c. CTV_3:与子宫内膜癌术后靶区勾画相同(参见术后章节)。
  - 对于阴道下 1/3 受累的患者,腹股沟淋巴结靶区勾画应连续从髂外淋巴结到隐静脉/股静脉连接处尾侧 2 cm。
  - 若涉及腹主动脉旁淋巴结,应采用延伸野照射,以类似于表 21.1 中所述方式扩展 CTV_3 的上界。
  - 每个 CTV 应进行差异性外扩以形成 PTV_1、PTV_2 和 PTV_3(分别外扩 15 mm、7~10 mm 和 5~7 mm)。
- 对于淋巴结受累或宫旁受累的患者,可以进行 5~15 Gy 的加量,可以通过同步或序贯加量的方式进行。
- 图 21.5 展示了一位无法手术的 FIGO ⅠB 期子宫内膜癌患者的治疗前 MRI,显示深肌层浸润。
- 图 21.6 展示了接受根治性放疗的同一患者的 CT 模拟定位图像。

(杨希林 曾政 译,张福泉 审校)

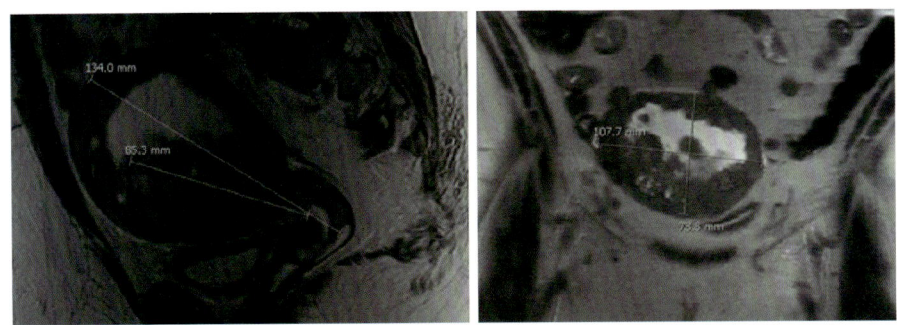

图 21.5 一位无法手术的 FIGO ⅠA 期子宫内膜癌患者治疗前盆腔 MRI 图像：矢状位（左）和冠状位（右）显示了 7.0cm×4.7cm×0.5cm 的肿块，累及 50% 以上的子宫肌层并向上延伸至宫颈

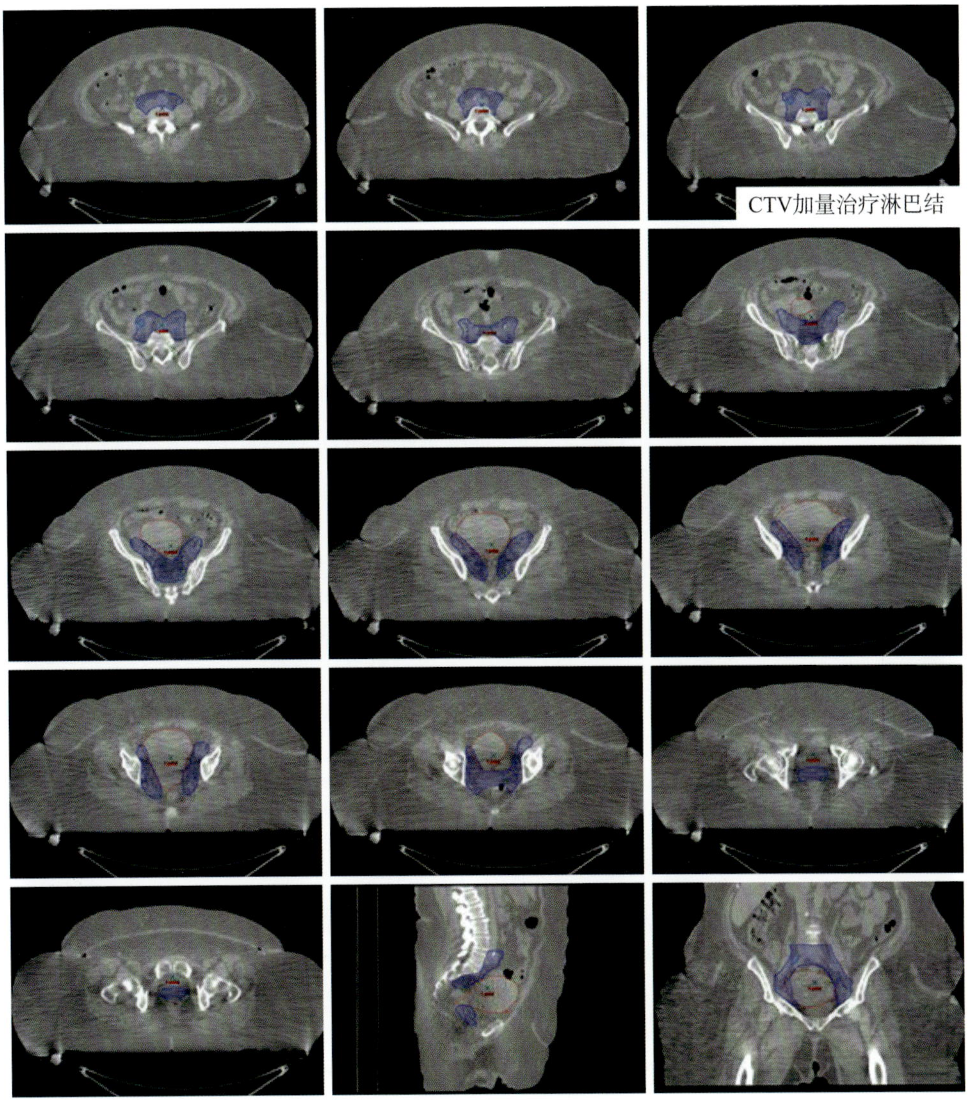

图 21.6 一位罹患 FIGO ⅠB 期子宫内膜癌患者的 CT 模拟定位图像（与图 21.5 为同一患者）。将治疗前盆腔 MRI 与 CT 模拟定位图像融合。图中显示 CTV_1（红色线）、淋巴结引流区 CTV（深蓝色线）和 $CTV_{加量}$（浅蓝色线）。患者接受了 50.4Gy/28 分次的盆腔放疗，可疑转移淋巴结加量到 56.4Gy，后续使用 HDR 近距离治疗加量 20Gy/5 分次

参考文献

[1] Frei KA, et al. Prediction of deep myometrial invasion in patients with endometrial cancer: clinical utility of contrast-enhanced MR imaging-a meta-analysis and Bayesian analysis. Radiology. 2000;216:444-9.

[2] Mitchell DG, et al. Early invasive cervical cancer: tumor delineation by magnetic resonance imaging, computed tomography, and clinical examination, verified by pathologic results, in the ACRIN 6651/GOG 183 intergroup study. J Clin Oncol. 2006;24:5687-94.

[3] Kitajima K, Murakami K, Kaji Y, Sakamoto S, Sugimura K. Established, emerging and future applications of FDG-PET/CT in the uterine cancer. Clin Radiol. 2011;66:297-307.

[4] Grigsby PW, Siegel BA, Dehdashti F. Lymph node staging by positron emission tomography in patients with carcinoma of the cervix. J Clin Oncol. 2001;19:3745-9.

[5] Bhatla N, et al. Revised FIGO staging for carcinoma of the cervix uteri. Int J Gynecol Obstet. 2019;145:129-35.

[6] Creasman W. Revised FIGO staging for carcinoma of the endometrium. Int J Gynecol Obstet. 2009;105:109.

[7] Amin MB. AJCC cancer staging system. 8th ed. Chicago: Am. Jt. Commitee Cancer; 2017.

[8] Chen VE, et al. The impact of daily bladder filling on small bowel dose for intensity modulated radiation therapy for cervical cancer. Med Dosim. 2019;44:102-6.

[9] Hasselle MD, et al. Clinical outcomes of intensity-modulated pelvic radiation therapy for carcinoma of the cervix. Int J Radiat Oncol. 2011;80:1436-45.

[10] Gandhi AK, et al. Long-term clinical outcome and late toxicity of intensity modulated versus conventional pelvic radiation therapy for locally advanced cervix carcinoma: updated results from a prospective randomized study. Int J Radiat Oncol. 2015;93:E257-8.

[11] Mell LK, et al. Bone marrow-sparing intensity modulated radiation therapy with concurrent cisplatin for stage IB-IVA cervical cancer: an international multicenter phase II clinical trial (INTERTECC-2). Int J Radiat Oncol Biol Phys. 2017;97:536-45.

[12] Lin AJ, et al. Intensity modulated radiation therapy and image-guided adapted brachytherapy for cervix cancer. Int J Radiat Oncol Biol Phys. 2019;103:1088-97.

[13] Marnitz S, et al. Role of surgical versus clinical staging in chemoradiated FIGO stage IIB-IVA cervical cancer patients—acute toxicity and treatment quality of the uterus-11 multicenter phase III intergroup trial of the German Radiation Oncology Group and the Gynecologic C. Int J Radiat Oncol. 2016;94:243-53.

[14] Berger T, et al. Importance of technique, target selection, contouring, dose prescription, and dose-planning in external beam radiation therapy for cervical cancer: evolution of practice from EMBRACE-I to II. Int J Radiat Oncol Biol Phys. 2019;104:885-94.

[15] Vitzthum LK, et al. Risk of pelvic fracture with radiation therapy in older patients. Int J Radiat Oncol Biol Phys. 2020;106:485-92.

[16] Testing the addition of a new anti-cancer drug, triapine, to the usual chemotherapy treatment (cisplatin) during radiation therapy for advanced-stage cervical and vaginal cancers. NRG-GY006. Available at https://clinicaltrials.gov/ct2/show/NCT02466971.

[17] Atezolizumab before and/or with chemoradiotherapy in immune system activation in patients with node positive stage IB2, II, IIIB, or IVA cervical cancer. NRG-GY017. Available at https://clinicaltrials.gov/ct2/show/NCT03738228.

[18] Mileshkin A, et al. A phase III trial of adjuvant chemotherapy following chemoradiation as primary treatment for locally advanced cervical cancer compared to chemoradiation alone: Outback (ANZGOG0902/GOG0274/RTOG1174). J Clin Oncol. 2014;32:5632.

[19] Monk BJ, et al. CALLA: efficacy and safety of durvalumab with and following concurrent chemoradiotherapy (CCRT) versus CCRT alone in women with locally advanced cervical cancer: a phase III, randomized, double-blind, multicenter study. J Clin Oncol. 2019;37:5597.

[20] Pötter R, et al. The EMBRACE II study: the outcome and prospect of two decades of evolution within the GEC-ESTRO GYN working group and the EMBRACE studies. Clin Transl Radiat Oncol. 2018;9:48-60.

[21] Lim K, et al. Consensus guidelines for delineation of clinical target volume for intensity-modulated pelvic radiotherapy for the definitive treatment of cervix cancer. Int J Radiat Oncol Biol Phys. 2011;79:348-55.

[22] Sherer MV, et al. Development and usage of econtour, a novel, three-dimensional, image-based web site to facilitate access to contouring guidelines at the point of care. JCO Clin Cancer Inf. 2019;19:41. https://doi.org/10.1200/CCI.19.00041.

[23] Taylor A, Rockall AG, Reznek RH, Powell MEB. Mapping pelvic lymph nodes: guidelines for delineation in intensity-

modulated radiotherapy. Int J Radiat Oncol Biol Phys. 2005;63:1604-12.

[24] Kim CH, Olson AC, Kim H, Beriwal S. Contouring inguinal and femoral nodes: how much margin is needed around the vessels? Pract Radiat Oncol. 2012;2:274-8.

[25] Simpson DR, et al. Normal tissue complication probability analysis of acute gastrointestinal toxicity in cervical cancer patients undergoing intensity modulated radiation therapy and concurrent cisplatin. Int J Radiat Oncol. 2012;83:e81-6.

[26] Rose BS, et al. Normal tissue complication probability modeling of acute hematologic toxicity in cervical cancer patients treated with chemoradiotherapy. Int J Radiat Oncol. 2011;79:800-7.

[27] Rose BS, et al. Correlation between radiation dose to 18F-FDG-PET defined active bone marrow subregions and acute hematologic toxicity in cervical cancer patients treated with chemo-radiotherapy. Int J Radiat Oncol Biol Phys. 2012;83:1185-91.

[28] Li N, et al. Feasibility of atlas-based active bone marrow sparing intensity modulated radiation therapy for cervical cancer. Radiother Oncol. 2017;123:325-30.

[29] Mell LK, et al. Phase 1 trial of bone marrow sparing intensity modulated radiation therapy with concurrent cisplatin and gemcitabine in stage IB-IVA cervical cancer. Int J Radiat Oncol.2016;96:S14.

[30] Li N, et al. Highly efficient training, refinement, and validation of a knowledge-based planning quality-control system for radiation therapy clinical trials. Int J Radiat Oncol Biol Phys.2017;97:164-72.

[31] Khan A, et al. Optimized planning target volume for intact cervical cancer. Int J Radiat Oncol.2012;83:1500-5.

[32] Williamson CW, et al. Prospective validation of a high dimensional shape model for organ motion in intact cervical cancer. Int J Radiat Oncol. 2016;96:801-7.

[33] Tran PT, et al. Prognostic factors for outcomes and complications for primary squamous cell carcinoma of the vagina treated with radiation. Gynecol Oncol. 2007;105:641-9.

[34] Frank SJ, Jhingran A, Levenback C, Eifel PJ. Definitive radiation therapy for squamous cell carcinoma of the vagina. Int J Radiat Oncol Biol Phys. 2005;62:138-47.

[35] Miyamoto DT, Viswanathan AN. Concurrent chemoradiation for vaginal cancer. PLoS One.2013;8:e65048.

[36] Creasman WT, et al. Surgical pathologic spread patterns of endometrial cancer: a gynecologic oncology group study. Cancer. 1987;60:2035-41.

[37] Fishman DA, et al. Radiation therapy as exclusive treatment for medically inoperable patients with stage I and II endometrioid carcinoma of the endometrium. Gynecol Oncol. 1996;61:189-96.

[38] Podzielinski I, et al. Primary radiation therapy for medically inoperable patients with clinical stage I and II endometrial carcinoma. Gynecol Oncol. 2012;124:36-41.

[39] van der Steen-Banasik E, et al. Systemic review: radiation therapy alone in medical non-operable endometrial carcinoma. Eur J Cancer. 2016;65:172-81.

22

图像引导下的近距离放射治疗
Image-Guided Brachytherapy

Christine H. Feng, Jyoti Mayadev

22.1 基本原则

- 所有患者均应接受详细的病史询问和体格检查,包括在初诊和分期时的盆腔检查。标准的影像学检查需包括用于评估局部病变程度及转移扩散部位的增强 CT、PET/CT 和(或)盆腔 MRI。
- 美国近距离放射治疗协会(American Brachytherapy Society,ABS)[1]和欧洲放射肿瘤学会近距离放射治疗学组(GEC-ESTRO)[2-4]制订了近距离放射治疗计划和实施指南。
- 施源器的选择应考虑组织病理学诊断、肿瘤大小、影像表现,以及邻近组织和器官的扩散情况。若患者曾接受过放化疗,还需考虑前期治疗的疗效。
- 近距离放射治疗是宫颈癌和子宫癌放射治疗中标准的中央区加量照射技术。其他技术,包括 SBRT,仅可在临床试验或患者拒绝近距离放射治疗方能采用。
- 医生需告知所有患者关于近距离放射治疗的长期副作用。对无经常阴道性交者,需使用阴道扩张器。
- 应协调多学科团队共同开展患者治疗后的随访。

22.2 宫颈癌

- 宫颈癌根治性放射治疗中采用近距离照射技术可有效提高局部控制率、无病生存(时间)及总生存率(overall survival,OS)[5-7]。
- 近距离放射治疗应该在 EBRT 的第 3~5 周开始。

C. H. Feng · J. Mayadev (✉)
Department of Radiation Medicine and Applied Sciences, University of California San Diego,
La Jolla, CA, USA
e-mail: chf013@health.ucsd.edu; jmayadev@health.ucsd.edu

- 放射治疗全程应控制在 56 天内完成。
- 对于术后切缘阳性的患者，应该在 EBRT 之后接受近距离放射治疗。

22.2.1 初始评估和施源器的选择
- 详细的病史询问和体格检查。
- 实验室检查：全血(CBC)、综合代谢功能检查(CMP)[电解质、肝功能测试(LFT)、血尿素氮(BUN)、血清肌酐(Cr)]。
- 影像学检查：
  - 确诊时的胸部/腹部/盆腔增强 CT。
  - 诊断时推荐采用全身 PET/CT。
  - 若有可能侵犯膀胱和(或)直肠，建议行盆腔 MRI[以及膀胱镜检查和(或)乙状结肠镜检查]。
  - 对伴有较大(>4 cm)肿瘤者，推荐使用盆腔 MRI 用于近距离放射治疗计划。
- 近距离放射治疗施源器的选择取决于肿瘤大小、宫旁侵犯和阴道侵犯的情况：
  - 仅腔内近距离治疗：肿瘤大小<4 cm，阴道侵犯<1 cm，无巨大宫旁肿瘤。
  - 联合腔内和组织间插植治疗：肿瘤大小为 3～5 cm，伴宫旁肿瘤，不规则的肿瘤形态，难以满足正常危及器官(OAR)的限量。
  - 组织间插植治疗：肿瘤大小>5 cm，阴道侵犯>1 cm，伴巨大的宫旁肿瘤，难以满足正常 OAR 的限量。
- 可用经腹部或者经直肠的超声影像引导宫腔管施源器的放置。
- 经直肠的超声影像还可应用于以下两种情况：宫腔管的放置路径需明确或者联合组织间插植的穿刺针放置。
- 对于已出现瘘管的患者，还需考虑额外因素：
  - 膀胱-阴道瘘：考虑改道肾造口术管。
  - 直肠阴道瘘：放射治疗前需要改道。

22.2.2 施源器放置的评估
- 施源器放置后行薄层 CT 或 MRI，用于 3D 治疗计划。
- 宫腔管施源器应放置于宫颈和子宫。
  - 若使用环形施源器，其位置应与宫颈贴近平齐。
  - 若使用卵圆体施源器，宫腔管施源器应放置于卵圆体中间。
  - 确保阴道填充纱布不会移动环形或卵圆体施源器的位置。
- 若使用组织间插植的穿刺针，评估穿刺针的肿瘤覆盖范围和是否邻近危及器官。

22.2.3 靶区勾画
- 完整的宫颈癌照射靶区和危及器官勾画参见表 22.1。
- 若子宫内伴有病变，需确保子宫获足够剂量覆盖率。

表 22.1　子宫完整的宫颈癌近距离放射治疗的靶区和危及器官（图 22.1 和图 22.2）

结构	描述
GTV	近距离放射治疗时，于 MRI 上可见的肿瘤
CTV-HR	GTV，宫颈，近距离放射治疗时可见的及宫旁的肿瘤
CTV-IR(3)	CTV-HR+1 cm 边缘，可考虑包括最初诊断时的肿瘤浸润范围（于欧洲经常使用，美国不常用）
膀胱	勾画膀胱外壁
直肠	从肛门括约肌以上至进入乙状结肠的过渡区，勾画直肠外壁
乙状结肠	从直肠乙状结肠弯曲处至子宫和宫外以上 2 cm 处，勾画乙状结肠外壁

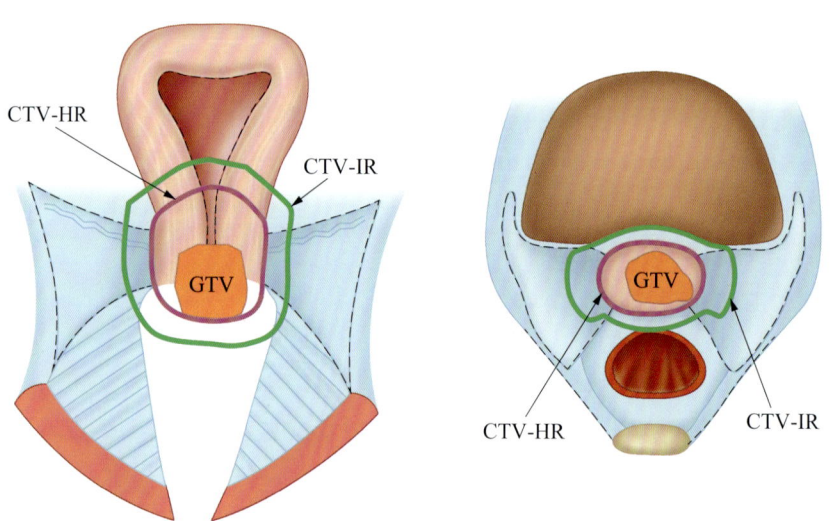

图 22.1　欧洲近距离放射治疗学组和欧洲放射治疗与肿瘤学会（Haie-Meder 等[2]）推荐图像引导下近距离放射治疗靶区。CTV-HR：高危临床靶区；CTV-IR：中危临床靶区；GTV：大体肿瘤靶区（经许可后使用）

- 若使用 CT 行治疗计划，靶区通常会高估肿瘤的范围。
- 若使用 MRI 行治疗计划，可更准确地勾画 GTV。
  - 对于阴道切缘阳性的术后宫颈癌患者，照射范围应包括阴道的上 1/3 部分。

22.2.4　治疗计划

- 子宫完整的宫颈癌的常见剂量和分割方案参见表 22.2。
- 阴道切缘阳性的术后宫颈癌的治疗方案通常为：总剂量为 45 Gy 的 EBRT，分 25 次照射后行阴道穹窿处近距离放射治疗，其处方剂量为总剂量 15 Gy，处方于阴道上部的表面，分 3 次照射。
- 计划剂量测定目标参见表 22.3。

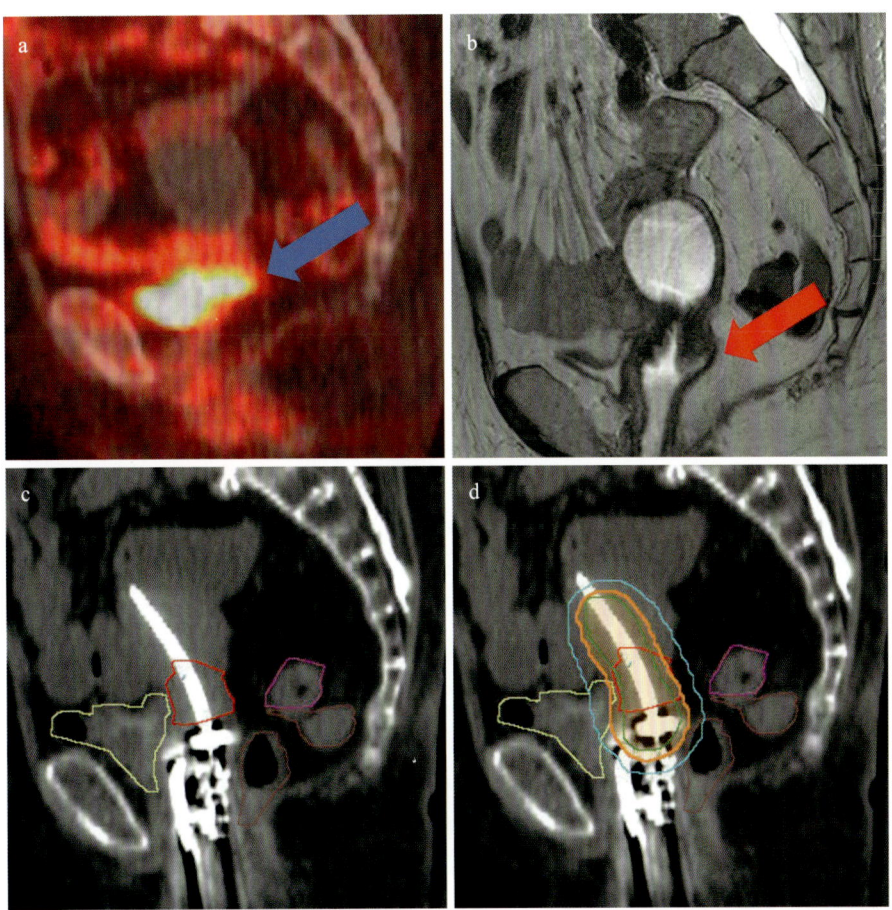

图 22.2 FIGO ⅡB 期宫颈癌。a.矢状面图 PET/CT 显示位于膀胱后的伴 FDG 活性的肿瘤（蓝色箭头）。b.T2 加权盆腔 MRI 显示宫颈后部肿瘤（红色箭头）。c.宫腔管和卵圆体施源器，红色线为 CTV-HR，棕色线为直肠，品红色线为乙状结肠，黄色线为膀胱。d.施源器和剂量分布。绿色线为 1050cGy，橙色线为 700cGy，青色线为 400cGy

表 22.2 子宫完整的宫颈癌高剂量率近距离放射治疗（HDR）EQD2 的常见剂量和分次方案

EBRT 总剂量（Gy）	♯HDR 分次	CTV-HR 单次剂量（Gy）	CTV-HR 总剂量（Gy）	CTV-HR EQD2$_{10}$ 总剂量（Gy）
45	4	7.0	28.0	83.9
45	5	5.5	27.5	79.8
45	5	6	30	81.8
45	3	8.0	24.0	80.3

若 EBRT 的照射量为处方剂量（45 Gy），其总累计剂量要加上 HDR EQD2 的剂量（肿瘤的 $\alpha/\beta=10$，正常组织的 $\alpha/\beta=3$），或者 PDR/LDR 的实际物理剂量。

表 22.3　宫颈癌近距离放射治疗中靶区和危及器官的目标剂量

组织结构	剂量参数	$EQD2_3$ 理想目标（Gy）	$EQD2_3$ 最大剂量限制（Gy）
CTV-HR（$EQD2_{10}$）	$D_{90\%}$（Gy）	≥80	—
膀胱	D_{2mL}（Gy）	≤80	≤90
直肠	D_{2mL}（Gy）	≤65	≤75
乙状结肠	D_{2mL}（Gy）	≤70	≤75

22.3　子宫内膜癌

- 近距离放射治疗可用于子宫内膜癌的以下数种情况：术后辅助治疗、复发后挽救治疗和临床上无法手术的情况。
- 对于可手术的子宫内膜癌患者，首选的标准治疗是先期手术。
- 对于以下几类患者，需要评估淋巴结：FIGO 2～3 级、＞2 cm 的大体肿瘤和（或）子宫肌层入侵＞50%。

22.3.1　术后辅助治疗

- 对伴有以下负面病理特征的患者，辅助放疗可降低局部复发的风险：高级别肿瘤、肿瘤深度侵犯子宫肌层、宫颈基质受侵、淋巴血管间隙浸润（lymph vascular space invasion，LVSI）和区域淋巴结受累[8-12]。
- 辅助放疗的建议方案参见表 22.4。

表 22.4　子宫内膜癌辅助治疗建议方案

AJCC 分期	级别	LVSI	PLND	宫颈受累	化疗	盆腔 EBRT	近距离放射治疗
ⅠA	1	任何	任何	不适用	否	否	否
	2	否	任何	不适用	否	否	否
		是	任何	不适用	否	否	是
	3 - 腺癌	任何	任何	不适用	否	否[a]	是
	3 - PS/CC	任何	任何	不适用	否/是	是	否
		任何	任何	不适用	是	否	是
ⅠB	1	否	任何	不适用	否	否	否
		是	任何	不适用	否	否	是
	2	否	任何	不适用	否	否	是
		是	任何	不适用	否	否	是

续 表

AJCC分期	级别	LVSI	PLND	宫颈受累	化疗	盆腔EBRT	近距离放射治疗
	3-腺癌	否	任何	不适用	否	否ᵃ	是
		是	任何	不适用	否	是	否
	3-PS/CC	任何	任何	不适用	是	是	否
		任何	任何	不适用	是	否	是
Ⅱ	1~2	否	否	是	否	否	是
		是	否	是	否	是	是
	1~2	否	是	是	否	否	是
		是	是	是	否	否	是
	3-腺癌	任何	任何	是	否	否	是
	3-PS/CC	任何	任何	是	是	是	是
		任何	任何	是	是	是	是
ⅢA	1	任何	任何	否	是	否/是	否
		任何	任何	是	是	是	是
	2~3	否	任何	否	是	是	否
		是	任何	任何	是	是	是
		任何	任何	是	是	是	是
ⅢB	任何	任何	任何	任何	是	是	是
ⅢC1	1	任何	任何	否	是	是	否
		任何	任何	是	是	是	是
	2~3	否	任何	否	是	是	否
		是	任何	任何	是	是	是
		任何	任何	是	是	是	是
ⅢC2	1	任何	任何	否	是	不适用	否
		任何	任何	是	是	不适用	是
	2~3	否	任何	否	是	不适用	否
		是	任何	任何	是	不适用	是

注:LVSI,淋巴血管间隙浸润;PLND,盆腔淋巴结清扫;PS,乳头状浆液性的组织学特征;CC,透明细胞组织学特征。
EBRT 根据子宫的风险因素和淋巴结受侵的状态/风险考虑。
ᵃ表示患者符合 GOG 249 研究的入组标准,应考虑盆腔放疗。

- 在盆腔检查评估穹窿愈合情况之后,阴道的近距离放射治疗应于手术后 12 周之内开始。
- EBRT 后的阴道近距离放射治疗,应于 EBRT 结束后的 2 周内开始。

22.3.1.1 初始评估和施源器的选择
- 详细的病史询问和体格检查。

- 实验室检查：CBC、CMP（电解质、LFT、BUN、Cr）。
- 影像学检查：
  - 临床Ⅰ期患者无须常规进行影像学检查。
  - 对于局部晚期患者，需行胸部/腹部/盆腔增强 CT。

22.3.1.2 施源器放置的评估
- 施源器放置后行薄层 CT 检查，用于 3D 治疗计划。
- 选择患者能容忍的最大直径的阴道柱状施源器。
- 核实施源器和阴道穹窿袖口的顶尖平齐而且能接触黏膜。
- 核实阴道长度。

22.3.1.3 靶区勾画
- 仅做近距离放射治疗：根据肿瘤的特征，阴道上部的 1/3～1/2。
- EBRT 之后的近距离放射治疗：阴道上部的 1/3～1/2。

22.3.1.4 治疗计划
- 术后子宫内膜癌的常用剂量和分次方案参见表 22.5。

表 22.5　术后子宫内膜癌的常用剂量和分次方案

（A）仅做阴道袖口近距离放射治疗

处方点	#分次	每次剂量(Gy)
阴道表面下 0.5 cm 深度	3	7
	4	5.5
	5	5
	6	2.5
阴道表面	4	8.5
	5	6
	6	4

（B）EBRT 后，阴道袖口近距离放射治疗加量照射方案（图 22.3）

EBRT 剂量和分次	处方点	#HDR 次数	每次剂量(Gy)
45 Gy/25 分次	表面	3	5
50.4 Gy/28 分次	表面	2	6

22.3.2 临床上无法手术的子宫内膜癌
- 根治放射治疗是其标准的治疗方案，包括近距离放射治疗＋/－外放射治疗。
- 不推荐仅采用外部放疗，单一的外放射治疗应只用于拒绝或者不适合近距离放射治疗的患者。
- 根治性放射治疗的方案建议见表 22.6。

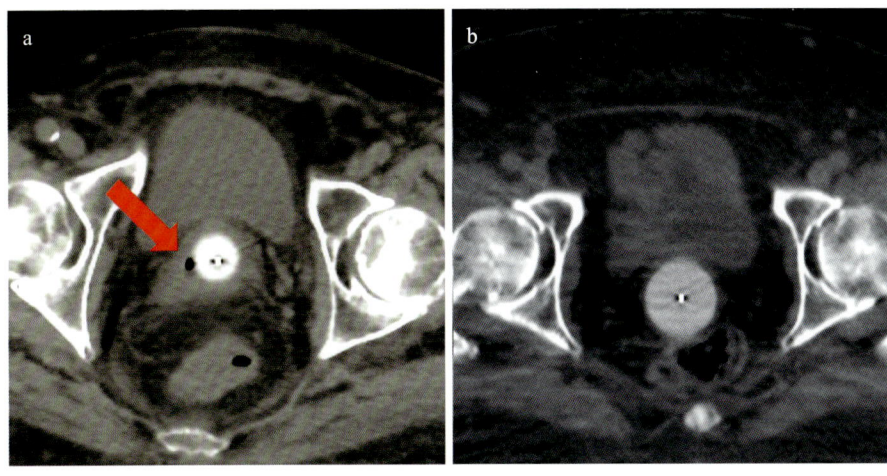

图 22.3　阴道袖口近距离放射治疗的施源器和组织间。a.在顶尖有个小气泡间隔（红色箭头）。b.没有气泡间隔

表 22.6　无法手术子宫癌的根治性放射治疗建议

AJCC 分期	级别	外部放疗	近距离放射治疗
Ⅰ	1	否	是
	2～3		是
Ⅱ	任何	盆腔放疗	是
ⅢC1	任何	盆腔放疗	是
ⅢC2	任何	EBRT	是

22.3.2.1　初始评估和施源器的选择
- 详细的病史询问和体格检查。
- 实验室检查：CBC、CMP（电解质、LFT、BUN、血清肌酐 Cr）。
- 影像学检查：推荐采用盆腔 MRI 以确定肿瘤的扩散程度。
- 对于子宫宽度＜4 cm 的患者，可选择宫腔管和柱状施源器组合或者宫腔管和环形施源器组合。
- 子宫宽度＞4 cm 的患者须使用双宫腔管施源器。

22.3.2.2　施源器放置的评估
- 施源器放置后行薄层 CT 检查，用于 3D 治疗计划。
- 若采用单个宫腔管，要确保宫腔管在子宫里面并到达宫底。
- 若采用双宫腔管，要确保宫腔管在子宫里面，最好其尖端在双边角以获得最佳剂量分布。

22.3.2.3　靶区勾画
- 采用 MRI 帮助勾画 GTV。
- CTV 须包括整个子宫、宫颈及阴道上 1～2 cm 部分。

22.3.2.4　治疗计划
- 术后子宫内膜癌的常用剂量和分次方案参见表 22.7。

22.3.3 局部复发子宫内膜癌

- 若患者从未接受过放射治疗或仅有一野外复发病灶,推荐对阴道或盆腔复发采用挽救性放射治疗。

表 22.7 无法手术治疗的子宫癌的常用剂量和分次方案

(A) 仅采用近距离放射治疗

♯HDR 分次	每次剂量(Gy)	$EQD2_{10}$ (Gy)
4	8.5	52.4
5	8	60
5	7.3	52.6
6	6.4	52.5
6	6	48

(B) EBRT 后,近距离放射治疗加量照射(图 22.4)

EBRT 剂量和分次	♯HDR 分次	每次剂量(Gy)	$EQD2_{10}$ (Gy)
45 Gy/25 分次	2	8.5	70.5
	3	6.5	71.1
	3	6.3	69.9
	4	5.2	70.6
	5	5	75
50.4 Gy/28 分次	2	6	65.6
	6	3.75	75.3

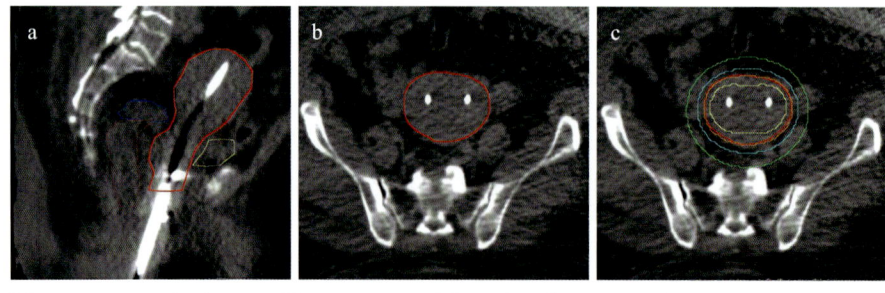

图 22.4 EBRT 之后用 Y 形施源器近距离放射治疗临床上无法手术的子宫内膜癌。a.施源器就位时的矢状面图。CTV-HR 呈红色,直肠呈棕色,乙状结肠呈蓝色,膀胱呈黄色。b.施源器就位时的轴状面图,CTV-HR 呈红色。c.轴状面显示的剂量分部。780 cGy 呈黄色,520 cGy 呈橙色,390 cGy 呈青色,260 cGy 呈绿色

- EBRT:45 Gy,25 分次。
- 近距离放射治疗:总剂量 EQD2 为 70~80 Gy。

- 对于曾接受盆腔照射后出现阴道复发的患者,应考虑挽救性外科手术。若无法手术,挽救性放射治疗可采用降低剂量的 EBRT 和近距离放射治疗±化疗的联合治疗方案。
- 降低剂量的 EBRT:30.6~36 Gy/17~20 分次。
- 近距离放射治疗的剂量取决于正常组织的耐受剂量和之前放射治疗的剂量。
• 对于曾接受盆腔照射后出现阴道外复发的患者,可考虑挽救性放射治疗,方案包括采用降低剂量的 EBRT 和(或)SBRT±化疗。
• 降低剂量的 EBRT 方案:30.6~36 Gy/17~20 分次。
• 考虑对大体肿瘤可采用 EBRT 或 SBRT 技术局部加量,剂量取决于正常组织的耐受剂量和先前的放疗剂量。

22.4 阴道癌

• 近距离放射治疗是保留器官根治术的一部分,可提高总生存率[13]。
• 根治性放射治疗是Ⅰ期阴道癌患者的首选治疗方案。对部分远端无尿道累及肿瘤的、非大体积的Ⅰ期阴道癌患者,也可选择手术治疗。
• 根治性联合放化疗是Ⅱ~ⅣA 期阴道癌患者的首选治疗方案。

22.4.1 初始评估和施源器的选择
• 详细的病史询问和体格检查。
• 实验室检查:CBC、CMP(电解质、LFTs、BUN、Cr)。
• 影像学检查:
  - 确诊时用于分期的胸部/腹部/盆腔增强 CT。
  - 若伴膀胱和(或)直肠侵犯的可能,需参考诊断时的盆腔 MRI[以及膀胱镜检查和(或)乙状结肠镜检查]。
• 组织间插植近距离放射治疗是标准方案。腔内施源器仅可考虑用于非常小且厚度≤5 mm 的肿瘤。
• 为了防止穿刺针误入肠道,可用经直肠超声影像引导组织间插植穿刺的操作。
• 完成操作后需行直肠指检,以确定穿刺导管未穿入直肠。

22.4.2 施源器放置的评估
• 施源器放置后行薄层 CT 或 MRI 检查,用于 3D 治疗计划。
  - 可在膀胱和直肠乙状结肠放置稀释的增强造影剂以帮助识别器官。
• 若采用组织间插植的穿刺针,评估穿刺针的肿瘤覆盖范围和是否邻近危及器官,尤其是直肠和肠道。

22.4.3 靶区勾画
• 盆腔 MRI 可帮助确定阴道上部和阴道旁的肿瘤范围。
• 阴道癌的靶区勾画参见表 22.8。

表 22.8 阴道癌近距离放射治疗的主要靶区与危及器官

结构名称	描述
GTV	近距离放射治疗时在 MRI 上可见的肿瘤
CTV-HR	GTV＋上下左右方向外扩 1 cm
CTV-IR	CTV-HR＋阴道里的微观侵犯（含所有最初的肿瘤）
膀胱	勾画膀胱外壁
直肠	从肛门括约肌以上至进入乙状结肠的过渡区，勾画直肠外壁
乙状结肠	从直肠乙状结肠弯曲处至子宫和宫外以上 2 cm 处，勾画乙状结肠外壁

- 阴道的照射靶区依赖于初诊时的肿瘤范围、治疗反应及是否伴多灶性疾病或不连续扩散等因素。

22.4.4 治疗计划
- 阴道癌放射治疗的常用剂量及分割方案详见表 22.9。
- 计划的剂量目标值详见表 22.10。

表 22.9 主诊阴道癌的常用剂量和分割方案

EBRT 剂量和分次	HDR 分次	每分次 CTV-HR 的剂量 (Gy)	CTV-HR $EQD2_{10}$ (Gy)
45 Gy/25 分次	3	7	74.1
	4	6	76.3
	5	4.5～5.5	71.5～79.8
	9	3	76.8
	10	3	73.6
50.4 Gy/28 分次	3	7	79.4
	5	4～5	72.9～80.9

表 22.10 阴道癌根治性近距离放射治疗靶区和危及器官目标剂量（图 22.5）

结构	剂量参数	理想目标 $EQD2_3$ (Gy)	最大剂量 $EQD2_3$ (Gy)
CTV-HR ($EQD2_{10}$)	$D_{90\%}$ (Gy)	下部 1/3 阴道：70～75 上部 2/3 阴道：75～80	—
膀胱	D_{2mL} (Gy)	≤80	≤90
直肠	D_{2mL} (Gy)	≤65	≤75
乙状结肠	D_{2mL} (Gy)	≤75	≤75

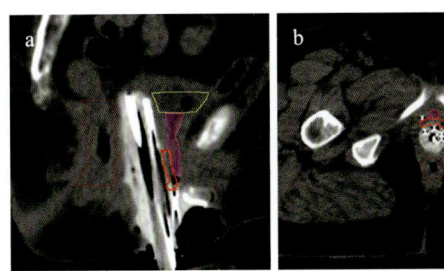
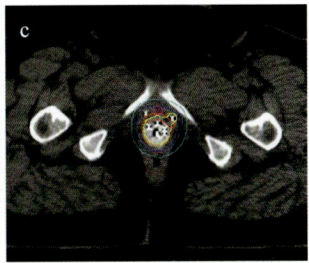

图 22.5 远端阴道癌和组织间插植的穿刺针。a.施源器就位时的矢状面图。红色为 CTV-HR，棕色线为直肠，品红色线为尿道，黄色线为膀胱。b.施源器就位时的轴状面图。c.轴状面图和剂量分布。黄色线为 600 cGy，橙色线为 500 cGy，蓝色线为 300 cGy，青色线为 200 cGy

- 总剂量的目标设定应该在 70~80 Gy，具体剂量取决于肿瘤在阴道的位置及相对于周围结构（如尿道）的位置。例如，近端阴道剂量可提高至 75~80 Gy，但远端阴道的剂量应减少到 70~75 Gy。
- 对伴有多灶性疾病或伴不连续扩散病灶的患者，通常给予整个阴道 60 Gy 的等效剂量，大体肿瘤残余病灶应增量至 70~80 Gy。

22.5 外阴癌

- 同步放化疗是Ⅱ~ⅣA 期外阴癌治疗的首选手段。对于扩散到阴道或无法承受初始阶段 EBRT 的患者，可考虑采用近距离放射治疗加量。
- 近距离放射治疗并非治疗Ⅰ期外阴癌的标准方案，仅应用于非医学原因而无法接受手术者。

（杨军 译，陆嘉德 审校）

参考文献

[1] Albuquerque K, Hrycushko BA, Harkenrider MM, Mayadev J, Klopp A, Beriwal S, et al. Compendium of fractionation choices for gynecologic HDR brachytherapy — an American Brachytherapy Society Task Group Report. Brachytherapy. 2019;18(4):429-36. https://doi.org/10.1016/j.brachy.2019.02.008.

[2] Haie-Meder C, Pötter R, Van Limbergen E, Briot E, De Brabandere M, Dimopoulos J, et al. Recommendations from Gynaecological (GYN) GEC-ESTRO Working Group (I): concepts and terms in 3D image based 3D treatment planning in cervix cancer brachytherapy with emphasis on MRI assessment of GTV and CTV. Radiother Oncol. 2005;74(3):235-45.

[3] Pötter R, Haie-Meder C, Van Limbergen E, Barillot I, De Brabandere M, Dimopoulos J, et al. Recommendations from gynaecological (GYN) GEC ESTRO working group (II): concepts and terms in 3D image-based treatment planning in cervix cancer brachytherapy-3D dose volume parameters and aspects of 3D image-based anatomy, radiation physics, radiobiolo.Radiother Oncol. 2006;78(1):67-77.

[4] Dimopoulos JCA, Petrow P, Tanderup K, Petric P, Berger D, Kirisits C, et al. Recommendations from Gynaecological (GYN) GEC-ESTRO Working Group (IV): basic principles and parameters for MR imaging within the frame of image based adaptive cervix cancer brachytherapy. Radiother Oncol. 2012;103(1):113-22. https://doi.org/10.1016/j.radonc.2011.12.024.

[5] Mayadev J, Viswanathan A, Liu Y, Li C-S, Albuquerque K, Damato AL, et al. American Brachytherapy Task Group

Report: a pooled analysis of clinical outcomes for high-dose-rate brachytherapy for cervical cancer. Brachytherapy. 2017; 16(1): 22-43. https://www.sciencedi-rect.com/science/article/pii/S1538472116300150?via%3Dihub.

[6] Han K, Milosevic M, Fyles A, Pintilie M, Viswanathan AN. Trends in the utilization of brachytherapy in cervical cancer in the United States. Int J Radiat Oncol. 2013; 87(1): 111–9. https://www.sciencedirect.com/science/article/pii/S0360301613005956?via%3Dihub.

[7] Robin TP, Amini A, Schefter TE, Behbakht K, Fisher CM. Disparities in standard of care treatment and associated survival decrement in patients with locally advanced cervical cancer. Gynecol Oncol. 2016; 143(2): 319–25. https://www.sciencedirect.com/science/article/pii/S0090825816314123?via%3Dihub.

[8] Keys HM, Roberts JA, Brunetto VL, Zaino RJ, Spirtos NM, Bloss JD, et al. A phase III trial of surgery with or without adjunctive external pelvic radiation therapy in intermediate risk endometrial adenocarcinoma: a Gynecologic Oncology Group study. Gynecol Oncol. 2004; 92(3): 744–51. http://www.ncbi.nlm.nih.gov/pubmed/14984936.

[9] Naumann RW, Coleman RL. The use of adjuvant radiation therapy in early endometrial cancer by members of the Society of Gynecologic Oncologists in 2005. Gynecol Oncol. 2007; 105(1): 7–12. https://linkinghub.elsevier.com/retrieve/pii/S0090825806009164.

[10] Randall ME, Filiaci V, McMeekin DS, von Gruenigen V, Huang H, Yashar CM, et al. Phase III trial: adjuvant pelvic radiation therapy versus vaginal brachytherapy plus paclitaxel/carboplatin in high-intermediate and high-risk early stage endometrial cancer. J Clin Oncol. 2019; 37(21): 1810–8. http://ascopubs.org/doi/10.1200/JCO.18.01575.

[11] Creutzberg CL, Nout RA, Lybeert MLM, Wárlám-Rodenhuis CC, Jobsen JJ, Mens J-WM, et al. Fifteen-year radiotherapy outcomes of the randomized PORTEC-1 trial for endometrial carcinoma. Int J Radiat Oncol. 2011; 81(4): e631–8. http://www.ncbi.nlm.nih.gov/pubmed/21640520.

[12] Kong A, Johnson N, Kitchener HC, Lawrie TA. Adjuvant radiotherapy for stage I endometrial cancer: an updated cochrane systematic review and meta-analysis. J Natl Cancer Inst. 2012; 104(21): 1625–34. https://academic.oup.com/jnci/article-lookup/doi/10.1093/jnci/djs374.

[13] Orton A, Boothe D, Williams N, Buchmiller T, Huang YJ, Suneja G, et al. Brachytherapy improves survival in primary vaginal cancer. Gynecol Oncol. 2016; 141(3): 501–6. http://www.ncbi.nlm.nih.gov/pubmed/27036631.

23

外阴癌
Vulvar Cancer

Allison E. Garda, Loren K. Mell, Ivy A. Petersen

23.1 引言

外阴癌是癌症放射治疗中极为复杂的疾病之一，主要原因在于其治疗照射体积大，靶区结构复杂，治疗相关并发症发生率相对较高。针对晚期病变采取高强度放化疗时，这一问题尤为突出。IMRT已被广泛用于临床实践及当前开展的临床试验中。相比于传统放疗技术，多数已发表的研究结果显示IMRT能显著降低并发症并改善治疗效果。靶区勾画共识的发表也极大地提高了治疗实施质量，而不断发展的治疗计划建议，更促进了研究机构间标准化治疗方法的形成和推广。

23.2 基本原则

- 外阴癌治疗首选手术治疗。对于部分肿瘤体积小且边界清晰的患者，常选择根治性外阴切除术或者广泛局部切除术。大部分患者需要通过腹股沟及盆腔淋巴结清扫术或前哨淋巴结活检术进行淋巴结评估，特别是肿瘤浸润深度＞3 mm、LVSI和（或）高级别病变的患者。
- 放射治疗通常用于术后伴高危因素的患者，包括LVSI、肿瘤浸润深度＞5 mm、手术切缘＜8 mm、显微镜下切缘阳性、3级病变和（或）阳性淋巴结[1-3]。研究数据显示，近切缘（如＜5 mm）可作为辅助治疗指征[4-6]。
- 术前放射治疗适用于无法手术切除的患者[7,8]。在许多治疗中心，这些患者同时接受化

A. E. Garda · I. A. Petersen (✉)
Department of Radiation Oncology, Mayo Clinic, Rochester, MN, USA
e-mail: Garda.Allison@mayo.edu; petersen.ivy@mayo.edu

L. K. Mell
Department of Radiation Medicine and Applied Sciences, University of California San Diego,
La Jolla, CA, USA
e-mail: lmell@ucsd.edu

疗[9-11]。不可切除的局部晚期患者在放化疗后有较高的临床和病理缓解率[12]，这也是近期完成的一项前瞻性Ⅱ期临床试验的主要研究内容[13]。
- 外阴癌的标准放射治疗方案是盆腔-腹股沟区照射。近距离治疗在外阴癌治疗中较少应用，除非阴道切缘阳性或因医学原因而无法手术。

23.3 外阴癌 IMRT

- 鉴于外阴癌放射治疗体积较大且妇科恶性肿瘤中 IMRT 经验日益丰富，IMRT 在外阴癌放射治疗中受到越来越多的关注。近期完成的美国妇科肿瘤学组（GOG）0279 研究即要求对局部晚期病变根治性放疗采取 IMRT 技术[13]。
- 剂量学研究和初步临床研究表明，相较于常规治疗，接受 IMRT 的外阴癌患者在正常组织保护上表现更优，急性和慢性毒性反应的发生率也更低[14-17]。然而，相关长期疗效的临床数据尚较为有限。
- 针对外阴癌精确放射治疗靶区勾画和治疗计划的共识业已发表，包括靶区勾画图谱[18]。

23.4 模拟定位

- 外阴癌 IMRT 的患者在模拟定位时应采取仰卧位，适当蛙状腿位，同时对上半身和下半身采取个体化固定，以减少皮肤褶皱产生。
- 患者的血管系统可以作为淋巴结的标志物，有助于进行静脉造影剂增强 CT 模拟扫描。
- 模拟定位时，于肛门放置定位标志物。
- 勾画大体肿瘤时，建议使用不透射线的导丝标记肉眼可见的肿瘤病灶或手术瘢痕来辅助。
- 建议所有患者在模拟定位时，于外阴部位覆盖 0.5～1 cm 的组织补偿物，特别是术前治疗或有明显大体病灶的患者。若临床判断皮肤受累，应在腹股沟处使用补偿材料。
- 模拟定位时，应分别获取膀胱充盈和排空状态下的影像，并对局部晚期患者生成 ITV[19]，特别是阴道、尿道和（或）直肠受累的病例。如果在模拟定位时直肠扩张超过 3.5 cm，应在肠道准备后重新进行模拟扫描。

23.5 图像配准

- 术前放射治疗和根治性放射治疗的患者中，PET/CT 有助于 GTV 的定义和勾画。
- 增强盆腔 MRI（结合或不结合阴道凝胶使用）有助于完整勾画原发肿瘤的范围，并评估肿瘤与邻近正常组织之间的关系。

23.6 靶区勾画

- 外阴癌患者靶区勾画包括 GTV（在术前或根治性治疗下）和 2 个 CTV。CTV_1 包括 GTV

（如适用）、未受侵犯的外阴组织，以及周围软组织。CTV_2 包括盆腔和双侧腹股沟区淋巴结。CTV_3 包括针对原发灶和（或）病变淋巴结的加量照射区域。每个 CTV 外扩形成 PTV。
- 靶区详细描述参见表 23.1。
- 加量靶区描述参见表 23.2。
- 图 23.1 和图 23.2 分别展示根治性和术后放射治疗的靶区勾画图谱。

表 23.1　外阴癌患者 IMRT 放疗靶区

靶区	定义与描述
GTV	查体、CT 或 PET/CT 图像所见原发肿瘤（仅适用于术前或根治性治疗）
	盆腔和腹股沟淋巴结：≥1.5 cm、活检证实和（或）FDG 高摄取的淋巴结
CTV_1	GTV 及其余未受累外阴和符合以下特征的邻近软组织：
	若 GTV 超过外阴，CTV_1 包括这些区域，外加 1 cm 边界
	若原发肿瘤累及阴道：大体肿瘤外加 3 cm 阴道
	若原发肿瘤累及肛门、肛管或膀胱：大体肿瘤外加 2 cm 肛门或膀胱
	若原发肿瘤累及尿道周围：大体肿瘤外加 2 cm 尿道
	若原发肿瘤扩展至尿道中段或近端：包括整个尿道和膀胱颈
	若原发肿瘤位于阴蒂前方：大体肿瘤外扩 2 cm，包括支撑阴蒂的悬韧带（延伸至耻骨）
CTV_2	双侧盆腔和腹股沟淋巴结引流区
	盆腔淋巴结（髂总动脉[a]、髂外动脉、髂内动脉及闭孔淋巴结区域）定义为盆腔血管及其周围 7 mm，除外未受侵犯的骨骼、肌肉和肠道组织
	阴道受侵的患者，包括骶前区域。该区包括 S1—S2 椎体前方（至少 1 cm）的软组织部分
	肛门/直肠受累的患者，应包括直肠周淋巴结
	腹股沟淋巴结区，上界在髂外动脉离开骨盆形成股动脉处；下界在大隐静脉和股静脉交汇处下方 2 cm 或小转子水平；外侧界为髂腰肌内侧缘；内侧界为长收肌外侧缘或耻骨肌内侧缘末端；后界为髂腰肌外侧缘及耻骨肌前侧面；内界及前界为缝匠肌前缘。股动静脉后方和侧方不外扩。任何在邻近脂肪/软组织中可见的淋巴结都应包括在内[b]
PTV_1	CTV_1 + 5～10 mm[c]
PTV_2	CTV_2 + 5～7 mm[c]

注：最终的 PTV 为 PTV_1 和 PTV_2 的集合：$PTV = PTV_1 \cup PTV_2$，可能需要在腹股沟淋巴结区域缩回皮下。
[a] 到 L4-L5 水平。很多患者并未包含整个髂总淋巴结区域。对于盆腔淋巴结阴性患者，一些医疗中心并不包括髂总淋巴结，其治疗靶区的上界限制在骶髂关节。
[b] 盆腔-腹股沟淋巴结应视为一个整体区域而不是血管周围区域。
[c] PTV 外扩基于每日 CBCT 软组织配准的图像引导。如果没有使用每日 CBCT，外扩应增加至 1 cm。

表 23.2　原发肿瘤和转移淋巴结加量靶区

靶区	定义与描述
GTV	查体、CT 或 PET/CT 图像所见原发肿瘤
	盆腔和腹股沟淋巴结：≥1.5 cm、活检证实和（或）FDG 摄取增高的淋巴结

续 表

靶区	定义与描述
CTV_3	$GTV_{原发}+2\,cm$，解剖学上限制在 CTV_1 内
PTV_3	$CTV_3+5\sim7\,mm^a$
	$GTV_{淋巴结}+5\,mm^a$

注：[a] PTV 外扩基于每日 CBCT 软组织配准的图像引导。如果没有使用每日 CBCT，外扩应增加至 1 cm。

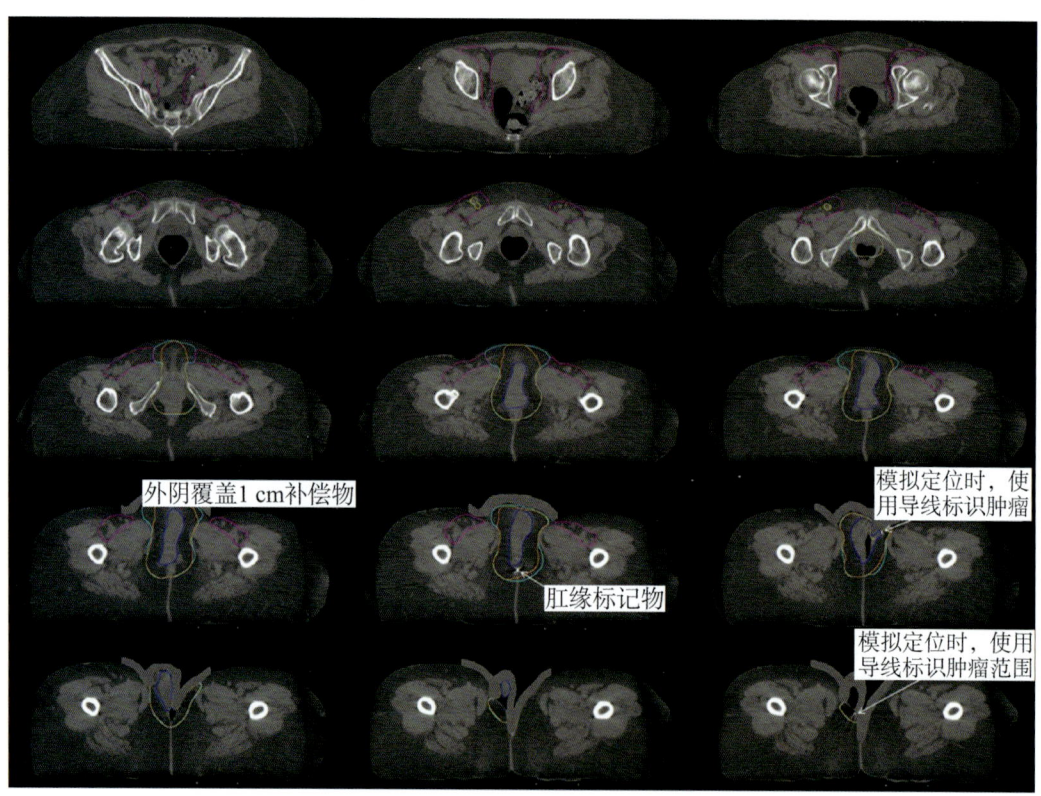

图 23.1 根治性放射治疗。一位罹患 FIGO 分期ⅢB 期外阴癌的患者，病灶局限在外阴部位，由于紧邻尿道口和阴道，无法手术切除，右侧腹股沟有两个 FDG 摄取活跃的淋巴结。患者接受根治性 IMRT 与同步化疗。原发灶 GTV 由蓝色线勾画。CTV_1（青色线）包括整个外阴区域，除外邻近的骨骼和肌肉组织。CTV_2（红色线）包含了盆腔和盆腔腹股沟区淋巴结。盆腔淋巴结和原发肿瘤照射 45 Gy/25 分次。双侧盆腔和腹股沟淋巴结区照射 50 Gy/25 分次。PTV_3 包括 FDG 摄取增高的右侧腹股沟淋巴结（黄色线）外扩 5 mm，同步加量至 62.5 Gy/25 分次。CTV_3（橙色线）是原发灶 GTV 外扩 2 mm，限制在 CTV_1 内，序贯加量 14 Gy/7 分次（总剂量 64 Gy/32 分次）。基于每日 CBCT，PTV 各向外扩 5 mm

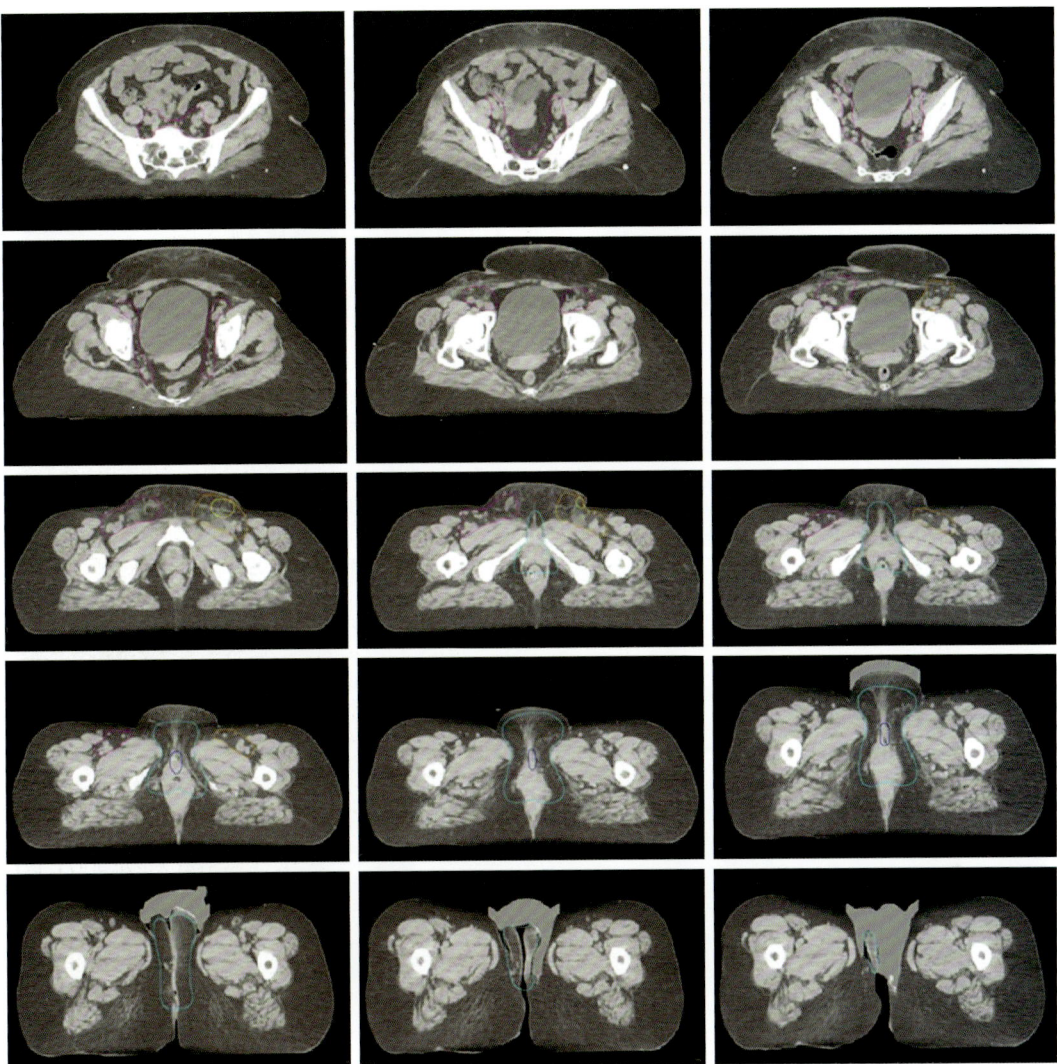

图 23.2 术后辅助放射治疗。一位罹患 FIGO 分期ⅢA 的外阴癌患者（术前原发病灶为蓝色线范围）。患者接受了广泛性局部切除，切除大体所见左侧腹股沟区肿大淋巴结（术前淋巴结以黄色线标识）并在外院接受双侧前哨淋巴结切除。最终病理显示 4cm 中分化腺癌，浸润深度 0.4cm，无脉管瘤栓侵犯，切缘 7mm。左侧腹股沟区 3cm 大小的非前哨淋巴结受累，无包膜外扩散。2 处右侧和 1 处左侧前哨淋巴结未见转移。患者接受辅助 IMRT 和同步化疗。盆腔和右侧盆腔-腹股沟淋巴结区（红色线）照射 45Gy，外阴（青色线）50Gy，左侧盆腔-腹股沟淋巴结区（橙色线）55Gy，均 25 次分割。基于每日 CBCT，PTV 各向外扩 5mm

- 图 23.3 展示了源自诊疗共识的靶区勾画[18]和具有 IMRT 经验的专业临床医生间靶区勾画差异程度。在 NRG 肿瘤学网站上可以找到靶区勾画图谱[20]。

23.7 处方推荐

- 表 23.3 提供了推荐的剂量和分割方案。

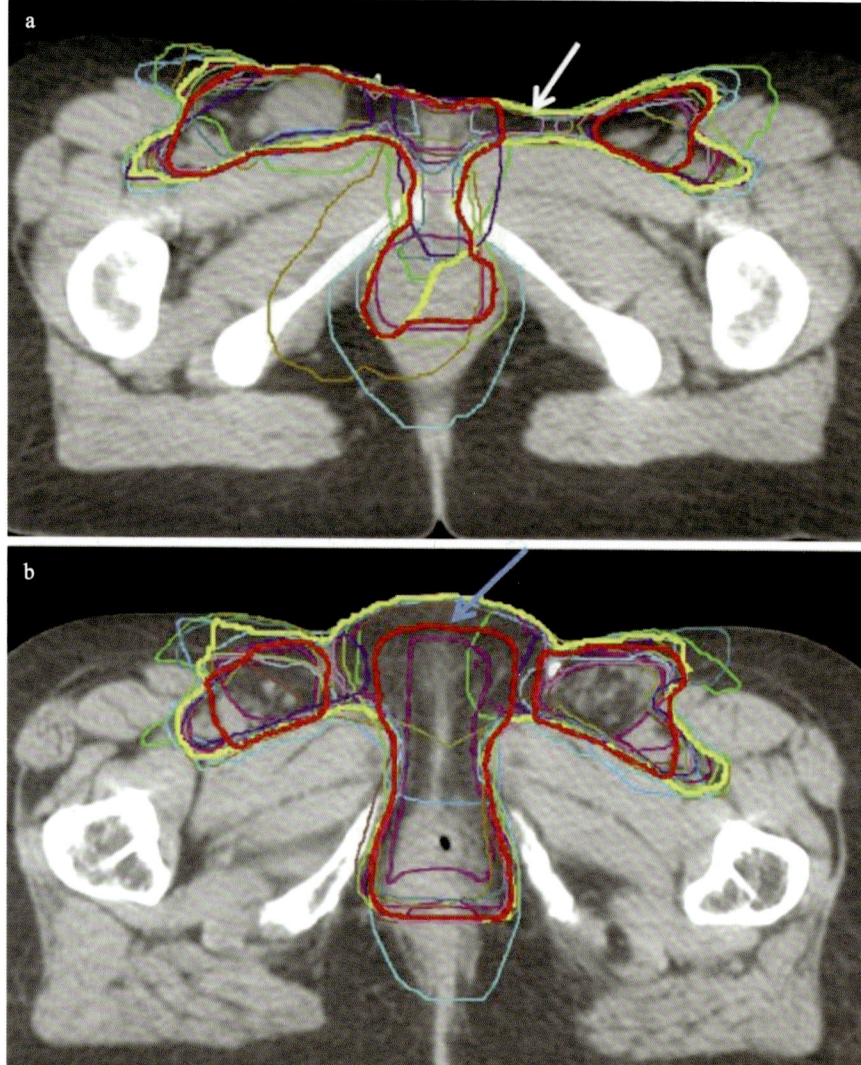

图 23.3 一位罹患局部晚期外阴癌(病例 1)患者(a)和一位罹患外阴癌术后(病例 2)患者(b)的共识靶区(黄色),调整后的共识靶区(红色)和 14 名医生个人勾画靶区。调整后的共识靶区从阴道与腹股沟(白箭头)之间的空间及皮肤表面(蓝箭头)处缩回,考虑该区域风险较低(来自 Gaffney 等[18],经许可后使用)

- 原发病灶加量根据治疗反应和病变部位,可采取序贯 IMRT、电子线或近距离治疗。
- 根治性治疗序贯加量时,建议在加量前重新扫描并调整靶区。
- 使用 IMRT 技术时,伴转移淋巴结的靶区可采用同步加量(SIB)技术。常见的 SIB 方案为盆腔照射 45 Gy/25 分次,阳性盆腔淋巴结 2.25 Gy/分次(加上 PTV 外扩),阳性腹股沟淋巴结 2.5 Gy/分次(加上 PTV 外扩)。

表 23.3　推荐剂量分割方案

放疗时间	PTV$_1$	PTV$_2$	PTV$_3$
术前	45～50.4 Gy/(25～28)分次	45～50.4 Gy/(25～28)分次	57.5 Gy/32 分次[12]
根治性	45～50.4 Gy/(25～28)分次	45～50.4 Gy/(25～28)分次	原发病灶： 59.4～70.2 Gy/(33～39)分次 淋巴结[a]： 59.4～70.2 Gy/(33～39)分次
辅助	45～50.4 Gy/(25～28)分次[b]	45～50.4 Gy/(25～28)分次 ENE： 54～64 Gy/(30～32)分次	原发病灶残留： 64～66 Gy/(32～33)分次

注：ENE, extranodal extension, 结外侵犯。
[a] 若采用淋巴结同步加量技术，在 25 分次照射内计算等效 EQD2 剂量。
[b] 对于近切缘/切缘阳性或脉管瘤栓侵犯，考虑更高剂量。

23.8　危及器官

- 外阴癌放射治疗相关的危及器官（OAR）详细描述见表 23.4，OAR 的剂量限制参见表 23.5。
- 治疗计划中考虑的危及器官主要包括肠道、膀胱、直肠、肛门和双侧股骨头。对于正在接受化疗的女性患者，盆腔骨髓也可能被纳入考虑范围。
- 小肠的剂量限制优先于淋巴结 SIB 考虑。

表 23.4　外阴癌放疗中的危及器官

器官	定义与描述
小肠	腹部内容物（不包括肌肉和骨骼）。下界起始于最低的小肠或大肠，或者直肠上方，以最低者为准。至少勾画至 PTV 最高点上 2 cm
直肠	直肠外壁的勾画自坐骨结节开始，向上至直肠失去其圆形形态并与前方的乙状结肠连接
肛门	肛门外壁勾画从模拟定位时通过不透射线的标记标识出肛缘至轴位面的坐骨结节水平。肛管的大致长度约为 4 cm
乙状结肠	乙状结肠从肛管终止处开始勾画，直至与侧方升结肠为止
膀胱	膀胱外壁自膀胱底部开始勾画，上界止于膀胱顶部
骨髓	盆骨作为骨盆骨髓的替代 包括以下区域：髂骨、L5 椎体、整个骶骨、髋臼和近端股骨
近端股骨	股骨头和颈部的勾画从坐骨结节最低点开始，向上至股骨头顶端，包括股骨转子部

表 23.5 外阴癌放疗的正常组织剂量限制

关键结构	推 荐[a]
小肠	最大剂量≤52 Gy[b]
小肠	剂量≥40 Gy 的体积≤30%
小肠	剂量≥45 Gy 的体积<195 cm³
直肠	剂量≥40 Gy 的体积≤80%
肛门	剂量≥40 Gy 的体积≤80%,最大剂量≤65 Gy[c]
膀胱	剂量≥45 Gy 的体积≤35%
股骨头	剂量≥30 Gy 的体积≤50%
股骨头	剂量≥45 Gy 的体积≤35%
股骨头	剂量≥44 Gy 的体积≤5%
骨髓	剂量≥40 Gy 的体积≤37%
骨髓	剂量≥10 Gy 的体积≤90%
骨髓	剂量≥20 Gy 的体积≤80%

注:[a] 基于 RTOG 1203[21] 和 RTOG 0529[22] 研究中的限制条件,在共识指南[18]中推荐,并且当前在明尼苏达州罗切斯特市的梅奥诊所实际应用。
[b] 在放射治疗计划中,小肠的剂量限制优先于 PTV(盆腔淋巴结加量)体积的覆盖。
[c] 在肿瘤紧邻或累及肛门的情况下,可能无法满足上述要求。

23.9 图像引导放射治疗

每日图像引导主要包括千伏级(kV)X 线和(或)CBCT。首选 CBCT 进行每日校位,并与软组织匹配校正。

(王晨 曾政 译,张福泉 审校)

参考文献

[1] Gaffney DK, Du Bois A, Narayan K, et al. Patterns of care for radiotherapy in vulvar cancer: a Gynecologic Cancer Intergroup study. Int J Gynecol Cancer. 2009;19(1):163-7.
[2] Heaps JM, Fu YS, Montz FJ, Hacker NF, Berek JS. Surgical-pathologic variables predictive of local recurrence in squamous cell carcinoma of the vulva. Gynecol Oncol. 1990;38(3):309-14.
[3] Homesley HD, Bundy BN, Sedlis A, Adcock L. Radiation therapy versus pelvic node resection for carcinoma of the vulva with positive groin nodes. Obstet Gynecol. 1986;68(6):733-40.
[4] Baiocchi G, Mantoan H, de Brot L, et al. How important is the pathological margin distance in vulvar cancer? Eur J Surg Oncol. 2015;41(12):1653-8.
[5] Nooij LS, van der Slot MA, Dekkers OM, et al. Tumour-free margins in vulvar squamous cell carcinoma: does distance really matter? Eur J Cancer. 2016;65:139-49.
[6] Chan JK, Sugiyama V, Pham H, et al. Margin distance and other clinico-pathologic prognostic factors in vulvar carcinoma: a multivariate analysis. Gynecol Oncol. 2007;104(3):636-41.
[7] Acosta AA, Given FT, Frazier AB, Cordoba RB, Luminari A. Preoperative radiation therapy in the management of squa-

mous cell carcinoma of the vulva: preliminary report. Am J Obstet Gynecol. 1978;132(2):198-206.
[8] Boronow RC. Combined therapy as an alternative to exenteration for locally advanced vulvovaginal cancer: rationale and results. Cancer. 1982;49(6):1085-91.
[9] Landoni F, Maneo A, Zanetta G, et al. Concurrent preoperative chemotherapy with 5-fluorouracil and mitomycin C and radiotherapy (FUMIR) followed by limited surgery in locally advanced and recurrent vulvar carcinoma. Gynecol Oncol. 1996;61(3):321-7.
[10] Moore DH, Thomas GM, Montana GS, Saxer A, Gallup DG, Olt G. Preoperative chemoradiation for advanced vulvar cancer: a phase II study of the Gynecologic Oncology Group. Int J Radiat Oncol Biol Phys. 1998;42(1):79-85.
[11] Thomas G, Dembo A, DePetrillo A, et al. Concurrent radiation and chemotherapy in vulvar carcinoma. Gynecol Oncol. 1989;34(3):263-7.
[12] Moore DH, Ali S, Koh WJ, et al. A phase II trial of radiation therapy and weekly cisplatin chemotherapy for the treatment of locally-advanced squamous cell carcinoma of the vulva: a gynecologic oncology group study. Gynecol Oncol. 2012;124(3):529-33.
[13] ClinicalTrials.gov. Gynecologic Oncology Group 0279: radiation therapy, gemcitabine hydrochloride, and cisplatin in treating patients with locally advanced squamous cell cancer of the vulva. n.d.. https://ClinicalTrials.gov/show/NCT01595061. Accessed 26 Mar 2020.
[14] Bloemers MC, Portelance L, Ruo R, Parker W, Souhami L. A dosimetric evaluation of dose escalation for the radical treatment of locally advanced vulvar cancer by intensity-modulated radiation therapy. Med Dosim. 2012;37(3):310-3.
[15] Beriwal S, Heron DE, Kim H, et al. Intensity-modulated radiotherapy for the treatment of vulvar carcinoma: a comparative dosimetric study with early clinical outcome. Int J Radiat Oncol Biol Phys. 2006;64(5):1395-400.
[16] Beriwal S, Coon D, Heron DE, et al. Preoperative intensity-modulated radiotherapy and chemotherapy for locally advanced vulvar carcinoma. Gynecol Oncol. 2008;109(2):291-5.
[17] Beriwal S, Shukla G, Shinde A, et al. Preoperative intensity modulated radiation therapy and chemotherapy for locally advanced vulvar carcinoma: analysis of pattern of relapse. Int J Radiat Oncol Biol Phys. 2013;85(5):1269-74.
[18] Gaffney DK, King B, Viswanathan AN, et al. Consensus recommendations for radiation therapy contouring and treatment of vulvar carcinoma. Int J Radiat Oncol Biol Phys.2016;95(4):1191-200.
[19] Small W Jr, Mell LK, Anderson P, et al. Consensus guidelines for delineation of clinical target volume for intensity-modulated pelvic radiotherapy in postoperative treatment of endometrial and cervical cancer. Int J Radiat Oncol Biol Phys. 2008;71(2):428-34.
[20] https://www.nrgoncology.org/ciro-gynecologic. Accessed 26 Mar 2020.
[21] Klopp AH, Yeung AR, Deshmukh S, et al. Patient-reported toxicity during pelvic intensity-modulated radiation therapy: NRG oncology-RTOG 1203. J Clin Oncol. 2018;36(24):2538-44.
[22] Kachnic LA, Winter K, Myerson RJ, et al. RTOG 0529: a phase 2 evaluation of dose-painted intensity modulated radiation therapy in combination with 5-fluorouracil and mitomycin-C for the reduction of acute morbidity in carcinoma of the anal canal. Int J Radiat Oncol Biol Phys.2013;86(1):27-33.

24

妇科肿瘤的先进治疗技术
Advanced Technologies and Treatment Techniques for Gynecologic Malignancies

Casey W. Williamson, Whitney Sumner, Loren K. Mell

24.1 基本原则

- 局部晚期妇科肿瘤的疗效仍不尽理想，且治疗导致的毒副反应会限制治疗的实施。因此，需要寻找可提高治疗强度并减少毒副反应的治疗手段。
- IMRT已经成为宫颈癌和子宫内膜癌根治性及术后EBRT的标准治疗方式。然而，由于前瞻性随机临床研究的数据有限，临床上对于常规采用IMRT仍存在一定的争议。
- 每日图像引导调强放射治疗（image-guided intensity-modulated radiation therapy，IG-IMRT）能够提高靶区和危及器官的精度，能够保证更加优化的治疗计划，同时维持肿瘤杀伤的剂量。
- 自适应放疗计划可以考虑到治疗过程中肿瘤和解剖结构的变化，有望进一步提升靶区覆盖度，减少危及器官的照射。
- 保护骨髓的IMRT可降低血液毒性。
- SBRT可作为不适合或拒绝近距离治疗的患者根治性治疗的加量方式。此外，SBRT还能对既往接受过放疗的区域、局限性复发或转移灶提供高剂量放射治疗。
- 尽管与传统放疗和（或）IMRT比较的高质量证据有限，质子射线放射治疗因其剂量快速跌落的特点而有望降低治疗相关的毒副反应。

24.2 图像引导

- IMRT减少了靶区的体积，使得精确且适形的治疗计划成为可能。然而，这要求靶区结构和

C. W. Williamson · W. Sumner · L. K. Mell (✉)
Department of Radiation Medicine and Applied Sciences, University of California San Diego,
La Jolla, CA, USA
e-mail: cwwillia@health.ucsd.edu; wsumner@health.ucsd.edu; lmell@health.ucsd.edu;
lmell@ucsd.edu

危及器官的精准勾画，以及合理处理器官运动度及摆位不确定性的问题。盆腔内的器官分次内和分次间都会发生运动。

- IG-IMRT 相较于单独 IMRT，能显著改善血液毒性及胃肠道毒性[1,2]。
  - 每日治疗时可采用 kV 图像技术，基于骨性结构与模拟 CT 的位置进行校准。
  - 每日扫描 CBCT，相比于模拟定位，能够更好地识别直肠和膀胱充盈状态的变化。应用基于形状模型的 PTV 外扩方法，结合每日 CBCT 影像引导，能取得良好的 95% 等剂量线靶区覆盖效果[3]。
  - 图 24.1 展示了一位患者治疗前每日 CBCT，发现膀胱和直肠充盈状态的变化导致宫颈移出了 PTV。

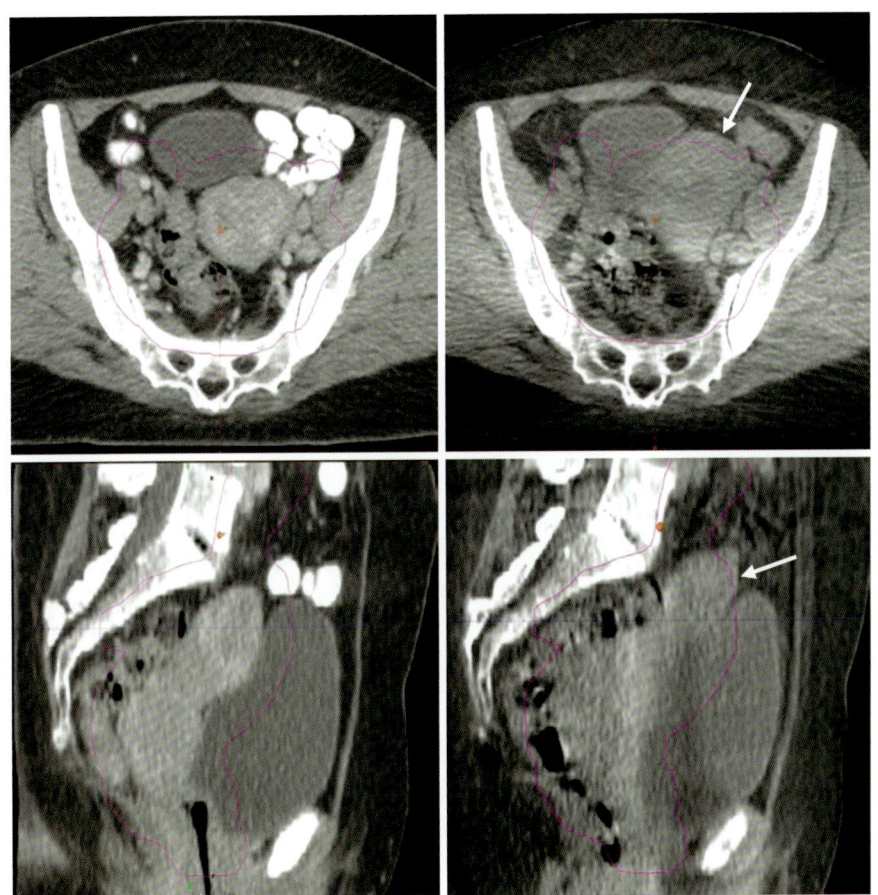

图 24.1　比较患者解剖结构与计划靶区（PTV，粉色线）在定位 CT（左列）和治疗前 CBCT 扫描（右列）的情况。该患者为 FIGO 2009 分期 ⅡB 期宫颈癌，伴有盆腔和腹主动脉旁淋巴结转移。膀胱和直肠充盈状态的变化导致宫颈的一部分超出 PTV（白色箭头所示）

24.3　骨髓保护的 IMRT

- IMRT 技术可用于盆腔放疗患者的骨髓保护，并已证实能减少血液毒性[2,4]。

- 可以通过多种方法实现：
  - 基于 PET/CT 的 IG-IMRT 可通过勾画盆腔轮廓并将 SUV 值高于平均 SUV 值的骨内区域定义为活性骨髓区域，后续对骨髓剂量限制[2,5]。
  盆腔骨髓的剂量限制，依据 NTCP 模型设置了硬性与软性约束条件[6]：
    - 软性要求：平均剂量≤27 Gy，V10(%)≤85.5%，V20(%)≤66%。
    - 硬性要求：平均剂量≤29 Gy，V10(%)≤90%，V20(%)≤75%。
  活性骨髓区域：
    - 软性要求：平均剂量≤28.5 Gy，V10(%)≤90%，V20(%)≤70%。
    - 硬性要求：平均剂量≤30 Gy，V10(%)≤90%，V20(%)≤75%。
  - 如果缺乏 PET/CT，基于图谱的方法勾画可行且具有一定优势[5]。
  - 缺乏 PET/CT 时的另一选择是根据定位 CT 中骨内低密度区域来判定骨髓，并据此设定剂量限制条件[4]。

24.4 自适应放疗计划

- 自适应放疗计划可以细分为三大类：分次间的离线调整、分次前的在线即时调整，以及治疗过程中的实时调整。
- 现已提出几种可考虑的自适应方法：
  - "每日计划"技术，该技术根据不同靶区和器官运动情况生成一套个体化的治疗计划库，利用治疗前的 CBCT 来选择与当天靶区和危及器官相似的计划。
  - 通过每周进行 MRI 扫描定期重新制订计划。
  - 利用图像配准技术来模拟靶区和危及器官的累积剂量。
- 线下自适应放疗（adaptive RT，ART）：
  - 线下自适应放疗是指在治疗分次间生成新的治疗计划的方式，适用于体重显著减轻或靶区大小发生明显变化的患者。
  - 如果无法基于治疗室获取的影像进行改野，可能需要重新模拟定位扫描。
  - 利用图像配准技术，可以结合治疗前的影像数据和（或）中间阶段的诊断影像（如 MRI、PET/CT）来制订新的治疗计划。
  - 高级的治疗计划系统支持自动剂量监测和剂量-体积指标计算，可在线下复核决定是否需要重新规划治疗方案。
- 线上 ART：
  - 直肠和膀胱充盈状态的变化可能导致靶区和危及器官位移，在模拟 CT 中可能无法完全体现。
  - 新兴技术能够使用迭代 CBCT 进行剂量计算，基于治疗前影像进行每日重新计划[7]，或者基于 MRI 进行线上放疗计划[8]。

24.5 质子射线放射治疗

- 相较于光子放射治疗，质子射线放射治疗的优势是其剂量逐渐递增至布拉格峰（Bragg

peak)并在靶区远端迅速跌落。
- 因此,质子射线放射治疗有可能减少 OAR 的剂量,特别是在入射野远端;也可在保证靶区剂量足够的同时,减少总剂量。
- 对于腹主动脉旁淋巴结的治疗及再程照射,质子射线放射治疗相较于 IMRT 可能更具优势。
- 剂量学研究和早期临床研究结果显示,相较于 IMRT,质子射线放射治疗对邻近正常结构(如肠道、膀胱和骨髓)的剂量控制有所改善[9]。
- 质子射线放射治疗还可能在绝经前女性中实现对卵巢更好的保护。例如,可将一侧卵巢的平均剂量降至 <15 Gy[10]。
- 对于根治性治疗,质子射线的相对生物效应(relative biological effectiveness,RBE)假定为 1.1。靶区的剂量设定应与光子放射治疗一致。
- 质子射线放射治疗的 GTV 和 CTV 的勾画,请参考根治性 EBRT 章节的内容。PTV 是基于质子射线范围不确定(range uncertainty)的特定束流计算得出的。应避免采用重要危及器官位于靶区远端的束流设野方向。图 24.2 显示了一位接受调强质子放射治疗(IMPT)患者的图像示例。
- 质子射线放射治疗可以作为无法接受近距离治疗患者的一种替代加量治疗手段,因为相比于 VMAT,质子射线放射治疗在膀胱、肠道、股骨头及直肠区域具有剂量学优势。例如,在经过 3 周的同步放化疗后,利用 MRI 明确的加量 CTV,给予相当于 30 Gy 剂量的 5 分次照射,以此替代近距离放疗[11]。
- 然而,值得注意的是,目前尚缺乏高质量的前瞻性证据证实这一方法的有效性。优化剂量分布与具有临床意义的毒性减低和(或)提高治疗强度的关系尚不明确。

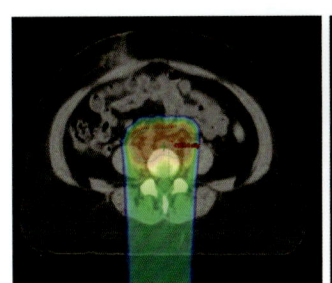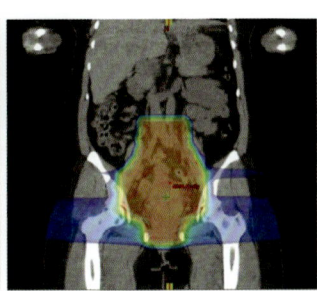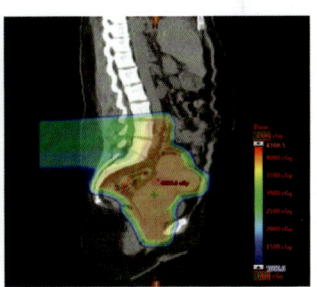

图 24.2　一位罹患 FIGO 2009 分期 ⅡB 期宫颈癌且伴有盆腔淋巴结转移的 39 岁女性患者的 IMPT 典型横断面图像。该患者具有活跃性狼疮肾炎史,需接受血液透析治疗,并因其患癌部位放射性肠损伤风险较高而被推荐采用质子射线放射治疗。盆腔照射 39.6 Gy/22 分次,转移淋巴结加量至 51.6 Gy。质子射线放射治疗后,患者接受了近距离治疗补量 30 Gy/4 分次。图像中用颜色表示剂量,绝对剂量的图例位于右下角

24.6　立体定向放疗(SBRT)

24.6.1　宫颈癌

- 对于局部晚期宫颈癌患者,标准治疗方案是每日分次进行 EBRT 联合以顺铂为基础的同步

化疗,随后进行近距离治疗加量,使靶区最终达到 80~95 Gy 的 2 Gy 等效剂量(2 Gy equivalent dose,EQD2)。
- SBRT 是一种特殊的外照射放疗方式,能够在 1~5 分次治疗中给予高剂量。靶区可视化、精确的肿瘤和正常组织勾画,以及图像引导辅助的高精度摆位至关重要。
- 淋巴结也可以通过 SBRT 进行照射补量[12]。
- 对于复发或转移灶局部的再程放疗,也可考虑采用 SBRT[12-15]。
- 由于严重的合并症,一些患者并不适合接受近距离治疗,还有一些患者出于创伤后应激障碍等风险而拒绝接受近距离治疗[16]。
- SBRT 能够实现适形性高剂量补量照射。
  - 近期发表的一项 Ⅱ 期临床研究,探讨了将 SBRT(28 Gy/4 分次)作为近距离治疗替代方案的临床应用。但因观察到高于预期的毒性反应和低于预期的 2 年局部控制率、无进展生存率及总生存率,研究者提前终止了该研究[17]。因此,对于符合条件的患者,近距离治疗仍然是目前标准的治疗方式。
  - 对于无法接受近距离治疗的患者,可在盆腔照射 45 Gy 后采用 5 分次分割方案(如 27.5 Gy/5 分次)的 SBRT,使靶区剂量达到 EQD2 80 Gy($\alpha/\beta=10$)。图 24.3 展示了一位在 EBRT 后使用 SBRT 加量照射患者的治疗图示。

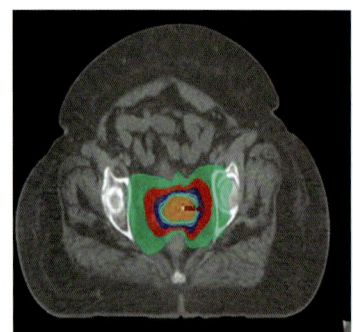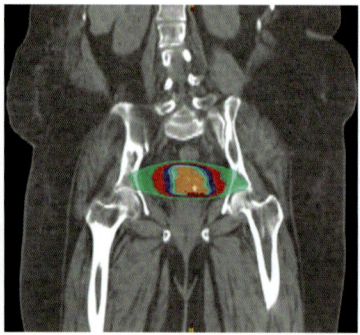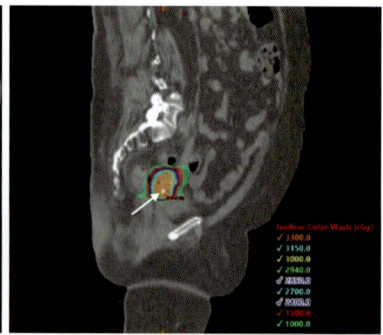

图 24.3　SBRT 加量照射的典型图示。一位罹患 FIGO 2009 分期 IB1 期的宫颈癌的 52 岁女性患者。因合并症,该患者不适合进行手术或接受近距离治疗。患者首先接受了 45 Gy/25 分次的盆腔外照射,之后通过 SBRT 加量 30 Gy/5 分次。图像中使用了颜色显示剂量分布,右下角提供了绝对剂量图例。模拟定位前,已在患者体内预先放置了标志物(白色箭头所示)

- 确定照射剂量和分割方案时,应综合考虑靶区大小、既往放疗剂量及周围正常组织耐受度。对于 5 分次的治疗方案,单次剂量通常在 4~8 Gy 范围内[18,19]。也曾有单次剂量达 8~15 Gy 的案例报道[20,21]。
- 应计算治疗区域内的总 EQD2。

24.6.2　子宫内膜癌
- 在子宫内膜癌术后辅助治疗中,SBRT 也被视为一种可用于替代的加量技术[22-24]。
- 如前所述,淋巴结区域也可采用 SBRT 进行补量。
- 再程照射或针对转移灶的 SBRT 亦可考虑。

- 一项回顾性研究对伴复发、病灶持续存在或寡转移的患者给予了中位剂量为24 Gy(10～50 Gy)、中位次数为4次(1～6次)SBRT治疗。结果显示,1年和3年的肿瘤局部控制率分别达80%和68%;较小体积肿瘤的控制效果更为明显[25]。2级及以上的毒性反应的发生率为4.3%,仅一例为3级事件且未出现4级或5级毒性反应。

(王晨 曾政 译,张福泉 审校)

参考文献

[1] Liang Y, et al. Prospective study of functional bone marrow-sparing intensity modulated radiation therapy with concurrent chemotherapy for pelvic malignancies. Int J Radiat Oncol Biol Phys. 2013; 85: 406. https://doi.org/10.1016/j.ijrobp.2012.04.044.

[2] Mell LK, et al. Bone marrow-sparing intensity modulated radiation therapy with concurrent cisplatin for stage IB-IVA cervical cancer: an international multicenter phase II clinical trial (INTERTECC-2). Int J Radiat Oncol Biol Phys. 2017; 97: 536. https://doi.org/10.1016/j.ijrobp.2016.11.027.

[3] Williamson CW, et al. Prospective validation of a high dimensional shape model for organ motion in intact cervical cancer. Int J Radiat Oncol. 2016; 96: 801-7.

[4] Huang J, Gu F, Ji T, Zhao J, Li G. Pelvic bone marrow sparing intensity modulated radiotherapy reduces the incidence of the hematologic toxicity of patients with cervical cancer receiving concurrent chemoradiotherapy: a single-center prospective randomized controlled trial. Radiat Oncol. 2020; 15: 180. https://doi.org/10.1186/s13014-020-01606-3.

[5] Yusufaly T, et al. A multi-atlas approach for active bone marrow sparing radiation therapy: implementation in the NRG-GY006 trial. Int J Radiat Oncol Biol Phys. 2020; 108: 1240-7.

[6] Rose BS, et al. Normal tissue complication probability modeling of acute hematologic toxicity in cervical cancer patients treated with chemoradiotherapy. Int J Radiat Oncol Biol Phys. 2011; 79: 800. https://doi.org/10.1016/j.ijrobp.2009.11.010.

[7] Ahunbay EE, et al. Online adaptive replanning method for prostate radiotherapy. Int J Radiat Oncol Biol Phys. 2010; 77: 1561. https://doi.org/10.1016/j.ijrobp.2009.10.013.

[8] Visser J, et al. Dosimetric comparison of library of plans and online MRI-guided radiotherapy of cervical cancer in the presence of intrafraction anatomical changes. Radiat Oncol. 2019; 14: 126.

[9] Lin LL, et al. Initial report of pencil beam scanning proton therapy for posthysterectomy patients with gynecologic cancer. Int J Radiat Oncol Biol Phys. 2016; 95: 181. https://doi.org/10.1016/j.ijrobp.2015.07.2205.

[10] Vyfhuis MAL, et al. Preserving endocrine function in premenopausal women undergoing whole pelvis radiation for cervical cancer. Int J Part Ther. 2019; 6: 10. https://doi.org/10.14338/ijpt-d-19-00061.1.

[11] Clivio A, et al. Intensity modulated proton beam radiation for brachytherapy in patients with cervical carcinoma. Int J Radiat Oncol Biol Phys. 2013; 87: 897. https://doi.org/10.1016/j.ijrobp.2013.08.027.

[12] Hasan S, et al. Stereotactic body radiation therapy (SBRT) for pelvic or para-aortic recurrence from gynecologic malignancies. Int J Radiat Oncol. 2015; 87: 897. https://doi.org/10.1016/j.ijrobp.2015.07.1241.

[13] Llewelyn M, Taylor A. Re-irradiation of cervical and endometrial cancer. Curr Opin Oncol. 2017; 29: 343. https://doi.org/10.1097/CCO.0000000000000392.

[14] Mesko S, et al. Clinical outcomes for stereotactic ablative radiotherapy in oligometastatic and oligoprogressive gynecological malignancies. Int J Gynecol Cancer. 2017; 27: 403. https://doi.org/10.1097/IGC.0000000000000869.

[15] Kunos CA, et al. Phase I trial of carboplatin and gemcitabine chemotherapy and stereotactic ablative radiosurgery for the palliative treatment of persistent or recurrent gynecologic cancer. Front Oncol. 2015; 5: 126.

[16] Kirchheiner K, et al. Posttraumatic stress disorder after high-dose-rate brachytherapy for cervical cancer with 2 fractions in 1 application under spinal/epidural anesthesia: incidence and risk factors. Int J Radiat Oncol Biol Phys. 2014; 89: 260. https://doi.org/10.1016/j.ijrobp.2014.02.018.

[17] Albuquerque K, et al. A phase II trial of stereotactic ablative radiation therapy as a boost for locally advanced cervical cancer. Int J Radiat Oncol Biol Phys. 2020; 106: 464. https://doi.org/10.1016/j.ijrobp.2019.10.042.

[18] Deodato F, et al. Stereotactic radiotherapy in recurrent gynecological cancer: a case series. Oncol Rep. 2009; 22: 415-9.

[19] Rwigema JCM, et al. Stereotactic body radiation therapy for abdominal and pelvic oligometastases: dosimetric targets for safe and effective local control. Pract Radiat Oncol. 2015; 5: e183-91.

[20] Kunos C, Brindle JM, Debernardo R. Stereotactic radiosurgery for gynecologic cancer. J Vis Exp. 2012; 62: 3793. https://

doi.org/10.3791/3793.

[21] Choi C, et al. Image-guided stereotactic body radiation therapy in patients with isolated paraaortic lymph node metastases from uterine cervical and corpus cancer. Int J Radiat Oncol Biol Phys. 2009;74:147.

[22] Kemmerer E, et al. Use of image-guided stereotactic body radiation therapy in lieu of intracavitary brachytherapy for the treatment of inoperable endometrial neoplasia. Int J Radiat Oncol Biol Phys. 2013;85:129. https://doi.org/10.1016/j.ijrobp.2012.02.058.

[23] Jones R, et al. Dosimetric feasibility of stereotactic body radiation therapy as an alternative to brachytherapy for definitive treatment of medically inoperable early stage endometrial cancer.Radiat Oncol. 2014;9:164. https://doi.org/10.1186/1748-717X-9-164.

[24] Dalwadi SM, et al. Definitive chemoradiation followed by stereotactic body radiotherapy boost for inoperable endometrial cancer. J Radiat Oncol. 2019;8:329. https://doi.org/10.1007/s13566-019-00403-0.

[25] Reshko LB, et al. Stereotactic body radiation therapy (SBRT) in recurrent, persistent or oligometastatic gynecological cancers. Gynecol Oncol. 2020;159:611. https://doi.org/10.1016/j.ygyno.2020.10.001.

25

前列腺腺癌
Prostate Adenocarcinoma

Daniel Gorovets, Brandon S. Imber, Neil Desai, Michael J. Zelefsky

25.1 靶区设计与勾画的基本原则

- IMRT 是前列腺腺癌 EBRT 的标准治疗技术。IMRT 既可用于根治性治疗（单独使用或与近距离放射治疗联合使用），也可用于术后治疗（辅助治疗或挽救治疗）。前列腺腺癌的放射治疗目前可采用多种分割方案，但所有方法均依赖于精准的靶区勾画和图像引导治疗，以最大限度控制肿瘤并将治疗相关毒性降至最低。本章将介绍前列腺腺癌常见的放射治疗技术，并演示前列腺腺癌放射治疗的典型案例。
- 对于病理确诊的前列腺腺癌首诊病例，需要进行直肠指检、泌尿和勃起功能评分，以及相关实验室检查（如果计划实施 ADT，还需进行 PSA＋/－的附加检查）。在 MSKCC，建议所有病例（伴禁忌证者除外）均进行 mpMRI 检查，以发现潜在的由于取样不足而未检出的高级别病变；mpMRI 检查同时有助于确定前列腺体积和肿瘤的大小/位置、评估前列腺包膜外侵犯（EPE）和精囊侵犯（SVI）程度，以及明确术后需要进行局部加量照射的可见肿瘤。
- 不同治疗方案的选择取决于 NCCN 风险因素分组、MRI 表现、年龄、合并症、泌尿功能和患者对治疗方法的倾向性等因素。
- 模拟定位：在 MSKCC，根据 Tyagi 等的描述，对于所有需要接受根治性治疗和术后可见肿瘤复发治疗的病例，首选 MR 模拟定位和治疗计划。此外，也可在相同治疗体位前提下，采用 2 mm 层厚的 CT 模拟图像与 3T-MRI 图像进行融合的方法，以帮助勾画前列腺 CTV。
  - 对于根治性放射治疗，至少在模拟定位前 5 天放置 3 个位置参考标记（底部、腺体中部、尖部）＋/－直肠垫片（若前列腺后方无 EPE）。对于术后局部可见肿瘤复发，且计划进行局部加量照射的病例,可在活检同时放置位置参考标记。
- 排空直肠:在模拟定位前1周开始低脂低渣饮食并服用纤维补充剂和西咪替丁;此过程需持续至整个治疗疗程结束;必要时,在sim+/-治疗前3小时进行灌肠以排空直肠。
- 膀胱充盈:在模拟定位和每次治疗前45分钟喝470 mL(约16 oz)水。
- 尿道属于需保护的器官,对于计划进行SBRT和EBRT联合近距离放射治疗的病例,模拟定位时都要放置Foley导管,以便于勾画尿道。此外,也可借鉴Zakian等介绍的方法,基于MR勾画尿道。
- 体位:仰卧位,腿部/骨盆固定。SBRT定位时必须保证位置的可重复性,可以使用固定装置,也可以不用固定装置。在MSKCC,患者采用热塑模进行体位固定,该模具从腹部中部延伸至大腿中部,腿的内侧缘同样要进行热塑模塑形。膝垫的使用可提高体位的稳定性。
- 模拟定位边界:L2至股骨中部。
- 等中心点:位于前列腺或前列腺床;如果照射淋巴结,则位于股骨头顶部。
- 通过匹配膀胱/前列腺界面(通常受MRI/CT之间"层间距"变化的影响),结合骨性解剖标记和位置参考标记配准(需要特定的MRI序列,如T1-SPGR或3D-BFFE),可以提高MRI与CT模拟图像融合的质量。
- CTV需在每一层计划CT或MRI图像上进行勾画;PTV的设置取决于分割方案、图像引导结果和各个治疗中心的规范。表25.1列出了前列腺腺癌靶区和周围外放边界。
- 靶区勾画示意图详见图25.1~图25.5。

表25.1 EBRT靶区推荐及其轮廓勾画

放疗类型	放疗方案	分割剂量	MSKCC[a]治疗方案	PTV边界[b]	CTV
根治性放疗	常规分割	180~200 cGy	81~86.4 Gy/45~48分次	后界外扩5mm,其余均外扩6 mm	CTV_{pros}:整个前列腺+/-SV(取决于风险因素)(图25.1)
	• 很少在MSKCC使用				• 参考诊断mpMRI,以确保CTV包括可见肿瘤和EPE
	中度大分割	240~300 cGy	70.2 Gy/26分次	后界外扩3mm,其余均外扩5 mm	• 轴位T2 MRI最有助于勾画CTV • 前列腺边界定义为前列腺包膜,以及清晰可见的SV
	• 如果不适合近距离放射治疗或SBRT,MSKCC默认进行EBRT		• 盆腔淋巴结的勾画参见下文 55 Gy/20分次,低剂量区Ml设置		• 在前列腺边界/包膜最容易辨认的腺体中部开始勾画轮廓 • 侧界:提肛肌内侧缘
	超大分割(SBRT、SABR)	>500 cGy	40 Gy/5分次,隔日照射		• 前界:前列腺纤维肌性基质前缘(anterior fibromuscular stroma,AFS) • 后界:直肠界面或直肠垫片 • 下界:通过GUD来辨别前列腺尖部(如相当于McLaughlin裂缝"沙漏"样结构上方的CT层面等)
	• 排尿功能良好的低危和中危人群				

续　表

放疗类型	放疗方案	分割剂量	MSKCC[a]治疗方案	PTV边界[b]	CTV
					• 上界：膀胱界面＋/－近端5～10 mm或包括整个SV
					• 分别在矢状面、冠状面和（或）3D结构核对前列腺靶区的轮廓，以保证勾画的准确性（图25.2）
术后（辅助或挽救放疗）	常规分割	180 cGy±可见肿瘤加量照射	72 Gy/40分次＋/－可见肿瘤加量至78 Gy	后界外扩5 mm，其余均外扩6 mm	RTOG指南定义的CTV前列腺床（图25.3）：
					• 下界：VUA向下约10 mm（终止于尿液显影部位）。CTV下界位于阴茎球上方，避开阴茎球
					• 前界：耻骨联合。于耻骨联合上方起连续4层逐渐回缩靶区前界以尽量减少膀胱的照射体积
					• 后界：直肠前壁或直肠系膜筋膜
					• 侧界：提肛肌和闭孔内肌
					• 上界：耻骨联合向上延伸1～2 cm，包括残存的SV，但不需要包括所有止血夹
					• 分别在矢状面、冠状面和（或）3D结构核对前列腺靶区的轮廓，以保证勾画的准确性（图25.4）
盆腔淋巴结（根治性放疗或术后放疗）	常规分割	180 cGy±可见肿瘤采用SIB剂量	45 Gy/25分次＋/－SIB 56.25 Gy/25分次	选择性盆腔血管外扩8 mm	参考RTOG修正版（图25.5）：
					• 靶区：髂总、髂外、髂内、闭孔、骶骨前
					• CTV不包括肠道或肌肉
			46.8 Gy/26分次＋/－SIB 57.2 Gy/26分次	淋巴结GTV外扩5 mm	• 从主动脉分叉处开始
					• 髂外淋巴结终止于股骨头上缘
					• 内髂/闭孔淋巴结终止于耻骨联合上缘
					• 骶前淋巴结从S1上缘延伸至S2下缘

续 表

放疗类型	放疗方案	分割剂量	MSKCC[a]治疗方案	PTV边界[b]	CTV
					• 对于需要局部加量的可见淋巴结,应采用融合方法,将计划图像与最能显示 GTV 的诊断图像(MRI 或 PET)融合进行淋巴结勾画,以确保靶区勾画的精准性

注:[a] 此处列出的是 MSKCC 目前正在使用的剂量。基于治疗计划系统的有效性和安全性验证结果及临床实践结果,每个医疗机构采用的处方剂量会有所不同,并设置一定的剂量范围。
[b] MSKCC PTV 外放边界是基于本机构图像引导 IMRT 的标准设定的。每日治疗前,采用 kV 与位置参考标记(根治性放疗)或骨性标记(术后放疗)进行匹配,每周至少进行一次 CBCT 以评估靶区附近软组织的变化。对于大分割放疗,每天拍摄 kV 和 CBCT,并通过分次内运动管理以进行治疗过程中前列腺位置的监测/校正。

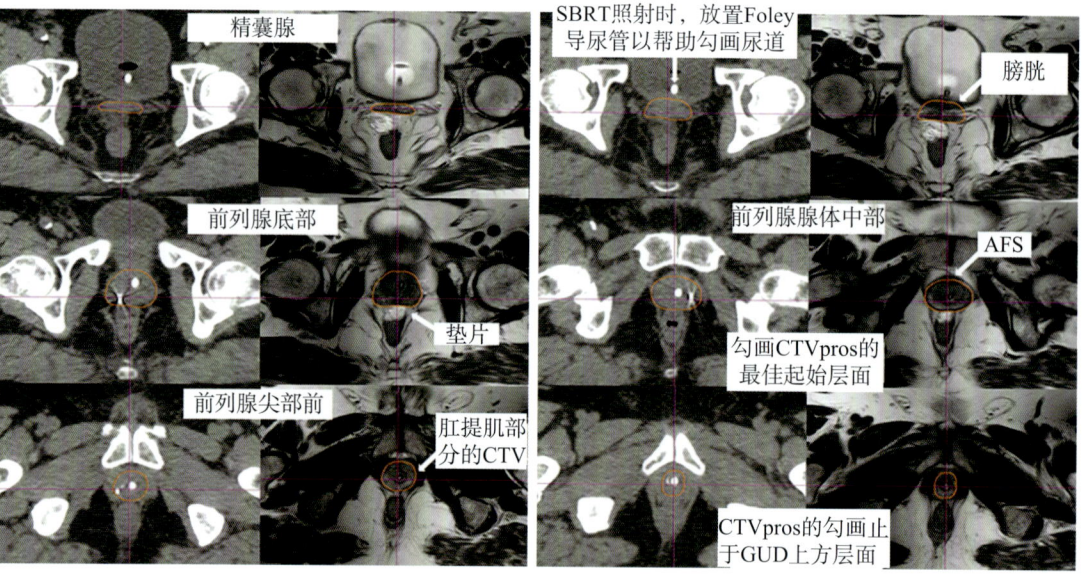

图 25.1 根治性治疗的前列腺 CTV(橙色线)靶区勾画图像。这一系列代表性图像基于 2 mm 层厚的 CT 模拟图像(左)与 T2 MRI(右)的图像融合进行勾画,显示了常规的前列腺 CTV 靶区边界。靶区从 SV 开始,向前列腺底部延伸勾画至前列腺尖部(未显示所有层面)。需注意,水凝胶直肠垫片在 T2 MRI 图像上显示最为清晰,另外,基于 Atluri 等的经验,对于 MRI 上显示不清晰的直肠垫片,可通过注射碘化造影剂以帮助进一步甄别与勾画

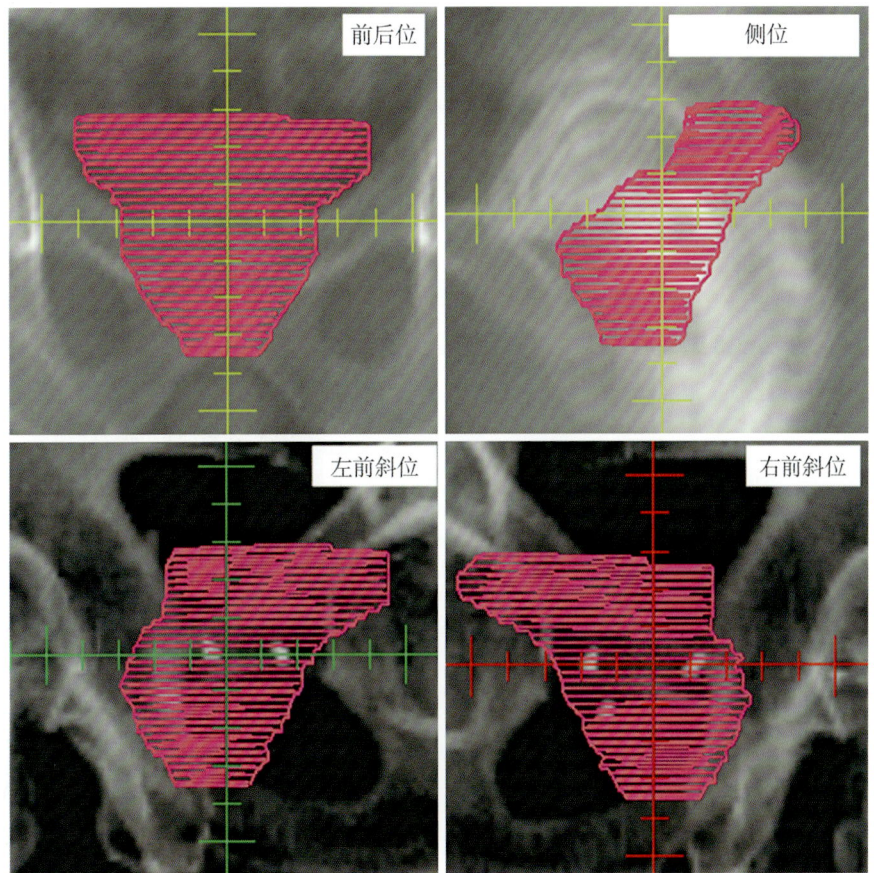

图 25.2 用于质量评估的不同方向 CTV 的三维投影。需注意,精囊腺呈翼状结构,其下方是一个类球状腺体。将这些三维投影与轴位靶区交叉比对,可以发现常见的解剖误读,如靶区过度扩展进入 GUD 会导致前列腺尖部结构向下延伸。此外,整体靶区结构的严重不规则是不符合解剖学原理的,可能由各个靶区层面之间的过度勾画导致,如治疗过程中出现了器官变形和移动

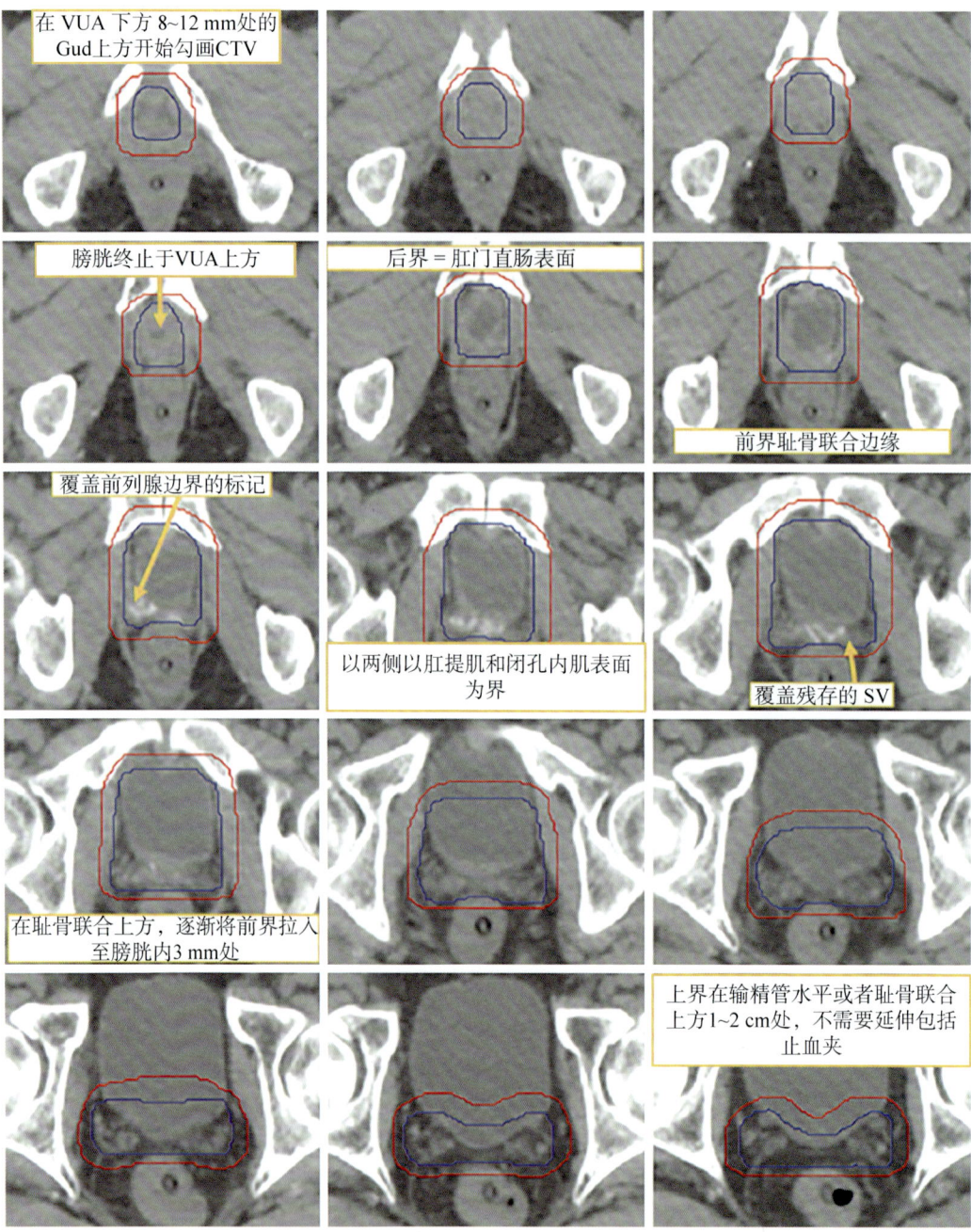

图25.3 前列腺切除术后靶区勾画。显示了在2mm层厚模拟CT图像上,从膀胱终止部位开始,向头侧延伸,进行靶区勾画的代表性图像。需注意,此图像同时显示了CTV外扩后手动修改的PTV(红色)与初始CTV(蓝色)。这样勾画有助于避免头侧部位的肛门直肠前外侧"哑铃"状组织的过度垂吊而导致直肠受到过高剂量的照射

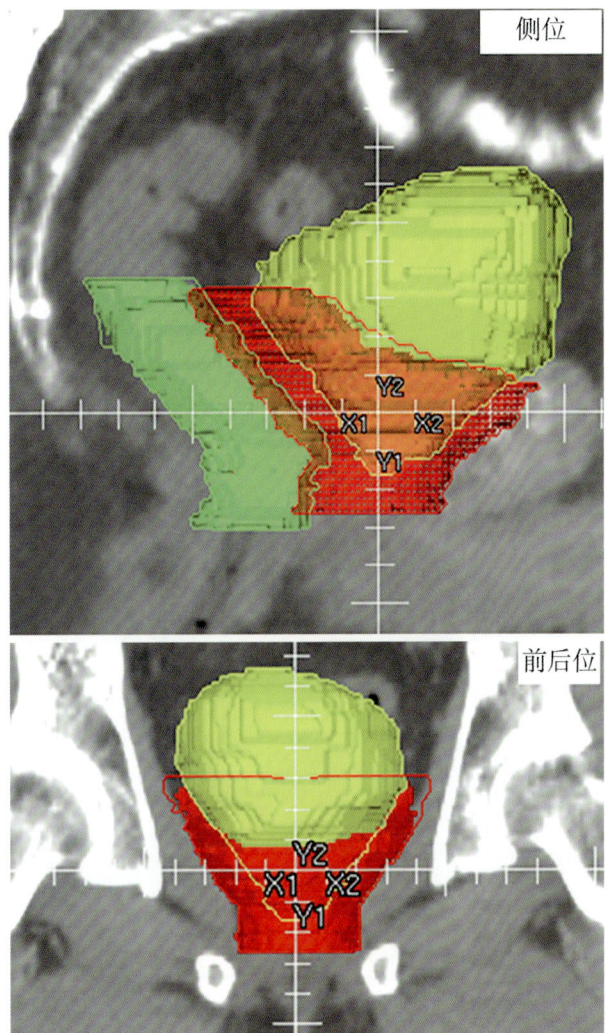

图 25.4　用于质量评估的 PTV 正交视图的三维投影。与根治性治疗的前列腺治疗计划不同，术后放疗 PTV 的轮廓需要靠近膀胱和直肠，以保证覆盖潜在的微小残留病灶。这些区域包括直肠周围前间隙、膀胱输尿管吻合处（VUA），以及膀胱后侧与盆底及 VUA 交界处形成的新间隙。此处突出显示了 PTV 与直肠（绿色线）和膀胱（黄色线）的重叠部分。通过观察三维投影图像，可以确保 PTV 前界在耻骨联合上方逐渐回缩。平缓过渡 PTV 前界可避免剂量分布的突然变化。尽管针对膀胱设计了一个放疗方案，但每日膀胱充盈状态的变化仍可能影响靶区的位置

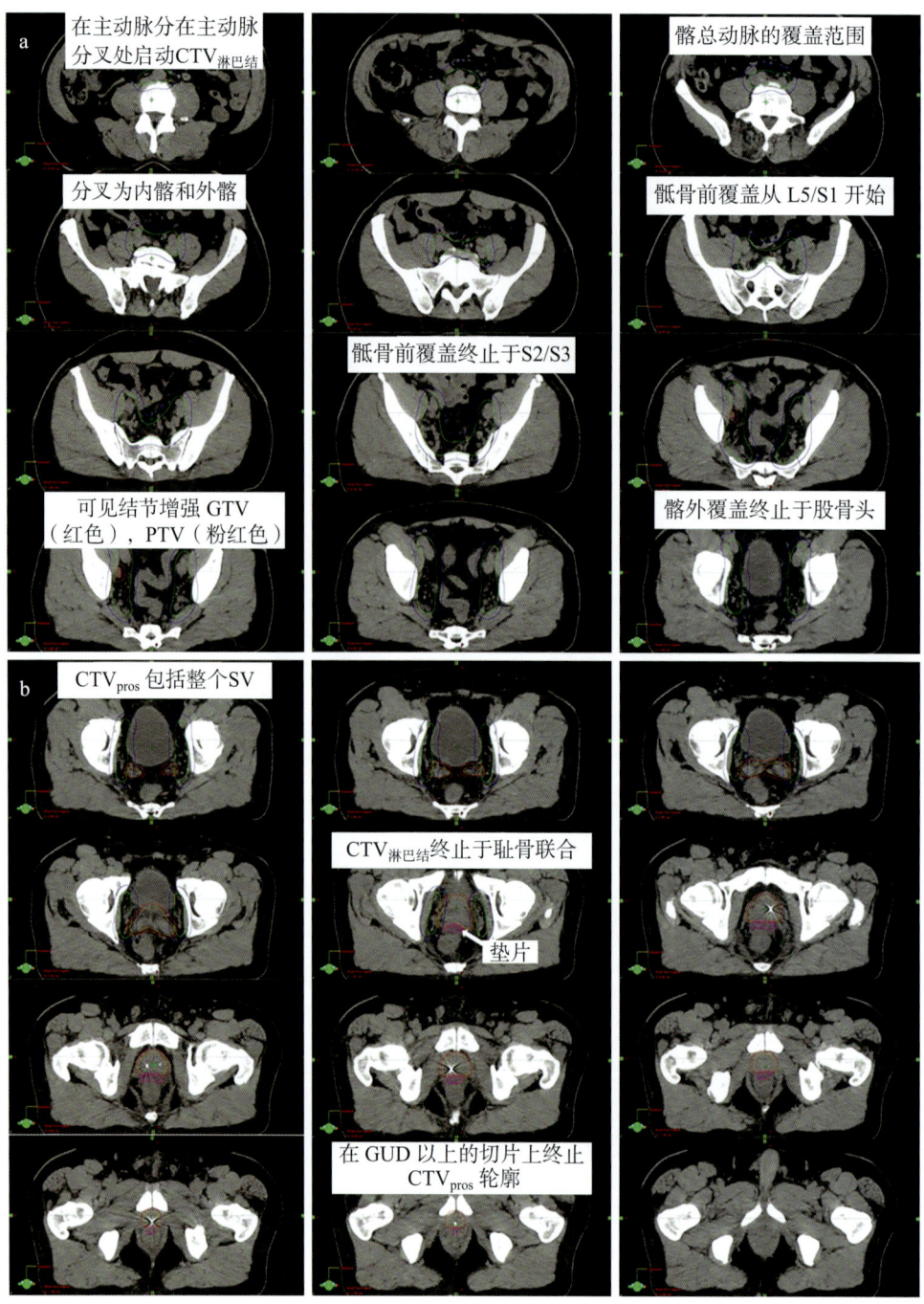

图 25.5　a、b. 盆腔淋巴结靶区勾画。此处展示了头脚方向，层厚为 2 mm 的模拟 CT 代表性图像。需注意，在靶区勾画时采用了治疗体位状态下 CT 和 3 T MRI 融合的方法，以帮助定义 CTV$_{pros}$（橙色线）和直肠垫片（洋红色线）。这是一位患有区域淋巴结转移（T1cN1M0，GS 4+4，PSA 22）的患者，接受了中度大分割的 IG-IMRT 治疗，同时接受了醋酸亮丙瑞林和阿比特龙联合治疗 2 年。采用了 26 分次的放疗分割方案：选择性盆腔淋巴结区域照射剂量为 4 680 cGy（CTV$_{淋巴结}$：绿色；PTV$_{淋巴结}$：蓝色），右侧可见盆腔淋巴结照射剂量为 5 720 cGy（GTV$_{加量}$：红色；PTV$_{加量}$：粉色），前列腺/SVs 照射剂量为 7 020 cGy（CTV$_{pros}$：橙色；PTV$_{pros}$：红色）

（胡芯茹　薛宇杉　译，章青　审校）

参考文献

[1] Atluri PS, et al. Addition of iodinated contrast to rectal hydrogel spacer to facilitate MRI-independent target delineation and treatment planning for prostate cancer. Pract Radiat Oncol.2019;9(6):e528-33.

[2] McLaughlin PW, et al. Radiographic and anatomic basis for prostate contouring errors and methods to improve prostate contouring accuracy. Int J Radiat Oncol Biol Phys. 2010;76(2):369-78.

[3] Excellent demonstration of the anatomic features useful in determining boundaries to the CTV and demonstrating common errors in anatomic interpretation. Particularly useful are the comparisons of MRI to CT scan images.

[4] Pollack A et al. RTOG 0534 protocol information: a phase III trial of short-term androgen deprivation with pelvic lymph node or prostate bed only radiotherapy (SPPORT) in prostate cancer patients with a rising PSA after radical prostatectomy. See Section 6.0 Radiation Therapy. General approach to both the postoperative fossa and pelvic lymph nodes are demonstrated in this protocol. 2010. RTOG website. http://www.rtog.org/ClinicalTrials/ProtocolTable/StudyDetails.aspx?action=openFile&FileID=4642.

[5] Poortmans P, et al. Guidelines for target volume definition in post-operative radiotherapy for prostate cancer, on behalf of the EORTC Radiation Oncology Group. Radiother Oncol. 2007;84(2):121-7. EORT guidelines for postoperative target delineation. Note that here, we more closely approximate RTOG guidelines for therapy.

[6] Tyagi N, et al. Clinical workflow for MR-only simulation and planning in prostate. Radiat Oncol.2017; 12:119. https://www.ncbi.nlm.nih.gov/pmc/articles/PMC5513123/.

[7] Zakian KL, et al. Comparison of motion-insensitive T2-weighted MRI pulse sequences for visualization of the prostatic urethra during MR simulation. Pract Radiat Oncol. 2019;9(6):e534-40. Describes technique to delineate the urethra on MRI.

26

膀胱癌
Bladder Cancer

Ariel E. Marciscano, Marisa A. Kollmeier

26.1 靶区设计与勾画的基本原则

- 保留膀胱的三联疗法（trimodality therapy，TMT）是伴肌层浸润且无淋巴结转移的膀胱癌（muscle-invasive bladder cancer，MIBC）的标准治疗手段。TMT 的理想状况是经尿道完成最大限度的肿瘤完整切除（transurethral resection of bladder tumor，TURBT），继以联合同步化疗和放疗[1-3]。虽然全身化疗是淋巴结阳性膀胱癌最主要的治疗手段，但联合放化疗是转移局限于盆腔/主动脉旁淋巴结的膀胱癌的合理治疗选择。
- RTOG/NRG 方案均采用三维适形放射治疗（3D-CRT）的经典技术。后续的 NRG 研究，包括随机Ⅲ期 SWOG/NRG 1806 研究（NCT03775265），同步放化疗则允许采用 IMRT 技术。
- IMRT 被越来越广泛地应用于临床以最大限度地降低邻近正常组织的照射剂量，尤其是在采用 3D-CRT 技术的计划无法实现肠道剂量限制的情况下，并可通过图像引导技术来实现器官运动控制。
- 目前临床上对膀胱癌 IMRT 靶区的设计（全膀胱＋/－前列腺、部分膀胱、选择性淋巴结覆盖）及最佳剂量/分割方案（每日分次[6]、每日 2 次超分割[6,7]或大分割[8]）尚未达成共识[4,5]。
- 所有符合条件患者的根治性放射治疗，均应结合放射增敏药物治疗。目前已对各种化疗方案[1,6,7]和乏氧调节药物[9]进行了多项研究。目前最常用的放射增敏药物是顺铂、氟尿嘧啶（5 fu）/丝裂霉素 C 或吉西他滨。
- 目前针对高危膀胱癌患者完成根治性膀胱切除术后是否应使用辅助放射治疗正在开展临床研究[10,11]。一般而言，术后辅助放射治疗最适用于 pT3、pN＋和（或）手术切缘阳性的患者。

A. E. Marciscano
Department of Radiation Oncology, Weill Cornell Medicine, New York, NY, USA
e-mail: arm7007@med.cornell.edu

M. A. Kollmeier (✉)
Department of Radiation Oncology, Memorial Sloan Kettering Cancer Center,
New York, NY, USA
e-mail: kollmeim@mskcc.org

此外，对于一些符合膀胱切除手术条件且预计需局部治疗以解决切缘阳性问题的局部晚期患者，可考虑使用术中放疗。
- 放射治疗的危及器官(OAR)包括小肠、大肠、直肠和股骨头。

26.2　三维适形放射治疗

- 最新的 RTOG 研究(0712、0926)所采用的小盆腔野(定义为 CTV_{4140})，包括整个膀胱、前列腺和前列腺尿道(男性)、近端尿道(女性)及区域淋巴结。小盆腔野照射后缩野为全膀胱野(定义为 CTV_{6120})，包括整个膀胱和肉眼可见的大体肿瘤。OAR 的剂量限制条件参见表 26.1。
- 小盆腔野通常采用 4 个方向的"盒状"照射野的设计(表 26.2、图 26.1)。
- 全膀胱野通常采用盒状四野或平行对穿照射野的设计(表 26.2)。
- 一项旨在比较标准的全膀胱放射治疗技术与高剂量照射体积缩减放疗技术(reduced high-dose volume radiation therapy，RHDVRT)的随机研究结果提示，与全膀胱放射治疗相比，RHDVRT 照射技术在降低晚期毒性和提高局部区域控制两方面并无明显优势[12]。RHDVRT 可采用两个阶段的序贯加量或一阶段的同步加量治疗方式开展(图 26.2)。

表 26.1　选择性膀胱保留治疗策略中 3D-CRT 的 OAR 剂量限制

直肠	$V30_{Gy}<50\%$(0712) or $V55_{Gy}<50\%$(0926)
	$V55_{Gy}<10\%$(0712)
股骨头	$V50_{Gy}<20\%$(0712)
	$D_{max}<45\,Gy$(0712、0926)
小肠	$D45_{Gy}<300\,cm^3$

表 26.2　选择性膀胱保留治疗策略中 3D-CRT 的射野设计

小盆腔野	采用盒状野覆盖整个膀胱和局部盆腔淋巴结，以及男性前列腺/前列腺尿道和女性近端尿道
	AP/PA 野：上界至 S1/S2 交界处(前)，下界至闭孔下方 1 cm。侧方至骨盆(最宽直径处)外 1.5 cm。采用挡铅保护股骨头
	平行对穿野：上/下界与 AP/PA 野相同。前界为耻骨联合前 1 cm 或膀胱前 1.5 cm。后界为膀胱外 3 cm(参见下文)。前端挡铅以尽量减少小肠剂量
	推荐勾画盆腔淋巴结以确保照射野已包含可能存在转移风险的淋巴结，并根据需要进行边界调整
全膀胱野	CTV 包括整个膀胱及可见的 GTV
	PTV 包括整个膀胱，边界为上方 CTV 外扩 1.5 cm，其余各方向外扩 0.5 cm
	对于整个膀胱的照射野设计，可以考虑采用盒状野或水平对穿野，以优化靶区覆盖和减少重要器官的照射剂量，多叶准直器可以用来提高靶区适形性

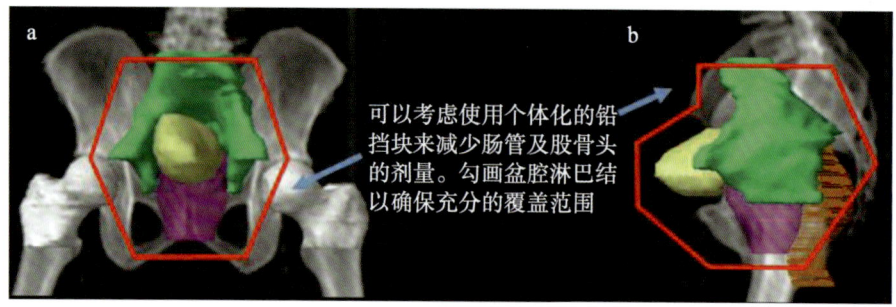

图 26.1 选择性膀胱保留治疗中 3D-CRT 小盆腔野前后(a)和侧向(b)DRR 影像。射野区域用红色标记;靶区和危及器官包括膀胱(黄色)、前列腺/精囊(品红色)、盆腔淋巴结(绿色)、直肠(褐色)、股骨头(白色)

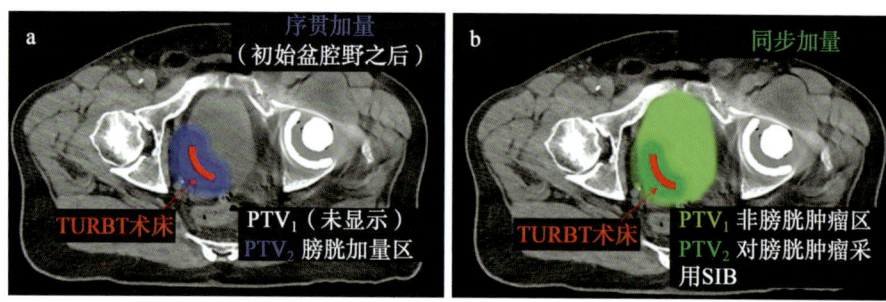

图 26.2 RHDVRT 的靶区勾画示意图。根据 BC2001 随机非劣效性临床试验,采用两阶段膀胱加量"缩野"技术(a)或一阶段同期加量(SIB)技术(b)

26.3 调强放射治疗

- IMRT 的照射靶区与 3D-CRT 相似,包括全膀胱、前列腺、男性尿道/女性近端尿道,并选择是否覆盖淋巴结区域。
- 每日膀胱的运动所导致的不确定性,需通过 PTV 的边界设置、每日定位及图像引导技术予以解决。
- 除考虑膀胱充盈体积的一致性外,评估相邻 OAR 的变化也极为重要。定位时需考虑到每日小肠/大肠在上、前和侧方的位置变化,以及大肠/乙状结肠和直肠在后方与侧方的位置变化。
- IMRT 可减少与高剂量 PTV 紧邻的 OAR 的剂量,包括小肠和大肠。
- IMRT 为部分膀胱/体积缩减照射提供了优化正常膀胱组织保护的可能,并为提高 TURBT 切除区域的照射剂量提供了可能[13-15]。
- 表 26.3 总结了膀胱癌 IMRT 放射治疗的靶区设计。
- 请参考局限性 MIBC 患者的临床案例和基于 IMRT 的治疗射野范围,包括:①初始盆腔野(图 26.3)和序贯的膀胱加量野(图 26.4);②仅膀胱野(图 26.5)。
- 常规处方照射总剂量为 64~66.6 Gy(32~37 分次)。在膀胱靶区加量照射前实施的选择性区域淋巴结(包括 CTV 膀胱)治疗的剂量通常为 39.6~45 Gy(分割剂量为每日 1.8 Gy/分次),继以膀胱靶区加量照射 19.8~21.6 Gy(分割剂量为每日 1.8 Gy/分次)。

表 26.3　选择性膀胱保留治疗的 IMRT 射野设计

初始盆腔野	• 采用盒状四野覆盖全膀胱与盆腔区域淋巴结及男性前列腺/前列腺尿道 • GTV＝任何大体肿瘤和(或)依据标志物或 TURBT 术后影像确定的瘤床 • CTV 膀胱＝全膀胱(包括 GTV)＋前列腺/前列腺尿道(男性)或近端尿道(女性) • PTV 膀胱＝CTV 膀胱＋外扩 1.5 cm • CTV 盆腔＝包括双侧盆腔淋巴结区域(膀胱周围、髂内、髂外、骶前、远端髂总动脉) • PTV 盆腔＝CTV 盆腔＋血管周围 8～10 mm(对应淋巴结区域) • 如果采用盆腔淋巴结选择性治疗,则将 PTV 膀胱和 PTV 盆腔合并,创建综合 PTV 用于初始盆腔野的治疗
膀胱加量野	• GTV/CTV 膀胱加量＝肿瘤和(或)标志物或者 TURBT 治疗后影像确定的瘤床 • PTV 膀胱加量＝CTV＋外扩 1 cm

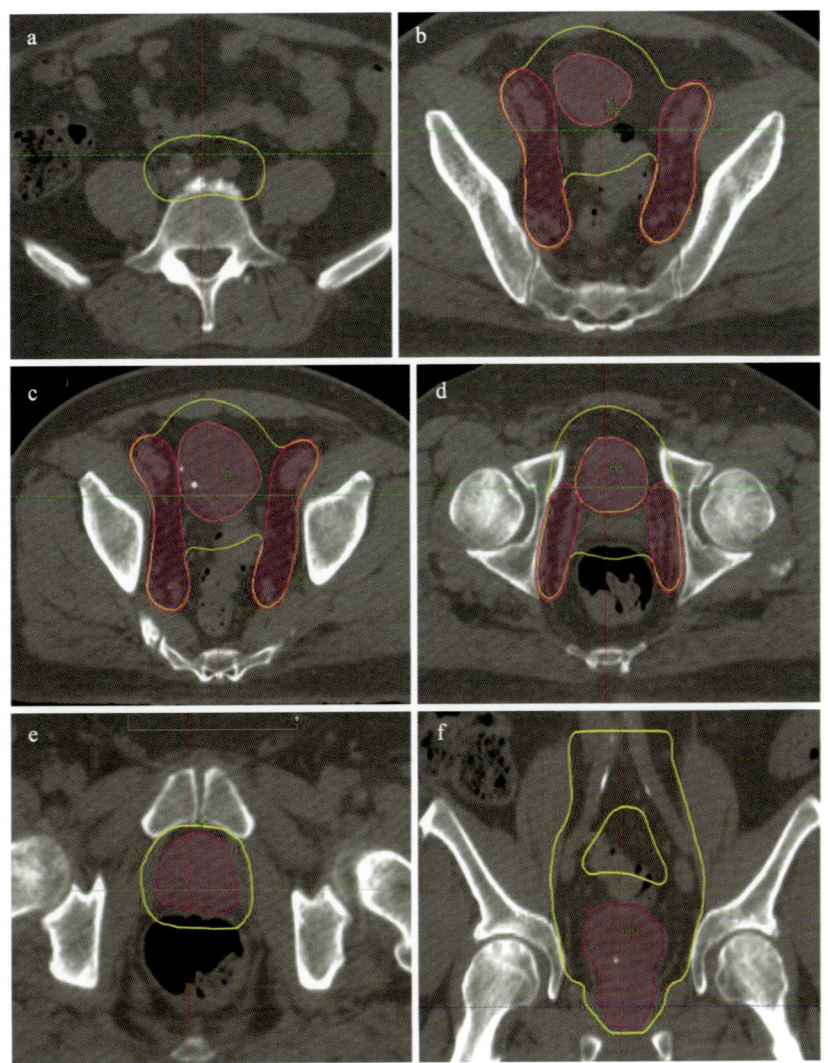

图 26.3　一位罹患右侧膀胱后外壁伴肌肉侵犯的 cT2N0 高级别尿道上皮癌的 56 岁男性患者采用的典型 IMRT 初始盆腔射野和 PTV 勾画示意图。a～e.轴位;f.冠状位;g.矢状位

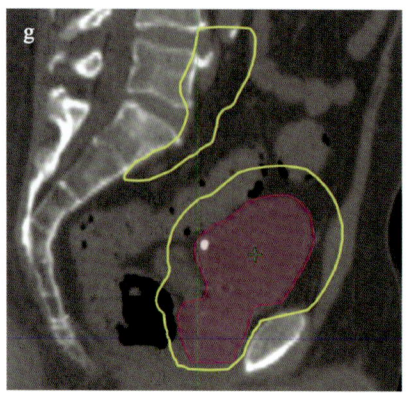

图 26.3（续）

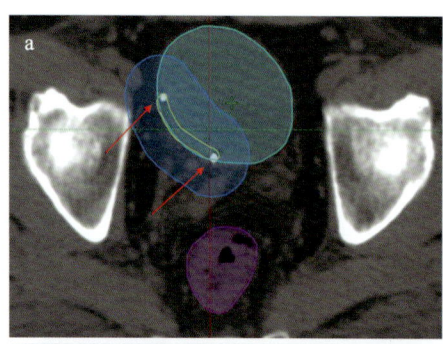
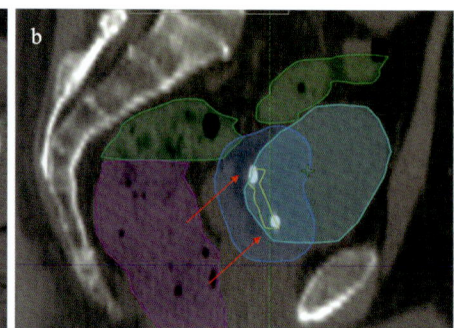
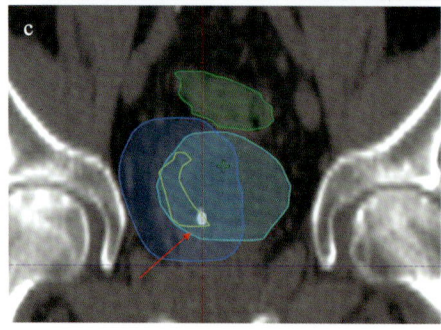

图 26.4 上述 56 岁男性患者的 IMRT 膀胱加量射野设置：膀胱为青色线；TURBT 术床为黄色线；PTV 加量为蓝色线；直肠为品红色线；肠道为绿色线；箭头为标志物参考点。a.轴位；b.矢状位；c.冠状位

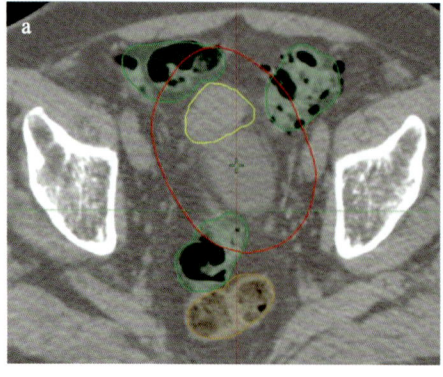
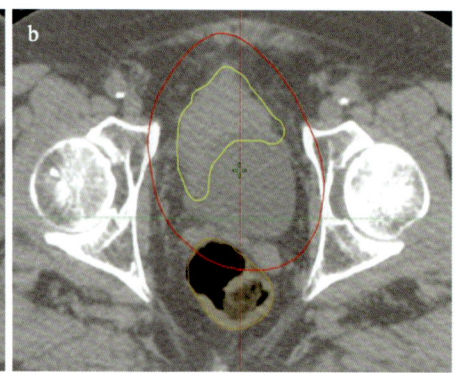

图 26.5 一位罹患局部晚期且无法手术切除的右侧膀胱前外壁肌层侵袭性膀胱癌的 82 岁男性患者，同步放化疗采用了仅针对膀胱的 IMRT 的放射治疗：PTV 为红色线；GTV 为黄色线；肠道为绿色线；直肠为橙色线；前列腺为蓝色线。典型的基于 IMRT 膀胱放疗的 CT 靶区勾画图像：轴位（a～c）、冠状位（d）和矢状位（e）

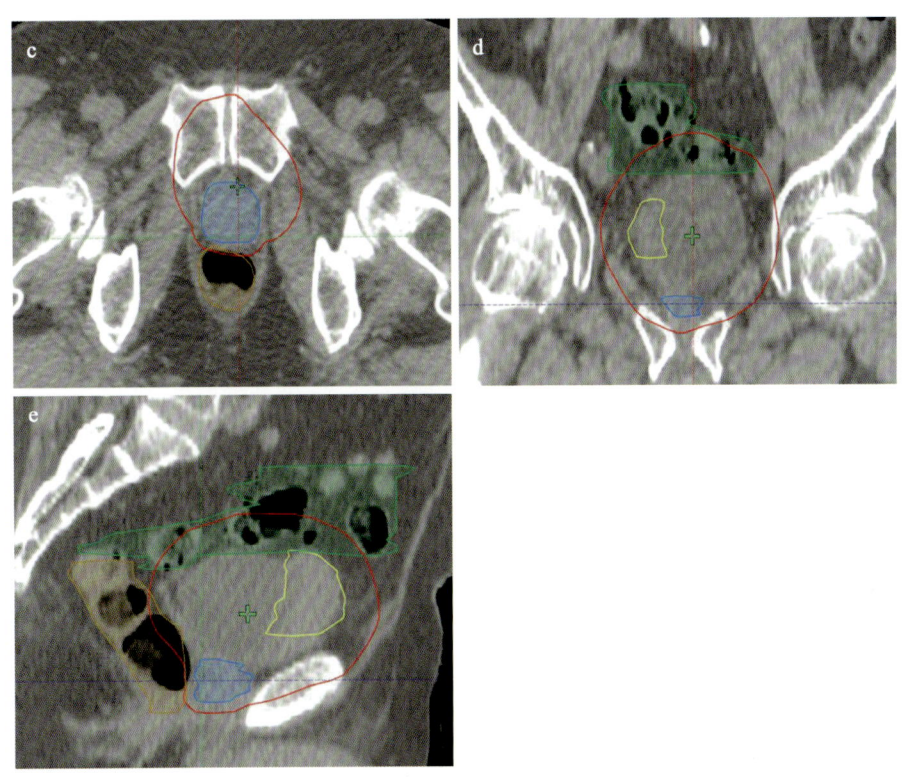

图 26.5（续）

26.4 模拟定位和计划

- 推荐使用 CT 模拟定位，患者采用仰卧位并使用适当的盆腔固定装置。
- 图像引导下的膀胱充盈体积的可重复性验证对于 MIBC 患者有效、安全的 IGRT 治疗至关重要[16]。
- 各治疗中心采用的图像引导技术可能不尽相同。在治疗初期，需每日进行基于骨匹配的 kV 成像，并至少每周进行 CBCT 扫描以验证膀胱的位置。在加量阶段，需每日进行基于参考标志物的 kV 成像和（或）采用 CBCT 验证。当未采用参考标志物时，建议在加量阶段每日行 CBCT。

26.5 MSKCC 指南

- 本机构膀胱癌的三联根治性治疗通常包括最大限度的 TURBT 并在 TUR 术床周围留置金标。
- 在留置金标后行 CT 模拟定位前患者需排空膀胱。排空膀胱是为了减少初始膀胱的照射体积并提高定位的一致性。口服造影剂可用于标记肠道组织。模拟定位时应考虑采用静脉造影剂，但对于肾功受损或者计划接受具有肾毒性化疗的患者，静脉造影剂应谨慎使用。

- 在同步放化疗的第 3～4 周,应再次进行 CT 模拟定位。缩野阶段的计划中患者需保持膀胱充盈,在膀胱加量靶区中减少肠道和未受累膀胱壁的照射体积。
- 初始治疗阶段的处方剂量为 45 Gy(25 分次照射,分割剂量 1.8 Gy/日),靶区包括:整个膀胱、前列腺/前列腺尿道、区域盆腔淋巴结[闭孔周围/膀胱周围、髂外、髂内、骶前、髂总(至主动脉分叉)]。
- 缩野阶段的处方剂量为 21.6 Gy(12 分次照射)(PTV 加量区累积剂量为 66.6 Gy,37 分次照射)。缩野阶段的靶区包括 TURBT 术床,术床定义为金标外扩 1 cm。
- 对于特定患者,可以使用大分割剂量方案(55 Gy,20 分次照射)。靶区包括膀胱/前列腺尿道和任何可见肿瘤并外扩 1.5 cm 安全边界,每日行 CBCT 图像引导。当临床适用时,使用放射增敏化疗。这些特定患者可能包括健康状况不佳者、极高龄患者、多病灶不适合膀胱切除术者,或局部晚期仅可接受姑息治疗者。
- 对于淋巴结阳性患者,放疗可采用同步加量(SIB)的方式以提高淋巴结区域的照射剂量。通常在符合正常组织耐受剂量限制的情况下,可给予淋巴结病变(PTV=GTV+5 mm 边界)区域 56.25 Gy,共 25 分次的 SIB 照射(分割剂量 2.25 Gy/分次)。局部晚期淋巴结阳性膀胱癌的病例示例,请参见图 26.6 和图 26.7。

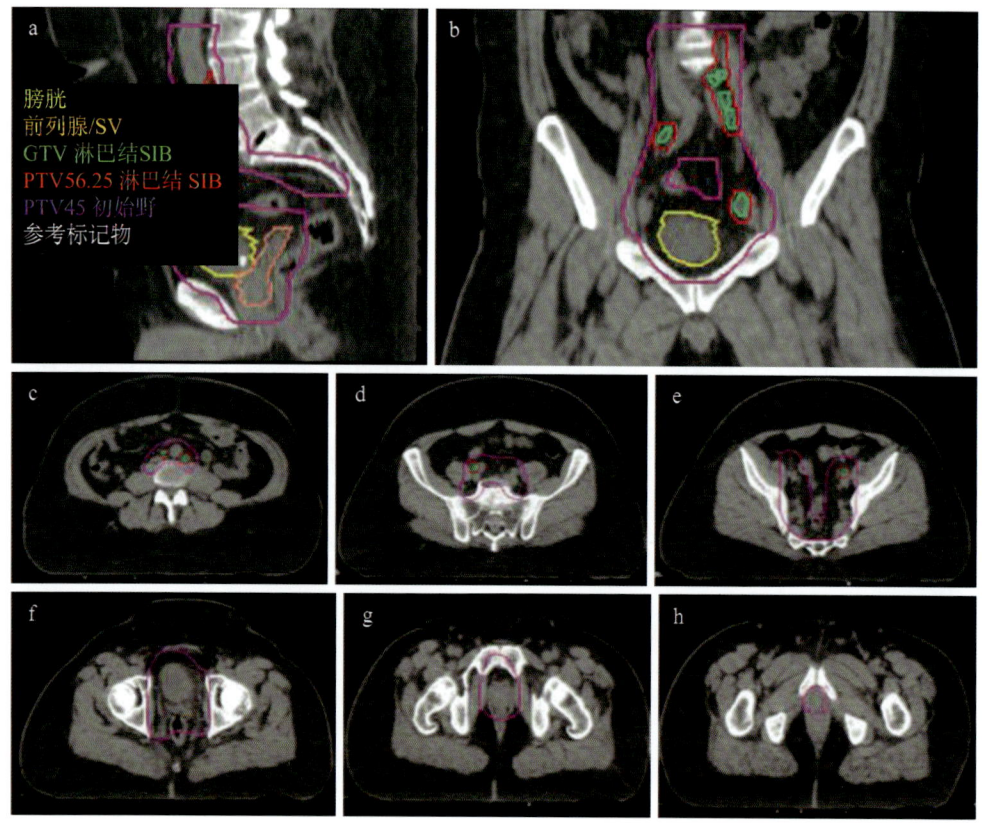

图 26.6 一位罹患 cT2N+ 局部晚期尿路上皮膀胱癌的 51 岁男性患者进行 SIB 放疗的初始盆腔野。左侧后外壁 5.0 cm×2.8 cm 的肿块。患者接受了最大限度的 TURBT 术。IMRT 的靶区勾画 CT 示意图。a.矢状位;b.冠状位;c～h.轴位

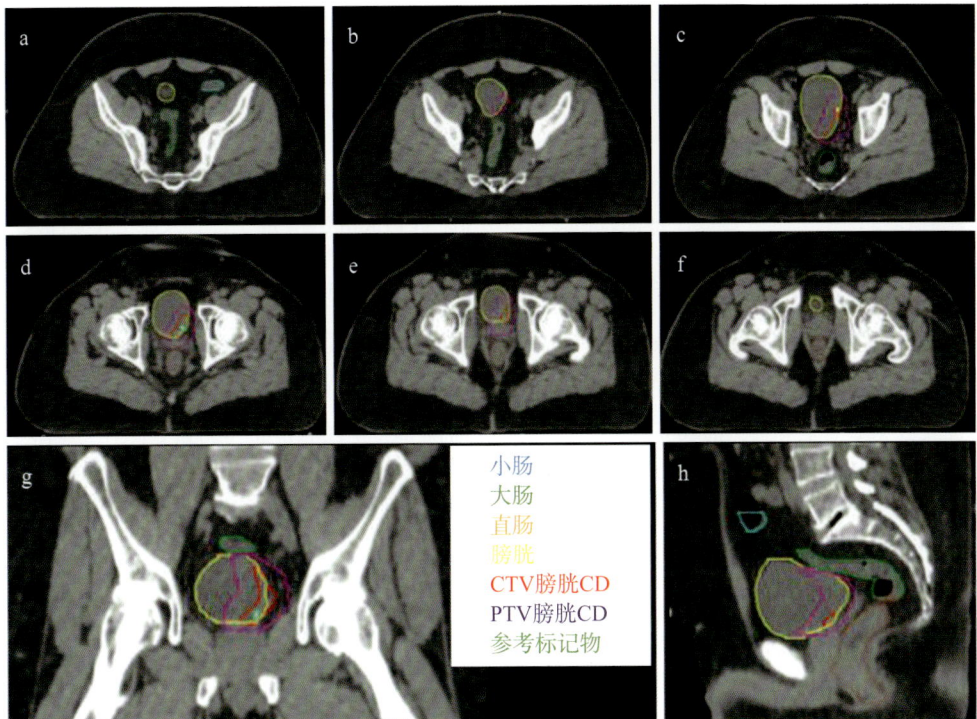

图 26.7 同一位膀胱癌男性患者的膀胱野加量照射野。IMRT 膀胱加量靶区和危及器官勾画 CT 示意图。a~f. 轴位;g. 冠状位;h. 矢状位

（李洋 译，章青 审校）

参考文献

[1] James ND, et al. Radiotherapy with or without chemotherapy in muscle-invasive bladder cancer. N Engl J Med. 2012;366(16):1477-88.
[2] Mak RH, et al. Long-term outcomes in patients with muscle-invasive bladder cancer after selective bladder-preserving combined-modality therapy: a pooled analysis of Radiation Therapy Oncology Group protocols 8802, 8903, 9506, 9706, 9906, and 0233. J Clin Oncol. 2014;32(34):3801-9.
[3] Huddart RA, et al. Patient-reported quality of life outcomes in patients treated for muscle-invasive bladder cancer with radiotherapy +/- chemotherapy in the BC2001 phase III randomised controlled trial. Eur Urol. 2019;77:260.
[4] Tan MP, et al. The intensity-modulated pelvic node and bladder radiotherapy (IMPART) trial: a phase II single-centre prospective study. Clin Oncol. 2019;32:93.
[5] Tunio MA, et al. Whole-pelvis or bladder-only chemoradiation for lymph node-negative invasive bladder cancer: single-institution experience. Int J Radiat Oncol Biol Phys. 2012;82(3):e457-62.
[6] Coen JJ, et al. Bladder preservation with twice-a-day radiation plus fluorouracil/cisplatin or once daily radiation plus gemcitabine for muscle-invasive bladder cancer: NRG/RTOG 0712-a randomized phase II trial. J Clin Oncol. 2019;37(1):44-51.
[7] Mitin T, et al. Transurethral surgery and twice-daily radiation plus paclitaxel-cisplatin or fluorouracil-cisplatin with selective bladder preservation and adjuvant chemotherapy for patients with muscle invasive bladder cancer (RTOG 0233): a randomised multicentre phase 2 trial. Lancet Oncol. 2013;14(9):863-72.
[8] Choudhury A, et al. Phase II study of conformal hypofractionated radiotherapy with concurrent gemcitabine in muscle-in-

vasive bladder cancer. J Clin Oncol. 2011;29(6):733-8.
[9] Hoskin PJ, et al. Radiotherapy with concurrent carbogen and nicotinamide in bladder carcinoma. J Clin Oncol. 2010;28(33):4912-8.
[10] Zaghloul MS, et al. Adjuvant sandwich chemotherapy plus radiotherapy vs adjuvant chemotherapy alone for locally advanced bladder cancer after radical cystectomy: a randomized phase 2 trial. JAMA Surg. 2018;153(1):e174591.
[11] Baumann BC, et al. Bladder cancer patterns of pelvic failure: implications for adjuvant radiation therapy. Int J Radiat Oncol Biol Phys. 2013;85(2):363-9.
[12] Huddart RA, et al. Randomized noninferiority trial of reduced high-dose volume versus standard volume radiation therapy for muscle-invasive bladder cancer: results of the BC2001 trial (CRUK/01/004). Int J Radiat Oncol Biol Phys. 2013;87(2):261-9.
[13] Kang JJ, et al. Whole versus partial bladder radiation: use of an image-guided hypofraction-ated IMRT bladder-preservation protocol. Am J Clin Oncol. 2018;41(2):107-14.
[14] Hafeez S, et al. Prospective study delivering simultaneous integrated high-dose tumor boost (</= 70 Gy) With image guided adaptive radiation therapy for radical treatment of localized muscle-invasive bladder cancer. Int J Radiat Oncol Biol Phys. 2016;94(5):1022-30.
[15] Kollmeier MA, et al. Image-guided intensity modulated radiation therapy (IMRT) for bladder cancer: toxicity and early outcomes. Int J Radiat Oncol Biol Phys. 2014;90(1):S463.
[16] Adil K, et al. Anisotropic bladder planning target volume in bladder radiation therapy. Pract Radiat Oncol. 2019;9(1):24-8.

27

精原细胞瘤
Testicular Seminoma

Brandon S. Imber, Daniel Gorovets, Sean M. McBride, Michael J. Zelefsky

27.1 靶区设计与勾画的基本原则

- 大多数睾丸癌的初始治疗方案是经腹股沟途径的根治性睾丸切除术。术后治疗取决于肿瘤的组织学亚型和疾病发展程度。
- 一般仅经典型精原细胞瘤(最常见的睾丸生殖细胞肿瘤类型,放射敏感性高)方考虑术后放射治疗,非精原细胞瘤(少见,放射敏感性较低)很少考虑术后放射治疗。
- 在治疗前,须进行完善的检查以确诊为经典型精原细胞瘤,包括详尽的病史和体格检查、血清肿瘤标志物(AFP、β-HCG 和 LDH)检查、生化检查、睾丸超声和胸部 X 线检查[1]。对于经典型精原细胞瘤,在经腹股沟途径的根治性睾丸切除术后,须复查血清肿瘤标志物,并进行包括胸部/腹部/盆腔 CT+/－脑 MRI(如具有指征)的检查,以进一步明确分期;治疗前应该为所有计划接受睾丸癌治疗的患者进行生育能力评估,并提供精子库服务。
- 不同侧的睾丸精原细胞瘤的转移途径不同;既往手术史会影响肿瘤转移途径[2]。
  - 右侧睾丸精原细胞瘤主要回流至下腔静脉旁、下腔静脉前和主动脉-下腔静脉间淋巴结。
  - 左侧睾丸精原细胞瘤主要回流至腹主动脉旁和腹主动脉前淋巴结。
  - 既往接受过阴囊或腹股沟手术的患者,可能有盆腔、髂外或腹股沟淋巴结转移的风险[3]。
- Ⅰ期经典型精原细胞瘤患者有多种治疗选择。一般情况下,睾丸切除术后密切随诊为首选。然而,MRC TE 10[4] 和 TE18[5] 两项研究的结果表明,对于排除腹股沟或阴囊侵犯且拒绝接受密切观察疗法的Ⅰ期精原细胞瘤患者,可接受照射剂量为 20~25.5 Gy 的主动脉旁淋巴结辅助放疗(如 PA 带,参见表 27.1 和图 27.1)。另一种非劣效的辅助治疗方案为 1~2 个疗程的卡铂化疗[1,8]。

表 27.1　Ⅰ期睾丸精原细胞瘤的靶区推荐

靶区	基于 CT 图像和血管解剖标志的靶区确定(图 27.1)	基于解剖标志的靶区确定
CTV	• 勾画下腔静脉和腹主动脉,自上而下,从肾上缘下 2 cm 开始勾画至髂血管分叉	• 上界:T11 椎体上缘(注:有些资料推荐 T12 椎体上缘)[6]
	• 下腔静脉外扩 1.2 cm,主动脉外扩 1.9 cm	• 下界:L5 椎体下缘
	• 将两个靶区合并,避开骨骼,肌肉和肠管	• 侧界:横突边缘(常规宽度为 10 cm);左侧精原细胞瘤:基于淋巴结走行图谱研究,建议包括左侧肾门[7]
zPTV(20~25.5 Gy,单次 1.5~2.0 Gy)	• 最终的 CTV 外扩 0.5 cm+0.7 cm 至铅档边缘	

注:更多详细信息请参阅参考文献[6]。

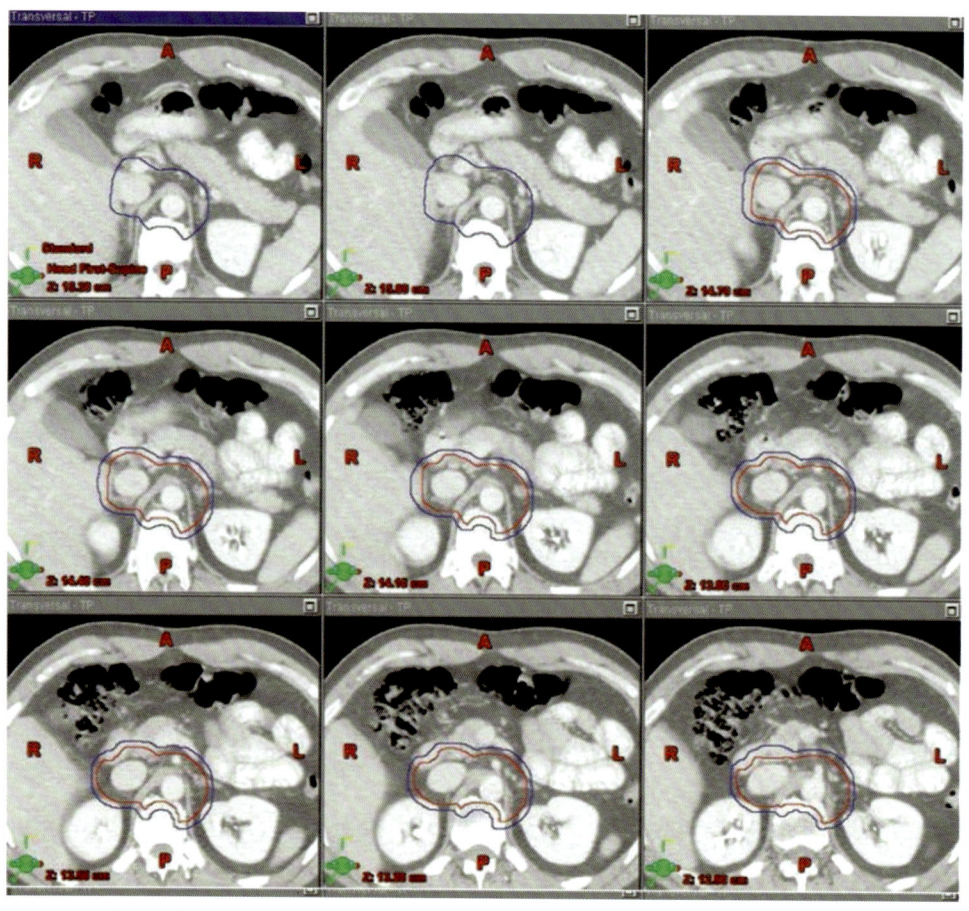

图 27.1　基于血管解剖的临床Ⅰ期精原细胞瘤的靶区勾画图像。临床 IA、IB 和 IS 期的靶区(红色线为 CTV,蓝色线为 PTV);CT 层面为头脚方向投影

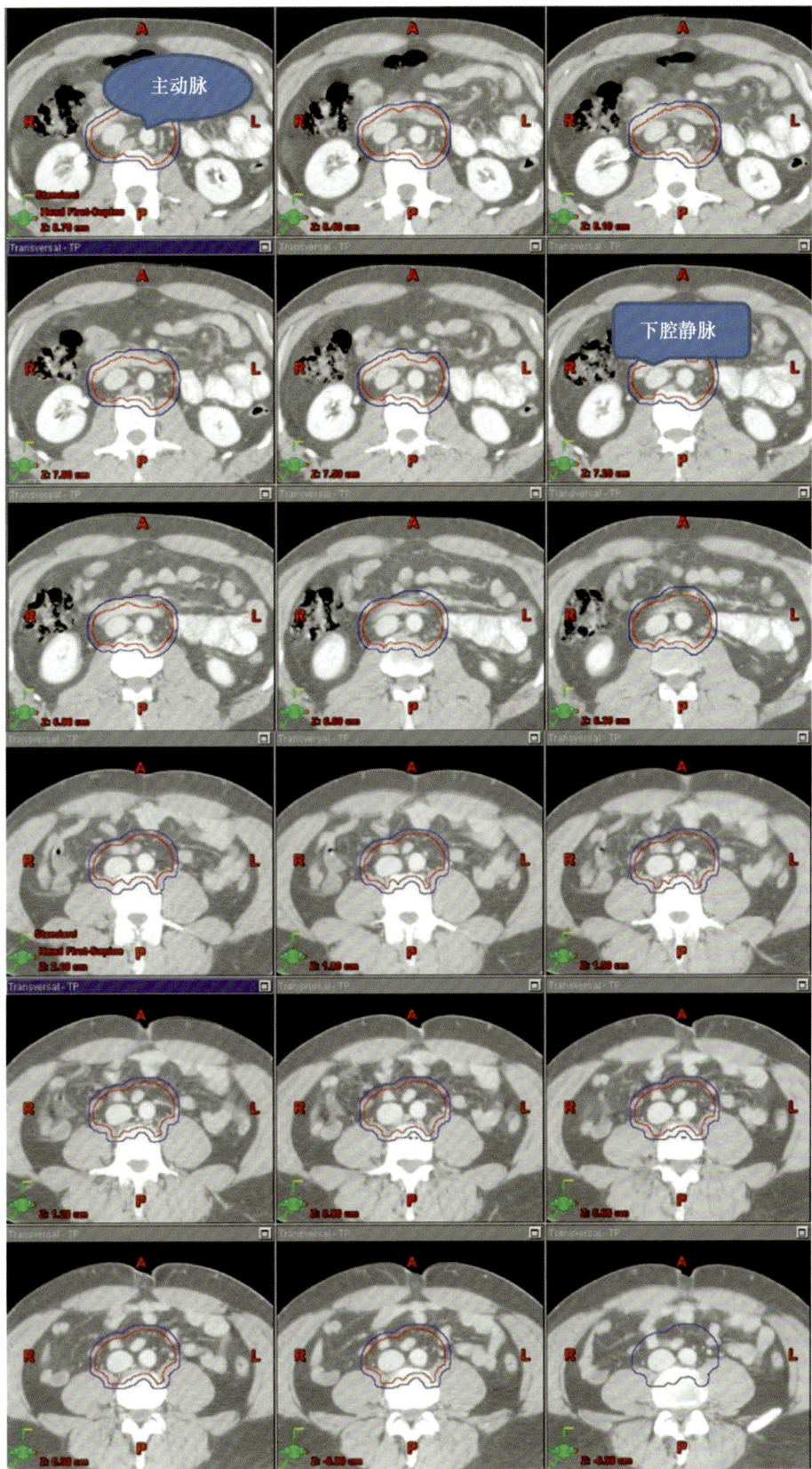

图 27.1(续)

- Ⅱ期经典型精原细胞瘤患者可采用"狗腿"野放疗(表 27.2、图 27.2 和图 27.3),照射剂量为 30 Gy(ⅡA 期)或 36 Gy(ⅡB 期)[1]。此外,也可以采用 3～4 个疗程依托泊苷/顺铂＋/－博来霉素为基础的化疗。
- 本机构针对睾丸精原细胞瘤的标准模拟定位包括:患者采取仰卧位,双臂上举的姿势,并使用 Alpha Cradle 固定体位后,进行 2 mm 层厚的 CT 扫描。对于Ⅱ期患者,一般会使用静脉增强造影来辅助勾画大体可见淋巴结。若患者完成用于辅助分期的 PET 扫描,可将 PET 图像与 CT 模拟定位图像融合以用于靶区勾画。对侧健康睾丸应采用防护罩保护。
- 3D-CRT 是精原细胞瘤的标准治疗方法,其靶区通常基于骨解剖标志或血管解剖勾画,照射野常采用 AP/PA 野。表 27.1 和表 27.2 是关于靶区和靶区外放边界的描述。更详细的信息请参阅参考文献[6]。
- 对于既往接受过腹股沟或者阴囊手术的患者,同侧腹股沟和髂血管区应包含在照射野内。如果存在阴囊侵犯,需考虑针对阴囊和瘢痕进行电子线补量照射。

表 27.2　Ⅱ期睾丸精原细胞瘤的靶区推荐

靶区和剂量	基于 CT 图像和血管解剖的靶区确定(图 27.2)	基于解剖标志的靶区确定
$CTV_{initial}$	● 创建 $CTV_{vessels}$:下腔静脉/主动脉的勾画和外扩边界与表 27.1 内容相同。然后,向下勾画髂总血管、近端髂内血管(至臀上动脉起始处)和髂外血管,至髋臼上缘,并根据解剖边界外扩 1.2 cm ● 创建 CTV_{nodes}:勾画大体可见淋巴结(GTV),并根据解剖边界外扩 0.8 cm ● 合并 $CTV_{vessels}$ and CTV_{nodes} 生成 $CTV_{initial}$	● 上界:T11 椎体上缘(注:有些资料推荐 T12 椎体上缘)[6] ● 下界:髋臼上缘(注:有些资料推荐闭孔中部或底部)[6] ● 侧界:腰椎横突(鉴于肾脏位置原因,通常位于 L3 椎体水平),射野向下延伸至髋臼外缘
$PTV_{initial}$(20～25.5 Gy,单次 1.5～2.0 Gy)	● $CTV_{initial}$ 外扩 0.5 cm＋0.7 cm 至铅档边缘	● 左侧精原细胞瘤:基于淋巴结走行图谱研究,建议包括左侧肾门[7]
$PTV_{conedown}$(补量照射靶区剂量 30～36 Gy,单次 2 Gy)(图 27.3)	● CTV_{nodes} 外扩 0.5 cm＋0.7 cm 至铅档边缘	● 确保所有可见的大体淋巴结周围有 2 cm 的安全边界

注:更多详细信息请参阅参考文献[6]。

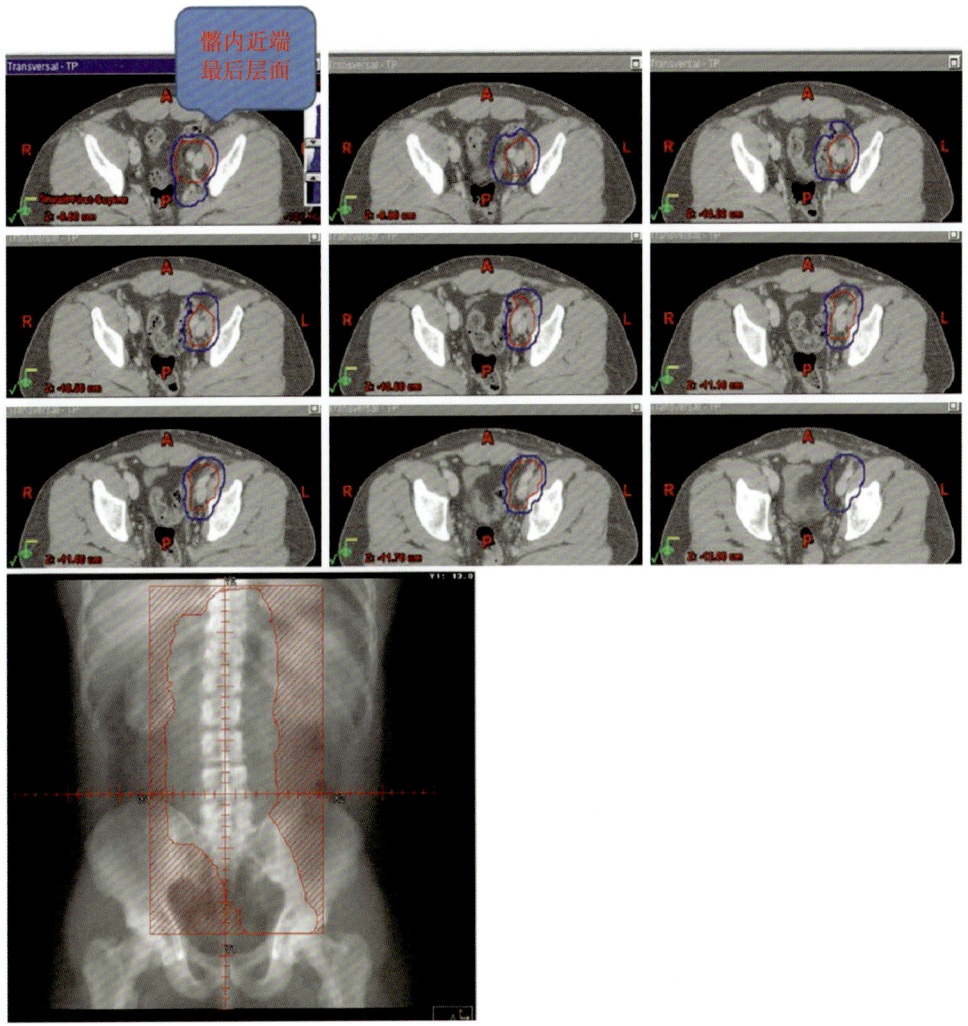

图 27.2 基于血管解剖的"狗腿野"下方部分的靶区勾画图像与初始"狗腿野"(红色线为 CTV,蓝色线为 PTV)。CT 显示层面为头脚方向。注:"狗腿野"的上方部分参见图 27.1

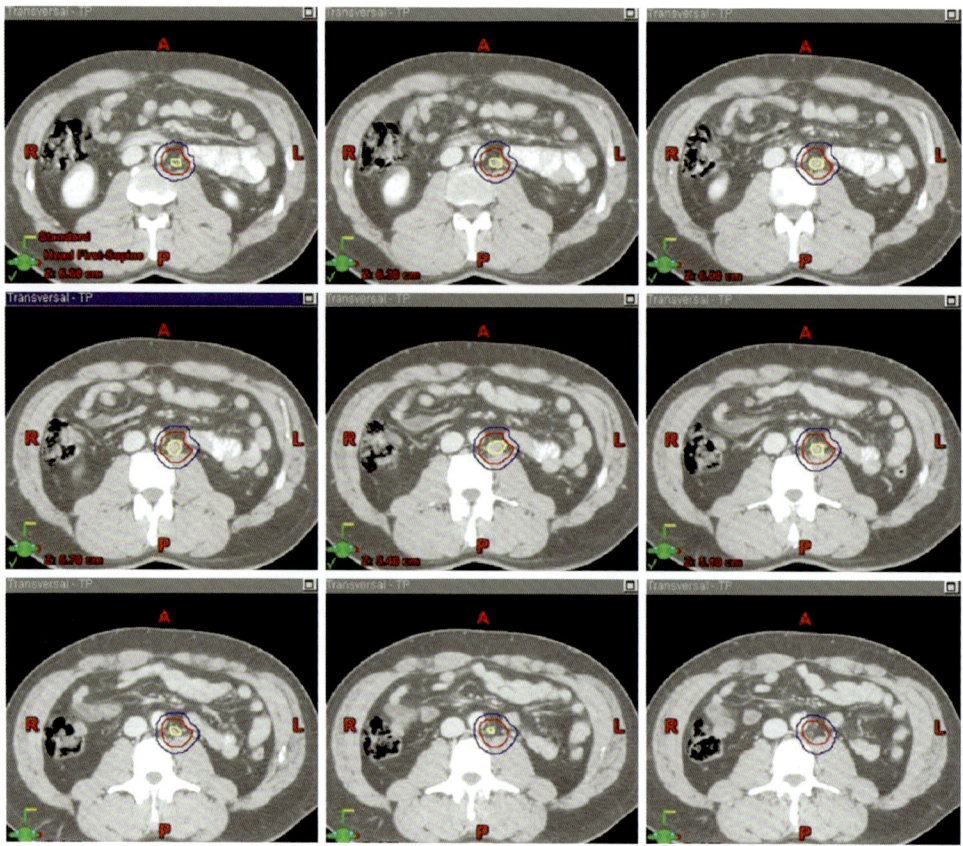

图 27.3 加量照射靶区勾画图像。该病例为ⅡA 期精原细胞瘤男性患者。CT 显示层面为头脚方向（黄色线为 GTV，红色线为 CTV，蓝色线为 PTV）

（李洋 译，章青 审校）

参考文献

[1] Gilligan T, Lin DW, Aggarwal R, et al. Testicular cancer, Version 2.2020, NCCN Clinical Practice Guidelines in oncology. J Natl Compr Cancer Netw. 2019; 17: 1529-54.

[2] Paly JJ, Efstathiou JA, Hedgire SS, et al. Mapping patterns of nodal metastases in seminoma: rethinking radiotherapy fields. Radiother Oncol. 2013; 106: 64-8.

[3] McMahon CJ, Rofsky NM, Pedrosa I. Lymphatic metastases from pelvic tumors: anatomic classification, characterization, and staging. Radiology. 2010; 254: 31-46.

[4] Fosså SD, Horwich A, Russell JM, et al. Optimal planning target volume for stage I testicular seminoma: a medical research council randomized trial. medical research council testicular tumor working group. J Clin Oncol. 1999; 17: 1146.

[5] Jones WG, Fossa SD, Mead GM, et al. Randomized trial of 30 versus 20 Gy in the adjuvant treatment of stage I Testicular Seminoma: a report on Medical Research Council Trial TE18, European Organisation for the Research and Treatment of Cancer Trial 30942（ISRCTN18525328）. J Clin Oncol. 2005; 23: 1200-8.

[6] Wilder RB, Buyyounouski MK, Efstathiou JA, et al. Radiotherapy treatment planning for testicular seminoma. Int J Radiat Oncol Biol Phys. 2012; 83: e445-52.

[7] Dinniwell R, Chan P, Czarnota G, et al. Pelvic lymph node topography for radiotherapy treatment planning from ferumoxtran-10 contrast-enhanced magnetic resonance imaging. Int J Radiat Oncol Biol Phys. 2009; 74: 844-51.

[8] Mead GM, Fossa SD, Oliver RTD, et al. Randomized trials in 2466 patients with stage I seminoma: patterns of relapse and follow-up. J Natl Cancer Inst. 2011; 103: 241-9.

28

脑转移
Brain Metastases

Christophe Marques, Julie Jang, Fahad Momin, Michael Reilly, Eric L. Chang

28.1 全脑放射治疗与立体定向放射外科手术治疗

- 全脑放射治疗(whole brain radiation therapy,WBRT)与立体定向放射外科手术治疗(stereotactic radio-surgery,SRS)的选择并非本书讨论的范畴。上述选择取决于多项因素,包括脑转移灶的数量和体积,以及患者总体健康状态。一些预后工具,包括分子分级预后评估,可用于帮助决策。
- 一般而言,SRS可更好地保护患者神经认知功能和生活质量,WBRT则能提高颅内转移的远处和整体的控制率。

28.2 WBRT:靶区勾画与设计的基本原则

- 不同临床情况相对应的放射治疗技术选择参见表28.1。放射治疗的剂量及分割方案参见表28.2。
- 保护神经认知功能的治疗策略,包括添加夫西地平(memantine)和(或)WBRT中避免海马区的照射,即海马区保护性全脑放射治疗(HA-WBRT)。
- 放疗定位与计划CT时,患者通常取仰卧位,头部置于自然体位并使用热塑性面罩固定。计划CT使用平扫技术,从颅顶到上颈椎(轴向层厚≤2.5 mm)。视野为600 mm。

C. Marques (✉) · J. Jang · F. Momin · M. Reilly · E. L. Chang
Department of Radiation Oncology, Norris Cancer Center, Keck School of Medicine of USC,
Los Angeles, CA, USA
e-mail: Christophe.Marques@med.usc.edu; Julie.Jang@med.usc.edu;
Fahad.Momin@med.usc.edu; Michael.Reilly@med.usc.edu; Eric.Chang@med.usc.edu

表 28.1 不同临床情况下的 WBRT 射野

	传统 WBRT	软脑膜疾病	淋巴瘤/白血病	头皮保护	HA-WBRT
临床诊断	弥漫性脑转移（数量多或"过多"） 小细胞肺癌（SCLC）的预防性全脑放疗	软脑膜疾病	急性淋巴细胞性白血病（ALL）中枢神经系统的预防照射 中枢神经系统白血病（高危）	需优先考虑美容结果（放射治疗可能导致"反向莫霍克发型"）	弥漫性脑转移瘤（数量多或"过多"） SCLC 的预防性全脑放疗 若病变范围距海马区不足 5 mm 则不应考虑
射野	3D-CRT 技术，采用侧向对穿野（略微偏离轴向）（RAO/LAO），以避免散射射线覆盖晶体				IMRT/VMAT
靶区及外放边界	全脑（含所有颅内结）	全脑（含所有颅内结） ＋视神经 ＋眶后区域 ＋眼球筛板	全脑（含所有颅内结） ＋视神经 ＋眶后区域 ＋视网膜 ＋/－整个眼球（若累及眼睛）	全脑（含所有颅内结）	CTV：全脑实质至枕骨大孔 PTV：CTV$_{minus}$（海马区＋5 mm 外放边界），不外扩摆位误差 正常组织剂量限制 脑转移： ● 海马区 D100%≤9 Gy，D$_{max}$≤16 Gy 视神经和视交叉 D$_{max}$≤30 Gy SCLC 的预防性全脑放疗 ● 海马 D100%≤7.5 Gy，D$_{max}$≤13.5 Gy
设野边界	上界：2 cm 开放 后界：2 cm 开放＋/－MLC 阻挡以保护后颈部软组织 下界：C1 下缘 前界：MLC 阻挡，前界为 C1 前方 2 cm，以保护腮腺和晶体 覆盖颞叶和筛状板	覆盖颞叶和筛状板，并附加边缘 8～10 mm，考虑到射野半野和摆位误差	覆盖颞叶和筛状板，并附加边缘 8～10 mm，考虑到射野半野和摆位误差置 覆盖后 1/3 眼球，如裂隙灯检查无眼部受累如有眼部受累，则包括双侧眼球	MLC 边缘设置在颅骨外表面	视神经和视交叉 D$_{max}$≤25 Gy

表 28.2　WBRT 的剂量和分割方案

临床情景	剂量和分割
WBRT、LMD	30 Gy，分 10 次照射（最常见） 37.5 Gy，分 15 次照射（RTOG 推荐），30 Gy，分 12 次照射 20 Gy，分 5 次照射（预后不良）
WBRT、再程放疗	20~25 Gy，分 10 次照射，与首次放疗时间间隔至少为 4~6 个月
SCLC 的预防性全脑放疗	25 Gy，分 10 次照射（最常使用）
急性淋巴细胞性白血病中枢神经系统预防照射	12 Gy，分 8 次照射
中枢神经系统白血病（高危型）	≥18 Gy，分 9~10 次照射（根据系统性治疗的强度确定剂量）

- 基于 6 MV 光子射线的 3D-CRT 侧向对穿野技术，通常与多叶准直器（multileaf collimator，MLC）一起使用（图 28.1 和图 28.2）。

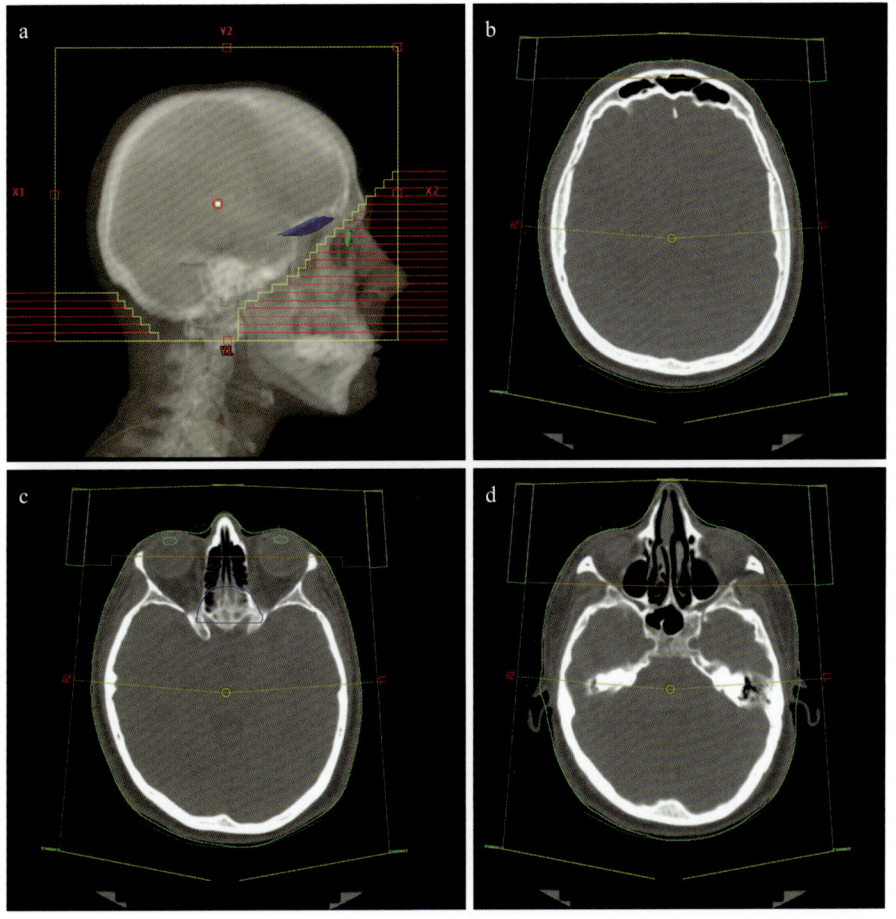

图 28.1　表 28.1 所述的标准 WBRT 射野，侧向对穿野略微偏离轴向（RAO/LAO）以避免散射射线照射晶体。a.眼部方向的射野视图显示覆盖筛状板（蓝色线），同时多叶准直器阻挡晶体（绿色）的照射。b.中颅轴图显示共面前射野边缘。c.轴向图显示靶区覆盖了筛状板且避免了晶体。d.轴向图显示靶区充分覆盖了颞叶。注意：等中心也可置于眦的水平，无发散的射线照射至眼球或晶状体

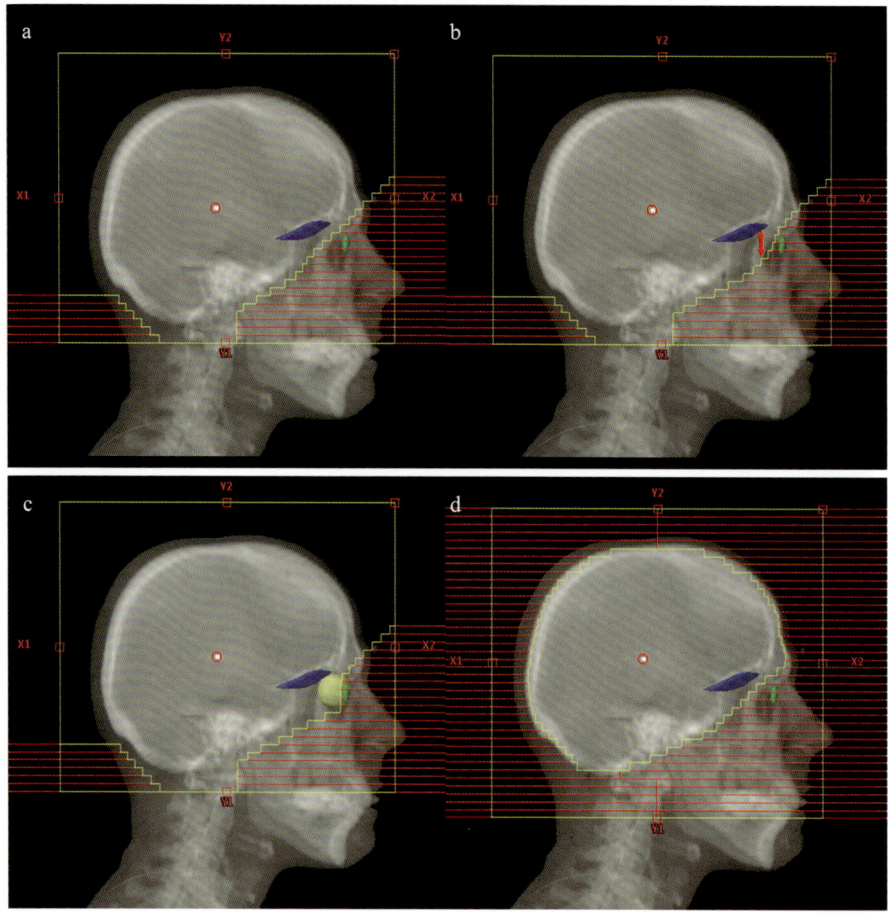

图 28.2 表 28.1 中不同临床情况下的 WBRT 射野差异。a. 常规 WBRT。b. 更大的 WBRT 射野用于软脑膜疾病，相比于常规 WBRT 射野(a)，红色箭头显示与筛状板的距离更大。c. 对于中枢神经系统白血病/淋巴瘤的患者，WBRT 射野覆盖后眼眶。d. 头皮保留技术，MLC 边缘设置在颅骨外表面

- 对于海马区保护性全脑放射治疗，逆向 IMRT 计划依赖于计划 CT 扫描和钆增强 MRI 扫描（使用层厚为 1.25~1.5 mm 的三维扰相梯度回波序列以确定海马保护区）(图 28.3)[1]。
- 每周采用 MV 正交成像验证体位。每日 kV 成像通常预留给基于 IMRT 的 WBRT。

28.3 SRS：靶区设计与勾画的基本原则

- SRS 在临床上可采用单次或分次（2~5 分次）SRS 治疗脑转移病灶和切除后的空腔（表 28.3、图 28.4 和图 28.5）。剂量分割方案取决于颅内病灶大小或体积，以及与邻近关键正常组织的距离（表 28.4）。
- SRS 的治疗设备包括基于框架或无框架钴基的 Leksell 伽玛刀® 或基于直线加速器的系统。

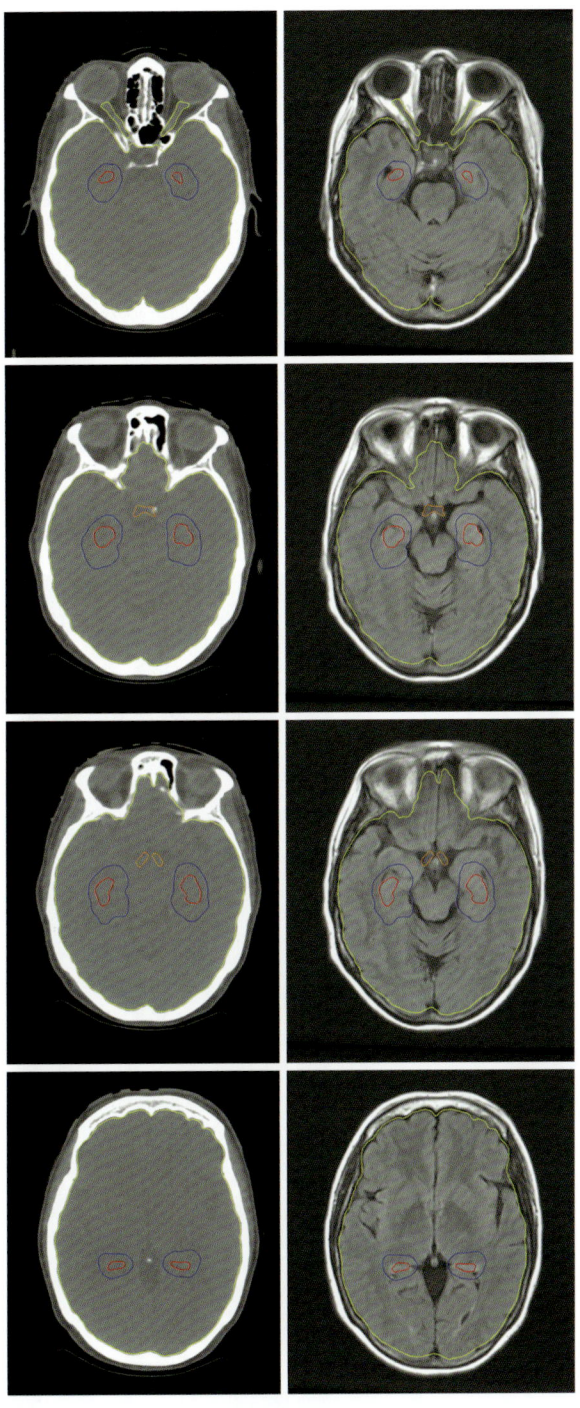

图 28.3 海马区保护性 WBRT 技术:以轴向层面图示说明颅顶至颅底的勾画,采用 CT 和 MR 融合(增强三维扰相梯度 MRI 技术)。根据 RTOG 0933 靶区勾画指南,仅勾画了亚颗粒带(SGZ)海马部分(红色线)和 5mm 外扩(蓝色线)为应用于创建海马回避区。PTV 由整个脑组织(黄色线)减去 5mm 扩大的海马勾画区(蓝色线)。本图还显示了视神经(黄色线)和视交叉(橙色线)

表 28.3 两种 SRS 靶区勾画方法推荐[2,3]

靶区	GTV	CTV
未切除的颅内转移	增强的 T1 加权 MRI 序列	GTV+0 mm
术后大体全切除腔（方法 1）[2]	N/A	增强 MRI 扫描显示的切除残腔边界，周围外扩 2 mm
术后大体全切除腔（方法 2）[3]	N/A	术后 MRI 可见整个造影增强区域、手术腔和手术路径
		在术前肿瘤的初始区域外，沿颅骨的边缘外扩 5～10 mm（如果初始肿瘤与硬脑膜接触）
		沿颅骨边缘外扩 1～5 mm（若初始肿瘤未与硬脑膜接触）
		沿静脉窦外扩 1～5 mm（若初始肿瘤与静脉窦接触）

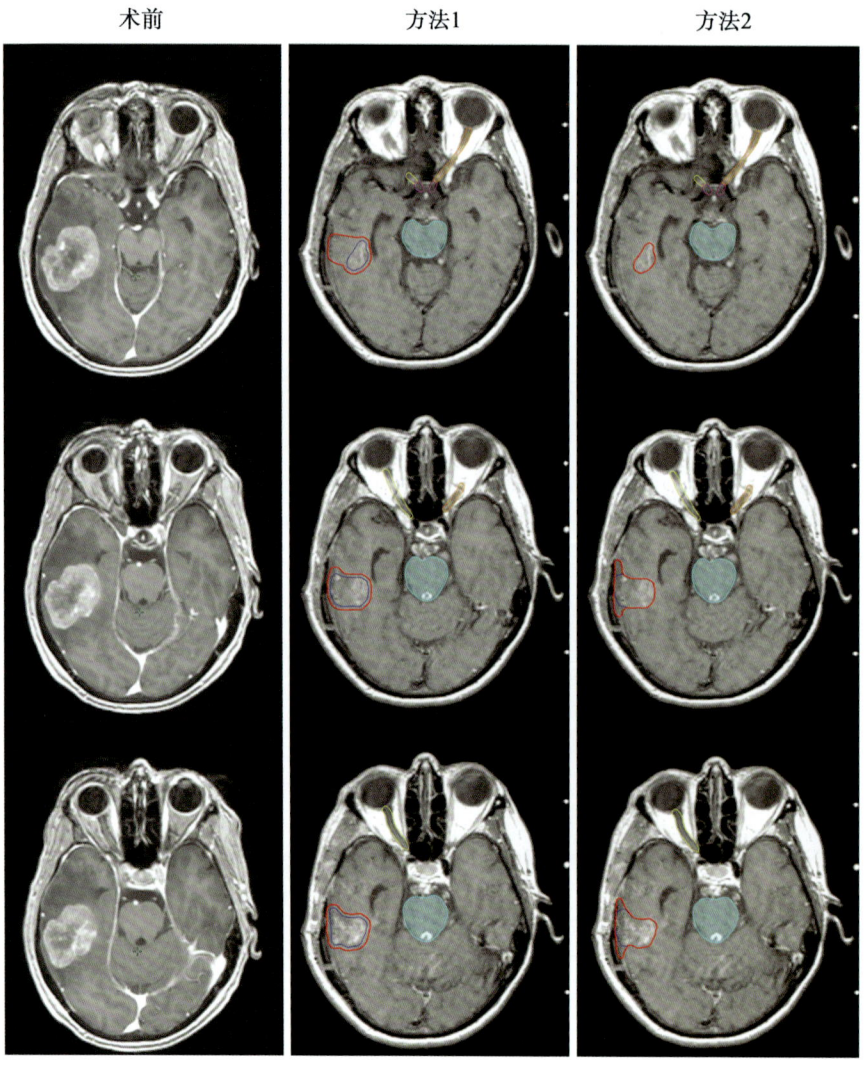

图 28.4 单次 SRS 治疗直肠癌脑转移病例，术前左颞叶转移瘤接触硬脑膜，但无静脉窦接触，切除的大体肿瘤直径为 33 mm，术后手术残腔直径 24 mm。方法 1 显示了 Soltys 等[2] 所描述的靶区勾画方式，CTV 勾画（红色）=MRI T1 钆增强范围和手术腔（蓝色）+ 2 mm 均匀外扩。方法 2 显示了 Soliman 等[3] 所描述的靶区勾画方式，CTV 勾画（红色）=MRI T1 钆增强范围、手术腔及手术路径（蓝色）并沿颅骨边缘外扩 10 mm。选择单次 SRS 的原因是因空腔尺寸较小（<3 cm），而且与敏感的大脑结构有足够的距离。患者使用 Leksell 伽玛刀® 进行治疗，因此 PTV = CTV+0 mm 扩展边界。勾画结构包括右侧视神经（黄色线）、左侧视神经（橙色线）和脑干（青色线）

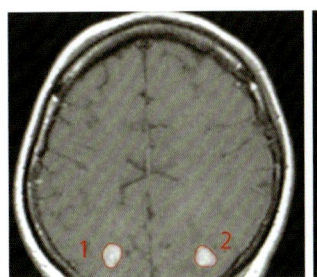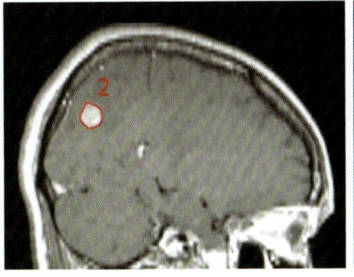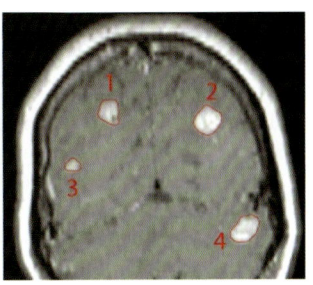

图 28.5 多等中心单分次 SRS 治疗原发乳腺癌的新发脑转移,直径范围 6～20 mm(体积范围 0.07～1.92 cm³),患者曾接受 30 Gy WBRT 治疗。病变 1 位于右侧顶叶,病变 2 位于左侧顶叶,病变 3 位于右侧颞叶,病变 4 位于左侧小脑。选择单分次治疗是因肿瘤较小(小于 3 cm),并且与敏感的大脑结构有足够的距离。对于所有病变,勾画的 GTV(红色)=MRI T1 后钆增强。患者使用 Leksell 伽玛刀® 进行治疗,因此,PTV 和 CTV 使用基于 GTV 的 0 mm 外扩

表 28.4 SRS 剂量和 OAR 剂量限制的不同分割方案(基于 Alliance A071801 研究)[4]

	1 次	3 次	5 次
PTV 剂量(术后残腔)	20 Gy(<4.2 cm³) 18 Gy(≥4.2 至 <8.0 cm³) 17 Gy(≥8.0 至 <14.4 cm³) 15 Gy(≥14.4 至 <20 cm³) 14 Gy(≥20 至 <30 cm³) 12 Gy(≥30 cm³ 至 <5 cm)	27 Gy(<30 cm³)	30 Gy(≥30 cm³ 至 <5 cm)
PTV 剂量 (未切除脑转移病灶)	24 Gy(<1 cm) 22 Gy(≥1.0 至 <2.0 cm) 18 Gy(≥2.0 至 <3.0 cm) 15 Gy(≥3.0 至 <4.0 cm)	27 Gy	30 Gy
脑干限制	V12 Gy<1 cm³	23.1 Gy max V18 Gy<0.5 cm³	28 Gy max V23 Gy<0.5 cm³
视附属器剂量限制	9 Gy max	17.4 Gy max V13.8 Gy<0.2 cm³	23 Gy max V20 Gy<0.2 cm³

- 靶区勾画时首选使用对比增强 T1 加权 MRI 容积扫描(1～2 mm 切片)(若患者无法耐受 MRI 或患者有不兼容 MRI 的植入设备,则采用增强 CT 扫描)。对于直线加速器系统的 SRS,需要有薄层 CT 扫描进行图像融合。
- 若采用基于直线加速器的 SRS,治疗时需要每日成像。

(区晓敏 译,陆嘉德 审校)

参考文献

[1] Gondi V, Tolakanahalli R, Mehta MP, Tewatia D, Rowley H, Kuo JS, et al. Hippocampal-sparing whole-brain radiotherapy: a "how-to" technique using helical tomotherapy and linear accelerator-based intensity-modulated radiotherapy. Int J Radiat Oncol Biol Phys. 2010;78(4):1244-52. https://doi.org/10.1016/j.ijrobp.2010.01.039.

[2] Soltys SG, Adler JR, Lipani JD, Jackson PS, Choi CY, Puataweepong P, et al. Stereotactic radiosurgery of the postoperative resection cavity for brain metastases. Int J Radiat Oncol Biol Phys. 2008;70(1):187-93. https://doi.org/10.1016/j.ijrobp.2007.06.068.

[3] Soliman H, Ruschin M, Angelov L, Brown PD, Chiang VLS, Kirkpatrick JP, et al. Consensus contouring guidelines for postoperative completely resected cavity stereotactic radiosurgery for brain metastases. Int J Radiat Oncol Biol Phys. 2018;100(2):436-42. https://doi.org/10.1016/j.ijrobp.2017.09.047.

[4] Clinicaltrials.gov.n.d.. https://clinicaltrials.gov/ct2/show/NCT04114981.

29

中枢神经系统良性肿瘤
Benign Tumors of the CNS

Rupesh Kotecha, Samuel T. Chao, Erin S. Murphy, John H. Suh

29.1 放射治疗计划和靶区勾画的总体原则

- 在良性原发性脑肿瘤患者的诊治中，详细的病史采集、神经系统检查、适当的实验室检查（包括激素功能评估）、视野和视力测试、听力评估和基线神经认知功能检查都是确定适当治疗方式的关键。在确保安全的情况下，以大体全切除为目标最大手术切除，仍是可接受手术及手术路径可及肿瘤患者的标准治疗。对所有良性原发性脑肿瘤患者都强烈推荐多学科综合治疗。
- 根治性放射治疗可用于多种原发性脑肿瘤患者，包括垂体腺瘤、脑膜瘤、前庭和非前庭神经鞘瘤。恶性程度更高的颅内肿瘤或颅内恶性肿瘤的放射治疗将在本书的其他章节予以讨论。
- 良性原发性脑肿瘤患者的治疗可采用多种放射治疗技术，包括三维适形放射治疗（3D-CRT）、分次立体定向放射外科（fractionated stereotactic radiosurgery，FSRT）、IMRT、容积调强放疗（volumetric-modulated arc therapy，VMAT）、SRS 及质子射线放射治疗（proton beam radiotherapy，PBT）。
- 准确靶区和关键 OAR 的勾画是为每位患者的个体化最佳治疗中，选择和创建最佳放射治疗计划的关键。其中 CT 模拟时间前较短时间内获取用于治疗计划的 MRI 图像至关重要，采用最可显示肿瘤及正常的解剖结构序列（即增强 T1 序列或 FLAIR 序列）。增强 T1 序列

R. Kotecha
Department of Radiation Oncology, Miami Cancer Institute, Baptist Health South Florida, Miami, FL, USA

Herbert Wertheim College of Medicine, Florida International University, Miami, FL, USA
e-mail: rupeshk@baptisthealth.net

S. T. Chao · E. S. Murphy · J. H. Suh (✉)
Department of Radiation Oncology, Taussig Cancer Institute, Cleveland Clinic, Cleveland, OH, USA

Rose Ella Burkhardt Brain Tumor and Neuro-Oncology Center, Neurological Institute, Cleveland, OH, USA

Cleveland Clinic Lerner College of Medicine of Case Western Reserve University, Cleveland, OH, USA
e-mail: chaos@ccf.org; murphye3@ccf.org; suhj@ccf.org

勾画海马体,或 3D-T2 或 CISS 序列勾画颅神经。

29.2 患者体位、固定和模拟定位

- 良性原发性脑肿瘤患者的放射治疗通常采取仰卧位,手臂与身体平行,肩膀自然伸展。
- 对于接受 CT 模拟定位和治疗的患者,使用 3 个定标点标记的热塑性面罩进行固定;5 个定标点标记的热塑性面罩可以用于颅底肿瘤或靠近视附属器的肿瘤患者,其中可采用扩展的面罩加强颈部的固定。
- 对于接受 MRI 模拟定位和治疗的患者,使用 Clam shell 面罩。
- 除非颅底部位肿瘤有特别需要,否则头部和下巴采用自然体位固定。
- 轴向 CT 模拟图像采用 1 mm 厚度(SRS、FSRT 或 PBT)或 2 mm 厚度(3D-CRT、IMRT 或 VMAT),CT 范围包括患者整个头部,向下至肩部水平。
- 除非伴有明确的医学或临床禁忌证,否则靶区勾画时强烈建议采用诊断 MRI 图像融合。
- 除非伴有明确的医学或临床禁忌证,否则定位 CT 应采用造影剂以便于勾画原发肿瘤、明确切除的肿瘤空腔或帮助融合治疗前 MRI 图像。

29.3 正常结构

- 借助治疗前的 MRI,在治疗计划 CT 扫描中勾画正常结构 OAR。
- 当肿瘤邻近关键正常组织时,可创建"计划危及靶区"(planning risk volumes,PRV),以帮助在计划评估时进行剂量学设计和剂量评估。
- 表 29.1 提供了大多数良性原发性脑肿瘤的正常结构列表。
- 图 29.1～图 29.4 中提供了原发性颅内病例的关键 OAR 靶区勾画的示例。

表 29.1 原发性脑肿瘤危及器官推荐勾画列表

脑	左侧视神经
未受累脑组织(Brain-GTV 或 CTV,取决于具体临床情况)	视交叉
	右侧视网膜
脑干(脑干核心、脑干表面)	左侧视网膜
脊髓	右侧泪囊
右侧耳蜗	左侧泪囊
左侧耳蜗	右侧颞叶
右侧眼球	左侧颞叶
左侧眼球	右侧海马
右侧晶体	左侧海马
左侧晶体	下丘脑
右侧视神经	垂体

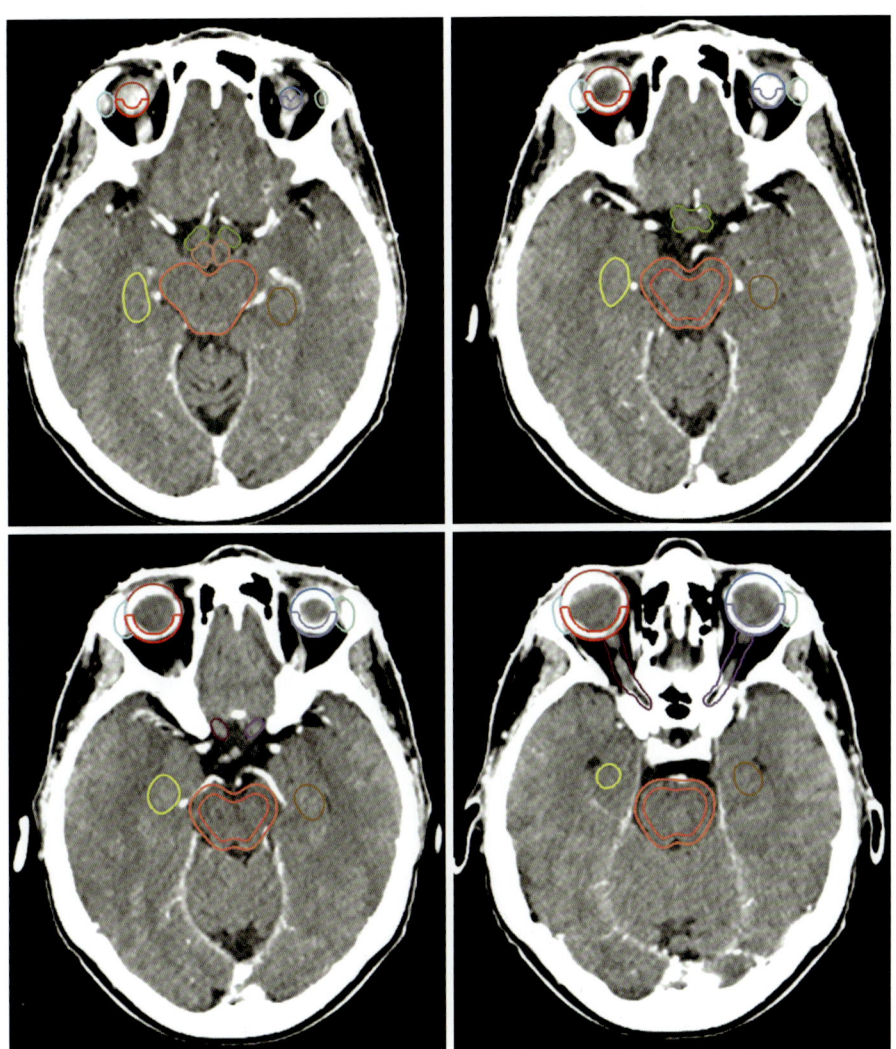

图 29.1 一位患者的 CT 模拟定位（脑窗）代表性层面，显示了原发性脑肿瘤患者的关键 OAR。这种对比设置，有利于勾画脑干、视交叉和视神经的颅内成分。此外，还有助于区分眼球的视网膜组成部分。右侧海马体为黄色，左侧海马体为棕色；这些是用轴向 T1 MRI 勾画，但在 CT 扫描上可见（图 29.4）。脑干为粉红色，分为脑干核心和脑干表面（通常为 3 mm 的外周环状组织）。下丘脑（深棕色线）位于脑干的前面和视神经交叉点后（橄榄绿色线）。每一视神经（右洋红色线和左紫色线）均接近于各自的眼球轮廓。泪腺（蓝绿色线）位于每个眼球的侧面

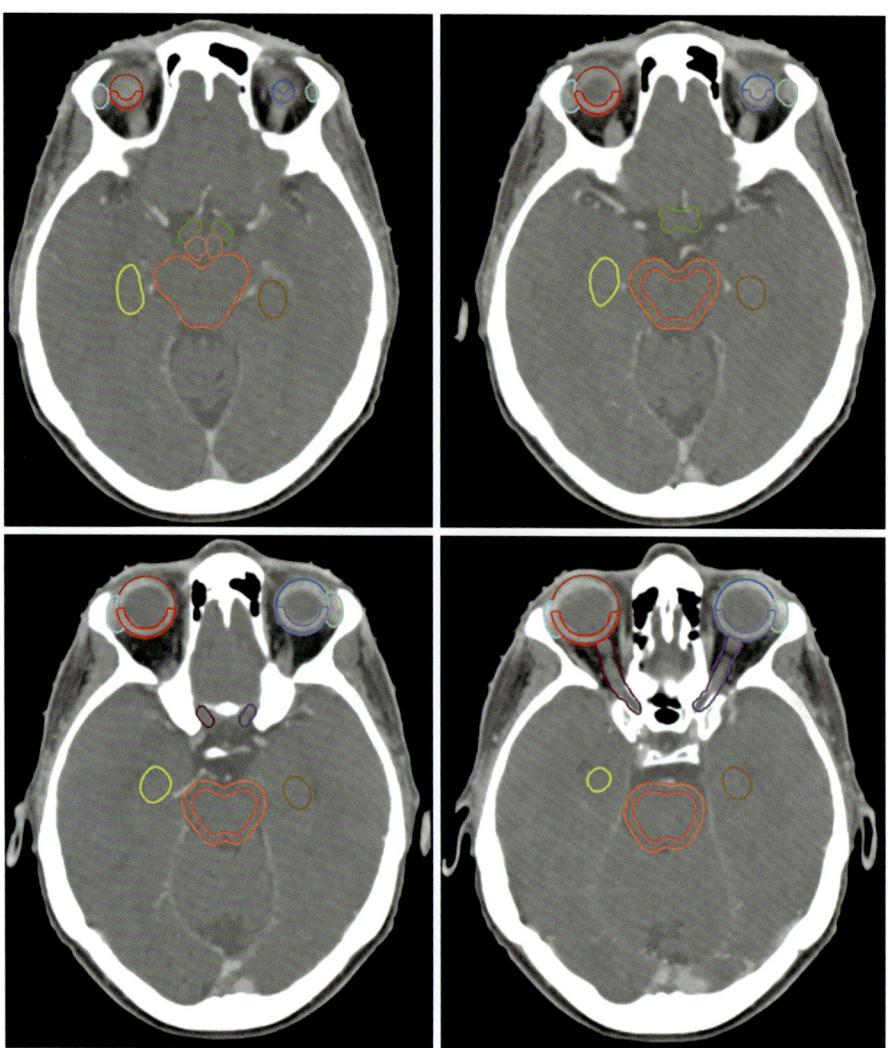

图 29.2 上述图 29.1 为患者 CT 模拟定位的代表性层面,显示原发性脑肿瘤患者的关键 OAR(软组织窗口)。使用这种对比设置,有利于确定穿过视神经管时的视神经,神经位于眼眶的部分(洋红色线的右视神经和紫色线的左视神经),以及眼球和泪腺

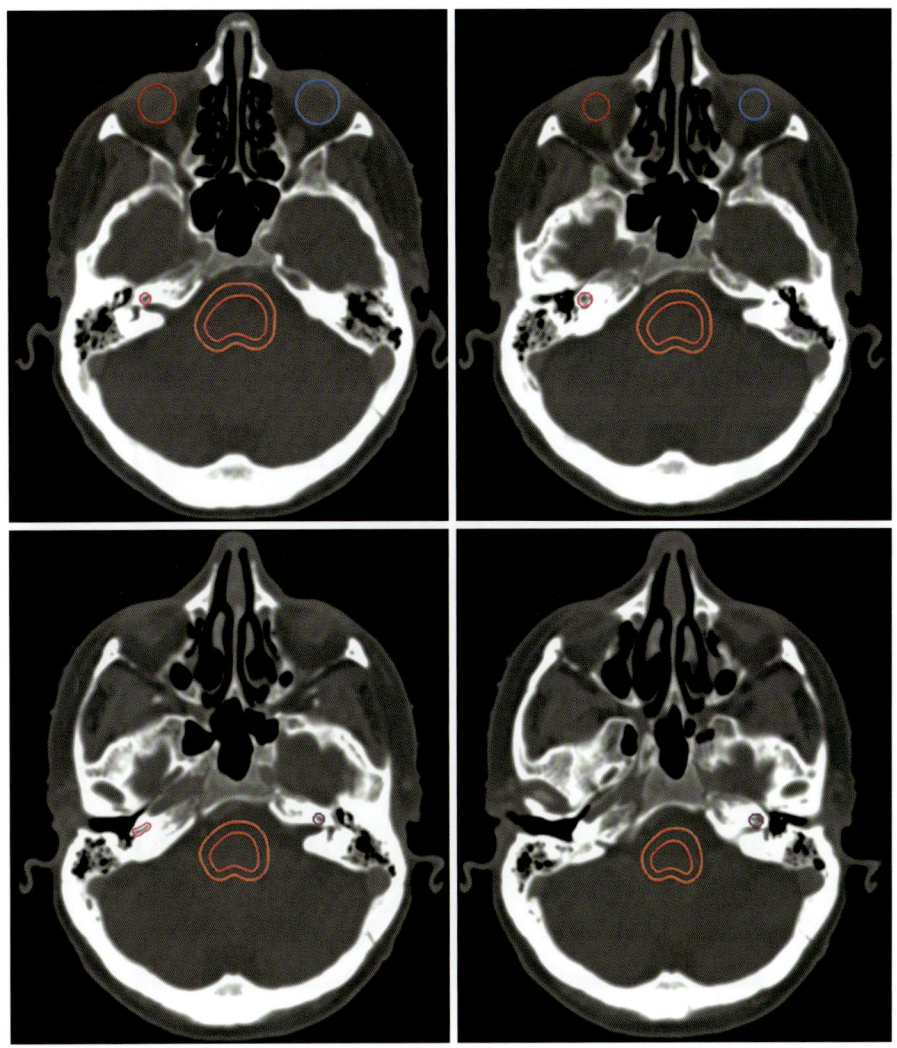

图 29.3　显示左右耳蜗具代表性的 CT 模拟定位层面（骨窗）。骨窗有利于识别和勾画耳蜗。根据患者头部位置，这些结构可能不位于本病例中所示的同一轴向层面上

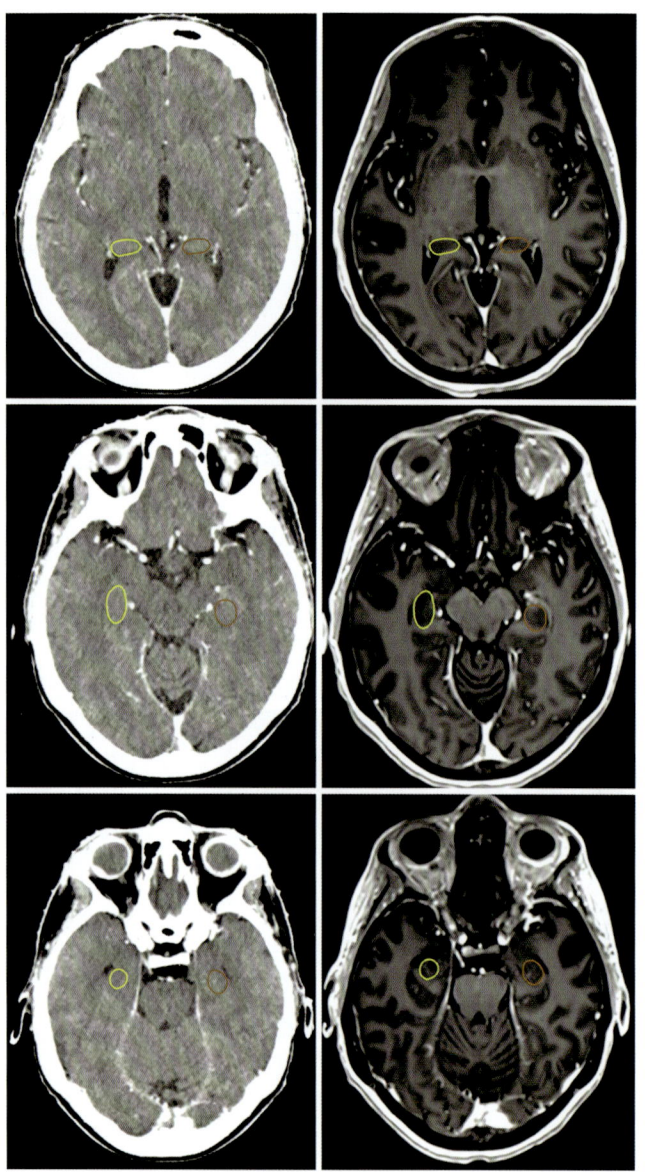

图 29.4 CT 模拟定位（脑窗）和计划 MRI（对比后 T1）的代表性层面，用于描绘右侧（黄色线）和左侧（棕色线）海马。需注意，这些勾画显示的是海马体的颗粒下区（subgranual zone）而非整个结构，可以被可视化为低信号灰质。最上层始于低信号灰质与侧脑室的边界，接近胼胝体的压部；最下层结束于侧脑室颞角的下端

29.3.1 低级别星形细胞和少突胶质细胞肿瘤

低级别弥漫性星形细胞瘤（具 IDH-突变）和少突胶质细胞瘤患者的治疗应采用最大限度的安全切除，并进行病理和分子诊断。若可行，应尽量采取大体全切除。

- 患者接受常规分割放疗，剂量为 54 Gy，30 分次（表 29.2 和图 29.5）；对于具有某些高危特征的 2 级或以上肿瘤患者，推荐进行化疗。

- 对于IDH-野生型肿瘤(类似于恶性胶质瘤的自然病史和预后),推荐采用多模式综合治疗。
- 除了部分毛细胞星形细胞瘤患者,这些肿瘤不推荐进行立体定向放射手术。

表 29.2 星形细胞和少突胶质细胞肿瘤的推荐靶区

肿瘤类型	GTV 定义	建议的 CTV 外扩	PTV 扩展
Ⅰ级毛细胞星形细胞瘤	对于未切除的肿瘤,GTV 基于 T1 MRI 勾画。对于已切除的肿瘤,GTV 将包括术后瘤腔	0~5 mm,由于自然解剖屏障限制了肿瘤的扩散,其周围可减少外扩边界	0~3 mm,取决于放疗技术和每日患者定位技术 0~1 mm:SRS 或 HSRT 1~3 mm:常规分割放疗
神经节胶质瘤	对于未切除的肿瘤,GTV 基于增强 T2 或 FLAIR MRI 勾画 对于切除的肿瘤,GTV 包括术后腔和残留肿瘤	1 cm,在自然解剖屏障周围可减少外扩	3~5 mm,取决于 IGRT 的频率、放射治疗技术和每日患者定位技术
Ⅱ级低级别弥漫性胶质瘤(IDH 突变)	对于未切除的肿瘤,GTV 基于对比增强后 T2 或 FLAIR MRI 序列勾画 对于切除的肿瘤,GTV 包括术后腔和残留肿瘤	1 cm,在自然解剖屏障周围可减少外扩	3~5 mm,取决于 IGRT 的频率、放射治疗技术和每日患者定位技术

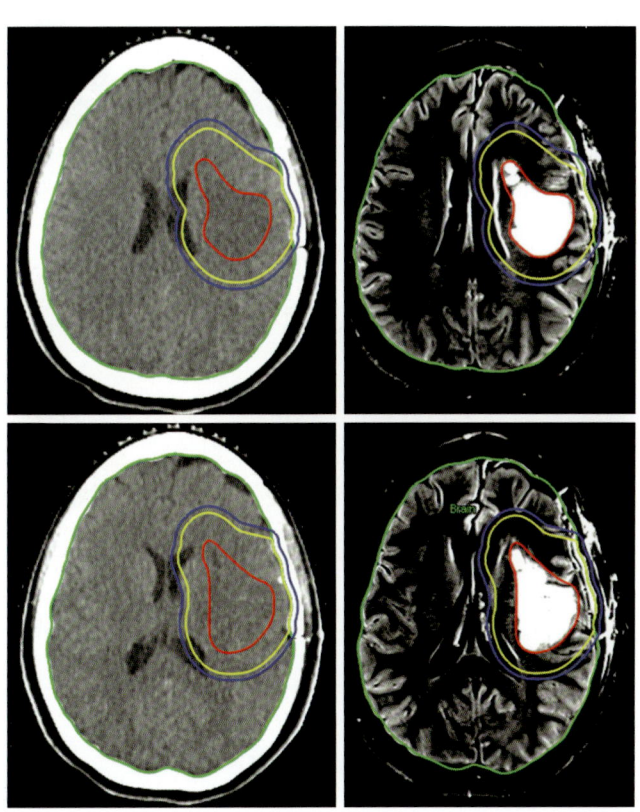

图 29.5 一位接受左额颞顶叶部分开颅术和部分切除术的少突胶质细胞瘤患者。本图显示计划 CT 图像(脑窗)和相应的 MRI(增强 FLAIR 图像)。该患者肿瘤累及左岛叶、部分岛盖、左半卵圆中心。GTV(红色线)包括了 FLAIR 图像上的残留疾病和术后腔。GTV 外扩 1.0 cm 获 CTV(黄色线),CTV 在具有解剖学限制的后颅窝、颅骨和其他中线结构处修回。CTV 外扩 3 mm 获 PTV(蓝色线)

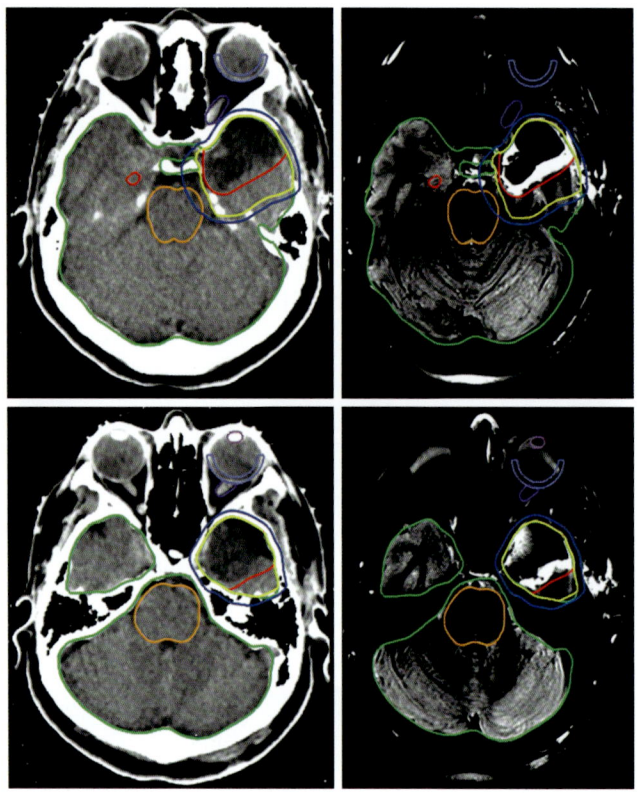

图 29.5（续）

29.3.2 脑膜瘤

- 脑膜瘤是成人最常见的原发性颅内肿瘤，大多数（＞70%）为良性肿瘤，可通过手术或者放射治疗予以根治性治疗（表 29.3）。
- 对于接受次全切除术且肿瘤位于较易进展区域的 1 级脑膜瘤患者，术后可考虑辅助治疗。其余患者在疾病复发的情况下，应考虑重复手术和放射治疗。
- 除了使用治疗计划 MRI 以勾画靶区，强烈建议使用 CT 评估来决定是否在 GTV 中包括任何骨膜和骨质异常部位（表 29.4 和图 29.6～图 29.8）。

表 29.3　1 级脑膜瘤放疗技术和剂量分割方案推荐

放疗技术	剂量分割推荐
SRS	14～16 Gy，1 次照射
FSRT	20～24 Gy，4 次照射 25 Gy，5 次照射
传统的分割放射疗法	52.2～54 Gy，1.8～2 Gy/分次 50.4，1.8 Gy/分次（针对视神经鞘脑膜瘤）

表 29.4 1 级脑膜瘤靶区勾画推荐

肿瘤类型	GTV 定义	建议的 CTV 外扩	PTV 扩展
1 级脑膜瘤（未切除）	基于计划 MRI 和模拟 CT 勾画	0～5 mm，在解剖屏障部位可减少外扩	0～3 mm，取决于放疗技术和每日患者定位技术 0～1 mm：SRS 或 HSRT 1～3 mm：常规分割放疗
1 级脑膜瘤（复发）	术后腔，残余增强肿瘤，包括可疑的硬膜和（或）骨受累，以及先前的硬膜附着部位	0～5 mm 外扩，在解剖屏障可适当减少外扩	0～3 mm，取决于放疗技术和每日患者定位技术 0～1 mm：SRS 或 HSRT 1～3 mm：常规分割放疗

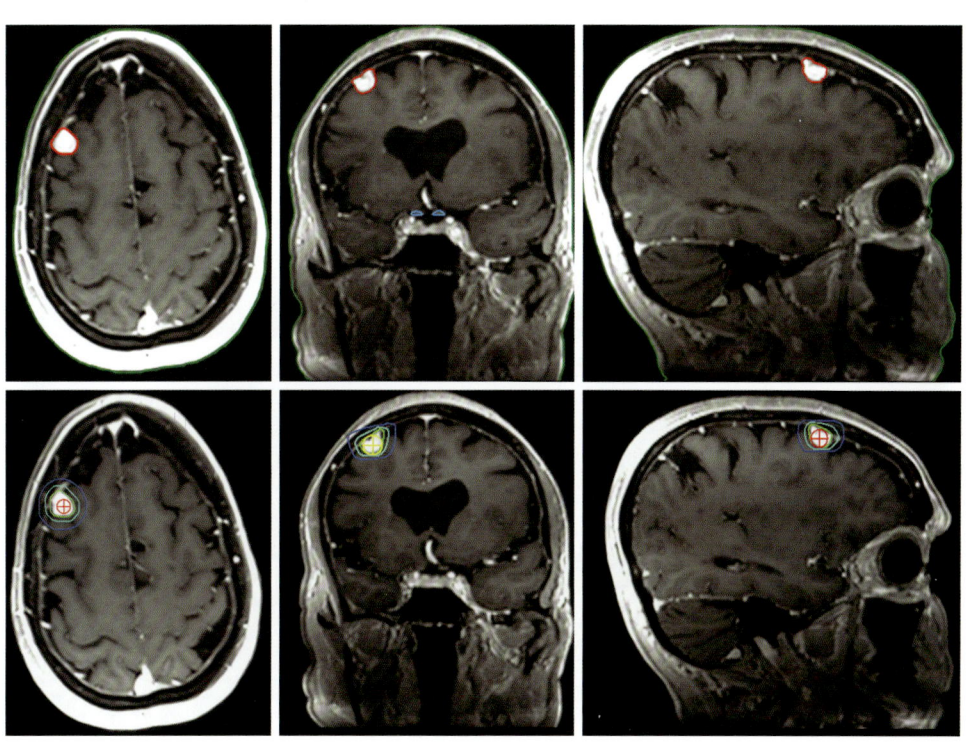

图 29.6 一位罹患右侧额部外生显示均匀增强脑膜瘤的患者。图示为具代表性的计划 MRI 图像（轴向、冠状和矢状 T1 后造影）。红色描绘的肿瘤代表 GTV，由于该患者采用分次 SRS 治疗，因此未添加 CTV 或 PTV 外扩。图像最下行显示了 14 Gy 的处方等剂量线（绿色线），以及 8 Gy（蓝绿色线）和 4 Gy（蓝色线）的等剂量线

29.3.3 前庭和非前庭神经鞘瘤

- 放射治疗可用于前庭或非前庭神经鞘瘤患者的根治性治疗，部分切除肿瘤患者的辅助治疗，或用于复发肿瘤（罕见）患者的治疗（表 29.5、图 29.9 和图 29.10）。

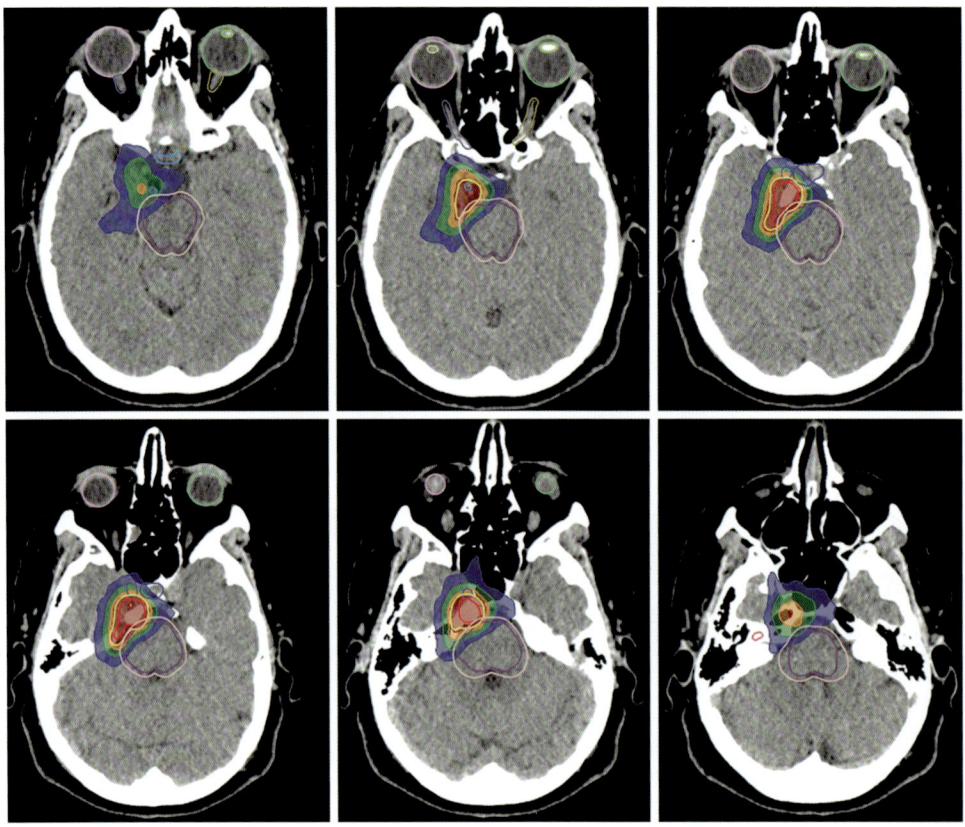

图 29.7 一位罹患右侧海绵窦脑膜瘤患者具代表性的计划 CT 图像（脑窗），治疗剂量为 52.2 Gy/29 分次。GTV 以红色线显示，在治疗计划 MRI 中勾画；GTV 外扩 2 mm 创建 PTV（黄色线）。等剂量线包括处方剂量（52.2 Gy，深红色线）和 45 Gy（橙色线）、30 Gy（绿色线）和 15 Gy（蓝色线）。勾画的邻近危及器官包括脑干（紫色线）、视交叉（浅蓝色线）、邻近的颅神经（蓝色线）、颈动脉（深蓝色线）和右耳蜗（珊瑚色线）

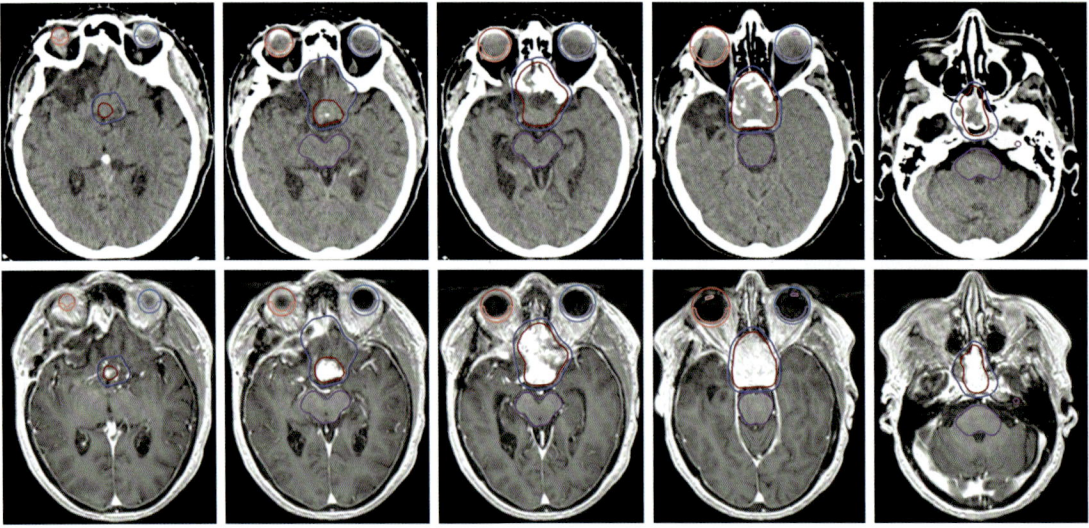

图 29.8 一位罹患巨块型鞍级和鞍上 1 级脑膜瘤患者具代表性的治疗计划 CT 图像（脑窗）和相应的 MRI 图像。减瘤手术后仍存在明显的残余肿瘤。肿瘤以栗色线勾画，GTV 外扩 3 mm 形成 PTV。这些层面中可见的危及器官包括脑干（紫色线）和双侧眼球

表 29.5　前庭和非前庭神经鞘瘤的放疗技术和靶区

放疗技术	剂量分割推荐	相关靶区
SRS	12~13 Gy, 1 次	GTV：在计划 MRI 和 CT 模拟中的可见肿瘤 CTV：无 PTV：根据定位技术，通常为 0~1 mm
FSRT	20 Gy, 4 次照射 25 Gy, 5 次照射	GTV：在计划 MRI 和 CT 模拟中的可见肿瘤 CTV：无 PTV：根据定位技术，通常为 0~1 mm
常规分割放疗	46.8~54 Gy 1.8~2 Gy/分次	GTV：在计划 MRI 和 CT 模拟中的可见肿瘤 CTV：无 PTV：根据定位技术，通常为 0~3 mm

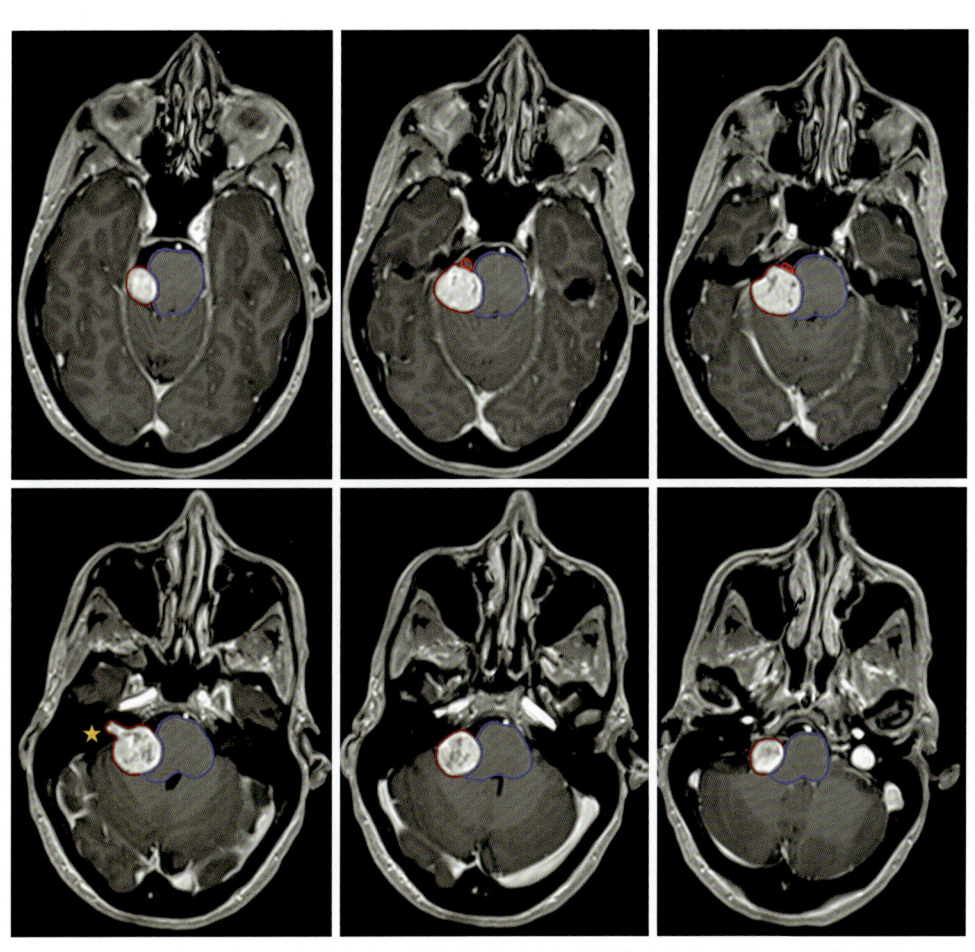

图 29.9　一位罹患右桥小脑角前庭神经鞘瘤（棕色线）患者具代表性的计划 MRI 图像（轴向 T1 对比后）。肿瘤压迫右侧小脑中梗和脑桥右侧，并延伸至内耳道底部（橙色星形）。需注意，脑干受压（蓝色线），右侧脑池三叉神经（红色线）受压，以及第四脑室的中度部分消失。在这种情况下，GTV 是棕色线的，未使用 CTV 或 PTV 扩展

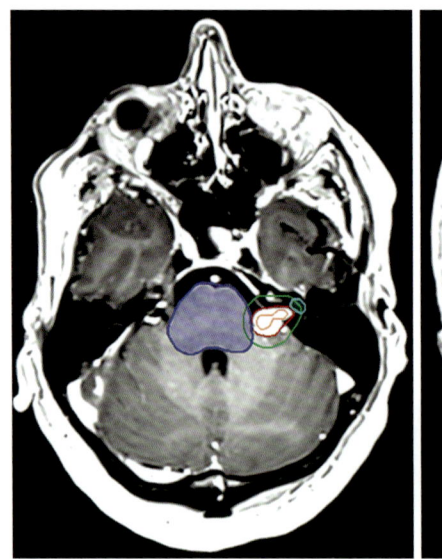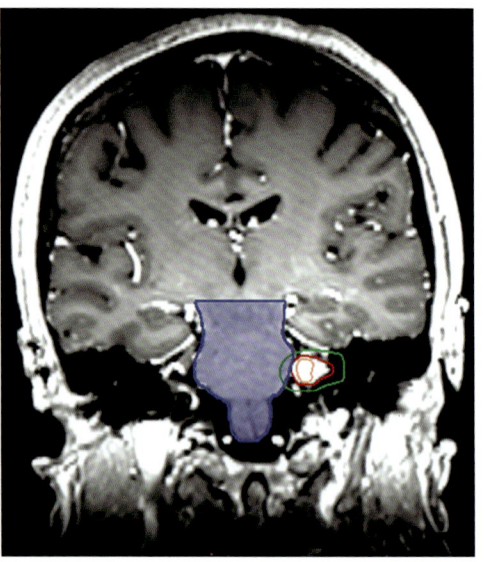

图 29.10 一位罹患左侧桥小脑神经鞘瘤患者具代表性的轴向和冠状动脉计划 MRI 图像（T1 对比增强）。需注意，肿瘤延伸到内耳道。勾画危及关键器官包括脑干（蓝色线）和耳蜗（蓝绿色线）。肿瘤被处方等剂量线（12.5 Gy，深红色线）及肿瘤中心的一条较高的等剂量线（20 Gy，橙色线）和一条较低的等剂量线（5 Gy，绿色线）覆盖

29.3.4 垂体肿瘤

- 非功能性垂体腺瘤在切除后的辅助治疗或挽救性治疗时，通常可采用 SRS、HSRT 或常规分割放射治疗（表 29.6）。

表 29.6 垂体腺瘤放疗技术和剂量分割方案推荐

放疗技术	剂量分割推荐
SRS	非功能性：15～16 Gy，1 次
	功能/分泌性：基于视神经/交叉耐受性，18～25 Gy，1 次（首选＞20 Gy）
常规分割放疗	非功能性：45～50.4 Gy，1.8～2 Gy/分次
	功能/分泌性：54～55.4 Gy，1.8～2 Gy/分次

- 功能性垂体腺瘤可在考虑放射治疗前，根据肿瘤亚型，采用激素治疗或手术切除。
- 垂体在冠状面和矢状面的高分辨率、薄层 MRI 图像有助于靶区勾画（表 29.7 和图 29.11～图 29.13）。因腺瘤和正常垂体的不同增强模式，肿瘤在钆增强动态成像的早期阶段最容易识别，在正常增强的垂体的高信号背景下表现为低信号病变。

表 29.7 垂体腺瘤放疗的靶区推荐

肿瘤类型	GTV 定义	CTV 外扩推荐	PTV 扩展
未切除,伴局灶性残留或局灶性复发肿瘤	基于计划 MRI 和模拟 CT 勾画	0~5 mm。因自然解剖屏障限制了肿瘤的扩散,其周围可减少外扩边界	0~3 mm,取决于放疗技术和每日患者定位技术 0~1 mm:SRS 或 HSRT 1~3 mm:常规分割放疗
切除但伴有残留或复发性肿瘤	基于计划 MRI 和模拟 CT 上勾画	0~5 mm。根据肿瘤术前浸润范围和解剖屏障适当减少外扩	3~5 mm,取决于 IGRT 的频率、放射治疗技术和每日患者定位技术

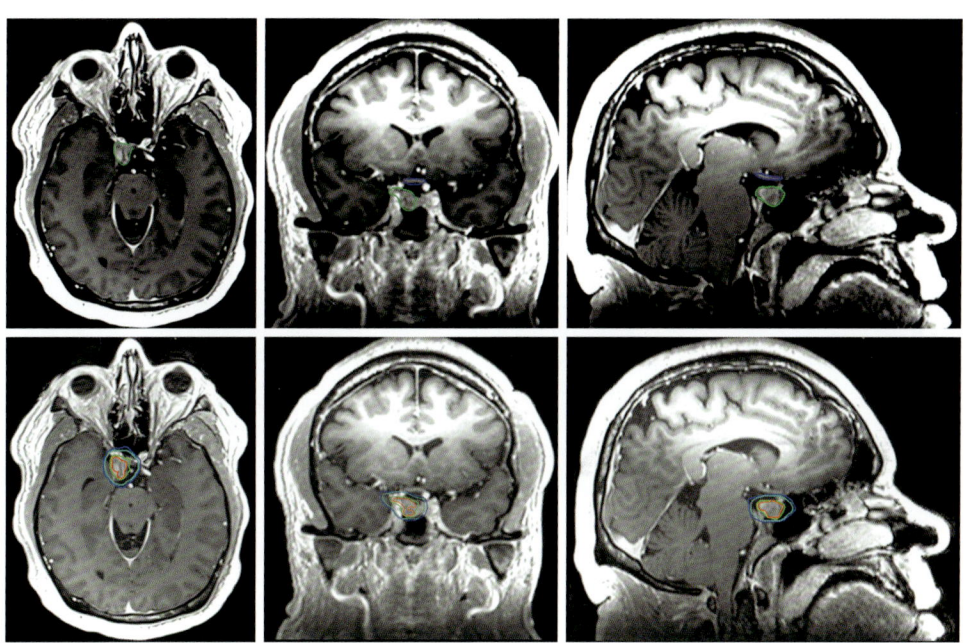

图 29.11　一位罹患生长激素分泌垂体腺瘤患者(上行)具代表性的轴向、冠状面和矢状面治疗计划 MRI 图像(T1 对比)。肿瘤以绿色勾画(GTV,无 PTV 外扩)毗邻右侧海绵状颈动脉内侧边缘,并在海绵状颈动脉环之间延伸,上方侵犯海绵窦。视神经交叉以蓝色勾画。该患者接受了 SRS 治疗(总剂量为 24 Gy,单次照射)。相应的等剂量线为处方剂量 24 Gy(绿色线)、30 Gy(橙色线)、10 Gy(蓝绿色线)和 8 Gy(蓝色线)。视交叉、视神经和脑干的剂量均小于 8 Gy

- 了解植入材料的类型(肌肉 vs. 脂肪和旋转鼻中隔皮瓣)有助于区分肿瘤和植入材料。
- 对于大腺瘤患者,评估海绵窦的浸润程度极为重要,若难以观察海绵窦的浸润程度,建议将整个海绵窦纳入 GTV。

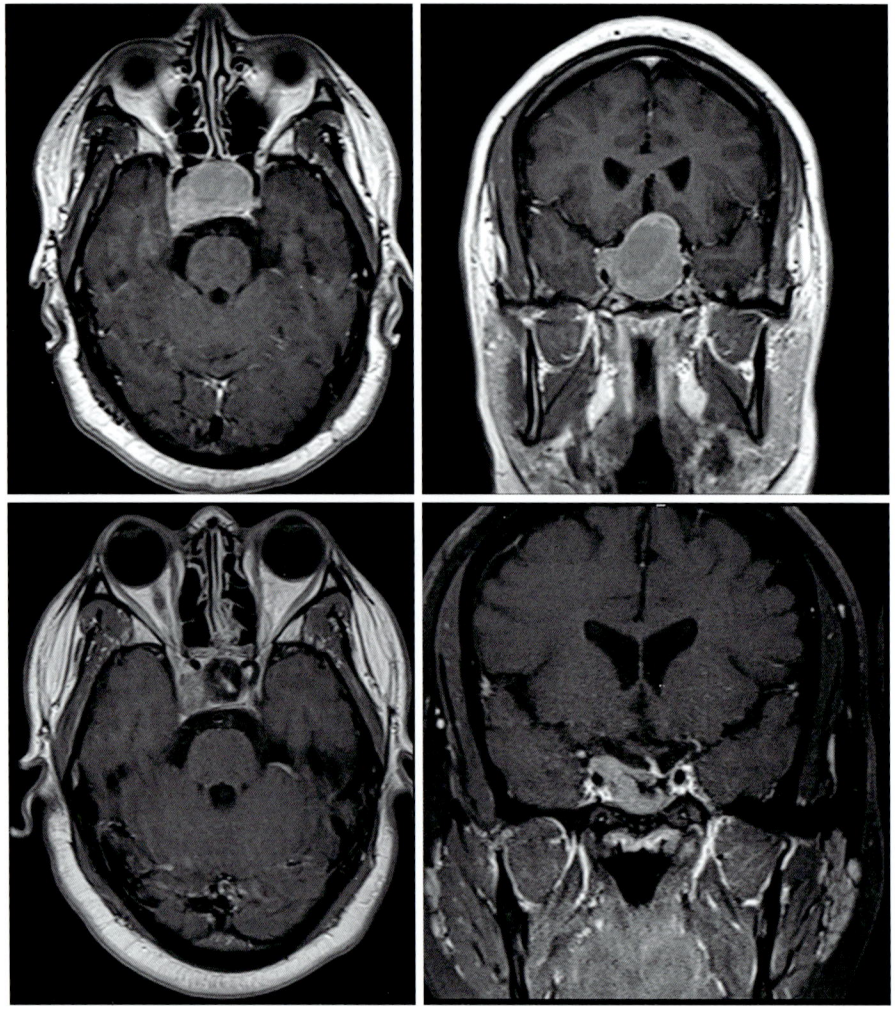

图 29.12 一位罹患非分泌性垂体腺瘤（上排）的患者。肿瘤生长至鞍上池，使视交叉移位，并侵犯右侧海绵窦。术后轴向和冠状面 MRI 图像（术后 T1）显示蝶鞍和右侧海绵窦内有残留肿瘤

29.3.5 血管球瘤/副神经节瘤

- 血管球瘤是一种罕见的神经内分泌肿瘤，可发生于颅底、头颈部、胸部和腹部，通常根据其起源部位命名。
- 血管球瘤的治疗方案包括栓塞、切除和放射治疗，放射治疗后的局部控制率较高（表 29.8）。
- 根据来源部位的不同，在勾画靶区时，需要仔细评估患者的诊断 MRI 和 CT，以检测是否可能侵犯鼓室、颈静脉孔、岩尖区、海绵窦或舌下神经管。
- 除了使用治疗计划 MRI 勾画靶区，还强烈建议使用 CT 评估潜在的骨侵犯（表 29.9、图 29.14 和图 29.15）。

29 中枢神经系统良性肿瘤 | 303

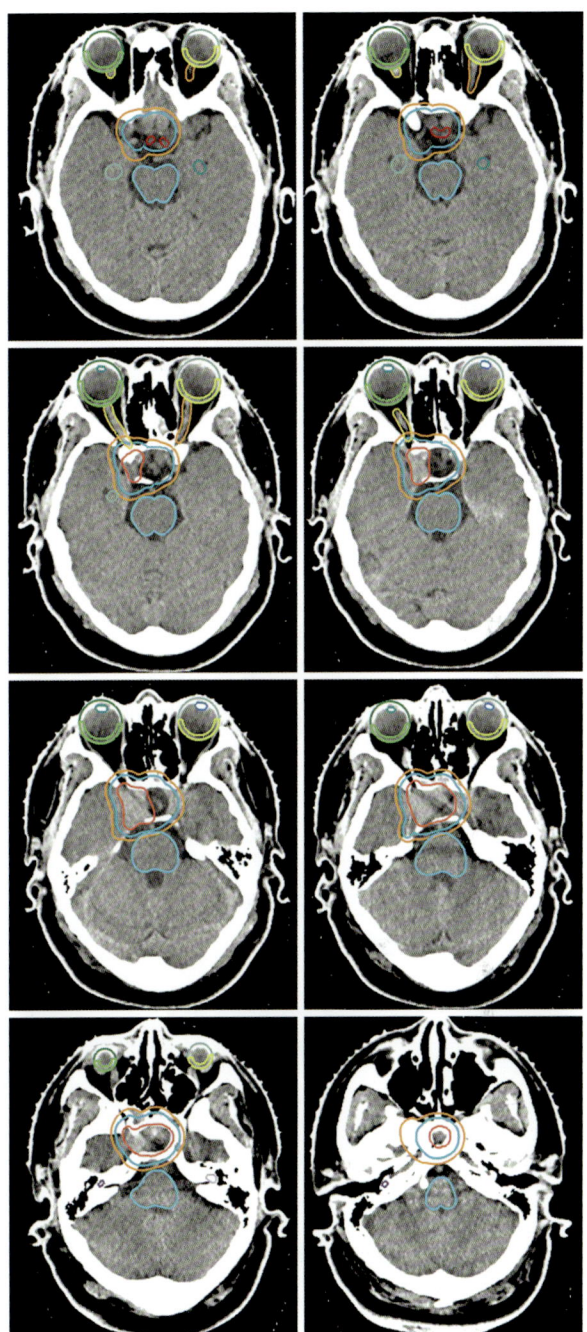

图 29.13 一位罹患非分泌性垂体腺瘤的患者肿瘤切除后具代表性的计划 CT 图像（脑窗）（图 29.12 为术前和术后的 MRI 图像）。GTV 以珊瑚色线勾画，外扩 0.5 cm 并根据解剖屏障修回获 CTV。CTV 外扩 0.3 cm 获 PTV。层面上勾画了关键的危及器官，包括脑干（浅蓝色线）、视交叉（红色线）和左、右视神经（浅橙色线和深橙色线）

表 29.8 血管球瘤/副神经节瘤放疗技术和剂量分割方案推荐

放疗技术	剂量分割推荐
SRS	14～16 Gy，1 次
FSRT	25 Gy，5 分次
常规的分割放疗	50.4～54 Gy，1.8～2 Gy/分次

表 29.9　血管球瘤/副神经节瘤的靶区推荐

GTV 定义	CTV 外扩推荐	PTV 扩展
根据计划 MRI 和模拟 CT 勾画	0～5 mm，在解剖屏障部位可减少外扩	0～3 mm，取决于放疗技术和每日患者定位技术 0～1 mm：SRS 或 HSRT 1～3 mm：常规分割放疗

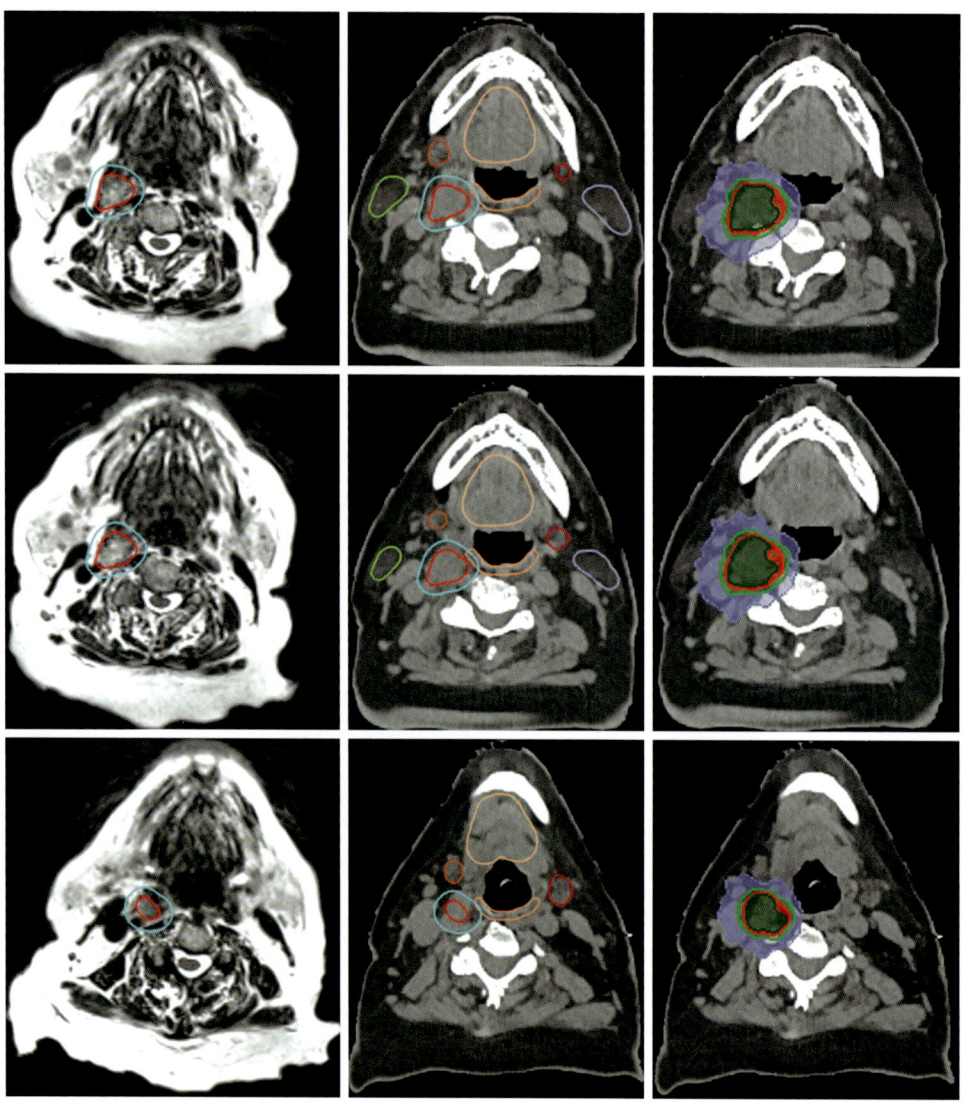

图 29.14　对于以颈动脉分叉处为中心的右侧血管球瘤患者的代表性治疗计划 MRI 图像（第一列、T2 加权快速自旋回波成像）、治疗计划 CT 图像（第二列、软组织窗口/水平）和剂量学治疗方案。GTV（红色）是通过治疗计划 MRI 与治疗计划 CT 扫描下勾画，3 mm 外扩用于创建 PTV（绿松绿色）。该老龄患者接受了 5 分次总剂量 25 Gy 治疗，等剂量线（第三列）包括处方剂量（25 Gy，红色线）、110% 等剂量体积（27.5 Gy，深绿色线）、80% 等剂量体积（20 Gy，浅绿色线）和 50% 等剂量体积（12.5 Gy，紫色线）。图中显示了部分邻近的关键危及器官，包括腮腺、下颌腺、口腔和口咽壁

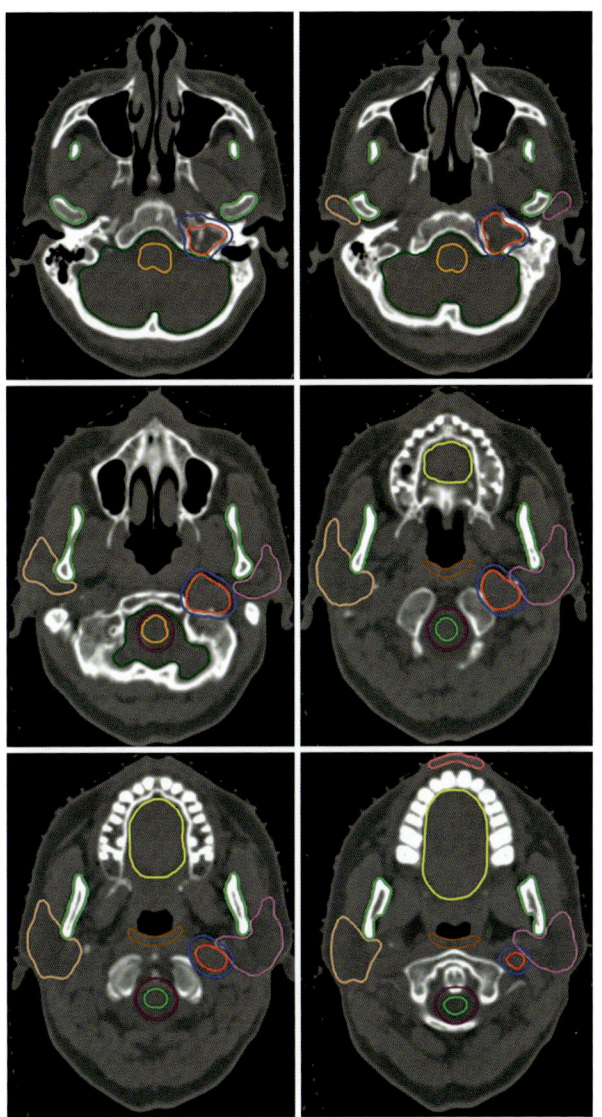

图 29.15 对于栓塞和切除后复发性左侧血管球瘤患者的代表性治疗计划 CT 图像（骨窗），治疗剂量为 54 Gy/30 分次。在最初诊断和复发时对患者的 MR 图像进行融合，生成 GTV（红色线），包括首次诊断时的初始疾病范围、术后改变和肿瘤床，以及复发性疾病，覆盖颅底。使用 0.3 cm 的边缘扩展来创建 PTV（蓝色线）。逐层勾画出关键危及器官，包括脑干（橙色线）、下颌骨（绿色线）、左侧腮腺（粉红色线）、右侧腮腺（浅橙色线）、带 PRV 的脊髓（绿色线和紫色线）、口咽壁（棕色线）、口腔（黄色线）和嘴唇（粉红色线）

（区晓敏 译，陆嘉德 审校）

30

中枢神经系统恶性肿瘤

Malignant Tumors of the CNS

Rupesh Kotecha, Samuel T. Chao, Erin S. Murphy, John H. Suh

30.1 靶区设计与勾画的基本原则

- 原发性恶性脑肿瘤患者的诊治需包含详细的病史采集、侧重神经系统的体格检查及必需的实验室检查（含激素功能评估及接受化疗患者的基线血细胞计数），视野和视力测试、听力评估和基线神经认知功能评估也十分重要。对于因医源性肿瘤无法手术，但肿瘤仍可通过手术处理的患者，以肿块大体全切为目标的最大安全限度手术切除，仍是目前临床上的标准治疗手段。
- 根治性放射治疗用于仅接受活检术的患者；大多数患者在手术切除后需接受辅助放射治疗。良性肿瘤的放射治疗在本书的其他部分予以讨论。
- 原发性恶性脑肿瘤患者的放射治疗可采用多种技术，包括 3D-CRT、FSRT、IMRT、VMAT、SRS 及 PBT。
- 靶区和危及器官的准确勾画是为患者确定最佳治疗方案并制订最佳放射治疗计划的关键。该过程的关键是可在接近患者 CT 模拟定位的时机获取治疗计划的 MRI 影像，并需要采用最能够清晰显示肿瘤（如 T1 增强序列或 FLAIR 序列图像），以及正常解剖结构（如 T1 序列图像来勾画海马体，或者三维 T2 序列图像或 CISS 序列来勾画颅神经）的图像序列。

30.2 患者体位、固定及模拟定位

- 原发性恶性脑肿瘤患者的放射治疗通常以仰卧位行模拟定位,手臂伸直平放于身体两侧,肩膀处于自然位置。
- 对于接受 CT 模拟定位和治疗的患者,使用索引式 3 点热塑面罩进行固定;然而,对于颅底肿瘤或肿瘤靠近视觉器官的患者,可以使用 5 点式热塑面罩进行固定,其加长的面罩部分可加强对颈部位置的固定。
- 对于进行 MRI 模拟定位和治疗的患者,使用贝壳式面罩。
- 除非颅底的定位有特殊的具体要求,否则患者头部和下颚部应处自然位置。
- CT 模拟定位的轴向层厚取 1 mm(SRS、FSRT 或 PBT)或 2 mm(3D-CRT、IMRT 或 VMAT),扫描范围自患者颅顶至肩部水平。
- 除非有明确的医学或临床禁忌,否则勾画原发性脑肿瘤的靶区时强烈建议联合匹配诊断 MRI 图像。
- CT 检查时使用静脉造影剂可帮助原发肿瘤和术后瘤腔的勾画,并有助于同治疗前 MRI 影像进行融合。

30.3 正常组织

- 借助治疗前 MRI 图像,在计划 CT 图像中勾画出危及器官。
- 当肿瘤与重要的组织相邻近时,可通过生成计划危及器官体积(PRV)在计划评估时帮助进行剂量规划和剂量评估。
- 表 30.1 列举了大多数原发性脑肿瘤放射治疗中需勾画的正常组织。
- 本章中的图 30.1~图 30.4 提供了原发性颅内病例的重要危及器官勾画示例。

表 30.1 原发性脑肿瘤放射治疗时建议勾画的危及器官列表

● 脑组织	● 左侧视神经
未受肿瘤累及的脑组织(脑组织:GTV 或 CTV,取决于临床情况)	视交叉
	右侧视网膜
● 脑干(脑干核心、脑干表面)	● 左侧视网膜
● 脊髓	● 右侧泪腺
● 右侧耳蜗	● 左侧泪腺
● 左侧耳蜗	● 右侧颞叶
● 右脑半球	● 左侧颞叶
● 左脑半球	● 右侧海马区
● 右侧晶状体	● 左侧海马区
● 左侧晶状体	下丘脑
● 右侧视神经	● 垂体

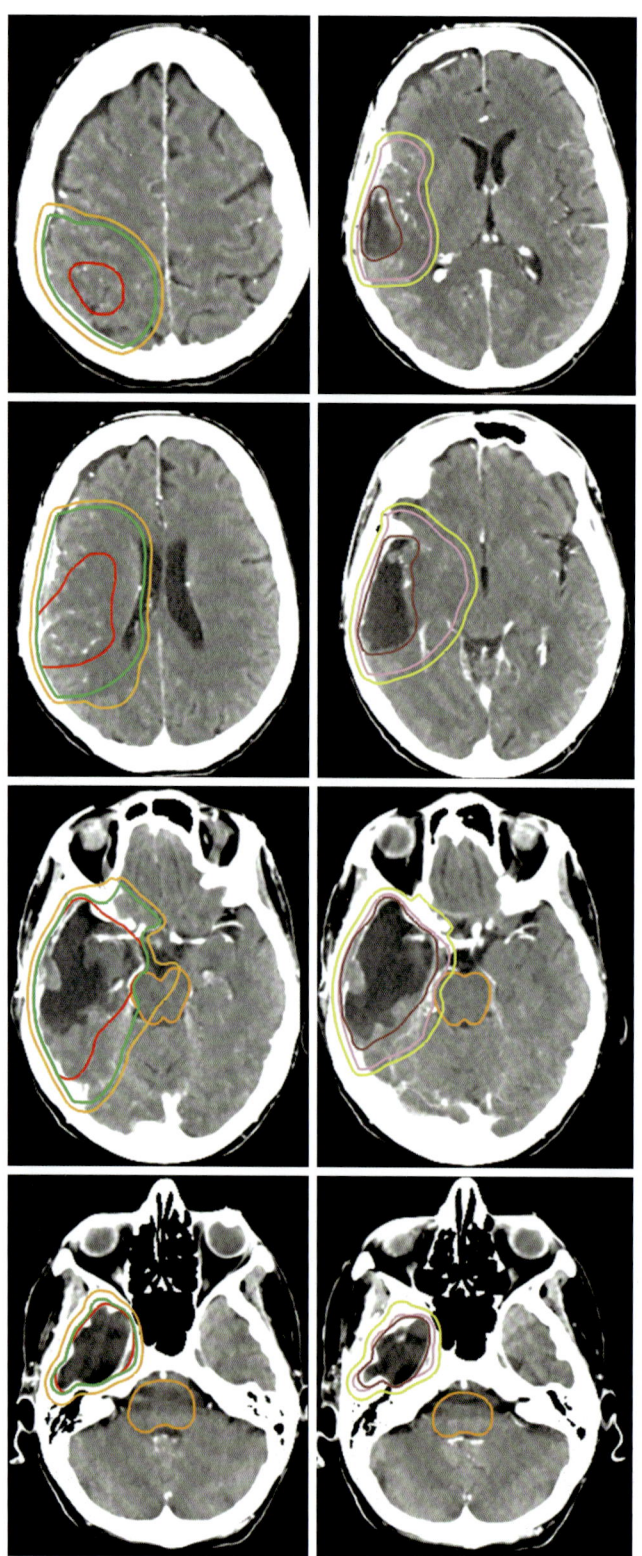

图 30.1 一位罹患右颞叶间变性星形细胞瘤并伴有右侧顶叶卫星病灶患者的增强治疗计划 CT 中的代表性层面。治疗计划 MRI(未展示)与计划 CT 配准后勾画了靶区。该患者有两个序贯的放疗靶区,第一程靶区(PTV_1,橙色线)给予 50.4 Gy,第二程靶区(PTV_2,黄色线)给予 59.4 Gy。GTV_1(红色线)根据对比增强 FLAIR 序列图像勾画 GTV_1,并根据解剖结构外扩 1.5 cm 生成 CTV_1(绿色线),再外扩 0.3 cm 生成 PTV_1(橙色线)。GTV_2(棕色线)根据 T1 增强序列图像来勾画并且要包括术腔,根据解剖结构外扩 1 cm 生成 CTV_2(粉色线),再外扩 0.3 cm 生成 PTV_2(黄色线)。特别注意根据解剖结构外扩时,不应跨越中线、外扩到脑桥前池、颅骨或超过小脑幕至后颅窝

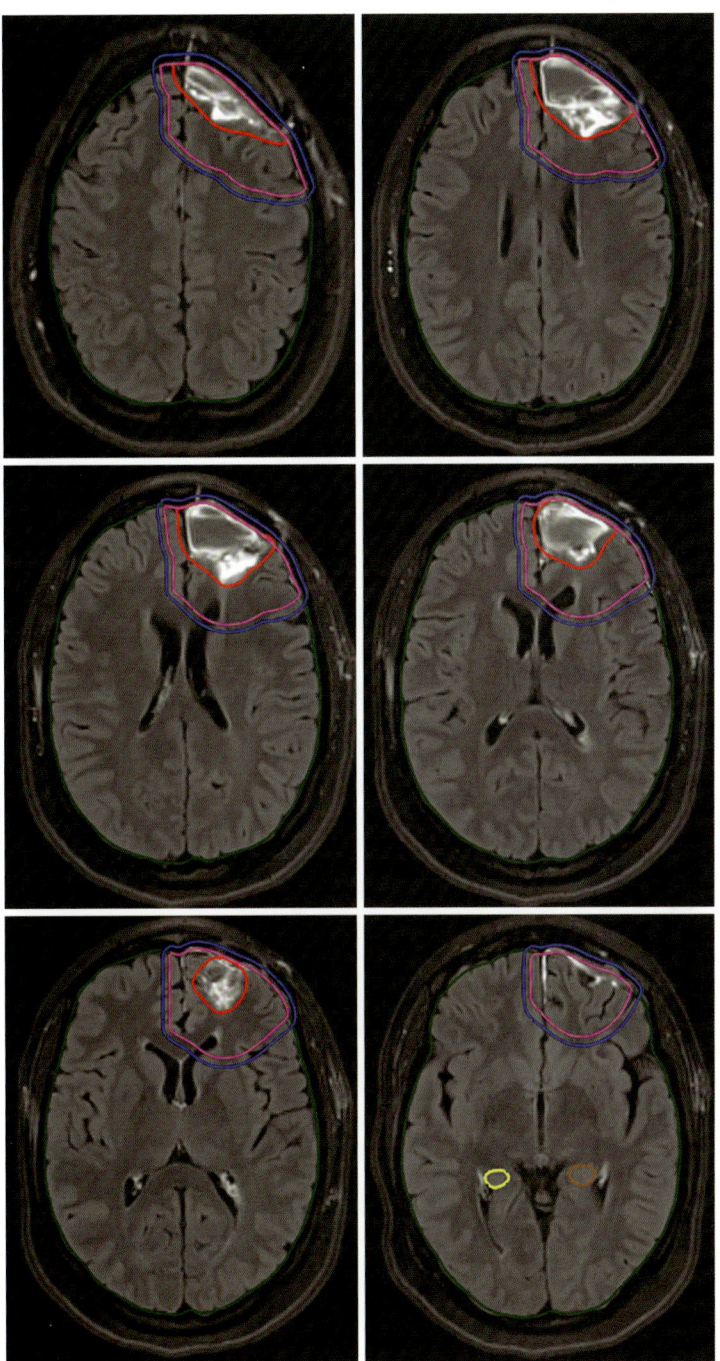

图 30.2　一位罹患左额叶无强化间变性星形细胞瘤的患者肿瘤大体全切术后的治疗计划 MRI（对比增强 FLAIR 序列）的代表性层面。该患者接受了总剂量 59.4 Gy/33 分次的放射治疗。GTV（红色线）基于对比增强 FLAIR 序列图像来勾画，范围包括术腔。依据解剖结构外扩 1.5 cm 生成 CTV（粉色线），再外扩 0.3 cm 生成 PTV（蓝色线）。需注意，左侧（棕色线）和右侧（海马）轮廓可在所呈现的治疗计划图像的最下方看到（尽管它们是在配准后的 T1 增强 MRI 序列上勾画）

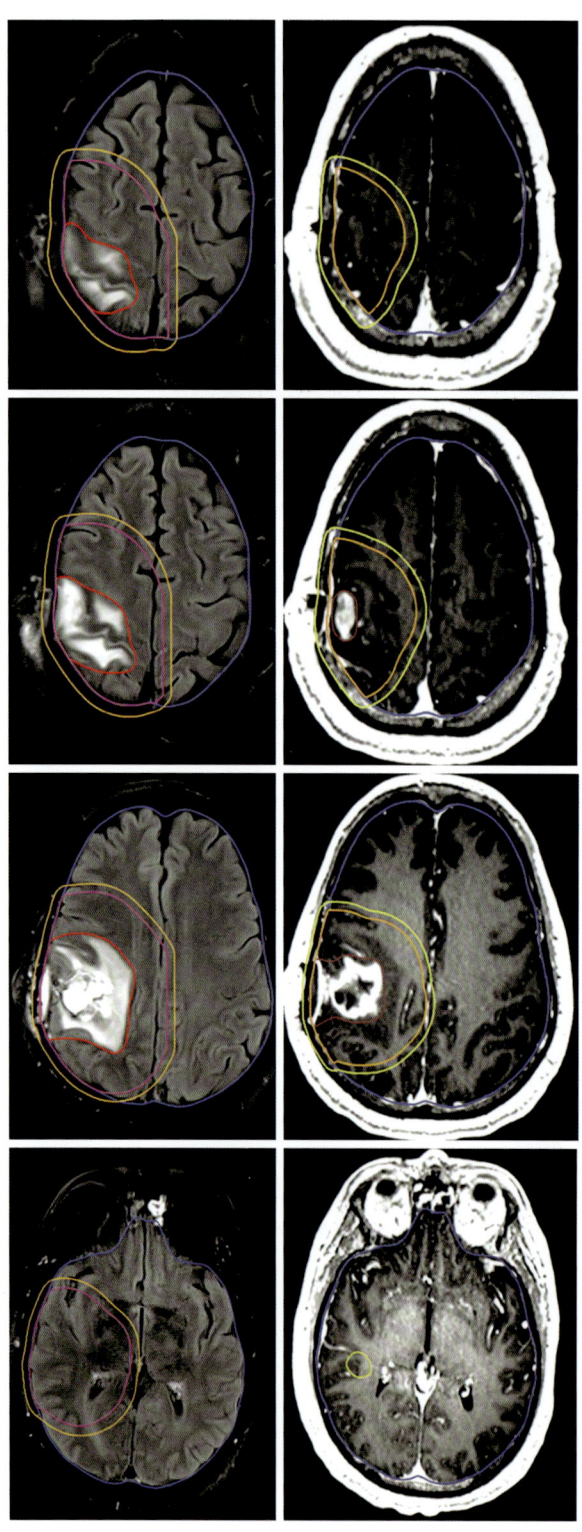

图 30.3 一位罹患右顶叶胶质母细胞瘤次全切除术后患者的治疗计划 MRI(对比增强 FLAIR 和 T1 增强序列)的代表性层面。该患者有两个序贯的放疗靶区,第一程靶区(PTV_1,橙色线)剂量为 46 Gy,第二程靶区(PTV_2,黄色线)剂量为 60 Gy。GTV_1(红色线)根据对比增强 FLAIR 序列图像勾画,根据解剖结构外扩 2 cm 生成 CTV_1(粉色线),再外扩 0.3 cm 生成 PTV_1(橙色线)。GTV_2(棕色线)根据 T1 增强序列图像来勾画,根据解剖结构外扩 2 cm 生成 CTV_2(橙色线),再外扩 0.3 cm 生成 PTV_2(黄色线)

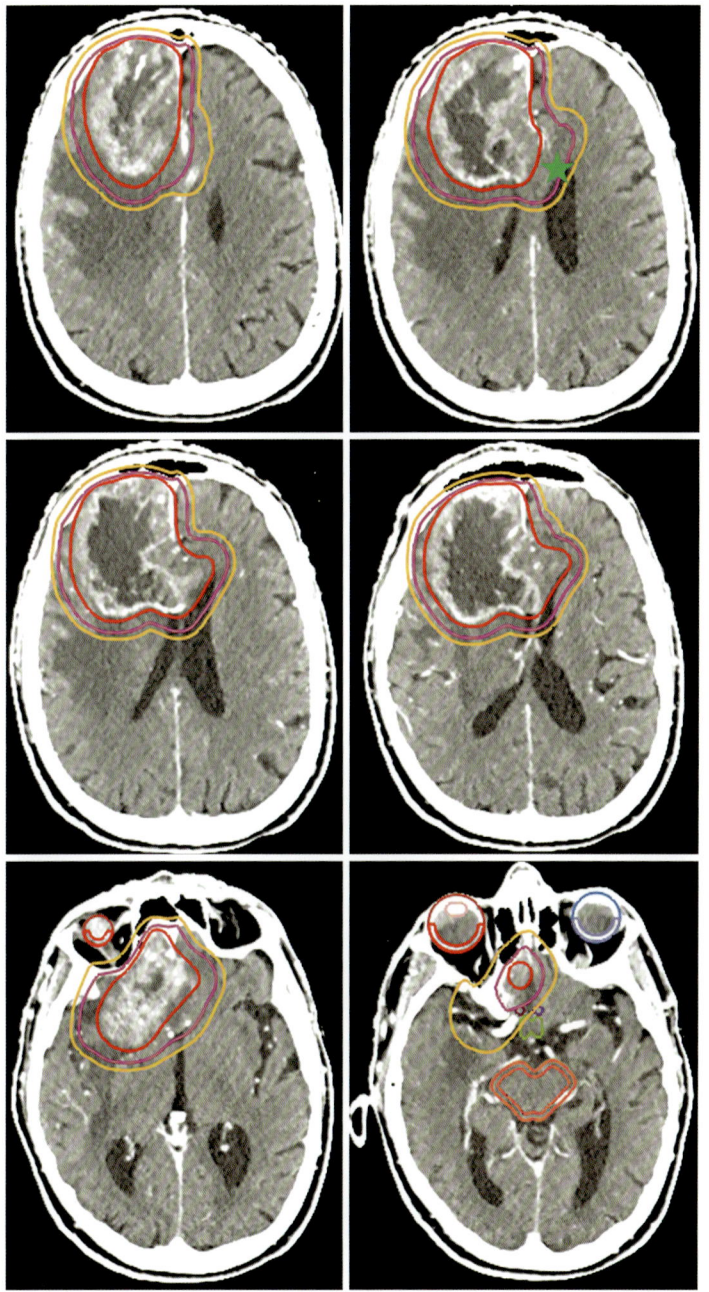

图 30.4 一位罹患右侧额叶巨大胶质母细胞瘤的老年高危患者的对比增强治疗计划 CT 的代表性层面。该患者接受了单一大分割放射治疗。GTV（红色）根据与治疗计划 CT 相匹配的 T1 增强序列 MRI 图像勾画。外扩 0.5 cm 的边界以形成 CTV（粉色线）。重要的是，尽管受到解剖限制，外扩范围仍包括了肿瘤可能扩散到对侧的高危路径，如胼胝体膝部（绿星部位）。CTV 外扩 0.3 cm 形成 PTV（浅橙色线）。某些层面上还直观地勾画出了代表性的危及器官，包括双侧眼球、视网膜、视神经、视交叉和脑干

30.4 高级别胶质瘤

- 高级别星形细胞瘤和少突胶质细胞瘤患者应接受最大限度的安全切除并完成诊断和分子分型。手术应在安全的前提下,尽可能多地切除大体肿瘤病变。
- 患者术后通常接受剂量为 59.4～60 Gy 的常规分割放射治疗以及同期或辅助化疗(表 30.2 和图 30.1～图 30.3)。
- 高风险、老年或体弱的高级别胶质瘤患者可采用大分割放疗进行治疗,比如 40.05 Gy/15 分次或 25 Gy/5 分次,采用缩小的外扩边界(0.5～1 cm),联合或不联合化疗(表 30.2 和图 30.4～图 30.6)。

表 30.2 高级别脑胶质瘤的靶区推荐

肿瘤类型	推荐的剂量/分次	GTV 的定义	CTV 外扩边界推荐	PTV 外扩边界推荐
间变性胶质瘤(强化的肿瘤)	序贯缩野:PTV$_1$:50.4 Gy,分次剂量 1.8 Gy;PTV$_2$:59.4 Gy,分次剂量 1.8 Gy 同步加量:PTV$_1$:54.45 Gy,分次剂量 1.65 Gy;PTV$_2$:59.4 Gy,分次剂量 1.8 Gy	GTV$_1$ 为 T2 或 FLAIR 序列图像上的体积 GTV$_2$ 为 T1 增强序列 MRI 上的术后空腔和残留的肿瘤	CTV$_1$ 由 GTV$_1$ 外扩 1.5 cm,并沿肿瘤扩散的自然屏障修回 CTV$_2$ 由 GTV$_2$ 外扩 1.0 cm,并沿肿瘤扩散的自然屏障修回	0.3～0.5 cm,取决于图像引导放疗(IGRT)的频率、放疗技术和日常患者摆位技术
间变性胶质瘤(无强化的肿瘤)IDH 野生型弥漫性星形细胞瘤	PTV$_1$:59.4 Gy,分次剂量 1.8 Gy	GTV 为 T2 或 FLAIR 序列图像上的术后空腔和残留肿瘤	CTV 由 GTV 外扩 1.5 cm,并沿肿瘤扩散的自然屏障修回	0.3～0.5 cm,取决于图像引导放疗(IGRT)的频率、放疗技术和日常患者摆位技术
胶质母细胞瘤	PTV$_1$:46 Gy,分次剂量 2 Gy PTV$_2$:60 Gy,分次剂量 2 Gy(序贯缩野) PTV$_1$:50～51 Gy,分次剂量 1.67～1.7 Gy PTV$_2$:60 Gy,分次剂量 2 Gy(同步加量)	GTV$_1$ 为 T2 或 FLAIR 序列图像上的体积 GTV$_2$ 为 T1 增强序列 MRI 上的术后空腔和残留的肿瘤	CTV$_1$ 由 GTV$_1$ 外扩 2 cm,并沿肿瘤扩散的自然屏障修回 CTV$_2$ 由 GTV$_2$ 外扩 2 cm,并沿肿瘤扩散的自然屏障修回	0.3～0.5 cm,取决于图像引导放疗(IGRT)的频率、放疗技术和日常患者摆位技术
胶质肉瘤	PTV$_1$:46 Gy,分次剂量 2 Gy PTV$_2$:60 Gy,分次剂量 2 Gy(序贯缩野) PTV$_1$:50～51 Gy,分次剂量 1.67～1.7 Gy PTV$_2$:60 Gy,分次剂量 2 Gy(同步加量)	GTV$_1$ 为 T2 或 FLAIR 序列图像上的体积 GTV$_2$ 为 T1 增强序列 MRI 上的术后空腔和残留的肿瘤	CTV$_1$ 由 GTV$_1$ 外扩 1.5～2 cm,并沿肿瘤扩散的自然屏障修回 CTV$_2$ 由 GTV$_2$ 外扩 1.5～2 cm,并沿肿瘤扩散的自然屏障修回	0.3～0.5 cm,取决于图像引导放疗(IGRT)的频率、放疗技术和日常患者摆位技术

- 胶质肉瘤患者的治疗策略与胶质母细胞瘤类似(图 30.7)。

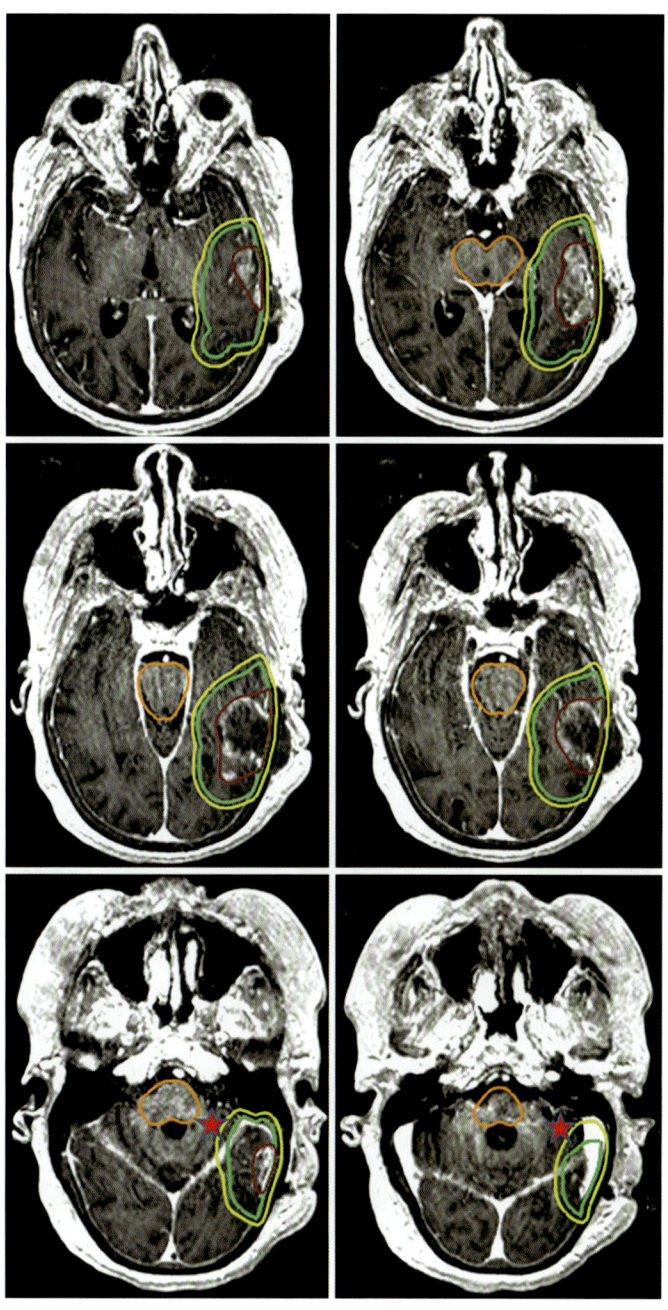

图 30.5 一位罹患高危左后颞叶胶质母细胞瘤的老年患者的治疗计划 MRI（T1 增强序列）中的代表性层面。该患者在 FLAIR 序列图像上的体积没有明显超过增强后的肿瘤范围。因此，该患者仅有一个放疗靶区，接受了总剂量为 40Gy/15 分次的治疗。GTV（棕色线）根据 T1 增强序列勾画，包括术后空腔、残留肿瘤和邻近的卫星结节。根据解剖结构外扩 1.0cm 形成 CTV（绿色线），再外扩 0.3cm 生成 PTV（黄色线）。需注意，CTV 的范围受到解剖学的限制，不应该超过小脑幕（红星位置）

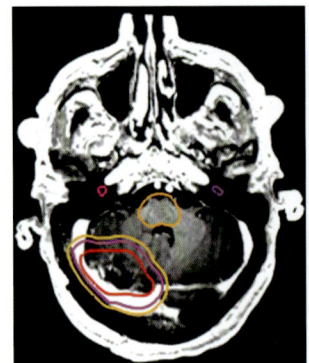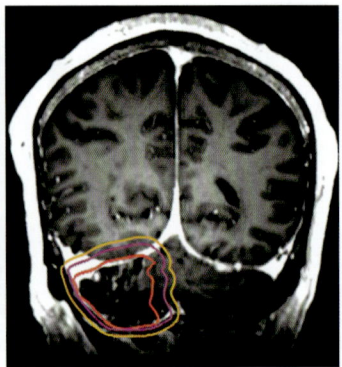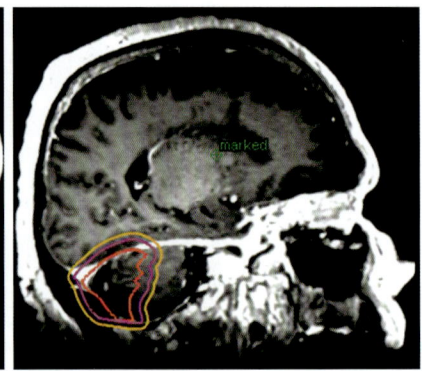

图 30.6 一位罹患高危右侧小脑胶质母细胞瘤老年患者的治疗计划 MRI（T1 增强序列）中的具代表性层面。该患者接受了总剂量 30 Gy/5 分次的放疗。GTV（红色线）是根据 T1 增强序列图像勾画的，包括肿瘤全切术后的空腔。根据解剖结构外扩 0.5 cm 生成 CTV（粉色线），再外扩 0.3 cm 生成 PTV（浅橙色线）。需注意，在轴位 MRI 图像上可见耳蜗和脑干

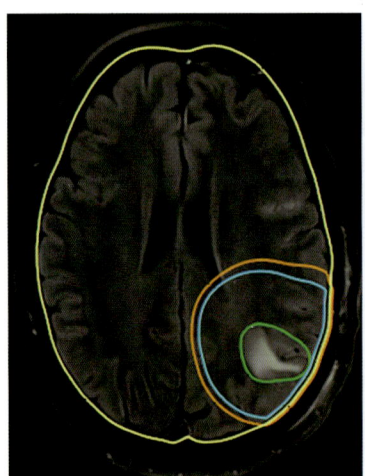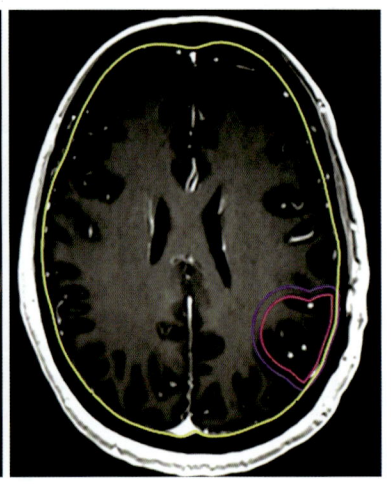

图 30.7 一位罹患左颞枕部胶质肉瘤肿块大体全切术后患者的治疗计划 MRI（对比增强 FLAIR 序列和 T1 增强序列）中的代表性层面。该患者的第一程靶区（PTV_1，橙色线）剂量为 46 Gy，第二程靶区（PTV_2，紫色线）最终剂量至 60 Gy。GTV_1（绿色线）根据增强的 FLAIR 序列图像勾画，根据解剖结构外扩 1.5 cm 形成 CTV_1（青绿色线），再外扩 0.3 cm 形成 PTV_1（浅橙色线）。GTV_2（红色线）根据 T1 增强图像勾画，根据解剖结构外扩 1.5 cm 形成 CTV_2（粉色线），再外扩 0.3 cm 形成 PTV_2（紫色线）。脑干的轮廓为蓝色线

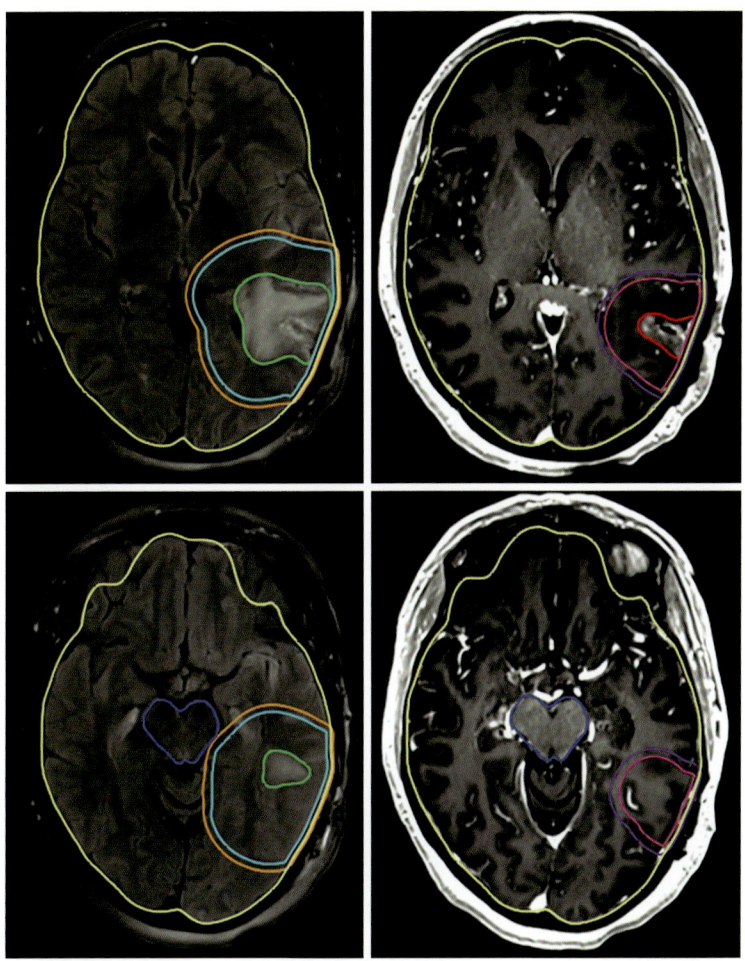

图 30.7（续）

30.4.1 脑膜瘤和血管外皮细胞瘤

- 脑膜瘤是成人最常见的原发性颅内肿瘤，其中不及 30% 的脑膜瘤属于非典型（WHO Ⅱ级）或恶性（WHO Ⅲ级）。
- 完成肿瘤大体全切术后的 WHO Ⅱ级脑膜瘤患者，可考虑术后辅助放射治疗；而对仅完成肿瘤次全切除术后的脑膜瘤患者，应建议术后辅助放射治疗（表 30.3 和图 30.8）。
- 对于 WHO Ⅲ级脑膜瘤患者，无论手术切除范围如何，均建议行辅助放射治疗（表 30.3 和图 30.9）。
- 鉴于Ⅱ级和Ⅲ级脑膜瘤可累及骨骼和脑组织，因此在读片和靶区勾画时需注意，颅骨和正常脑组织不一定是肿瘤扩散的天然屏障。例如，若手术记录或病理报告表明存在脑组织受侵，则靶区边缘应包括正常脑组织。
- 血管外皮细胞瘤患者手术后建议接受辅助放射治疗。

表 30.3　Ⅱ/Ⅲ级脑膜瘤和血管外皮细胞瘤的靶区推荐

肿瘤类型	推荐的剂量/分次	GTV 的定义	CTV 外扩边界推荐	PTV 外扩边界推荐
Ⅱ级脑膜瘤(初治)	PTV:54~59.4 Gy,分次剂量 1.8 Gy	GTV 为术后空腔、残留肿瘤,包括 T1 增强 MRI 显示的可疑硬脑膜和(或)骨受累部分	CTV 由 GTV 外扩 0.5 cm,并沿肿瘤扩散的自然屏障修回	0.3~0.5 cm,取决于图像引导放疗(IGRT)的频率、放疗技术和日常患者摆位技术
Ⅱ级脑膜瘤(复发)	PTV:54~59.4 Gy,分次剂量 1.8 Gy	GTV 为术后空腔、残留肿瘤,包括 T1 增强 MRI 显示的可疑硬脑膜和(或)骨受累部分。还建议在初次诊断时评估最初的硬脑膜附着情况	CTV 由 GTV 外扩 0.5~1.0 cm,并沿肿瘤扩散的自然屏障修回	0.3~0.5 cm,取决于图像引导放疗(IGRT)的频率、放疗技术和日常患者摆位技术
Ⅲ级脑膜瘤(初治或复发)	PTV:59.4~60 Gy,分次剂量 1.8~2 Gy	GTV 为术后空腔、残留肿瘤,包括 T1 增强 MRI 显示的可疑硬脑膜和(或)骨受累部分。还建议在初次诊断时评估最初的硬脑膜附着情况	CTV 由 GTV 外扩 1~1.5 cm,并沿肿瘤扩散的自然屏障修回	0.3~0.5 cm,取决于图像引导放疗(IGRT)的频率、放疗技术和日常患者摆位技术
血管外皮细胞瘤	PTV:59.4~60 Gy,分次剂量 1.8~2 Gy	GTV 为术后空腔、残留肿瘤,包括 T1 增强 MRI 显示的可疑硬脑膜和(或)骨受累部分	CTV 由 GTV 外扩 1.5 cm,并沿肿瘤扩散的自然屏障修回,但需包括整个受累骨	0.3~0.5 cm,取决于图像引导放疗(IGRT)的频率、放疗技术和日常患者摆位技术

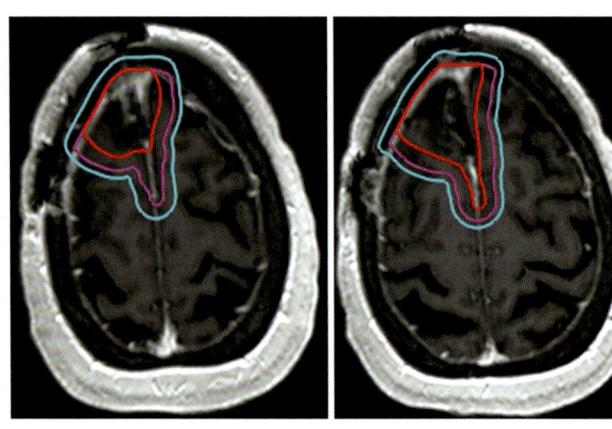

图 30.8　一位罹患非典型(WHO Ⅱ级)大脑镰旁脑膜瘤患者的治疗计划 MRI(T1 增强图像)的代表性层面。评估描绘术前肿块的范围,包括硬脑膜附着情况,对在制订放射治疗计划时术后放疗靶区的勾画至关重要。术后瘤床、最初的硬脑膜附着部位,以及累及大脑镰的术腔内侧缘的残留结节均应包含在 GTV(红色线)中。根据解剖结构外扩 0.5 cm 生成 CTV(粉色线),再外扩 0.3 cm 生成 PTV(青绿色线)

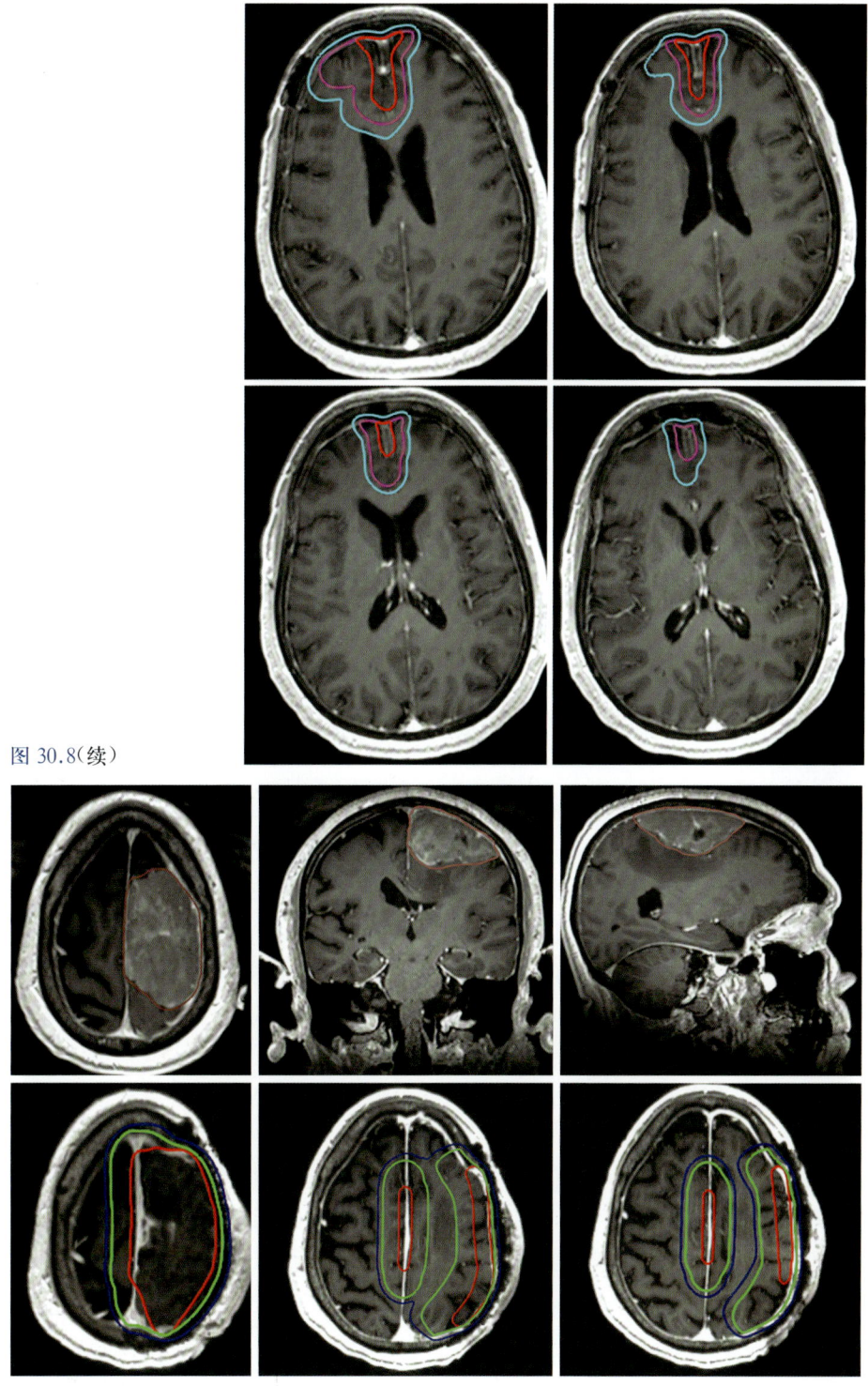

图 30.8（续）

图 30.9 一位罹患左额顶叶矢状窦旁凸出的巨大恶性脑膜瘤（WHO Ⅲ级）患者的轴位、冠状位和矢状位 T1 增强 MRI 图像（第一排）。评估描绘术前肿块的范围，包括硬脑膜附着情况（棕色线），对在制订放射治疗计划时术后放疗的靶区勾画至关重要。术后治疗计划 T1 和 T1 增强 MRI 的代表性层面（第二排）显示了术后瘤床和最初的硬脑膜附着部位包含在 GTV（红色线）内。根据解剖结构外扩 1.0cm 生成 CTV（绿色线），再外扩 0.3cm 生成 PTV（蓝色线）

（黄洋乐 译，孔琳 审校）

31

霍奇金和非霍奇金淋巴瘤
Hodgkin and Non-Hodgkin Lymphoma

Avani D. Rao, Harold C. Agbahiwe, Stephanie A. Terezakis

31.1 靶区设计与勾画的基本原则

- 霍奇金淋巴瘤（Hodgkin lymphoma, HL）和非霍奇金淋巴瘤（non-Hodgkin lymphoma, NHL）的放射治疗靶区勾画和射野设置，取决于肿瘤来源、化疗前定位影像、全身化疗的疗效及病变范围。
- 对于无需或无法耐受化疗的淋巴瘤患者，扩大野放射治疗（EFRT）曾是主要的根治性治疗手段。随着放化疗联合治疗在临床上的广泛应用，放射治疗靶区得以缩小，故累及野放射治疗（IFRT）为目前淋巴瘤放射治疗的标准治疗方案。相较于 EFRT，IFRT 缩小了肿瘤受照范围，故有助于降低邻近正常组织剂量。
- 最新治疗方案中所采用的累及部位放射治疗（ISRT）可进一步减少基于三维解剖结构的受照体积，治疗同样有效，目前已成为推荐的标准治疗方案。ISRT 更关注于肿瘤病灶在影像学侵犯范围及边界[1-3]。
- ISRT 在过去 10 余年发展过程中，减少了淋巴瘤患者治疗后的晚期毒性并改善了生活质量[4]。
- 在临床实践中，肿瘤放射治疗专家还可根据患者在治疗前可获得的影像学检查的类型和水平，采用累及淋巴结放射治疗（INRT）。INRT 和 ISRT 的靶体积勾画原则相类似，均基于化疗前肿瘤影像资料。因欧洲大多医疗机构在治疗前可获取最佳的肿瘤影像检查资料（主

A. D. Rao
Department of Advanced Radiation and Proton Therapy, Inova Schar Cancer Institute, Fairfax, VA, USA
e-mail: Avani.Rao@umm.edu

H. C. Agbahiwe
Department of Radiation Oncology, Virginia Cancer Specialists, Fairfax, VA, USA
e-mail: Harold.Agbahiwe@usoncology.com

S. A. Terezakis (✉)
Department of Radiation Oncology, University of Minnesota, Minneapolis, MN, USA
e-mail: sterezak@umn.edu

要包括放射治疗部位在化疗前的 PET/CT 检查），故 INRT 在欧洲为常用放射治疗手段[5-8]。然而，由于 PET/CT 在北美并非淋巴瘤患者的常规检查，因此目前 ISRT 是北美大多数医疗中心的标准放射治疗技术。考虑到 ISRT 临床靶区（CTV）的不确定性，ISRT 的边界较 INRT 更大。

- 不同亚型的霍奇金淋巴瘤和非霍奇金淋巴瘤的放射治疗剂量，因其组织学类型、分期和化疗反应而不同。放射治疗剂量的内容超出了本章关于靶区选择/勾画和射野设置的讨论范围，故本章不予详述。

31.2 累及部位和累及淋巴结放射治疗的原则

- 以下是业已发表的 INRT 和 ISRT 治疗靶区定义的相关指南的总结[1-3,5]。
- ISRT 模拟定位须基于三维模拟（包括 CT 模拟定位、PET/CT 模拟定位或 MRI 模拟定位）定位。若患者身体情况允许，应使用造影剂以准确识别血管。
- 当放射治疗作为化疗后的辅助治疗，化疗前后的 FDG-PET/CT 应在放射治疗计划系统中与模拟 CT 进行融合。
- 国际辐射单位与测量委员会（International Commission on Radiation Units and Measurements，ICRU）83 号报告详细描述了根治和辅助性放射治疗中 ISRT 的标准定义[9]。
- GTV、CTV、ITV 和 PTV 的制订，应参考所有可用的影像资料，包括化疗前的影像资料（增强 CT 和 PET/CT，如本章讨论的临床示例所示的 PET/CT）。确定化疗前和化疗后 GTV。
- CTV：根据化疗前 GTV 的上下范围（注意避开未受累的正常结构，如肺、肾、肌肉等）进行临床判断 CTV 的范围。CTV 还应考虑化疗前后诊断影像的体位，以及与定位影像融合的准确性、肿瘤局部扩散的形态、化疗前后影像学肿瘤体积变化与亚临床病灶累及范围。一般而言，CTV 在化疗前的 GTV 基础上上下外扩 1～2 cm。大于 5 cm 的淋巴结则可作为单独病灶处理。
- ITV：靶区的运动应采用 ICRU 83 报告中定义的 ITV 概念，CTV 的边界需要包括患者的器官运动幅度[9]。4D-CT 模拟定位可用于获得相应 ITV 的边界。若无法采用 4D-CT，胸部或上腹部淋巴瘤需要外扩 1.5～2 cm 边界以包含呼吸等运动带来的靶区位移。
- PTV：PTV 的边界应该考虑基于患者因素的不确定性或不同机构的摆位不确定性。
- 鉴于未采用最佳的影像检查（详见上述 INRT 部分），ISRT 的 CTV 通常会大于 INRT。
- 根治性放射治疗可作为某些惰性、早期 NHL 和早期结节性淋巴细胞为主的 HL 的单一治疗方式。因这种情况下患者未曾采用化疗，故 CTV 应采用更大的安全边界以覆盖可能更为广泛的亚临床病灶[1-3]。
- 有关 IFRT 边界的相关历史参考资料，可阅读本书第一版中关于 HL 和 NHL 的章节[10]。

31.3 靶区勾画病例示范

- 早期霍奇金淋巴瘤（图 31.1）。

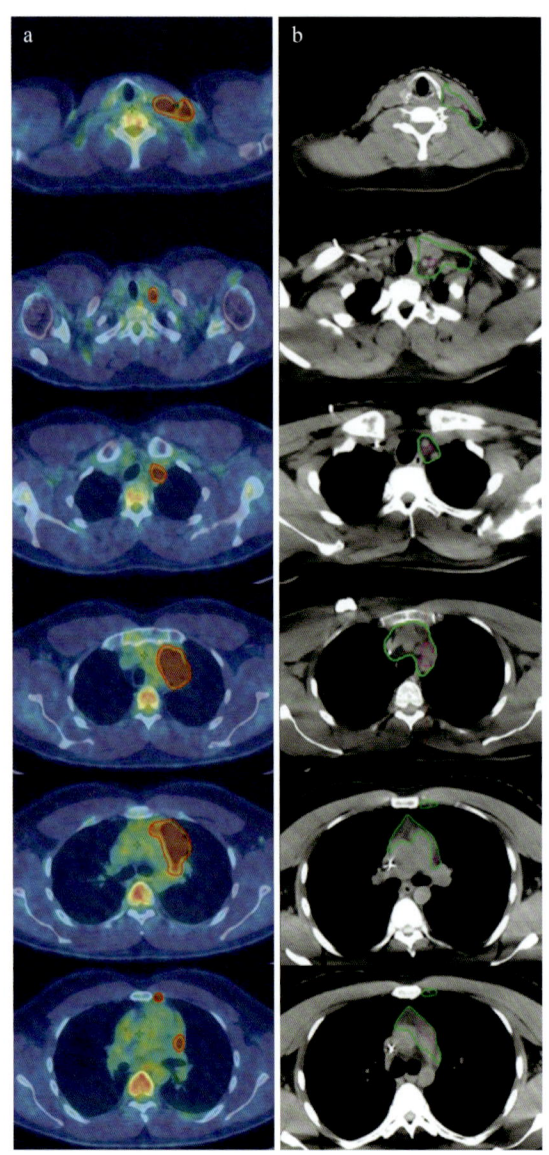

图 31.1 一位罹患 ⅡA 期、低危、非大体积型结节硬化型霍奇金淋巴瘤的 27 岁男性患者，肿瘤累及左侧锁骨上和纵隔淋巴结区域。患者接受了 2 个周期的多柔比星（阿霉素）、博莱霉素、长春碱和达卡巴嗪（ABVD 方案）的治疗。化疗后的 PET/CT 结果显示完全代谢缓解（Deauville 2）。因该患者符合德国霍奇金研究协作组 H10 研究的标准，故完成了 2 个周期的 ABVD 方案化疗后拟行 20Gy 的放射治疗。为更好地完成靶区勾画，将化疗前的 PET/CT 融合至模拟 CT 中。a.化疗前 PET/CT 横断位图像：红色高代谢区域为 GTV。b.化疗后模拟定位 CT 横断位图像。因患者手臂位置不同、颈部过度伸展及面罩导致了肩膀收缩，PET/CT 和定位 CT 之间的解剖结构有轻微的差异，这些差异可通过 ISRT 边界来解决。化疗后肿瘤体积缩小（化疗后 GTV 为粉色线），ISRT 的 CTV 为绿色线。因该患者接受了吸气屏气技术，故其 CTV 无须考虑呼吸产生的运动。CTV 根据规定外扩形成 PTV

- 进展期霍奇金淋巴瘤(图 31.2)。

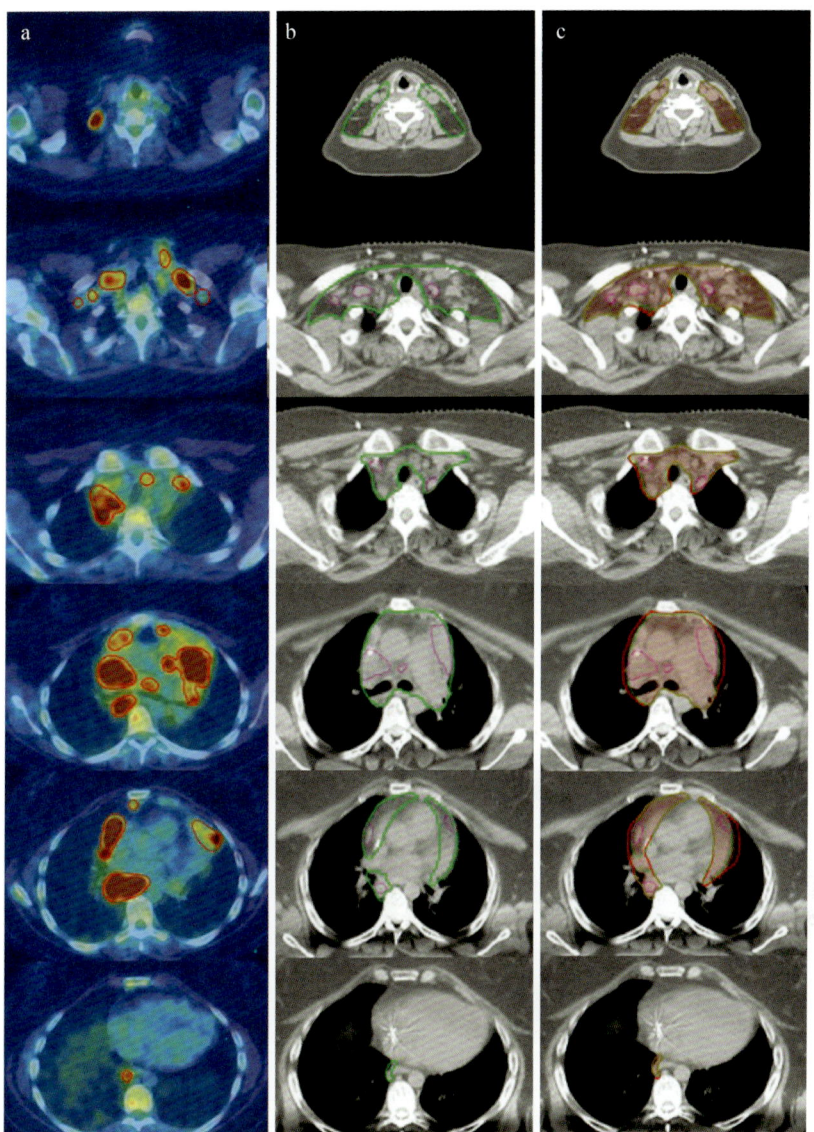

图 31.2 一位罹患 ⅡB 期、大体积型结节硬化型霍奇金淋巴瘤的 31 岁女性患者，肿瘤累及颈部、锁骨上淋巴结、双侧肺门淋巴结。患者接受了 2 个周期的 ABVD 化疗。化疗后复查 PET/CT 结果显示肿瘤完全代谢反应（Deauville 2）。患者后续又接受了 4 个周期的 AVD 方案治疗（患者因博莱霉素化疗后出现肺毒性停用）后，采用巩固性放射治疗。为了更好地完成靶区勾画，将化疗前的 PET/CT 融合至模拟 CT 中。a. 化疗前 PET/CT 横断位图像：红色高代谢区域为 GTV。b. 化疗后模拟定位 CT 横断位图像。因患者颈部过度伸展及面罩导致了肩膀收缩，PET/CT 和定位 CT 之间的解剖结构有轻微的差异，这些差异可通过 ISRT 边界来解决。化疗后肿瘤体积缩小（化疗后 GTV 为粉色线），ISRT 的 CTV 为绿色线。c. 最终的 ITV（红色结构）包括了 CTV（绿色）并考虑了呼吸运动。粉红色结构为化疗后的 GTV。呼吸运动通过定位 4D-CT 获得解剖结构的位置变化。ITV 根据各治疗中心的规范外扩形成 PTV

- 结节性淋巴细胞为主型的霍奇金淋巴瘤(图 31.3)。
- 头颈部早期弥漫性大 B 细胞淋巴瘤(图 31.4)。
- 腹股沟滤泡性淋巴瘤(图 31.5)。

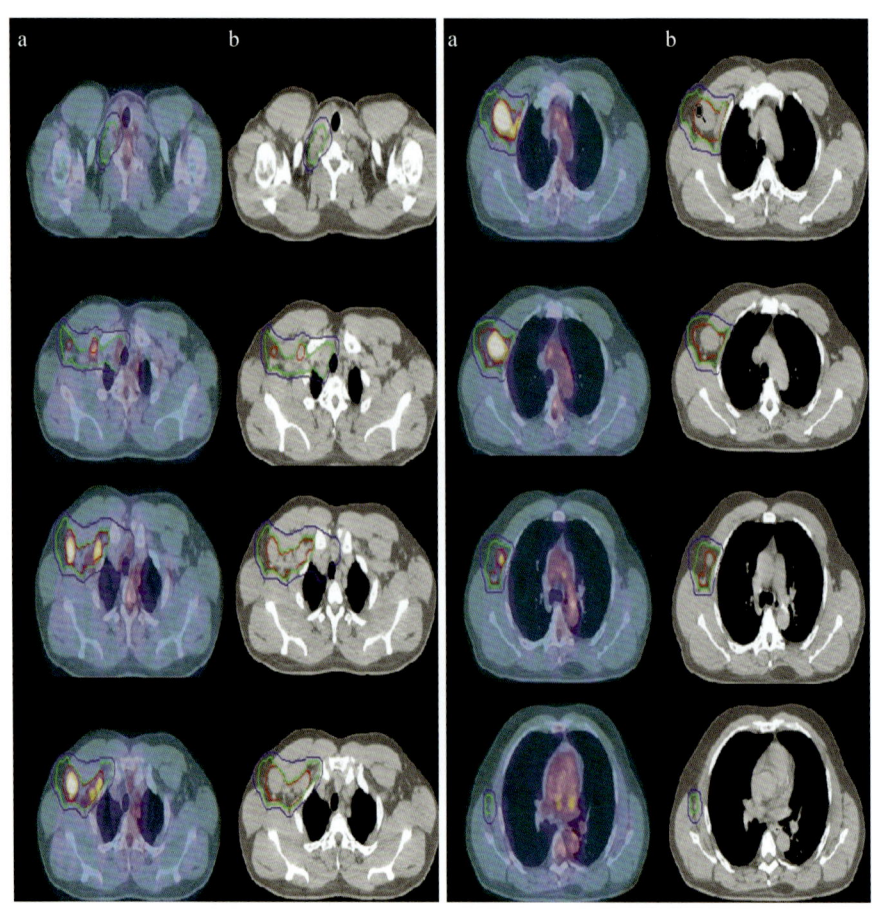

图 31.3　一位罹患 ⅡA 期、结节性淋巴细胞为主型霍奇金淋巴瘤的 61 岁男性患者,肿瘤累及右侧锁骨上、胸大肌下和腋窝淋巴结区域。患者仅接受了根治性放射治疗。患者模拟定位采用翼板,双侧上肢上举。a.治疗前的诊断 PET/CT 融合至模拟 CT 中。b.模拟定位 CT 与诊断 PET/CT 横断面同一层面图示。红色线为肿瘤,绿色线为 ISRT 中的 CTV,蓝色线为 PTV

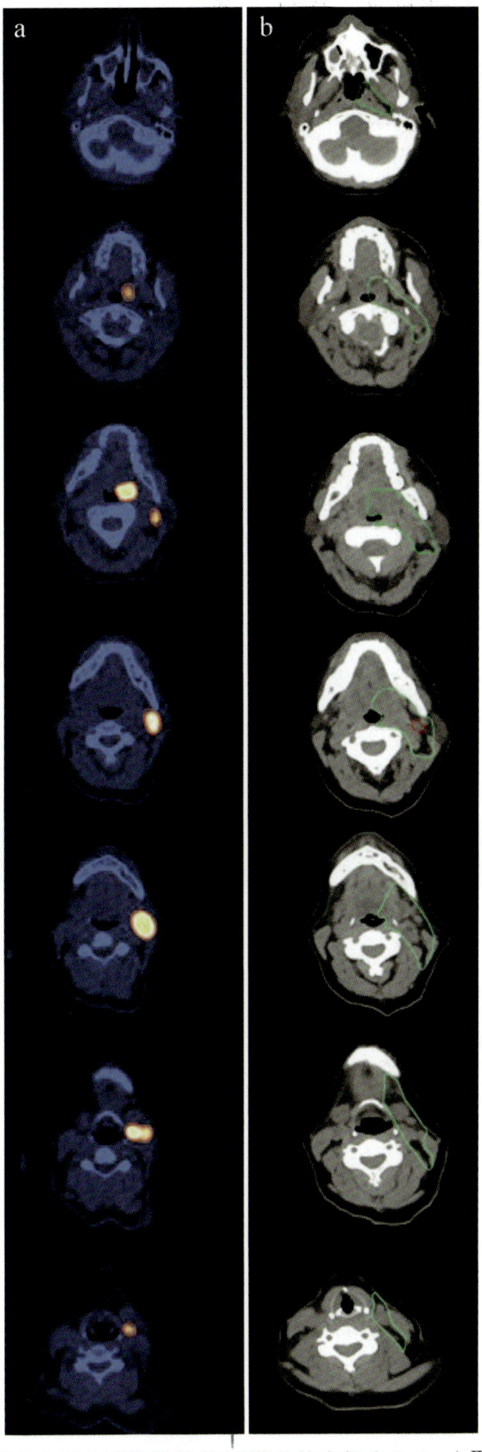

图 31.4 一位罹患左侧扁桃体和左颈 2 区淋巴结（2 区淋巴结直径为 5.6cm）ⅡA 期、非大体积型弥漫大 B 细胞淋巴瘤的 47 岁女性患者。患者接受了 3 个周期的利妥昔单抗＋环磷酰胺＋多柔比星（阿霉素）＋长春新碱＋泼尼松化疗（R-CHOP）后行辅助放射治疗。患者模拟定位采用头后仰，热塑面罩固定。为更好地完成靶区勾画，将化疗前的 PET/CT 融合至模拟 CT 中。a. 化疗前 PET/CT 横断位显示高代谢区域为肿瘤组织（即化疗前 GTV）。b. 化疗后模拟定位 CT 横断位显示肿瘤残留病灶较化疗前缩小，红色线为化疗后的 GTV，ISRT 中的 CTV 为绿色线，包括整个左侧扁桃体和左颈部阳性淋巴结累及区域，上下方向需在化疗前 GTV 基础上外扩 1~2cm

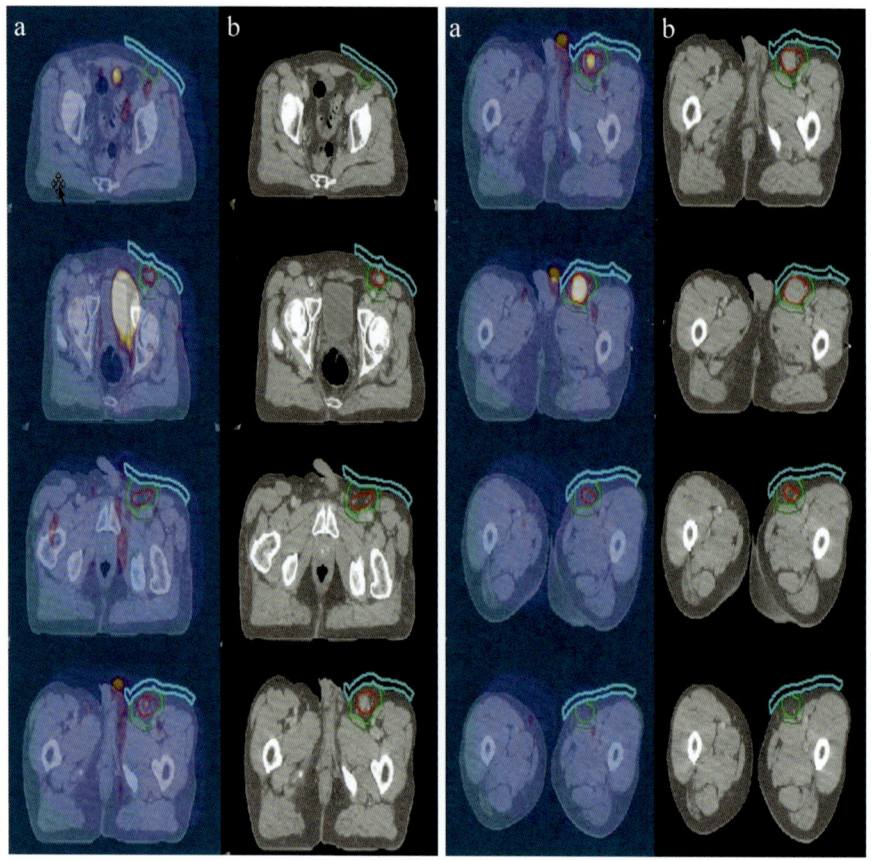

图 31.5　一位罹患ⅠA期、非大体积型左侧腹股沟/股骨区Ⅰ/Ⅱ级滤泡性淋巴瘤的70岁男性患者。患者仅接受了根治性放射治疗。为了更好地完成靶区勾画，将治疗前的诊断性 PET/CT 融合至模拟 CT 中。a.PET/CT 与定位 CT。b.横断位融合层面展示。其中红色线为肿瘤，绿色线为 ISRT 的 CTV，深绿色线为 PTV。补偿膜被用来提高表面剂量和改善剂量覆盖

31.4　淋巴结外侵犯的靶区勾画

31.4.1　腹股沟和盆腔淋巴瘤患者模拟定位和靶区勾画的基本原则

- 患者应采用"蛙腿"体位行模拟定位，使大腿与外生殖器分离并减少腹股沟皮肤褶皱，以便在保证腹股沟区域剂量覆盖的同时，减少潜在的皮肤反应。
- 育龄男性患者可采用屏蔽罩保护睾丸，并建议提前冻存精子；育龄女性患者优先保护卵巢的功能。
- 建议采用 3D-CRT 和 IMRT 等现代放射治疗技术。部分患者可能还需采用补偿膜以提高表面剂量和改善剂量覆盖。

31.4.2　胃淋巴瘤患者模拟定位和靶区勾画的基本原则

- 患者需在模拟定位和治疗前禁食 3～4 小时以减少胃蠕动。所有患者均应使用口服造影剂，

若伴有淋巴结累及,建议使用静脉造影剂。
- 若使用适形放射治疗技术,模拟定位应采用上肢上举体位,并使用定制模具进行固定。呼吸运动应通过 4D-CT 评估,并应考虑深吸气屏气(deep inspiratory breath hold,DIBH)技术控制呼吸产生的位移。
- 建议采用 3D-CRT 和 IMRT 等现代放射治疗技术以更好地减低肾脏和肝脏的照射剂量。胃淋巴瘤放射治疗的靶区勾画参见表 31.1。
- PTV 边界应根据 4D-CT 评估结果进行相应调整。在某些情况下,考虑到胃蠕动,可能需要考虑外扩 2 cm 以上的边界。

表 31.1　胃、眼眶和鼻窦淋巴瘤的靶区勾画推荐

部位	靶区勾画推荐
胃(图 31.6)	GTV＝原发肿瘤
	CTV＝GTV＋胃从胃食管到胃十二指肠交界处
	PTV＝CTV＋2 cm(根据 4D-CT 呼吸运动评估边界)
眼眶(图 31.7)	GTV＝原发肿瘤
	CTV＝GTV＋整个眼眶
	PTV＝CTV＋5 mm
鼻窦(图 31.8)	CTV＝化疗前 GTV＋整个鼻窦
	PTV＝CTV＋4～5 mm(取决于放射治疗定位技术)

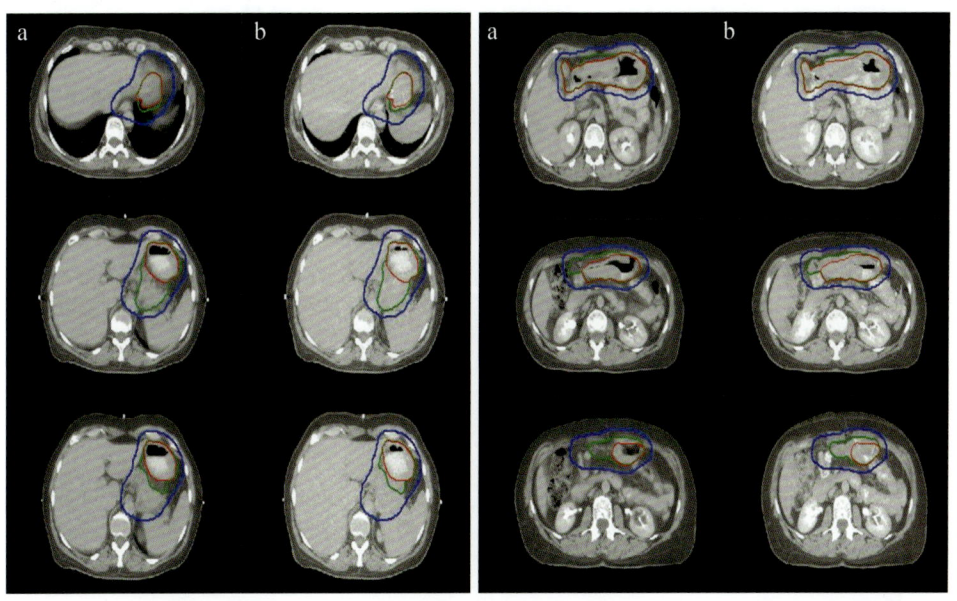

图 31.6　一位罹患 ⅡAE 期胃 MALT 淋巴瘤(胃弥漫性受累及胃周围淋巴结病变)的 63 岁女性患者。肿瘤仅接受了根治性放射治疗。在(a)CT 模拟和(b)4D-CT MIP(最大强度投影)中的颅侧至尾侧影像中勾画靶区。因患者伴弥漫性胃受累,GTV 即等同于 CTV。相应的图像中 ISRT 的 CTV 为红色线,ITV 为绿色线。放射治疗针对 PTV(蓝色线)进行剂量处方

31.4.3 眼眶和鼻窦淋巴瘤患者模拟定位和靶区勾画的基本原则

- 模拟过程中患者采取仰卧位,双臂下垂,头部使用热塑面罩固定。
- 眼眶淋巴瘤可采用上-下楔形对穿技术的 3D-CRT 或 IMRT 放射治疗。若处方剂量≥30 Gy,可考虑使用泪腺屏蔽装置。
- 病发于结膜的局限性惰性淋巴瘤,可使用前置电子束装置治疗,也可考虑使用电子/光子混合射线照射;如果肿瘤位于结膜周边,可考虑使用晶体屏蔽装置。
- 因照射剂量较高,鼻窦淋巴瘤建议使用 3D-CRT 或 IMRT 治疗。具体治疗技术和剂量取决于肿瘤的病理类型和周围重要结构的耐受剂量。
- 眼眶和鼻窦淋巴瘤放射治疗的靶区勾画推荐参见表 31.1。病例示例参见图 31.7 和图 31.8。

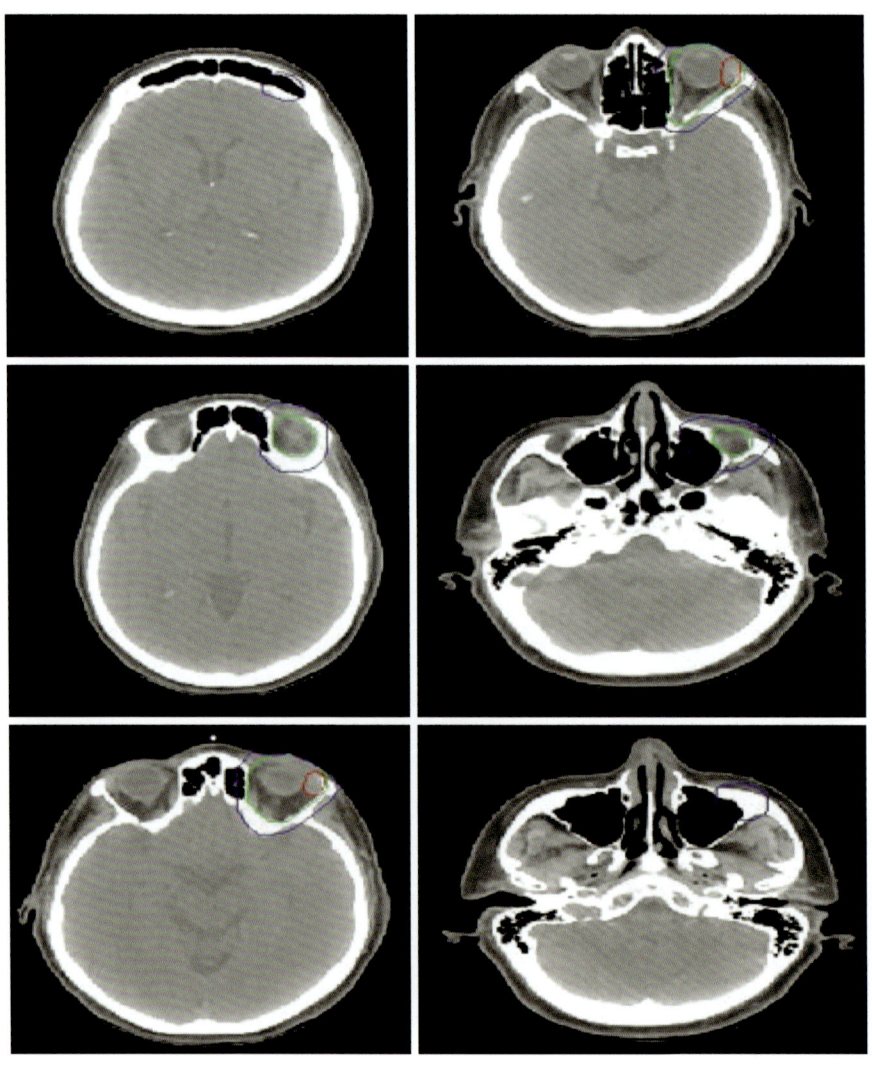

图 31.7 一位罹患 IAE 期左泪腺 MALT 淋巴瘤的 69 岁女性患者。患者仅接受了根治性放射治疗。在 CT 模拟定位横断位图像上勾画靶区。红色线为 ISRT 的 GTV,CTV 需包括整个眼眶(浅绿色线),蓝色线为 PTV

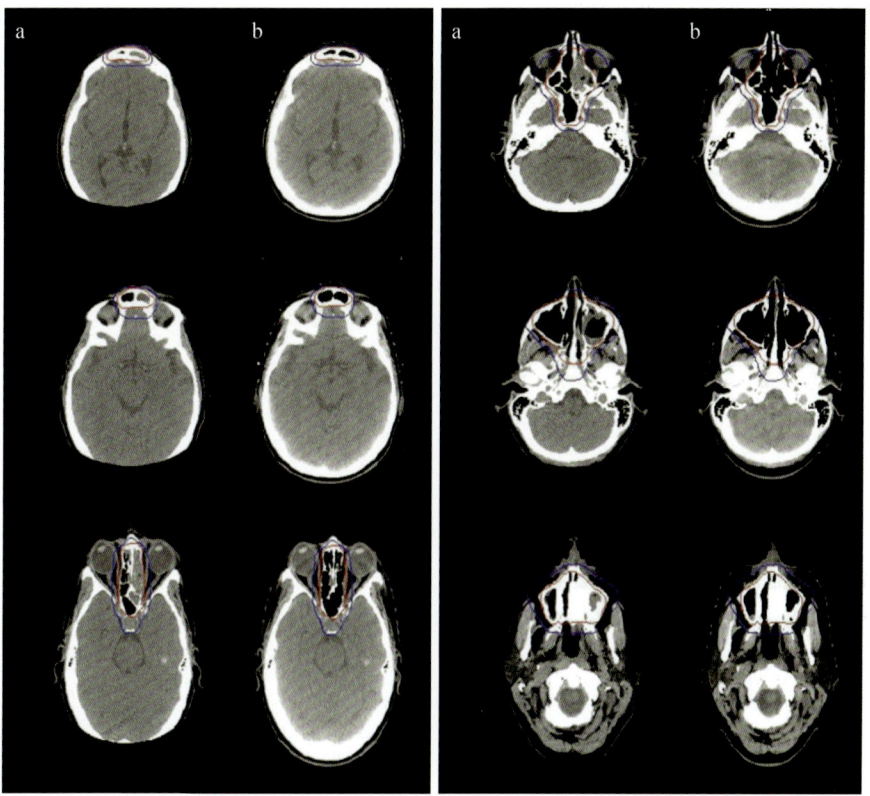

图 31.8 一位罹患 IAE 期左侧筛窦/蝶窦弥漫大 B 细胞淋巴瘤的 56 岁女性患者。肿瘤穿过鼻中隔延伸至右侧鼻腔,向上侵及筛板,向内侵及左眼眶内侧壁,向下延伸至左上颌窦。左侧额窦有内容物填充。患者接受了次全切肿块切除术并且明确病理后,接受了 3 周期 R-CHOP 方案化疗,并于化疗后接受了辅助放射治疗。a. 患者术前 CT 影像。b. 模拟定位 CT 影像中未见明确肿瘤病变。红色线为 ISRT 的 CTV。CTV 须包括整个受累鼻窦。蓝色线为 PTV

(李蒙妍 译,陆嘉德 审校)

参考文献

[1] Specht L, Yahalom J, Illidge T, et al. Modern radiation therapy for Hodgkin lymphoma: field and dose guidelines from the international lymphoma radiation oncology group (ILROG). Int J Radiat Oncol Bio Phys. 2014;89(4):854-62.

[2] Illidge T, Specht L, Yahalom J, et al. Modern radiation therapy for nodal non-Hodgkin lymphoma — target definition and dose guidelines from the international lymphoma radiation oncology group (ILROG). Int J Radiat Oncol Bio Phys. 2014;89(1):49-58.

[3] Yahalom J, Illidge T, Specht L, et al. Modern radiation therapy for Extranodal lymphomas: field and dose guidelines from the international lymphoma radiation oncology group (ILROG). Int J Radiat Oncol Bio Phys. 2015;92(1):11-31.

[4] Zhou R, Ng A, Constine LS, et al. A comparative evaluation of normal tissue doses for patients receiving radiation therapy for Hodgkin lymphoma on the childhood cancer survivor study and recent Children's oncology group trials. Int J Radiat Oncol Bio Phys. 2016;95(2):707-11.

[5] Girinsky T, van der Maazen R, Specht L, et al. Involved-node radiotherapy (INRT) in patients with early Hodgkin lymphoma: concepts and guidelines. Radiother Oncol. 2006;79:270-7.

[6] Girinsky T, Ghalibafian M. Radiotherapy of Hodgkin lymphoma: indications, new fields, and techniques. Semin Radiat

Oncol. 2007;17:2006-222.
[7] Girinsky T, Specht L, Ghalibafian M, et al. The conundrum of Hodgkin lymphoma nodes: to be or not to be included in the involved node radiation fields. The EORTC-GELA lymphoma group guidelines. Radiother Oncol. 2008;88:202-10.
[8] Eich H, Muller R, Engenhart-Cabillic R, et al. Involved-node radiotherapy in early-stage Hodgkin's lymphoma: definition and guidelines of the German Hodgkin study group (GHSG). Strahlenther Onkol. 2008;184:406-10.
[9] DeLuca P, Jones D, Gahbauer R, et al. Prescribing, recording and reporting photon-beam intensity-modulated radiation therapy (IMRT). J ICRU. 2010;10:1-106.
[10] Lee N, Lu J. Target volume delineation and field setup: a practical guide for conformal and intensity-modulated radiation therapy. Berlin, Heidelberg, Germany: Springer-Verlag; 2013.

32

软组织肉瘤
Soft Tissue Sarcoma

Charles Catton, Amy Parent, Colleen Dickie, Brian O'Sullivan

32.1 靶区设计与勾画的基本原则

- 肿瘤的解剖位置、大小、深度（相对于浅筋膜）和病理特征决定了软组织肉瘤（soft-tissue sarcoma，STS）的治疗。
- 肿瘤通常在肌肉内沿纵向侵袭，并局限于肿瘤起源的室腔。可疑的肿瘤周围变化（此后统称为水肿）区域可能隐藏镜下可见的微小病灶。水肿通常在头尾方向最明显，故应包含在放疗靶区内。
- STS 的生长通常受解剖屏障限制，如骨、骨间膜和主要筋膜层，这一概念应用于组织/功能保留的放疗计划中，尤其在四肢病例中。
- 腹膜后肿瘤的体积通常发展得很大，最初的表现为压迫移位，但最终可侵犯邻近器官和组织。
- 在"计划外"手术切缘阳性（手术错误）的情况下，放疗靶区需包括所有累及的肌肉室腔，以及被认为直接侵犯的任何其他组织（图 32.1～图 32.3）。
- 对于术前 PTV 的定义，应进行 CT 模拟图像与 MRI 图像融合，理想情况下患者均处于治疗体位，以帮助指导 GTV 和 CTV 的勾画（图 32.1 和图 32.2）。
- 术后完全切除的 PTV 的定义中不存在 GTV。术后原本肿瘤 GTV 的位置（GTV_{postop}）应通过术前 CT/MRI 图像（若有）于计划 CT 中勾画（图 32.4～图 32.6）。
- 注意：软组织肉瘤的分期在第 8 版 TNM 分期中肿瘤分期指南中有较大改动。主要的变更包括不同解剖部位的肿瘤大小划分分期的变化，以及不再考虑肿瘤位置的深度。
- 术前放疗的总剂量通常采用 50 Gy。靶区包括 GTV 和 CTV_{50}，并应在计划 CT 的每一层上勾画（图 32.1、图 32.2、图 32.7 和图 32.8）。

C. Catton · A. Parent · C. Dickie (✉) · B. O'Sullivan
Department of Radiation Oncology, University of Toronto, Princess Margaret Cancer Centre, Toronto, ON, Canada
e-mail: charles.catton@rmp.uhn.ca; amy.parent@rmp.uhn.ca; colleen.dickie@rmp.uhn.ca; brian.osullivan@rmp.uhn.on.ca

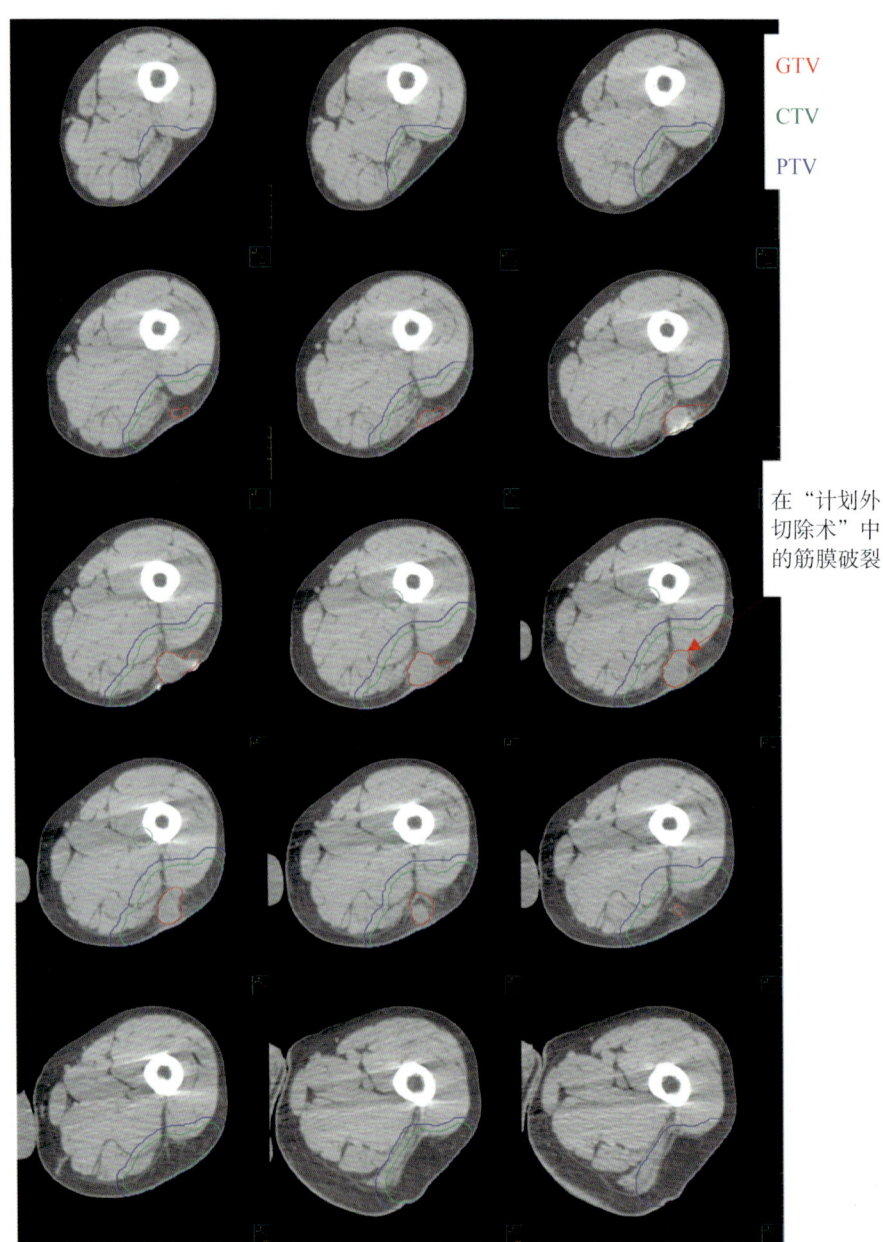

图 32.1 一位罹患大腿后外侧 T1N0M0 级 3 级去分化脂肪肉瘤的患者。该患者此前曾接受一次计划外的浅表病灶切除术,因此破坏了大腿外侧筋膜但肿瘤最初并未累及更深的隔室。CT 模拟采用 2.0mm 层厚。需注意因先前的手术错误而侵犯筋膜的区域。所示为代表性层面。GTV 为红色线,CTV 为绿色线,PTV 为蓝色线

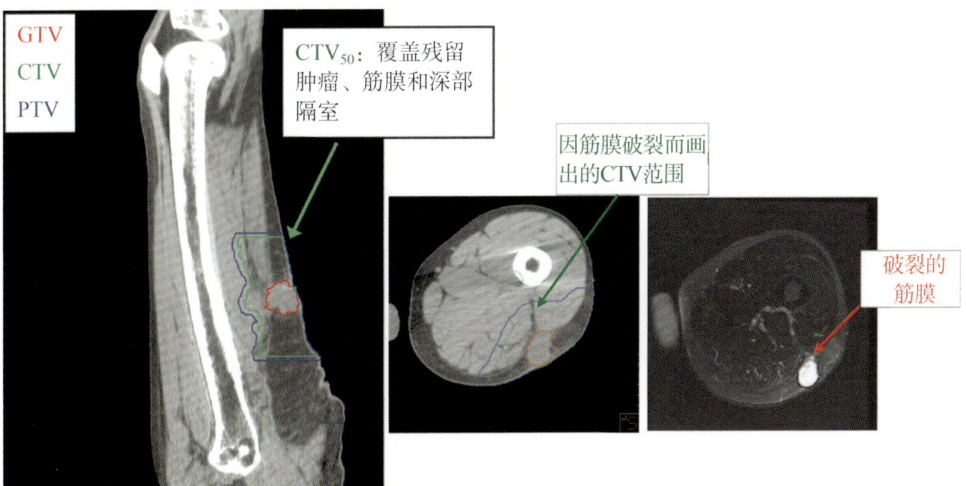

图 32.2　图为矢状位和横断位显示的一位患者的 GTV、CTV 和 PTV，其中横断位显示了由计划外切除而导致的筋膜结构紊乱，以及相应在计划 CT 上的靶区范围。GTV 为红色线，CTV 为绿色线，PTV 为蓝色线

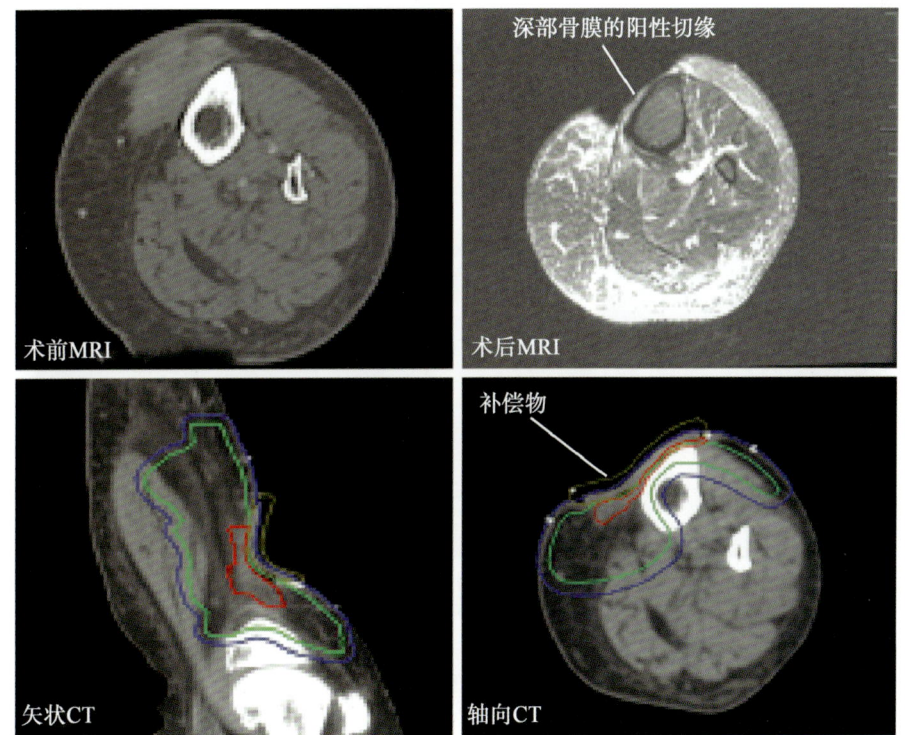

图 32.3　一位罹患右侧 3 cm（T1N0M0）胫骨前多形性未分化肉瘤意外切除后就诊的患者。缺损用断层移植（split thickness graft）闭合，桡骨缘和深缘均阳性。建议术前放疗 50 Gy，然后广泛再切除后行自由皮瓣闭合。这种情况下的操作后 GTV 如第 30 章表 30.2 所述。术前设定的 CTV_{50} 和 PTV_{50} 放疗靶区参见表 30.1。模拟 CT 采用 2.0 mm 层厚度。放射治疗靶区轴位和矢状位 CT 模拟图。大体病变已切除，术后 GTV 识别术前 CT 扫描重建的原始肿瘤的位置。具有代表性的轴向 T2 加权 MRI 图像显示软组织缺损，以及皮肤移植物和阳性深缘与骨膜的关系。CTV_{50} 包括一个 3～4 cm 的径向扩张，超出皮肤移植边缘的阳性切缘，并深入包括受损伤的骨膜。桡骨边缘更接近于术后边缘，以解释 GTV 的缺乏和病灶内手术的污染。一个 5 mm 的栓子被放置在皮肤移植物前方的软组织缺损处，以在深层骨膜边缘提供足够的重建。术前 CT 和术后 MRI 轴位图显示该缺陷

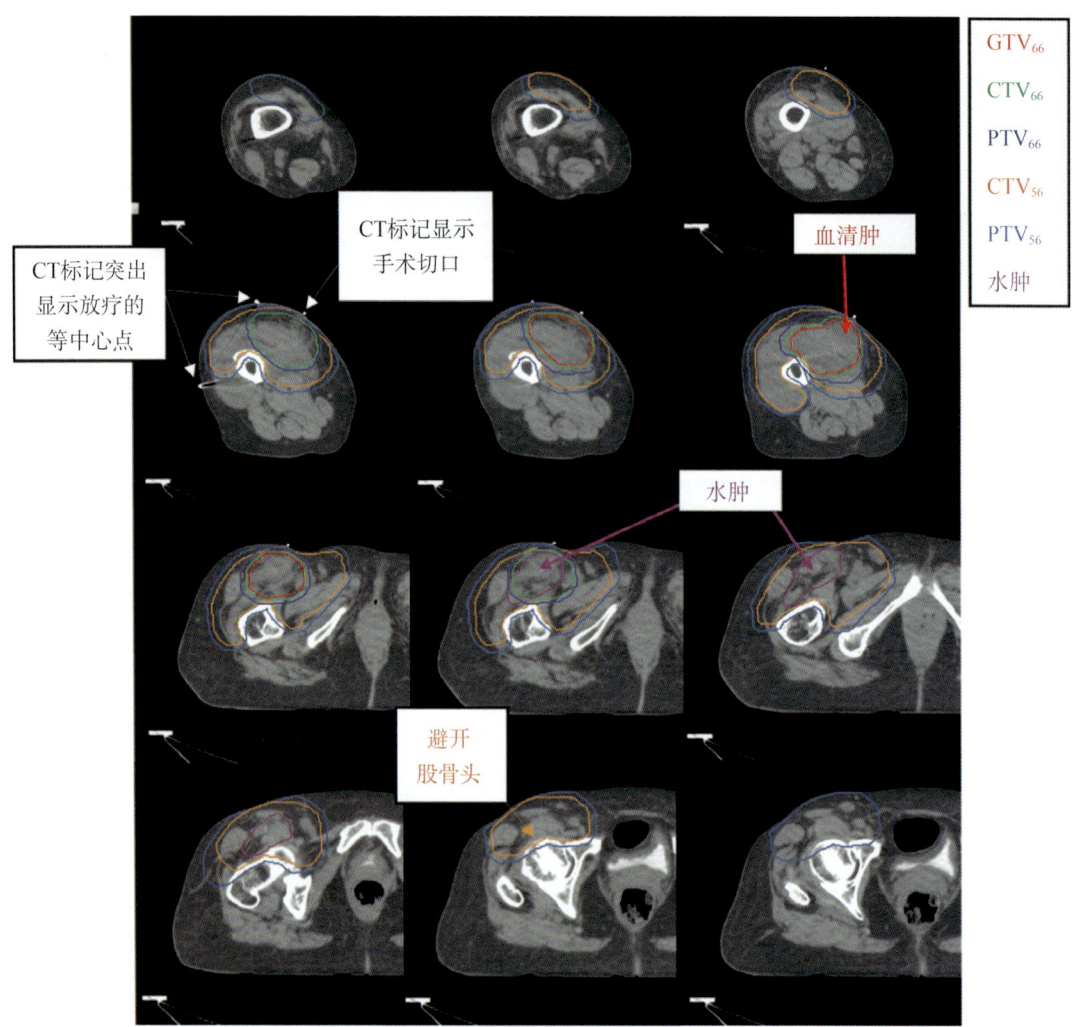

图 32.4　一位罹患左大腿深部分期为 T3N0M0 3 级的多形性横纹肌肉瘤患者。该患者虽然手术切缘阴性但为近切缘，故接受了术后放疗。模拟 CT 采用 2.0 mm 层厚度。GTV$_{术后}$ 上方的水肿区域需勾画并放入 CTV$_{56}$ 的范围。图所示为具代表性的层面。CTV$_{56}$ 的剂量受股骨头和靶区内骨组织的耐受量限制。在某些情况下，皮下组织受肿瘤污染，此时可用补偿膜覆盖于手术切口作为治疗的一个组成部分（如 50 Gy 的区域）。GTV$_{66}$ 为红色线，CTV$_{66}$ 为绿色线，PTV$_{66}$ 为蓝色线，CTV$_{56}$ 为橙色线，PTV$_{56}$ 为浅蓝色线，水肿为紫色线

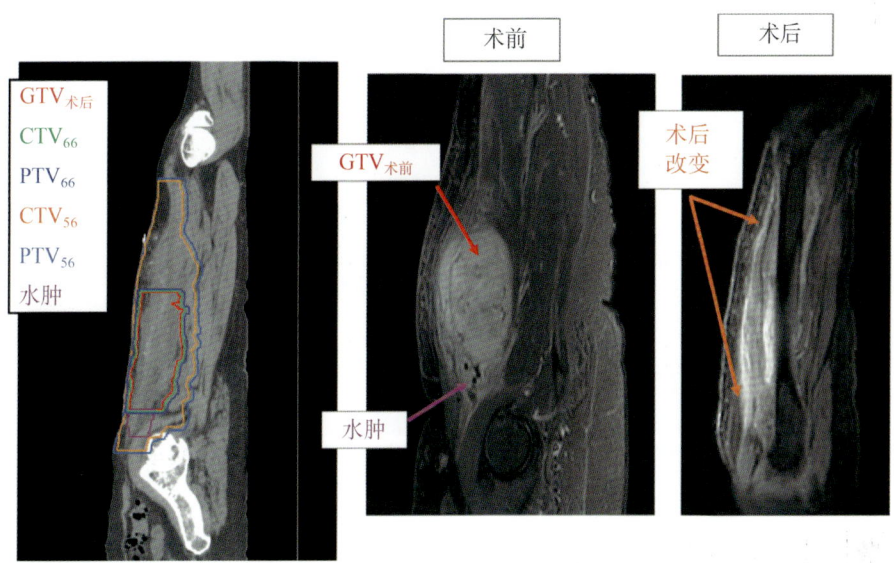

图 32.5 一位软组织肉瘤患者术后放疗的靶区矢状位定位 CT 图像及相应的术前、术后 MRI。需注意 CTV_{56} 的范围由水肿和术后改变的区域来制订。在靶区随着解剖结构变化的区域,应用常规的外放边界(例如,PTV 外扩范围为 0.5~1 cm)。此外,术前影像导入至放疗的 CT 数据中进行融合以了解原始肿瘤范围帮助勾画 $GTV_{术后}$。$GTV_{术后}$ 为红色线,CTV_{66} 为绿色线,PTV_{66} 为蓝色线,CTV_{56} 为橙色线,PTV_{56} 为浅蓝色线,水肿为紫色线

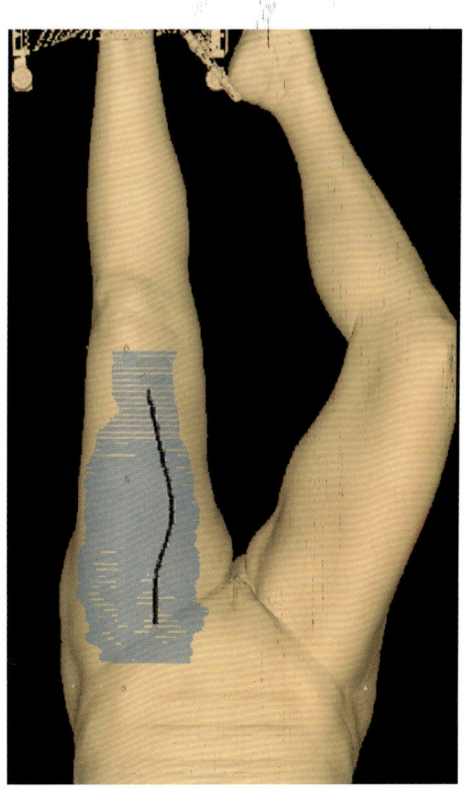

图 32.6 数字重建的皮肤图像展示手术瘢痕和浅蓝色线显示的计划靶区(PTV_{56}),该靶区包括了整个手术瘢痕及其边缘的范围

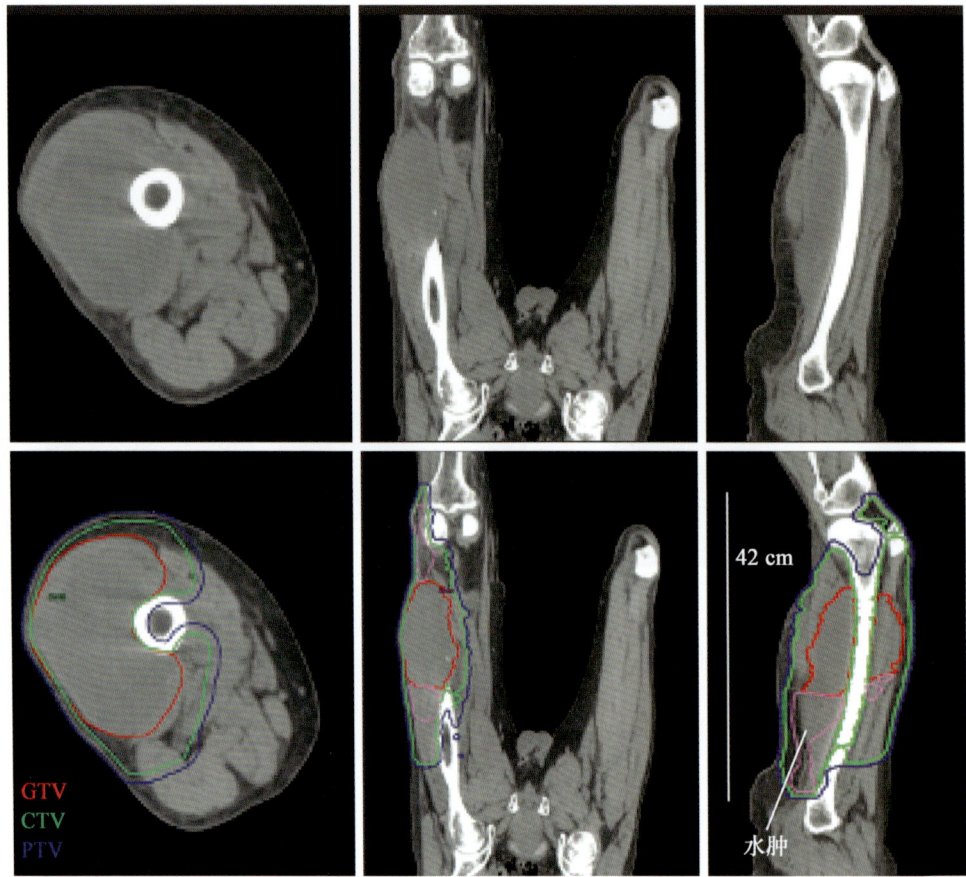

图 32.7 一位罹患左侧大腿外侧深部的 T3N0M0 级 2 级黏液纤维肉瘤的患者。患者术前接受放疗以便能最小范围地接受必要的手术切除治疗。模拟 CT 采用 2.0mm 层厚度。该患者广泛的并向上下方向延伸的肿瘤周围水肿带包括在 CTV_{50} 范围内,图示为代表性的横截位图像。CTV_{50} 的剂量受靶区内骨组织的耐受量限制。因 PTV 长达 42cm,超过了单个等中心技术的最大机器照射范围,故计划采用双等中心的 IMRT 技术。两个等中心位点放置在两个相邻体积范围的中心附近,并进行了优化以确保剂量均匀覆盖 PTV。图示为横断位、冠状位和矢状位 CT 显示的相应靶区。GTV 为红色线,CTV 为绿色线,PTV 为蓝色线

- 术后放疗通常采用 66 Gy(切缘阴性、低分级的病例可考虑 60 Gy)的剂量,外加针对肿瘤浸润风险较低组织勾画的 CTV(图 32.4~图 32.6)。
- 对于无法切除的大体残瘤病灶,根据不同解剖区域的耐受性,可采用 70 Gy(常规分割,即 2 Gy/分次)或等效剂量分割至总剂量 70 Gy。
- 四肢 STS 术前 IMRT 的 GTV 和 CTV_{50} 的推荐靶区描述参见表 32.1。
- 四肢 STS 术后 IMRT 的 $GTV_{术后}$ 和 CTV_{66} 的推荐靶区描述参见表 32.2。
- 腹膜后 STS 术前 IMRT 的 GTV 和 CTV(剂量 50~50.4 Gy)的推荐靶区描述参见表 32.3(图 32.9 和图 32.10)。

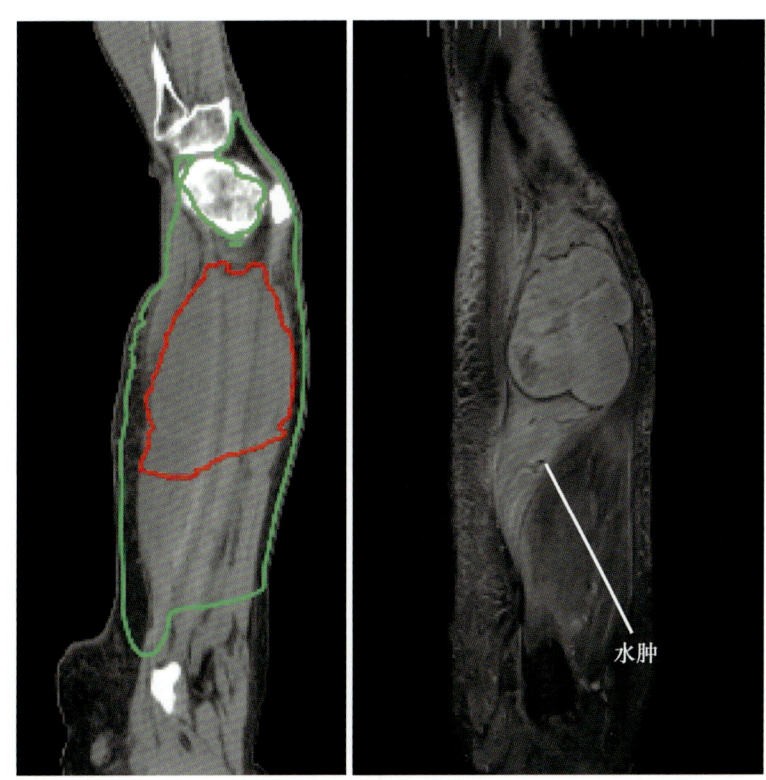

图 32.8　矢状位的定位 CT 图像和相应的矢状位术前 T2 加权 MRI 图像显示广泛的纵向肿瘤周围水肿。需注意 CTV_{50} 的范围由水肿区域和常规外扩边界来制订（如 PTV 外扩范围为 0.5~1 cm）。术前影像导入放疗的 CT 数据中进行融合以评估水肿范围帮助勾画 CTV_{50}

表 32.1　四肢 STS 术前放疗的靶区推荐

靶区	定义与描述
GTV	原发病灶：包括体格检查和影像学上的所有大体肿瘤。推荐采用 T1 加权的增强 MRI 图像。患者固定采用治疗体位，可便于进行 MRI 和计划 CT 的图像融合
CTV_{50}*	包括所有亚临床扩散风险的区域，根据同 GTV 的距离或水肿区域而定
	包括 GTV+纵向距离的 4 cm 范围和径向距离的 1.5 cm 范围，包括但不超过阻止肿瘤扩散的解剖屏障，如骨或筋膜
	在 T2 加权 MRI 上明显显示的可疑肿瘤周围水肿可能包含显微镜下的肿瘤细胞，应单独勾画，并预留足够的边界（通常为 1~2 cm）
	对于"计划外切除"的病例，靶区应包括术后 GTV 或任何残留的 GTV+所有手术操作和干扰的组织和侵犯的筋膜+纵向 4 cm
PTV_{50}*	CTV_{50}+0.5~1.0 cm，具体由各治疗中心的方案和规范程序决定

注：* 大体肿瘤靶区推荐剂量为 50 Gy，分次剂量：2.0 Gy/分次。

表 32.2 四肢 STS 术后放疗的靶区推荐

靶区	定义与描述
GTV$_{术后}$	GTV$_{术后}$ 应勾画肿瘤的原发部位
	在定位 CT 上勾画靶区时,回顾和导入术前影像是很重要的,以确保充分覆盖原始肿瘤范围
CTV$_{66}$*	CTV$_{66}$ 应包括整个 GTV$_{术后}$ +手术改变区域,在纵向需有 1~2 cm 的范围,在径向需有 1.5 cm 的范围。这可能包括但并不一定包括所有手术影响的组织、瘢痕和引流部位
PTV$_{66}$*	CTV$_{66}$ +0.5~1.0 cm,具体由各个中心的方案和规范程序决定
CTV$_{56}$*	包括所有亚临床扩散风险的区域,根据同 GTV$_{术后}$ 和其他受影响组织的距离而定
	包括 GTV$_{术后}$ +纵向 4 cm 的范围和径向 1.5 cm 的范围,包括但不超过阻止肿瘤扩散的解剖屏障;此外,受干扰的手术组织和瘢痕或引流部位若不包括于 CTV$_{66}$ 范围中,则应当包括于 CTV$_{56}$,外加 1~2 cm 的安全边界
	疑似肿瘤周围水肿区应单独勾画,并包括足够的边界。像手术影响的组织一样,从术后近期的 MRI 扫描中可以很好识别
	与外科医生讨论并回顾手术和病理报告将有助于决定靶区是否应包括血清肿、淋巴囊肿或血肿
PTV$_{56}$*	CTV$_{56}$ +0.5~1.0 cm,具体由各治疗中心的方案和规范程序决定

注:该表描述的是单一疗程同步加量技术。另一种方法是更传统的分段缩野技术,该方式在亚临床病灶的所有区域先给予 50 Gy 分 25 次的照射,然后第二程在肿瘤区域加量 16 Gy 分 8 次照射。
* 高危亚临床剂量:66 Gy(2.0 Gy/分次);低风险亚临床区域剂量:CTV$_{56}$ 给到 56 Gy(1.69 Gy/分次)。

表 32.3 腹膜后 STS 放疗的靶区推荐

靶区	定义与描述
GTV[a]	原发病灶:体格检查和影像学上的所有大体肿瘤
CTV	包括所有亚临床扩散风险的区域,由与 GTV 的距离而定
	包括 GTV+纵向距离的 2 cm 范围和径向距离的 0.5~2.0 cm 范围,包括但不超过阻止肿瘤扩散的解剖屏障和关键解剖部位,例如,若肿瘤接近完整的肝脏,则包括 0.5 cm 的肝脏范围
	向后方通常扩 2 cm 的范围,包括脂肪组织和血管
	若对侧肾脏可代偿双侧肾脏的功能,则可考虑切除靠近肿瘤的同侧肾脏。在这种情况下,对未受累的对侧肾脏的剂量应尽可能低
PTV	CTV$_{50}$ +0.5~1.0 cm,具体由各治疗中心的方案和规范程序决定

注:[a] 大体肿瘤的推荐剂量范围为 50 Gy/25 分次至 50.4 Gy/28 分次。

32 软组织肉瘤 | 337

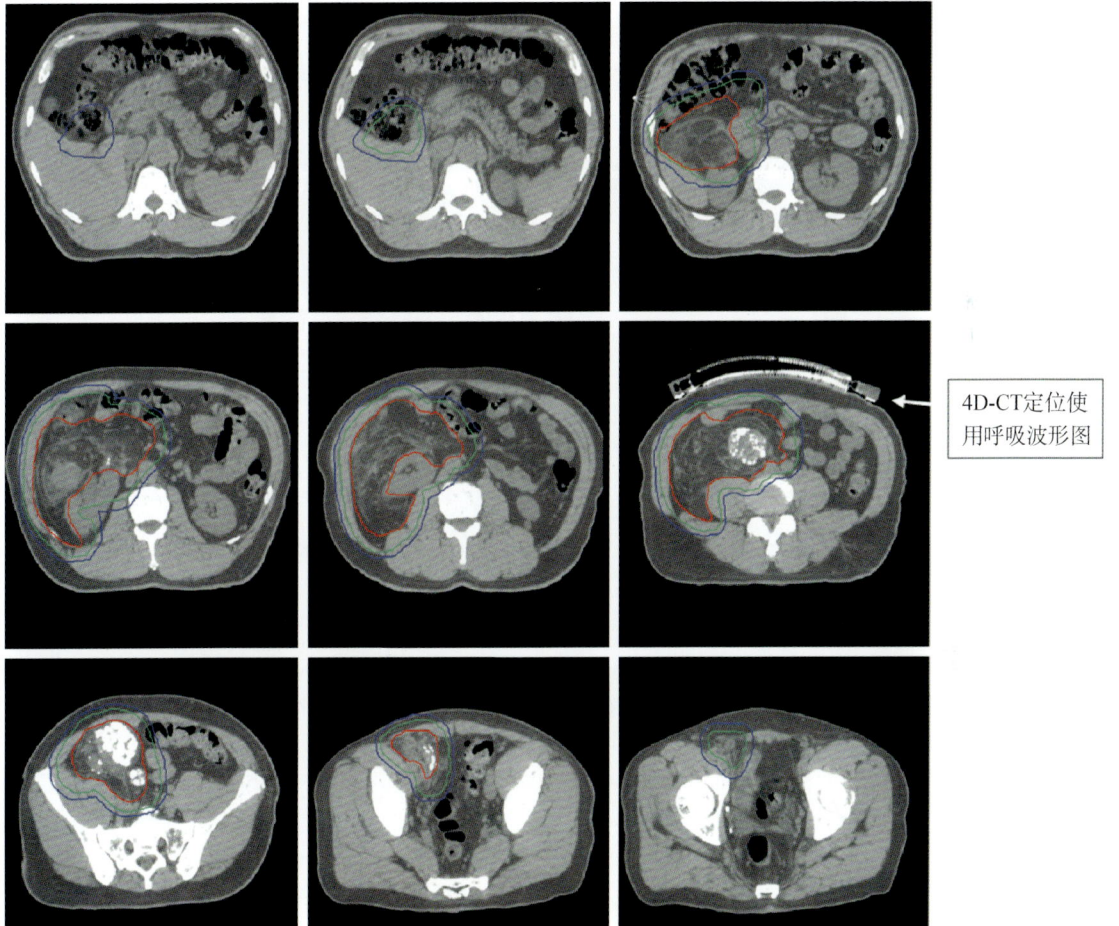

4D-CT定位使用呼吸波形图

图 32.9 患者罹患右侧 T2bN0M0 3 级未分化多形性腹膜后肉瘤,贴近十二指肠、右肾和髂血管。模拟 CT 采用 2.0mm 层厚。图示为具代表性的横断位。前三张横断位的 CTV 和 PTV 显示了一部分肝脏。肿瘤内的多灶钙化区域有助于 IMRT 的日常图像配准。鼓励使用 4D-CT 作为定位 CT

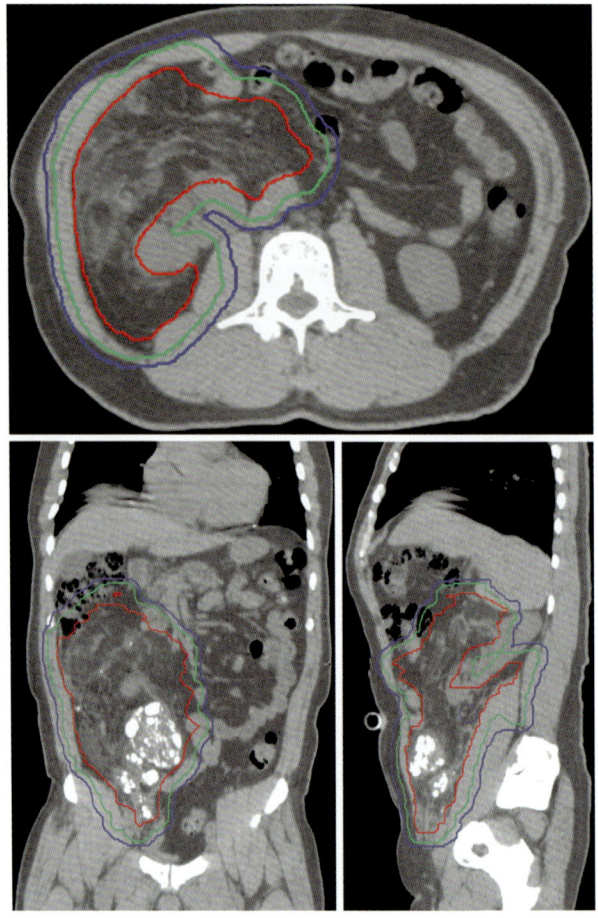

图 32.10 一位罹患右侧腹膜后肉瘤患者的横断位、冠状位和矢状位图像。注意肿瘤导致了肠管发生移位,这一情况下术前放疗更具一定优势

(杨婧 译,陆嘉德 审校)

33

儿童肉瘤
Pediatric Sarcoma

Ethan B. Ludmir, Benjamin T. Cooper, Arnold C. Paulino

33.1 肿瘤背景、解剖和侵袭模式

- 儿童肉瘤是一组异质性疾病，包括骨肉瘤和软组织肉瘤（STS）。这些疾病的治疗方法因病理类型、临床分期和风险分组，甚至地理位置（如欧洲与美国）而显著不同。
- 尤因肉瘤（Ewing sarcoma，EWS）是第二常见的儿童骨肿瘤（最常见的是骨肉瘤。放射治疗通常不是骨肉瘤的治疗的主要方法）。横纹肌肉瘤（rhabdomyosarcoma，RMS）是最常见的儿科肿瘤。
- 在 EWS 和 RMS 的治疗中，常规治疗方法包括全身化疗和局部治疗。局部治疗包括手术切除和放射治疗。
- 对于不可切除的 EWS 和 RMS，通常仅使用放疗进行精准的局部治疗。而对于高风险的 EWS 和 RMS，可在术后进行放疗。
- 和许多肉瘤一样，EWS 和 RMS 几乎可以发生在身体的任何解剖位置。这使得本章无法深入讨论肉瘤可能发生的每个特定解剖位置的细微差别。
- 然而，值得注意的是，EWS 最常见于骨盆（25%），其次是股骨（16%）。患有骨盆肿瘤的患者通常不适合手术，因此通常倾向于对这些肿瘤进行局部精准的放射治疗。
- RMS 广泛分布于身体的各个解剖部位，最常见于头颈部（35%），其次是泌尿生殖系统（20%），然后是四肢（20%）。RMS 的原发肿瘤部位分为有利和不利部位，这直接影响 RMS 患者的临床分期、危险分层和治疗方式。在头颈部病变中，肿瘤被分为脑膜旁（15%）、眼眶（10%）或其他头颈部位置（10%）。发生在 8 个特定部位［中耳、乳突、鼻腔、鼻咽、颞下窝、翼

E. B. Ludmir · A. C. Paulino (✉)
Department of Radiation Oncology, MD Anderson Cancer Center, Houston, TX, USA
e-mail: EBLudmir@mdanderson.org; apaulino@mdanderson.org

B. T. Cooper
Department of Radiation Oncology, NYU Langone Health, New York, NY, USA
e-mail: Benjamin.cooper@nyulangone.org

腭窝、鼻旁窦和咽旁间隙(通常缩写为助记符"MMNNOOPP")]之一的咽旁病变增加了直接扩展至中枢神经系统的风险,并被归类为不利的原发部位肿瘤。

- 一般而言,在考虑局部扩散侵袭时,未受累的骨和骨膜为微观扩散提供了解剖学边界。然而,肿瘤侵蚀和侵犯骨组织并不少见,应通过影像学进行评估(主要是基于 CT 的影像学评估骨组织有无侵犯)。
- 由于 EWS 和 RMS 通常在放疗前接受化疗,若化疗前影像显示肿瘤"挤压"附近结构并使其移位(特别是肺、膀胱和肠),化疗后成像显示这些解剖结构在对诱导化疗有反应后恢复到更正常的位置。则应考虑化疗后肿瘤退缩;相反,若初始肿瘤对周围结构有直接侵犯(在化疗前的影像上确定),则诱导化疗后应该保证至少有一部分体积的放疗靶区的覆盖。
- 虽然在大多数儿童肉瘤中不常见,但在特定的 RMS 病例中可见淋巴结转移,通常是通过原发肿瘤部位。四肢的 RMS 有较高的淋巴结转移率,通常通过前哨淋巴结活检进行评估;某些泌尿生殖系统 RMS(特别是睾丸旁),患者可能会接受手术行保留同侧神经的腹膜后淋巴结清扫术(通常保留给 10 岁以上的患者)。虽然关于在特定的 RMS 患者行选择性区域淋巴结放疗的讨论正在进行,但选择性区域淋巴结放疗通常不推荐用于大多数 RMS 和 EWS 患者。因此,当观察到淋巴结转移时,放疗建议确保至少覆盖整个淋巴结引流区(不仅仅是受累的淋巴结)。

33.2　靶区定义的诊断成像

- 诊断成像技术的结合有助于靶区的定义(GTV 和 CTV)及肿瘤分期。
- CT 成像有助于描绘骨受累/侵蚀的轮廓,MRI 有助于显示软组织轮廓来评估疾病侵犯的范围,包括颅内侵犯。这两种检查通常用于 EWS 和 RMS。
- PET(如骨扫描)越来越多地用于初治的 RMS 和 EWS,有文献支持其优于其他成像技术。这可能有助于在诱导化疗前确定最初侵犯的范围。

33.3　靶区勾画与治疗计划

- 在 EWS 的治疗中,靶区通常分为两大类:化疗或手术前的大体肿瘤组织(GTV_1、CTV_1)和化疗后(有时是手术后)残留的通常较小的靶区(GTV_2、CTV_2)。由于不同治疗中心摆位误差增加到 CTV 的额外边界形成最终的计划靶区(PTV)。表 33.1 概述了 EWS 的一般靶区,而表 33.2 提供了基于美国儿童肿瘤研究协作组(COG)AEWS1031 方案的推荐剂量。
- RMS 放射治疗可作为单个体积(剂量水平)或类似于 EWS 的两个剂量水平进行;一般而言,在 RMS 的治疗中,肿瘤"挤压"胸腔或骨盆时,应减少局部推量超过 36 Gy 的靶区(参见上述关于 EWS 的类似讨论),正在进行的 COG ARST1431 方案(针对中等风险 RMS)中提供了关于这方面的全部细节,但无论对化疗的反应如何,侵袭性 RMS 病变仍可能需要最大剂量(对于严重疾病通常为 50.4 Gy)完全覆盖化疗前的体积。在脑膜旁头颈部 RMS 病变中尤为重要,其中 GTV_2 通常应包括化疗前的疾病侵犯范围,而不考虑诱导化疗反应。对于"挤压"到周围结构的病变,可以进行超过 36 Gy 的锥形照射野。表 33.3 提供了 RMS 靶区定义的一般准则；请参阅正在进行的 COG ARST1431 协议以了解完整的详细信息，这超出了本章的范围。

表 33.1 尤因肉瘤的靶区定义

靶区	定义与描述
原始靶区体积（诱导前治疗）	
GTV_1	化疗前初始肿瘤（包括骨骼和软组织）的范围，包括未切除的肿大/可疑淋巴结。如果最初的肿瘤延伸到体腔/空间（骨盆、胸腔）接受化疗并随后退化，则可以修改 GTV_1 的范围
CTV_1	$GTV_1+1\sim1.5\,cm$。CTV_1 包括受累的淋巴结范围（临床或病理）
PTV_1	CTV_1＋设置边距（特定机构摆位误差，通常为 $3\sim5\,mm$）
缩减靶区体积（诱导后治疗）	
GTV_2	诱导化疗后残留肿瘤；然而，GTV_2 通常包括所有化疗前骨受累范围。手术后，GTV_2 定义为残余病变（骨或软组织）和阳性切缘部位
CTV_2	$GTV_2+1\sim1.5\,cm$
PTV_2	CTV_2＋设置边距（特定机构摆位误差，通常为 $3\sim5\,mm$）

表 33.2 尤因肉瘤剂量（分次量 1.8 Gy）

设定	$PTV_1(Gy)$	$PTV_2(Gy)$
根治性放疗（除脊椎外的所有部位）	45	10.8
根治性放疗——脊椎	45	5.4
对化疗有完全反应的骨外 EWS	50.4	0
术后镜下残留，坏死灶＞90%	0	50.4
术后镜下残留，坏死灶＜90%	50.4	0
术后有明显残留疾病	45	10.8

表 33.3 横纹肌肉瘤靶区定义

靶区	定义与描述
GTV_1	化疗前肿瘤的范围（包括骨骼和软组织），包括未切除的肿大/可疑淋巴结
CTV_1	$GTV_1+1\,cm$。CTV_1 包括受累的淋巴结引流区（临床或病理）
PTV_1	CTV_1＋设置边距（特定机构摆位误差，通常为 $3\sim5\,mm$）
GTV_2	诱导化疗后的残余肿瘤，不包括最初肿瘤"挤压"周围结构的区域，如胸部或骨盆。然而，无论化疗反应如何，化疗前的侵袭性疾病（特别是头颈部的软骨下 RMS）通常应包括在 GTV_2 中
CTV_2	$GTV_2+1\,cm$
PTV_2	CTV_2＋设置边距（特定机构摆位误差，通常为 $3\sim5\,mm$）

- 虽然 RMS 的分期、分组和风险分层的讨论超出了本章的范围,但值得注意的是,RMS 组织学的传统定义正在发生变化。尽管以前 RMS 大致分为两种最常见的组织学亚型[胚胎型(风险较低)和肺泡型(风险较高)],但现在正转向组织学风险的分子定义。对于正在进行的 COG RMS 方案,使用分子融合状态代替胚胎/肺泡组织学。涉及 FOX01(13 号染色体)易位的患者与高风险肺泡组织学自然史相关;以 t(2;13) 和 t(1;13) 为代表,这些融合通常包括 PAX3-FOX01 和 PAX7-FOX01 易位,数据支持融合阴性的肺泡组织学 RMS 的行为类似于胚胎组织学 RMS。表 33.4 概述了 RMS 放疗剂量的一般指南。

表 33.4 横纹肌肉瘤剂量(分次量 1.8Gy)

分组	融合状态(组织学)	剂量(Gy)
Ⅰ(R0 切除)	阴性(胚胎)	0
Ⅰ(R0 切除)	阳性(胚胎)	36.0
Ⅱ,淋巴结阴性(R1 切除)	任意	36.0(化疗前肿瘤范围)
Ⅱ,淋巴结阳性(受累淋巴结,已切除)	任意	41.4(化疗前肿瘤范围和淋巴结引流区)
Ⅲ,非眼眶和眼眶诱导化疗后不完全缓解	任意	50.4*
Ⅲ,眼眶诱导化疗后完全缓解	任意	45.0**
特殊情况		
Ⅲ,根据正在进行的 ARST1431,针对化疗前大小>5 cm 的肿瘤,对诱导化疗未达到完全缓解(仅方案)	任意	59.4*
Ⅲ,根据正在进行的 ARST1431,如果在诱导化疗后第 9 周经放射影像或活检证实完全缓解	任意	36.0***
肢体 RMS,N0(临床和病理),s/p 截肢	任意(包括肺泡/融合阳性)	0

注:N0,淋巴结阴性。

* 正在进行的 ARST1431,36.0 Gy 后靶区体积可缩小,如 PTV$_1$ 接受 36.0 Gy,PTV$_2$ 接受锥形剂量[额外的 14.4 Gy 或 23.4 Gy,取决于上述原发肿瘤大小(5 cm 截止值)]。

** 正在进行的 ARST1431,在第 9 周重新分期(诱导化疗后)时具有完全缓解(经放射影像或活检证实)的第Ⅲ组疾病可以给予 PTV$_1$ 36.0 Gy 的单剂量水平,无须进一步加量或减量。因此,在 ARST1431 上有第 9 周完全反应的眼眶型可给予 36.0 Gy;详情参见 ARST1431 协议。

*** 正在进行的 ARST1431,在诱导化疗后第 9 周重新分期时,通过 CT/MRI 的放射影像完全缓解以及通过 FDG-PET 或活检证实的无高代谢病灶证实不存在残余肿瘤,允许给予 PTV$_1$ 36.0 Gy 的单剂量水平治疗;详情参见 ARST1431 协议。

- 靶区描绘的示例案例在以下突出显示。图 33.1 和图 33.2 分别突出显示了骨盆和胸腔的 EWS 病例,突出显示了放疗治疗 EWS 的常规双靶区描绘。图 33.3~图 33.5 突出显示了 RMS 病例;图 33.3 是一位诊断时表现为颅内侵犯的脑膜旁 RMS 患者,通常需要早期开始单次高剂量的局部治疗。图 33.4 展示了眼眶 RMS 靶区勾画的基本原则和需要考虑的因素,图 33.5 突出显示了一位伴有腋窝(局部)腺病的肢体 RMS 患者。

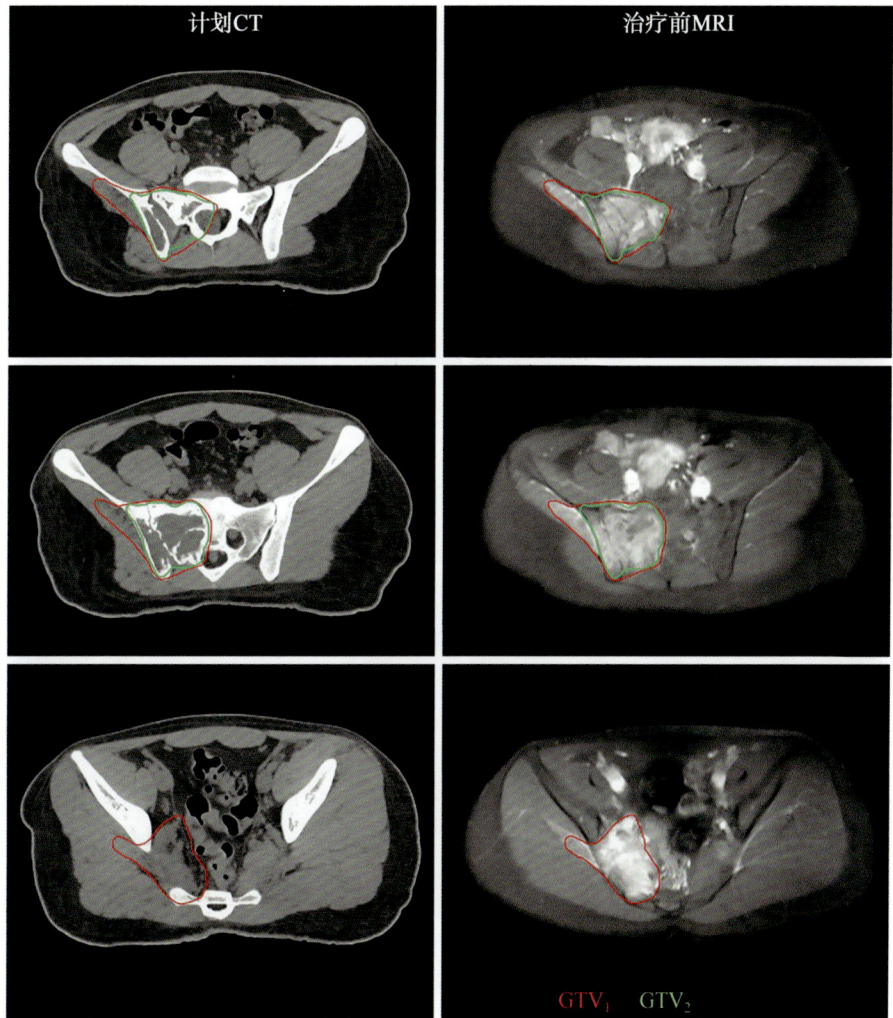

图 33.1 一位罹患尤因肉瘤的患者,肿瘤累及骨盆。诱导化疗后模拟 CT(左侧),化疗前/治疗前 MRI(T1 对比后序列)(右侧)。样本轴向切片显示在多个轴向水平。显示 GTV_1(红色线)和 GTV_2(绿色线);CTV 未显示,为 GTV+1.5 cm。注意,在图像的第三行(显示的三个轴向切片的最下面),在该水平没有残余病变,因此没有看到 GTV_2。类似地,在这一水平,考虑到肿瘤"挤压"和对诱导化疗的反应,减少了 GTV_1 向骨盆的延伸。PTV_1 的治疗剂量为 45.0 Gy,PTV_2 的治疗剂量为 10.8 Gy,总剂量为 55.8 Gy

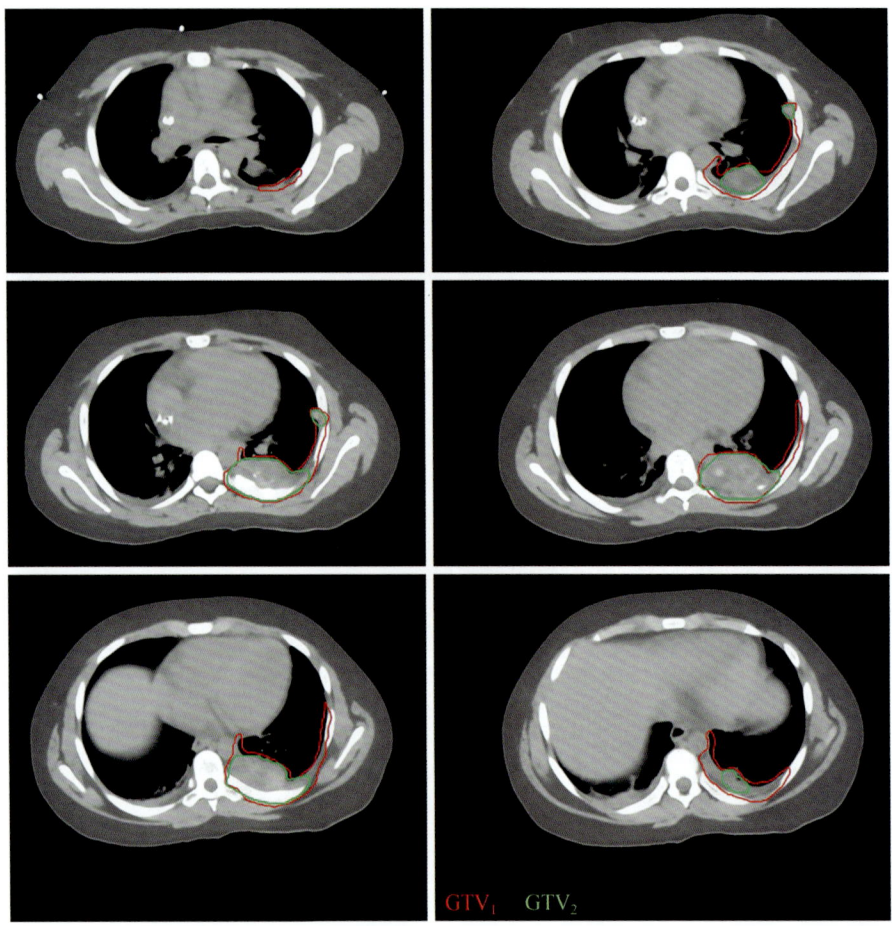

图 33.2　一位罹患左后胸壁尤因肉瘤患者。图示轴向 CT 模拟切片。使用四维 CT 模拟定位以考虑目标体积的全部呼吸偏移/运动。GTV_1（红色线）和 GTV_2（绿色线）显示；未显示 CTV，但其轮廓为 GTV+1cm。还需注意初始的原发肿瘤位于左胸的背部；GTV_1（红色线）反映了 GTV 曲线的适应性，以说明诱导化疗后肿瘤"挤压"到现在由正常肺组织占据的空间。GTV_1（红色线）仍覆盖左胸原发肿瘤的所有接触/累及部位。PTV_1 的治疗剂量为 45.0 Gy，PTV_2 的治疗剂量为 10.8 Gy，总剂量为 55.8 Gy

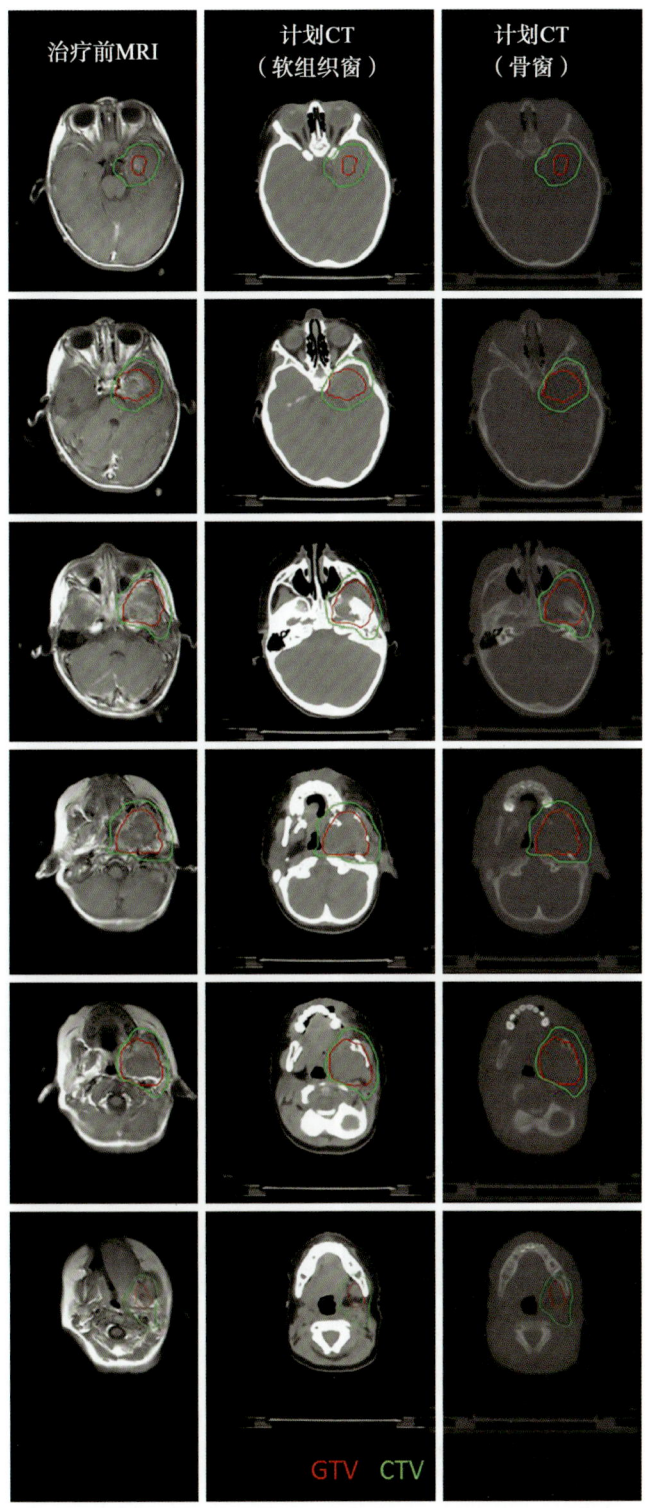

图 33.3　一位罹患颞下窝胚胎（融合阴性）横纹肌肉瘤患者，伴有颅内侵犯和骨侵蚀迹象。显示了来自治疗前 MRI（T1 序列）和 CT 模拟（软组织窗和骨窗）的轴向切片。GTV（红色线）和 CTV（绿色线）如图。CTV 为 GTV＋1 cm。注意颅内外扩（在顶部两排轴向切片中观察）。左侧下颌骨和左侧翼板的骨质侵蚀和破坏也很明显。由于颅内扩散，患者在开始化疗的同时接受了单一剂量水平的治疗。使用热塑面罩和每日 kV 图像引导，PTV 为 CTV 边缘外扩 3 mm，治疗剂量为 50.4 Gy

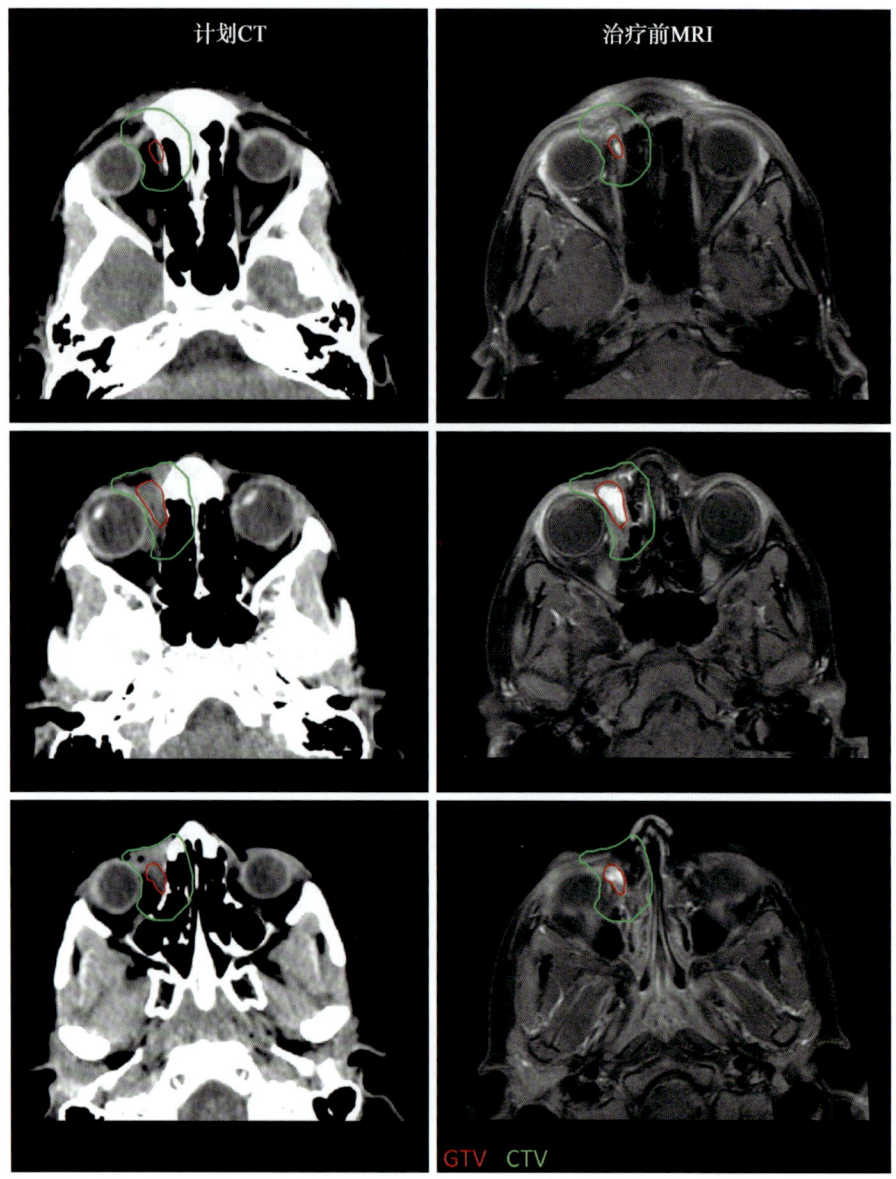

图 33.4 一位罹患眼眶胚胎性(融合阴性)横纹肌肉瘤患者,诱导化疗后未达 CR。显示了来自 CT 模拟定位和治疗前 MRI(T1 序列)的轴向切片。GTV(红色线)和 CTV(绿色线)显示。CTV 为 GTV+1cm;在某些切片中,由于在初始 CT 上显示骨侵犯的潜在可能,CTV 延伸到骨眶之外(一般而言,在没有骨侵犯的情况下,眼眶 RMS 的 CTV 不应延伸到骨眶之外)。注意避开右眼用于优化晶状体和视神经的保护。如果肿瘤对诱导化疗无明显反应,则使用单剂量水平;如果原发性肿瘤对诱导化疗有反应,将使用 36 Gy 和 50.4 Gy 的两个剂量水平。患者使用热塑面罩和每日 kV 图像引导,CTV 外扩 3mm 成为 PTV,治疗剂量为 50.4 Gy

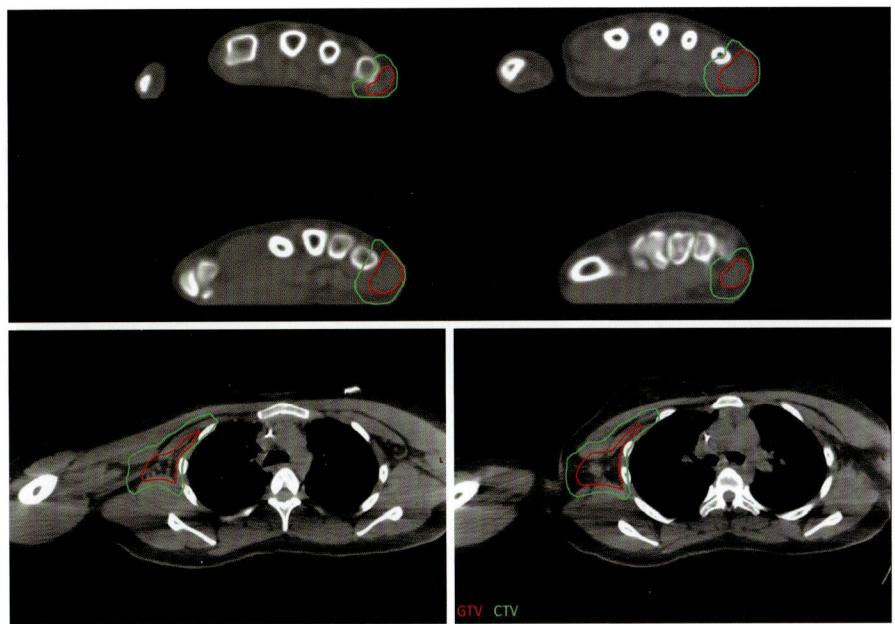

图 33.5 一位罹患右上肢腺泡状（融合阳性）横纹肌肉瘤伴腋窝淋巴结转移的患者。上图中 CT 模拟的轴向切片显示了对右侧小鱼际肌原发部位的治疗。下图中 CT 模拟的轴向切片显示了对右侧腋窝淋巴结引流区的治疗，其中在 PET 成像中发现广泛的嗜 FDG 病变；完整的淋巴结引流区轮廓为 GTV（红色线），以确保完全覆盖 PET 成像显示的多个阳性腋窝淋巴。对于右手的原发肿瘤部位和右腋窝淋巴结转移，为 GTV（红色线）和 CTV（绿色线）显示。值得注意的是，患者的广泛腋淋巴结在诱导化疗后部分缓解，但原发肿瘤部位对诱导化疗的反应很小。因此，原发肿瘤部位按 50.4Gy 的单一剂量水平进行治疗；如果原发部位有反应，将会使用两个剂量水平，即 36Gy，随后是 50.4Gy 的锥形剂量。对于右腋窝淋巴结，虽然右腋窝淋巴结引流区的弥漫性代谢灶诱导化疗后部分缓解，但淋巴结引流区的弥漫性浸润使得进行治疗的放射肿瘤学家选择以 50.4Gy 的单一剂量水平覆盖整个右腋窝引流区。进一步值得注意的是，在右手和右腋窝之间未发现其他部位转移，因此没有治疗右臂的其他部分

33.4　模拟、固定、治疗装置和日常摆位

- 模拟过程中的体位固定装置取决于待治疗的解剖部位。对于头颈部的肿瘤，头部和肩部的固定可以用热塑性塑料面罩来完成。对于胸部病变（包括涉及胸椎的病变），手臂通常上举，结合使用 VacLok 或类似支架与翼板。对于骨盆病变，骨盆和大腿的固定可以用 VacLok 或类似的支架来完成。肢体病变可使用定制的 VacLok 支架或其他设备固定；在某些情况下，肢体病变可能需要脚着地和非仰卧位。
- 若担心病灶的呼吸运动，可考虑 4D 模拟来评估病灶随呼吸的偏移程度。
- 对于骨盆病变，尤其是泌尿生殖系统病变，需要考虑充盈膀胱；对于前列腺和膀胱病变，需要保持相同的膀胱充盈，可以通过每日超声评估膀胱充盈量来实现。根据儿童的年龄和是否具备填充（或排空）膀胱的能力，用充满和排空的膀胱进行模拟可以提供病灶偏移的最大范围，从而无须考虑膀胱充盈情况。

- 对于患有骨盆和近端腿部肉瘤的男性患者,如果使用睾丸保护罩,可采用蛙腿定位。
- 图像引导的类型和频率直接决定了 CTV 到 PTV 的扩张。许多机构利用日常的 kV 级成像进行图像引导,因此使用 3～5 mm 的 PTV 扩展。根据图像引导的类型和频率,以及与关键结构的接近程度,可以考虑较小的 PTV(在头颈部患者中常见的情况,诸如视神经、脑干和其他结构接近靶区)。
- 一个额外的考虑是,除了基于 CT 的模拟定位,基于 MR 的模拟定位可与 CT 结合使用,以提供治疗位置的 MRI 数据。
- 最后,对于较年轻的患者(通常是小于 8 岁的患者),模拟和放射治疗可能需要每日镇静/麻醉。

33.5　计划评估

- 虽然临床方案在计划评估和可接受性方面之间存在差异,但通常处方剂量应覆盖至少 95% 的 PTV,热点最高小于 110%(最多 10% 的 PTV 达到 110% 处方剂量或更高)。表 33.5 显示了 EWS 和 RMS 的 COG 方案的常规剂量限制;然而,由于儿童患者承受着放疗长期毒性的巨大风险,因此应努力最大限度地保护危及器官。为此,虽然本章没有讨论,但可以考虑对儿科患者采用质子束疗法。质子束治疗技术的特殊考虑、范围不确定性、束流安排等超出了本章的范围,应与物理专家及对儿科恶性肿瘤使用质子束治疗有经验的医生进行讨论。

表 33.5　常规正常组织限量

器官/组织	体积(%)	剂量(Gy)
脑干	最大值	54
视交叉/视神经	最大值	54
脊髓	最大值	45
晶体	最大值	6
耳蜗	最大值	35
心脏	100	30
肺(双侧)	20	20
	100	15
肝脏	100	23.4
	50	30
肾脏(双侧)	50	24
	100	14.4
小肠	50	45
膀胱	100	45
直肠	100	45

注:这些代表一般正常组织限量,包括 EWS 和 RMS 的 COG 协议,以及常规机构剂量限制;根据本文,考虑到与儿科放疗相关的长期毒性,应努力在这些限制之外优化 OAR。某些临床情况可能超过这些限制,而其他情况可能比这里列出 OAR 更严格。

- 除了使用光子技术(如调强放射治疗)与质子束技术的对比考虑,儿科放射治疗计划的急性和晚期影响评估应告知患者及其父母。应考虑继发性恶性肿瘤(尤其与 EWS 相关,该肿瘤相对于大多数其他儿童癌症而言,继发性恶性肿瘤的发生率高于预期),以及特定部位的风险,包括:对于头颈部肉瘤患者,有牙面畸形、口干燥症、干眼症、视力下降、白内障、面部不对称、内分泌疾病和神经认知功能障碍;对于四肢患者,有骨骺闭合和骨生长减缓/骨骼不对称;对于接受脊椎放疗的患者,有身高降低,以及脊柱后凸、脊柱前凸和脊柱侧凸的风险(对于青春期前儿童,通过覆盖整个椎体最小化风险);对于接受胸部放疗的患者,有肺炎、肺纤维化、心脏放射毒性;对于接受盆腔放疗的患者,有膀胱炎、尿失禁或输尿管狭窄和不孕症(也应考虑所用的特定化疗药物,特别是环磷酰胺)。

(蔡佳佐 译,陈凯 审校)

推荐阅读

[1] Casey DL, Chi Y-Y, Donaldson SS, et al. Increased local failure for patients with intermediate-risk rhabdomyosarcoma on ARST0531: A report from the Children's Oncology Group. Cancer. 2019;125:3242–8.

[2] Donaldson SS. Ewing sarcoma: radiation dose and target volume. Pediatr Blood Cancer. 2004;42:471–6.

[3] Donaldson SS, Torrey M, Link MP, et al. A multidisciplinary study investigating radiotherapy in Ewing's sarcoma: end results of POG #8346. Pediatric Oncology Group. Int J Radiat Oncol Biol Phys. 1998;42:125–35.

[4] Hawkins DS, Chi Y-Y, Anderson JR, et al. Addition of vincristine and irinotecan to vincristine, dactinomycin, and cyclophosphamide does not improve outcome for intermediate-risk rhabdomyosarcoma: a report from the Children's Oncology Group. J Clin Oncol. 2018;36:2770–7.

[5] Ladra MM, Szymonifka JD, Mahajan A, et al. Preliminary results of a phase II trial of proton radiotherapy for pediatric rhabdomyosarcoma. J Clin Oncol. 2014;32:3762–70.

[6] Lin C, Donaldson SS, Meza JL, et al. Effect of radiotherapy techniques (IMRT vs. 3DCRT) on outcome in patients with intermediate-risk rhabdomyosarcoma enrolled in COG D9803——a report from the Children's Oncology Group. Int J Radiat Oncol Biol Phys. 2012;82:1764–70.

[7] Million L, Anderson J, Breneman J, et al. Influence of noncompliance with radiation therapy protocol guidelines and operative bed recurrences for children with rhabdomyosarcoma and microscopic residual disease: a report from the Children's Oncology Group. Int J Radiat Oncol Biol Phys. 2011;80:333–8.

34

儿童中枢系统肿瘤
Pediatric Brain Tumors

Benjamin T. Cooper, Ethan B. Ludmir, Arnold C. Paulino

34.1 髓母细胞瘤

34.1.1 靶区勾画与设计的基本原则

- 髓母细胞瘤的治疗可采用多种不同的放射治疗技术,包括 3D-CRT、IMRT、VMAT 和质子治疗。无论如何治疗技术,都需要仔细的靶区勾画。
- 综合分期对于确定治疗剂量和体积至关重要。所有患者必须接受全面体格检查,病史采集,相应的影像学检查,包括术前和术后的脑部薄层(1~3 mm 厚)增强 MRI、脊柱 MRI,以及脑脊液检查以辅助判断肿瘤的播散规律。在术后 MRI 上具阳性 CSF 细胞学结果、较大体积转移灶或≥1.5 cm² 肿瘤床残余的患者被定义为高风险,而没有肿瘤扩散(M0 病)和<1.5 cm² 肿瘤床残余的患者被认为是标准风险。
- 治疗前进行平扫 CT 模拟定位,是否需要全身麻醉取决于患者的合作程度,保证可重复性。这通常包括体膜(如 Alpha Cradle、Vaculock bag),以及带有多个三角测量和纵向脊柱排列标记的标准脑罩。许多 CT 软件包允许按区域改变 CT 层厚,这有助于允许大脑有更薄的层厚以获得精确的解剖结构,而脊柱可以使用较大的层厚以限制穿过身体其余部分的射线量。扫描范围应包括所有固定装置,包括颅侧的头顶和尾侧的生殖腺。
- 制作面罩时,放射肿瘤学专家和麻醉医师应就麻醉需求进行仔细讨论。例如,若患者在开始治疗时需要插管,但预期在治疗后期使用喉罩导气管(LMA)或甚至鼻导管进行治疗,则可以增加口腔导气管,以确保可相同的下巴位置,并避免由于宽松的面罩而需要重新模拟。
- 如图 34.1 和图 34.2 所示,应在计划 CT 的每一层面上仔细描绘病灶和危及器官(OAR)体

B. T. Cooper
Department of Radiation Oncology, NYU Langone Health, New York, NY, USA
e-mail: Benjamin.cooper@nyulangone.org

E. B. Ludmir · A. C. Paulino (✉)
Department of Radiation Oncology, MD Anderson Cancer Center, Houston, TX, USA
e-mail: EBLudmir@mdanderson.org; apaulino@mdanderson.org

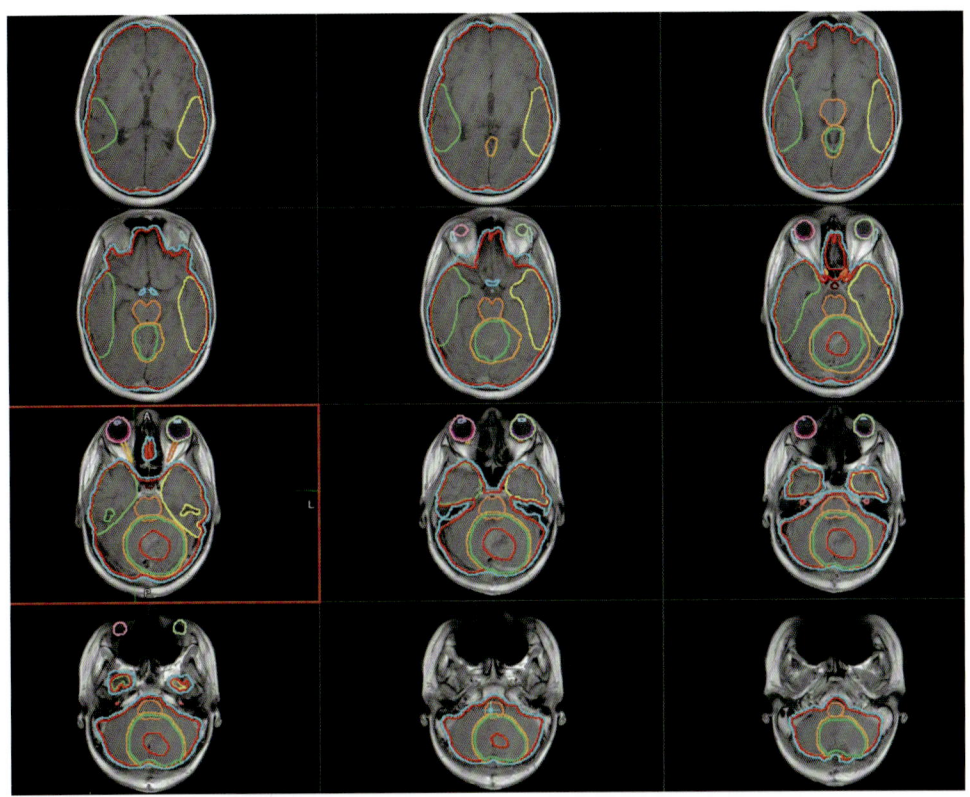

图 34.1　一位标准风险髓母细胞瘤患者。该患者使用 2.5 mm 的 CT 切片厚度进行模拟定位。注意筛板的覆盖情况作为靶区的一部分（青色线为 PTV CSI，内侧红色线为 CTV CSI）。$PTV_{tbboost}$（橙色线）、$CTV_{tbboost}$（绿色线）和 GTV（红色线）轮廓

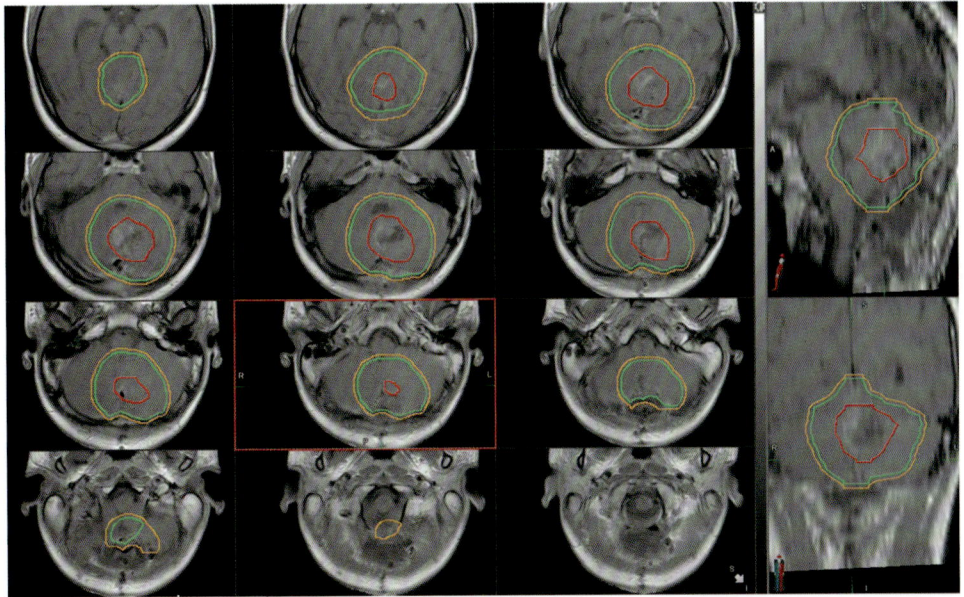

图 34.2　MRI 图像与对应髓母细胞瘤完全切除术后患者的 CT 模拟图像融合。这是一个肿瘤床推量照射的例子。GTV（切除腔）用红色表示，$CTV_{tbboost}$ 用绿色表示，$PTV_{tbboost}$ 用橙色表示。CTV 在小脑幕处回缩

积。表 34.1 和表 34.2 列出了颅脊柱轴、肿瘤床相关野推量和整个后颅窝推量的推荐靶区。

- 当使用质子疗法治疗发育期的儿童时,一些专家建议在给予 36 Gy CSI 时治疗覆盖整个椎体,剂量高达 30 Gy[1]。许多放射肿瘤学专家将骨头包括在 PTV 中,不再进一步外扩,以避免食管和肺过多的照射剂量(图 34.3)。然而,有限的[2]和早期数据[3]表明,覆盖整个椎体可能是不必要的,并且是正在进行的临床试验的研究内容(ClinicalTrials.gov 标识符:NCT03281889)。

表 34.1　全脑全脊髓照射野的靶区勾画推荐

靶区	定义与描述
GTV	瘤床应包括所有残留的病灶和在 MRI 上显示的手术腔壁,以及神经外科医生所标出的重点区域。手术过程中造成的未被肿瘤侵犯的缺损(即连接瘤床的手术路径)不应视为瘤床的一部分。此外,应当勾画出脊柱中任何确切的病灶,以便考虑推量照射
CTV_{CSI}	整个被硬脑膜包围并与脑脊液接触的体积被定义为 CTV,包括任何术后假性脑膜囊肿。在生长中的儿童中,CTV 包括整个椎体和椎管(图 34.3),而在完全成熟的个体中,CTV 则包括整个椎管
PTV_{CSI}	根据患者每日体位变化情况和不同中心的经验,酌情在 CTV_{CSI} 上外扩 3~10 mm

表 34.2　后颅窝瘤床推量的靶区勾画推荐

靶区	定义与描述
GTV	瘤床应包括所有残留的病灶和在 MRI 上显示的手术腔壁,以及神经外科医生所标出的重点区域。手术过程中造成的未被肿瘤侵犯的缺损(即连接瘤床的手术路径)不应视为瘤床的一部分。此外,应当勾画出脊柱中任何确切的病灶,以便考虑推量照射
$CTV_{tbboost}$	$CTV_{tbboost}$ = 肿瘤靶区(GTV)+1~1.5 cm 的解剖学限制边缘。这一边缘应排除天然屏障,如小脑幕,并在肿瘤接触的区域将脑干的边缘限制在 2~3 mm 内
$PTV_{tbboost}$	根据每日图像引导情况和不同治疗中心的经验在 $CTV_{tbboost}$ 外扩 3~5 mm

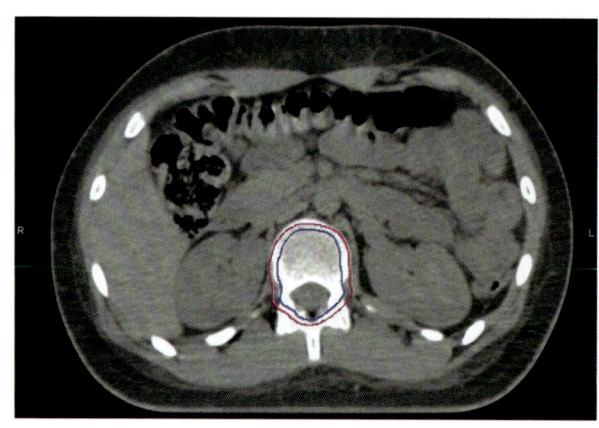

图 34.3　发育期少年脊柱 CT 骨窗。对已发育完全的少年 CTV 的覆盖可以不包括整个锥体

- 应注意识别硬膜囊的底部，通常但并不总是在 S2 椎体水平。治疗位置低于必要水平可能会在使用单一后方光子场时增加对生殖腺的出口剂量。而在质子治疗中，这并不是一个问题。
- 在儿童肿瘤治疗协作组（COG）ACNS0331 研究中，18 Gy 颅脊髓剂量组失败率较高，故 23.4 Gy 的颅脊髓照射仍然是标准风险疾病的标准治疗。该试验证明了对标准风险疾病患者进行局部推量与全后颅窝照射的等效性。因此，对于标准风险疾病，我们的建议是对整个颅脊髓轴进行 23.4 Gy 的照射，随后对局部进行 54 Gy 推量照射。
- 我们建议从术后 MRI 上勾画的肿瘤床外扩 1～1.5 cm 的边缘，在自然解剖屏障（如颅骨和小脑幕）回缩。当脑干可能受到侵袭时，我们建议在 CTV 包括住与脑干接触的肿瘤区域 2～3 mm 的脑干部分。然而，如果在术前影像学检查或手术中没有发现接触，则可以将脑干排除在 CTV 之外。根据机构的摆位误差和图像引导的频率，建议设置 3～5 mm 的 PTV 边缘。笔者在每日影像引导放射治疗中使用 3 mm 的边缘。
- 对于 M2 期（颅内蛛网膜下腔疾病）的患者，可以对位于幕上或后颅窝的转移病灶进行推量照射，总剂量可达到 54 Gy。
- M3 期（脊柱病灶）患者被细分为弥漫性疾病和局灶性疾病两类。弥漫性脊柱疾病的定义是，在至少 4 个脊柱区域中的 3 个区域（即颈椎、胸椎、腰椎或骶椎）中，放射学上可见多个病灶。
- 在最新的 COG 高风险髓母细胞瘤研究方案（ACNS 0332）中，针对不同类型的脊髓疾病，治疗剂量如下：对于弥漫性脊髓疾病，推荐剂量为 39.6 Gy；对于脊髓以上的局灶性疾病，推荐剂量为 45 Gy；而对于脊髓以下的局灶性疾病，推荐剂量为 50.4 Gy。
- 对于高风险疾病或不适合接受化疗的患者，例如，一些不适合化疗的成年患者，我们推荐对其全脑全脊髓进行 36 Gy 的放疗，并在此基础上进行加量照射，总剂量可达到 54 Gy。虽然没有随机临床试验，但已有多项回顾性研究探讨了在高风险疾病中使用肿瘤床推量照射的效果，这些研究显示在非肿瘤床的后颅窝区域并未出现过多的失败案例。
- 若整个后颅窝需要接受推量照射，则 CTV 应包括小脑幕下的所有结构，前缘应包括后钩突。整个脑干也应纳入后颅窝的 CTV 中（表 34.3）。这些细节在提供的链接（https://www.qarc.org/cog/ACNS0331Atlas.pdf）及图 34.4 中有详细说明。

表 34.3　后颅窝瘤床的靶区勾画推荐

靶区	定义与描述
GTV	瘤床应包括所有残留的病灶和在 MRI 上显示的手术腔壁，以及神经外科医生所标出的重点区域。手术过程中造成的未被肿瘤侵犯的缺损（即连接瘤床的手术路径）不应视为瘤床的一部分。此外，应当勾画出脊柱中任何确切的病灶，以便考虑推量照射
CTV_{pf}	CTV_{pf} 应包括整个后颅窝。整个脑干也包含在内，其边界为前方的颅底、上方的小脑幕以及下方的枕骨大孔。后方和侧面的边界则由颅骨的骨骼限制，如图 34.4 所示
PTV_{pf}	根据每日图像引导情况和不同治疗中心的经验在 CTV_{pf} 外扩 3～5 mm

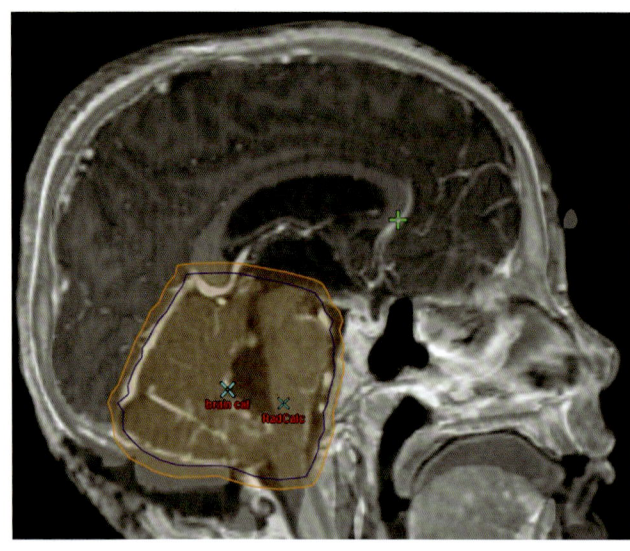

图 34.4 一位高风险患者，疾病涉及小脑叶的扩散，需要对整个后颅窝进行推量照射。CTV_{pf} 用蓝色线表示，涵盖了整个后颅窝，而 PTV_{pf} 用橙色线表示

34.2 室管膜瘤

34.2.1 靶区勾画与设计的基本原则

- 与髓母细胞瘤相似，无论采用何种放射治疗技术（3D-CRT、IMRT 或质子治疗），都需要在 CT 上勾画靶区制订计划。
- 除了详细的病史和体格检查，所有患者均应接受高质量（1～3 mm 层厚）的术前和术后脑部和全脊柱 MRI 检查。
- 除非伴医学禁忌证，否则应进行脊柱 MRI 和 CSF 细胞学检查以排除肿瘤播散，尽管与髓母细胞瘤相比，颅内室管膜瘤在诊断时不太可能（<10%）播散。
- 鉴于切除范围是颅内室管膜瘤患者最重要的预后因素，如果在术后 MRI 上发现残留疾病，在合理预期发病率的情况下，应考虑再次切除。
- 应进行 CT 平扫模拟定位，扫描层厚为 1～3 mm，以便于正确融合危及器官和靶区勾画。扫描边界应包括所有固定装置和整个颈髓。
- 与髓母细胞瘤类似，这些儿童中的许多患者将需要每日麻醉。与麻醉科的仔细规划将有助于制作一个能够重复适应必要呼吸辅助设备的面罩。
- GTV 是术后切除腔，特别需要关注 Luschka 孔和 Magendie 孔，这些区域在颅内室管膜瘤患者中常常被侵犯（图 34.5）。与外科医生沟通可以帮助发现 MRI 上难以鉴别的病灶。
- 在过去 10 年中，GTV 到 CTV 的边距有所减少。最近的 COG 试验 ACNS 0831 研究对患者的 CTV 设定为 GTV+0.5 cm，总剂量为 54 Gy/30 分次（表 34.4）。
- 为了最大限度地减少脑干毒性，CTV 向脑干的延伸被限制在 3 mm 以内。此外，在本试验中，对于 18 个月以上的儿童，规定采用锥形剂量递减法，总剂量为 59.4 Gy，但将整个脑干、视交叉和颈髓排除在剂量增加区之外（图 34.5）。
- 需要注意的是，当治疗 ACNS 0831 研究之外的儿童患者时，许多儿童放射肿瘤学家仍然主张使用更大的边缘（CTV=GTV+1 cm）和 54 Gy 的总剂量，并且这被认为是可接受的。

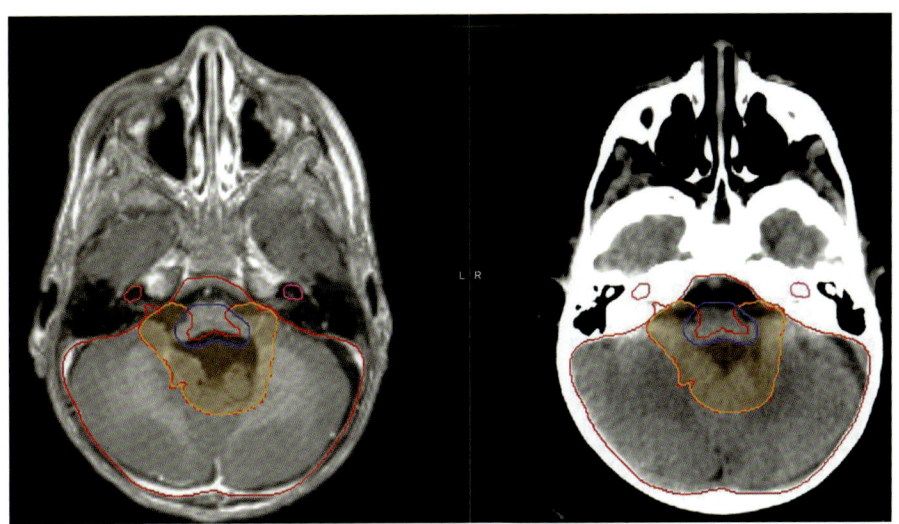

图 34.5　这是一位罹患室管膜瘤且双侧 Luschka 孔受累的儿童,其 CTV$_{54}$(红色线)向脑干(蓝色线)扩了 3 mm,但 CTV$_{59.4}$(橙色线)则完全避开了脑干。同样,CTV$_{59.4}$ 也会避开颈脊髓和视交叉

表 34.4　后颅窝室管膜瘤的靶区推荐

靶区	定义与描述
GTV	瘤床应包括 MRI 上显示的所有残留大体肿瘤、切除腔壁,以及神经外科医生勾画的可疑区域。应特别注意 Magendie 孔和 Luschka 孔(图 34.7)
CTV$_{54}$ 和 CTV$_{59.4}$	CTV$_{54}$=GTV+5~10 mm(受骨和硬脑膜限制)。CTV$_{54}$ 向脑干的延伸不应超过 3 mm。根据 ACSN 0831 的定义,CTV$_{59.4}$=GTV+5 mm,但排除了整个脑干、视交叉和颈髓
PTV$_x$	PTV$_{54,59.4}$=CTV$_{54,59.4}$+3~5 mm(具体取决于每日成像和不同机构的经验)。然而,需要注意的是,为了考虑颈椎和视交叉的耐受性,在某些位置 PTV 的剂量将会不足

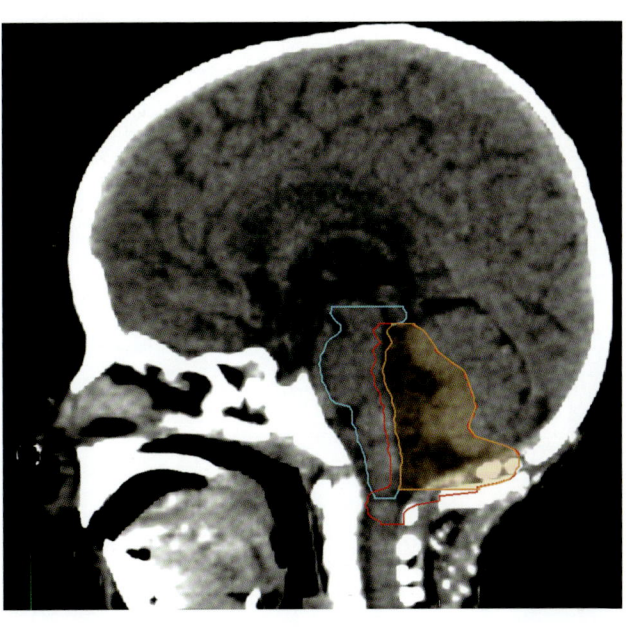

图 34.6　矢状位 CT 模拟扫描显示了为避免照射脑干(橙色部分)裁剪后的 CTV$_{59.4}$,该 CTV 不超过枕骨大孔。由于肿瘤的位置,CTV$_{54}$(红色)需延伸至脑干并超过枕骨大孔

- 鉴于手术切除范围对颅内室管膜瘤患者的预后极为重要,若在术后 MRI 上发现残留病变,且可接受并发症,则应考虑再次切除。
- 当治疗剂量为 59.4 Gy 时,建议采用分两阶段的治疗方法,即在 54 Gy 时采用锥形缩小照射野,以减少对脑干、视交叉和颈脊髓的额外剂量。基本上,无论肿瘤下缘延伸范围多大,PTV_{54} 都不应延伸于枕骨大孔以下(图 34.6)。

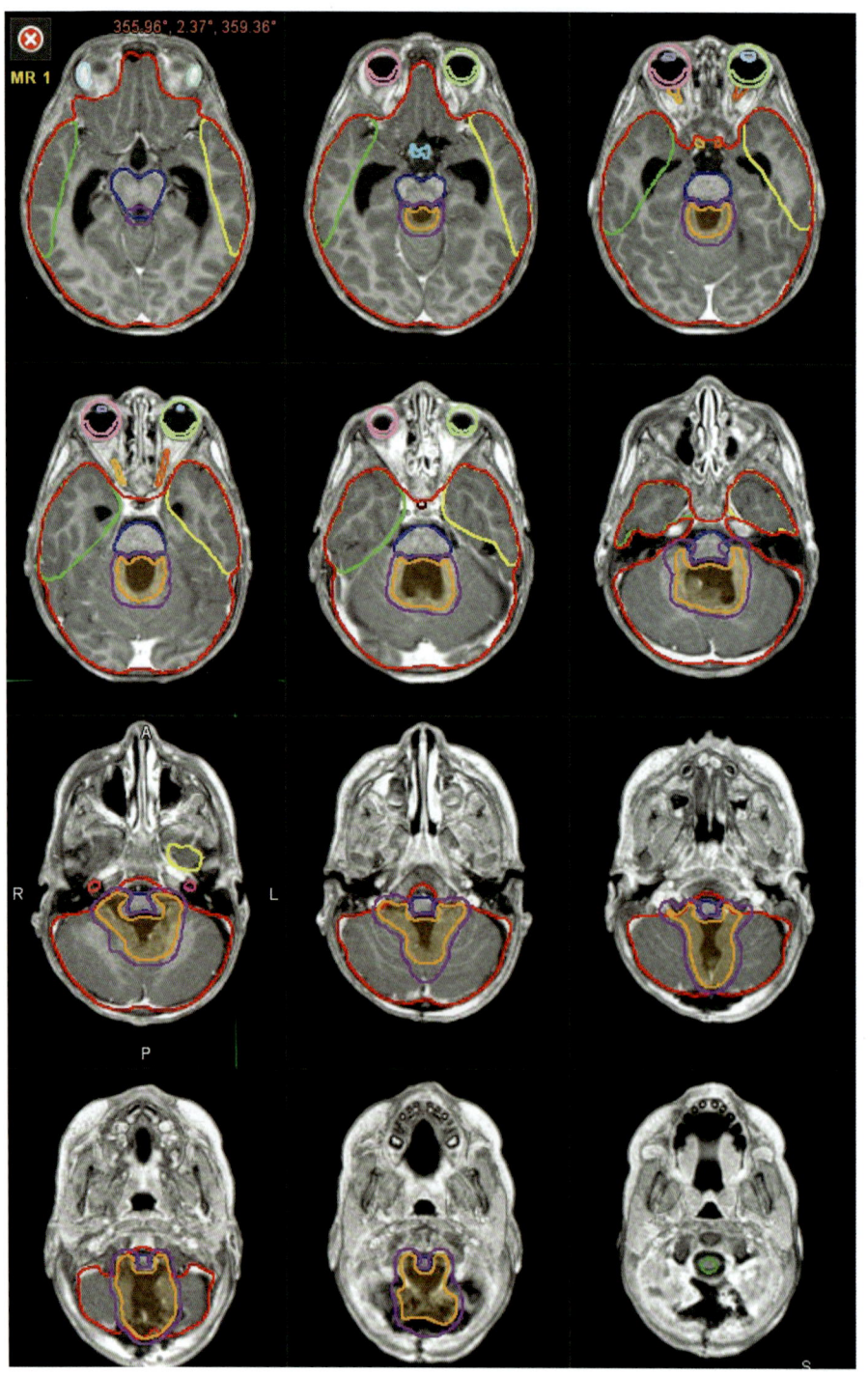

图 34.7 同一患者的轴位图像显示了 $CTV_{59.4}$(橙色线)根据机构标准向外扩展 3 mm 后形成的 $PTV_{59.4}$(紫色线)。同时,还勾画了作为危及器官的脑干(蓝色线)、耳蜗(红色线和品红色线)、颈髓(绿色线)、颞叶(黄色线和绿色线),以及视交叉(浅蓝色线)

- 最近发表的 COG 室管膜瘤方案 ACNS 0831 中,颈脊髓 D10%的目标应≤57 Gy。研究者建议,在治疗 $PTV_{59.4}$ 时,为达到推荐的最大剂量限制,在最后三次治疗中,整个脊髓体积应接受的剂量不应超过每次的 70% 或 126 cGy/分次。

34.3 生殖细胞瘤

34.3.1 靶区勾画与设计的基本原则

- 无论采用哪种放射治疗技术(3D-CRT、IMRT 或质子治疗),都需要基于 CT 进行体积靶区勾画和计划制定。
- 所有患者除进行详细的病史询问和体格检查,还应接受高质量(1~3 mm 层厚)的术前和术后脑部及全脊柱 MRI 检查。
- 除非伴医学禁忌证,否则应进行脊柱 MRI 检查和脑脊液细胞学检查,以排除肿瘤播散,尽管与髓母细胞瘤相比,精原细胞瘤在诊断时播散至脊髓的可能性较小。
- 此外,还应检测血清和脑脊液中的人绒毛膜促性腺激素 β 亚基(β-HCG)和甲胎蛋白(AFP)水平,以排除非精原细胞瘤性生殖细胞肿瘤(NGGCT)成分,如绒毛膜癌或卵黄囊瘤。
- 在北美,对于不符合标准方案的患者,尽管对更局限的治疗范围的研究仍在进行中[4],目前美国和加拿大的中心参考 NGGCT,采用全颅脊髓照射(CSI)治疗。
- AFP 升高的患者均按 NGGCT 治疗。
- 在 ACNS 1123(儿童肿瘤协作组最新的局部生殖细胞肿瘤研究)中,仅血清或脑脊液 β-HCG≤100 mU/mL 的患者按精原细胞瘤治疗,而 β-HCG>100 mU/mL 的患者则按 NGGCT 治疗。
- 在仰卧治疗位构建面部固定装置,并使用标准脑部三角定位标记,这对于设置的可重复性至关重要。如果播散性疾病需要全颅脊髓照射,则固定方式与上述髓母细胞瘤患者的固定方式相似。
- 仅累及鞍上和松果体区域(双灶性精原细胞瘤)的患者按局部疾病治疗,采用标准治疗方法,即全脑室照射后,对初始大体肿瘤区域进行加量照射。
- 靶区包括化疗前肿瘤体积、任何残留病变和脑室。在初步治疗计划中勾画化疗前病变范围至关重要,因为加量照射体积通常会超出正常脑室体积范围。
- 加量照射的 CTV 是化疗前的 GTV 加 1~1.5 cm。
- 已接受第三脑室造瘘术和具有大型鞍上肿瘤患者的照射范围可以考虑不包括桥前池(图 34.8 和图 34.9)。
- ACNS 1123 试验已提供全脑室轮廓图谱,可参考 https://www.qarc.org/cog/ACNS1123_Atlas.pdf。
- 若放射治疗是唯一的治疗手段,则全脑室应接受 21~24 Gy 的照射,并对化疗前体积进行加量照射,使总剂量达到 45 Gy。鉴于该疾病的良好预后以及对长期神经认知毒性的担忧,虽然每次照射可接受 1.8 Gy 的剂量,但通常仍使用每次 1.5 Gy 的剂量。

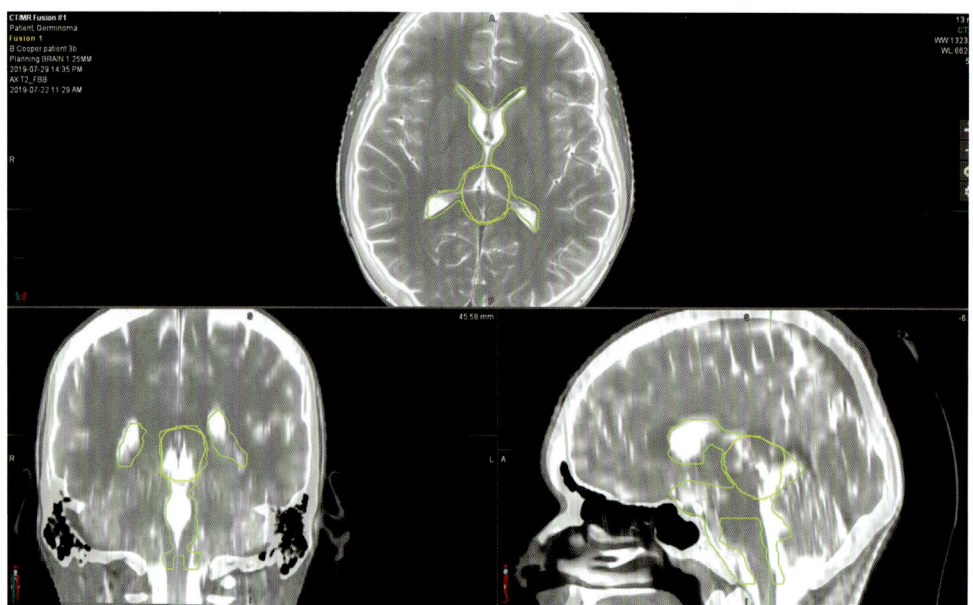

图 34.8 一位罹患精原细胞瘤患者的 T2 加权 MRI 图像,显示了全脑室(青绿色线)和加量照射体积(黄色线)。该患者接受了第三脑室造瘘术,因此选择性地覆盖了桥前池

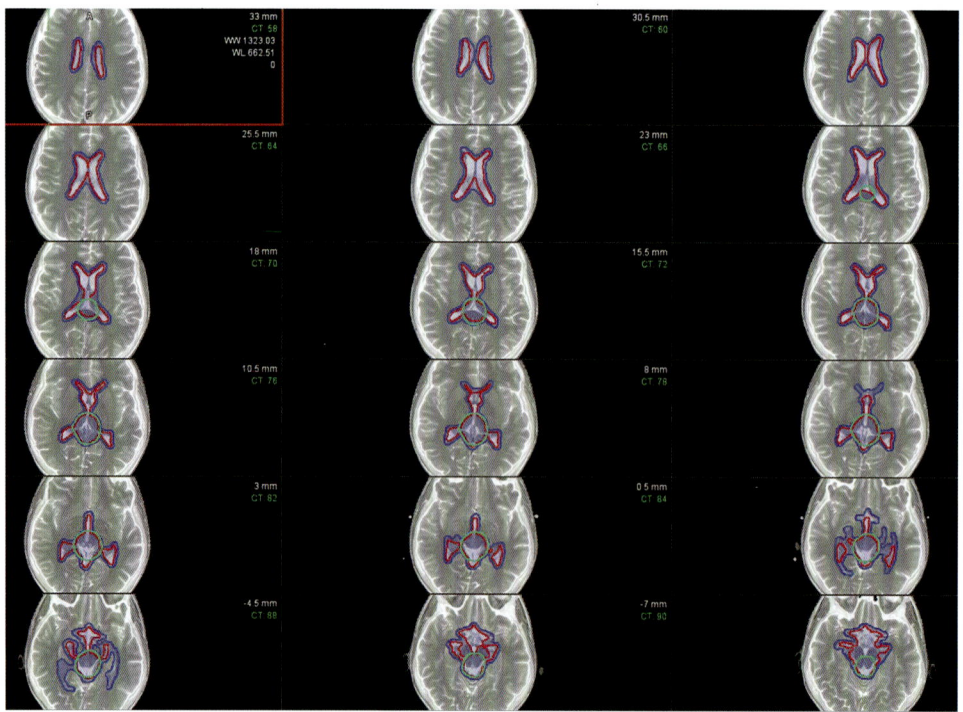

图 34.9 轴位图像显示了全脑室 CTV(红色线)、全脑室 PTV(蓝色线)和加量 PTV(绿色线)。在勾画全脑室体积之前勾画化疗前的 GTV 非常重要,因为加量照射体积通常会超出全脑室体积范围,如果加量照射和初始计划没有提前规划,加量照射体积将无法获得足够的剂量

- 当使用新辅助化疗且原发肿瘤达到完全缓解时，全脑室照射剂量为 21 Gy，原发肿瘤区域加量照射 9～15 Gy，使原发肿瘤的总剂量达到 30～36 Gy。在 ACNS 1123 研究中，研究了将全脑室体积的剂量减少至 18 Gy 的效果。虽然在接受全脑室 18 Gy 照射的 74 位可评估患者中未出现脑室复发，但该研究未能证明这一降低的剂量与 3 年无进展生存率 95% 的设计阈值相比具优势（https://doi.org/10.1093/neuonc/noab270）。
- 对于部分缓解或疾病进展的患者，需要进行加量照射，以使原发肿瘤的总剂量达到 36～45 Gy。

（蔡佳佐　译，陈凯　审校）

参考文献

[1] Hoeben BA, et al. Management of vertebral radiotherapy dose in paediatric patients with cancer: consensus recommendations from the SIOPE radiotherapy working group. Lancet Oncol. 2019;20(3):e155-66.

[2] MacEwan I, et al. Effects of vertebral-body-sparing proton craniospinal irradiation on the spine of young pediatric patients with medulloblastoma. Adv Radiat Oncol. 2017;2(2):220-7.

[3] De B, et al. Early axial growth outcomes of pediatric patients receiving proton craniospinal irradiation. J Pediatr Hematol Oncol. 2018;40(8):574-9.

[4] Fangusaro J, et al. Phase II trial of response-based radiation therapy for patients with localized CNS Nongerminomatous germ cell tumors: a Children's oncology group study. J Clin Oncol. 2019;37(34):3283-90.